现代常见骨伤诊疗进展

主编　万兆锋　陈德强　赵学春　周钦玲
　　　毛建华　陆道军　董汝军

黑龙江科学技术出版社

图书在版编目（CIP）数据

现代常见骨伤诊疗进展 / 万兆锋等主编. -- 哈尔滨：黑龙江科学技术出版社，2022.6

ISBN 978-7-5719-1420-2

Ⅰ．①现… Ⅱ．①万… Ⅲ．①骨损伤－诊疗 Ⅳ．①R683

中国版本图书馆CIP数据核字（2022）第092853号

现代常见骨伤诊疗进展
XIANDAI CHANGJIAN GUSHANG ZHENLIAO JINZHAN

主　　编	万兆锋　陈德强　赵学春　周钦玲　毛建华　陆道军　董汝军
责任编辑	包金丹
封面设计	宗　宁
出　　版	黑龙江科学技术出版社
	地址：哈尔滨市南岗区公安街70-2号　邮编：150007
	电话：（0451）53642106　传真：（0451）53642143
	网址：www.lkcbs.cn
发　　行	全国新华书店
印　　刷	哈尔滨双华印刷有限公司
开　　本	787 mm×1092 mm　1/16
印　　张	30
字　　数	758千字
版　　次	2022年6月第1版
印　　次	2023年1月第1次印刷
书　　号	ISBN 978-7-5719-1420-2
定　　价	198.00元

前 言
FOREWORD

骨科学是一门实践性很强的临床学科，涉及骨骼、关节、肌肉、肌腱、血管、神经等多种组织。与其他外科学相比，骨科疾病临床治疗十分复杂，正确、合理地对骨科创伤性疾病进行诊断与治疗，对疾病的康复、预后与转归影响巨大。然而，年轻医师因为缺乏临床经验，在日常工作中面临诸多难题。如何避免上述问题的出现、加强患者规范化的管理、提高骨科医师的基本技能和动手能力，是每个医务人员需要思考的问题。因此，为了不断更新知识，指导临床实践，提高患者的救治成功率，最大限度地降低疾病和损伤带来的痛苦，我们精心编写了《现代常见骨伤诊疗进展》，期望本书能对我国骨科学的进步起到一些作用。

本书主要总结骨科学领域里各种疾病诊断、治疗和预后方面的经验，以期规范诊疗过程，减少临床工作中的失误。主要讲解了肩部及上臂损伤、肘部及前臂损伤、腕部及手部损伤、脊柱损伤、髋部及大腿损伤、膝部及小腿损伤等各种骨科疾病，并重点论述了其临床表现、相关检查、诊断、鉴别诊断、治疗方法、预后等。本书内容翔实、图文并茂，强调临床实用性和诊疗思维的活跃性，力争让读者通过查阅本书了解骨科疾病的专业理论、诊疗策略及学科发展的前沿问题，为下一步工作奠定基础。本书适合各级医院的骨科医师阅读使用。

本书尽可能多地涉及骨科学领域的课题，从不同角度展示其诊疗过程及研究进展，目的是激发读者的求知欲，希望能为他们的学习和研究抛砖引玉。但骨科学内容繁多，知识更新日新月异，且编者经验有限，故书中可能存在疏漏、重复之处，恳请广大读者见谅，并望批评指正。

《现代常见骨伤诊疗进展》编委会

2022 年 2 月

目 录
CONTENTS

第一章　骨科学基础 ……………………………………………………………………………（1）

　　第一节　骨的构造和生理学 ………………………………………………………………（1）

　　第二节　骨的发生、成长和维持 …………………………………………………………（9）

　　第三节　肌肉、神经的构造和生理 ………………………………………………………（14）

　　第四节　骨和软骨的损伤修复 ……………………………………………………………（17）

第二章　肩部及上臂损伤 ………………………………………………………………………（21）

　　第一节　复发性肩关节脱位 ………………………………………………………………（21）

　　第二节　肩锁关节脱位 ……………………………………………………………………（26）

　　第三节　胸锁关节脱位 ……………………………………………………………………（30）

　　第四节　肩胛骨骨折 ………………………………………………………………………（32）

　　第五节　锁骨骨折 …………………………………………………………………………（36）

　　第六节　肱骨干骨折 ………………………………………………………………………（39）

　　第七节　肱骨近端骨折 ……………………………………………………………………（45）

　　第八节　肱骨远端骨折 ……………………………………………………………………（53）

第三章　肘部及前臂损伤 ………………………………………………………………………（69）

　　第一节　肘关节脱位 ………………………………………………………………………（69）

　　第二节　桡骨头半脱位 ……………………………………………………………………（72）

　　第三节　尺骨鹰嘴骨折 ……………………………………………………………………（73）

　　第四节　尺骨冠突骨折 ……………………………………………………………………（77）

　　第五节　尺桡骨干双骨折 …………………………………………………………………（80）

　　第六节　桡骨、尺骨茎突骨折 ……………………………………………………………（84）

　　第七节　桡骨小头骨折 ……………………………………………………………………（85）

　　第八节　桡骨头颈部骨折 …………………………………………………………………（86）

　　第九节　桡骨干骨折 ……………………………………………………（88）

第四章　腕部及手部损伤 ……………………………………………………（90）

　　第一节　腕关节不稳定 ……………………………………………………（90）

　　第二节　桡尺远侧关节损伤 ………………………………………………（95）

　　第三节　手部神经、血管损伤 ……………………………………………（98）

　　第四节　手部骨关节损伤 …………………………………………………（101）

　　第五节　指腹皮肤缺损 ……………………………………………………（117）

　　第六节　指背皮肤缺损 ……………………………………………………（120）

　　第七节　指屈肌腱损伤 ……………………………………………………（123）

　　第八节　指伸肌腱损伤 ……………………………………………………（134）

　　第九节　下尺桡关节脱位 …………………………………………………（141）

　　第十节　腕骨脱位 …………………………………………………………（145）

　　第十一节　腕骨骨折 ………………………………………………………（149）

　　第十二节　桡骨远端骨折 …………………………………………………（156）

第五章　脊柱损伤 ……………………………………………………………（160）

　　第一节　上颈椎骨折与脱位 ………………………………………………（160）

　　第二节　下颈椎骨折与脱位 ………………………………………………（169）

　　第三节　胸腰椎骨折与脱位 ………………………………………………（176）

　　第四节　胸椎小关节错缝 …………………………………………………（186）

　　第五节　陈旧性胸腰椎骨折 ………………………………………………（188）

　　第六节　胸腰椎骨质疏松性骨折 …………………………………………（191）

　　第七节　骶骨骨折 …………………………………………………………（194）

　　第八节　脊柱附件骨折 ……………………………………………………（200）

　　第九节　脊柱软组织损伤 …………………………………………………（202）

第六章　髋部及大腿损伤 ……………………………………………………（205）

　　第一节　髋关节脱位 ………………………………………………………（205）

　　第二节　髋臼骨折 …………………………………………………………（212）

　　第三节　股骨头骨折 ………………………………………………………（214）

　　第四节　股骨颈骨折 ………………………………………………………（216）

　　第五节　股骨转子间骨折 …………………………………………………（219）

　　第六节　股骨干骨折 ………………………………………………………（225）

第七节　股骨髁间骨折 ·· (232)

第八节　股骨髁上骨折 ·· (235)

第九节　股骨远端骨折 ·· (240)

第七章　膝部及小腿损伤 ·· (249)

第一节　膝关节侧副韧带损伤 ·· (249)

第二节　膝关节半月板损伤 ·· (252)

第三节　膝关节脱位 ··· (256)

第四节　髌骨骨折 ··· (260)

第五节　单纯腓骨骨折 ·· (263)

第六节　胫骨平台骨折 ·· (265)

第七节　胫腓骨干双骨折 ·· (272)

第八章　踝部及足部损伤 ·· (281)

第一节　踝关节外侧不稳 ·· (281)

第二节　踝关节内侧不稳 ·· (292)

第三节　距下关节不稳 ·· (299)

第四节　跟腱炎 ··· (302)

第五节　跟腱断裂 ··· (311)

第六节　跟痛症 ··· (321)

第七节　踝关节扭伤 ··· (323)

第八节　踝关节骨折脱位 ·· (326)

第九节　跖跗关节脱位 ·· (335)

第十节　趾间关节脱位 ·· (339)

第十一节　跖趾关节脱位 ·· (340)

第十二节　距骨骨折及脱位 ·· (342)

第十三节　跟骨骨折 ··· (349)

第十四节　跖骨骨折 ··· (355)

第九章　中西医结合治疗骨科疾病 ·· (360)

第一节　肩关节脱位 ··· (360)

第二节　肩锁关节脱位 ·· (365)

第三节　肘关节脱位 ··· (368)

第四节　锁骨骨折 ··· (373)

第五节　肩胛骨骨折 ……………………………………………………（378）

第六节　肱骨干骨折 ……………………………………………………（382）

第七节　肱骨髁上骨折 …………………………………………………（385）

第八节　肘关节扭挫伤 …………………………………………………（390）

第九节　桡骨远端骨折 …………………………………………………（392）

第十节　腕舟骨骨折 ……………………………………………………（398）

第十一节　掌、指骨骨折 ………………………………………………（402）

第十二节　骨盆骨折 ……………………………………………………（407）

第十三节　股骨干骨折 …………………………………………………（412）

第十四节　股骨髁骨折 …………………………………………………（416）

第十五节　踝关节扭伤 …………………………………………………（417）

第十章　骨科疾病患者的护理 …………………………………………（420）

第一节　锁骨骨折 ………………………………………………………（420）

第二节　肱骨髁上骨折 …………………………………………………（422）

第三节　脊柱骨折 ………………………………………………………（423）

第四节　脊髓损伤 ………………………………………………………（425）

第五节　骨盆骨折 ………………………………………………………（434）

第六节　股骨干骨折 ……………………………………………………（439）

第七节　髌骨骨折 ………………………………………………………（441）

第八节　踝关节骨折 ……………………………………………………（444）

第九节　肩关节周围炎 …………………………………………………（447）

第十节　颈椎病 …………………………………………………………（449）

第十一节　腰椎间盘突出症 ……………………………………………（453）

第十二节　腰椎管狭窄症 ………………………………………………（457）

第十三节　骨肿瘤 ………………………………………………………（459）

参考文献 …………………………………………………………………（466）

第一章

骨科学基础

第一节　骨的构造和生理学

一、骨组织细胞

骨组织是一种特殊的结缔组织，是骨的结构主体，由数种细胞和大量钙化的细胞间质组成，钙化的细胞间质称为骨基质。骨组织的特点是细胞间质有大量骨盐沉积，即细胞间质矿化，使骨组织成为人体最坚硬的组织之一。

在活跃生长的骨中，有4种类型细胞：骨祖细胞、成骨细胞、骨细胞和破骨细胞。其中骨细胞最多，位于骨组织内部，其余3种均分布在骨组织边缘。

（一）骨祖细胞

骨祖细胞或称骨原细胞，是骨组织的干细胞，位于骨膜内。胞体小，呈不规则梭形，突起很细小。核椭圆形或细长形，染色质颗粒细而分散，故核染色浅。胞质少，呈嗜酸性或弱嗜碱性，含细胞器很少，仅有少量核糖体和线粒体。骨祖细胞着色浅淡，不易鉴别。骨祖细胞具有多分化潜能，可分化为成骨细胞、破骨细胞、成软骨细胞或成纤维细胞，分化取向取决于所处部位和所受刺激性质。骨祖细胞存在于骨外膜及骨内膜贴近骨组织处，当骨组织生长或重建时，它能分裂分化成为骨细胞。骨祖细胞有两种类型：定向性骨祖细胞（determined osteogenic precursor cells，DOPC）和诱导性骨祖细胞（inducible ostegenic precursor cells，IOPC）。DOPC 位于或靠近骨的游离面上，如骨内膜和骨外膜内层、骨骺生长板的钙化软骨小梁上和骨髓基质内。在骨的生长期和骨内部改建或骨折修复，以及其他形式损伤修复时，DOPC 很活跃，细胞分裂并分化为成骨细胞，具有蛋白质分泌细胞特征的细胞逐渐增多。IOPC 存在于骨骼系统以外，几乎普遍存在于结缔组织中。IOPC 不能自发地形成骨组织，但经适宜刺激，如骨形态发生蛋白或尿道移行上皮细胞诱导物的作用，可形成骨组织。

（二）成骨细胞

成骨细胞又称骨母细胞，是指能促进骨形成的细胞，主要来源于骨祖细胞。成骨细胞不但能分泌大量的骨胶原和其他骨基质，还能分泌一些重要的细胞因子和酶类，如基质金属蛋白酶、碱性磷酸酶（ALP）、骨钙素、护骨素等，从而启动骨的形成过程，同时也通过这些因子将破骨细胞耦联起来，控制破骨细胞的生成、成熟及活化。常见于生长期的骨组织中，大都聚集在新形成的

1

骨质表面。

1.成骨细胞的形态与结构

骨形成期间,成骨细胞被覆骨组织表面,当成骨细胞生成基质时,被认为是活跃的。活跃的成骨细胞胞体呈圆形、锥形、立方形或矮柱状,通常单层排列。细胞侧面和底部出现突起,与相邻的成骨细胞及邻近的骨细胞以突起相连,连接处有缝隙连接。胞质强嗜碱性,与粗面内质网的核糖体有关。在粗面内质网上,镶嵌着圆形或细长形的线粒体,成骨细胞的线粒体具有清除胞质内钙离子的作用,同时也是能量的加工厂。某些线粒体含有一些小的矿化颗粒,沉积并附着在嵴外面,微探针分析表明这些颗粒含有较高的钙、磷和镁。骨的细胞常有大量的线粒体颗粒,可能是激素作用于细胞膜的结果。例如,甲状旁腺激素能引起进入细胞的钙增加,并随之有线粒体颗粒数目的增加。成骨细胞核大而圆,位于远离骨表面的细胞一端,核仁清晰。在核仁附近有一浅染区,高尔基体位于此区内。成骨细胞胞质呈碱性磷酸酶强阳性,可见许多过碘酸希夫染色(PAS)阳性颗粒,一般认为它是骨基质的蛋白多糖前身。当新骨形成停止时,这些颗粒消失,胞质碱性磷酸酶反应减弱,成骨细胞转变为扁平状,被覆于骨组织表面,其超微结构类似成纤维细胞。

2.成骨细胞的功能

在骨形成非常活跃处,如骨折、骨痂及肿瘤或感染引起的新骨中,成骨细胞可形成复层堆积在骨组织表面。成骨细胞有活跃的分泌功能,能合成和分泌骨基质中的多种有机成分,包括Ⅰ型胶原蛋白、蛋白多糖、骨钙蛋白、骨粘连蛋白、骨桥蛋白、骨唾液酸蛋白等。因此认为其在细胞内的合成过程与成纤维细胞或软骨细胞相似。成骨细胞还分泌胰岛素样生长因子Ⅰ、胰岛素样生长因子Ⅱ、成纤维细胞生长因子、白细胞介素-1和前列腺素等,它们对骨生长均有重要作用。此外还分泌破骨细胞刺激因子、前胶原酶和胞质素原激活剂,它们有促进骨吸收的作用。因此,成骨细胞的主要功能概括起来有:①产生胶原纤维和无定形基质,即形成类骨质;②分泌骨钙蛋白、骨粘连蛋白和骨唾液酸蛋白等非胶原蛋白,促进骨组织的矿化;③分泌一些细胞因子,调节骨组织形成和吸收。成骨细胞不断产生新的细胞间质,并经过钙化形成骨质,成骨细胞逐渐被包埋在其中。此时,细胞内的合成活动停止,胞质减少,胞体变形,即成为骨细胞。总之,成骨细胞是参与骨生成、生长、吸收及代谢的关键细胞。

(1)成骨细胞分泌的酶类。

碱性磷酸酶:成熟的成骨细胞能产生大量的ALP。由成骨细胞产生的ALP称为骨特异性碱性磷酸酶,它以焦磷酸盐为底物,催化无机磷酸盐的水解,从而降低焦磷酸盐浓度,有利于骨的矿化。在血清中可以检测到4种不同的碱性磷酸酶同分异构体,这些异构体都能作为代谢性骨病的诊断标志,但各种异构体是否与不同类型的骨质疏松症(绝经后骨质疏松症、老年性骨质疏松症,以及半乳糖血症、乳糜泻、肾性骨营养不良等引起的继发性骨质疏松症)相关,尚有待于进一步研究。

组织型谷氨酰胺转移酶:谷氨酰胺转移酶是在组织和体液中广泛存在的一组多功能酶类,具有钙离子依赖性。虽然其并非由成骨细胞专一产生,但在骨的矿化中有非常重要的作用。成骨细胞主要分泌组织型谷氨酰胺转移酶,处于不同阶段或不同类型的成骨细胞,其胞质内的谷氨酰胺转移酶含量是不一样的。组织型谷氨酰胺转移酶能促进细胞的黏附、细胞播散、细胞外基质(ECM)的修饰,同时也在细胞凋亡、损伤修复、骨矿化进程中起着重要作用。成骨细胞分泌的组织型谷氨酰胺转移酶,以许多细胞外基质为底物,促进各种基质的交联,其最主要的底物为纤连蛋白和骨桥素。组织型谷氨酰胺转移酶的活化依赖钙离子,即在细胞外钙离子浓度升高的情况下,才能催化纤连蛋白与骨桥素的自交联。由于钙离子和细胞外基质成分是参与骨矿化最主要的物质,在继发性骨质疏松症和乳糜泻患者的血液中,也可检测到以组织型谷氨酰胺转移酶为自身抗原的自身抗体,因而组织型谷氨酰胺转移酶在骨的矿化中发挥着极其重要的作用。

基质金属蛋白酶:基质金属蛋白酶是一类具有锌离子依赖性的蛋白水解酶类,主要功能是降解细胞外基质,同时也参与成骨细胞功能与分化的信号转导。

(2)成骨细胞分泌的细胞外基质:成熟的成骨细胞分泌大量的细胞外基质,也称为类骨质,包括各种骨胶原和非胶原蛋白。

骨胶原:成骨细胞分泌的细胞外基质中大部分为胶原,其中主要为Ⅰ型胶原,占 ECM 的90%以上。约10%为少量Ⅲ型、Ⅴ型和Ⅹ型胶原及多种非胶原蛋白。Ⅰ型胶原主要构成矿物质沉积和结晶的支架,羟基磷灰石在支架的网状结构中沉积。Ⅲ型胶原和Ⅴ型胶原能调控胶原纤维丝的直径,使胶原纤维丝不致过分粗大,而Ⅹ型胶原纤维主要是作为Ⅰ型胶原的结构模型。

非胶原蛋白:成骨细胞分泌的各种非胶原成分如骨桥素、骨涎蛋白、纤连蛋白和骨钙素等在骨的矿化、骨细胞的分化中起重要的作用。

(3)成骨细胞的凋亡:凋亡的成骨细胞经历增殖、分化、成熟、矿化等各个阶段后,被矿化骨基质包围或附着于骨基质表面,逐步趋向凋亡或变为骨细胞、骨衬细胞。成骨细胞的这一凋亡过程是维持骨的生理平衡所必需的。和其他细胞的凋亡途径一样,成骨细胞的凋亡途径也包括线粒体激活的凋亡途径和死亡受体激活的凋亡途径,最终导致成骨细胞核的碎裂、DNA 的有控降解、细胞皱缩、膜的气泡样变等。成骨细胞上存在肿瘤坏死因子受体,且在成骨细胞的功能发挥中起着重要作用,因此推测成骨细胞可能主要通过死亡受体激活的凋亡途径而凋亡。细胞因子、细胞外基质和各种激素都能诱导或组织成骨细胞的凋亡。骨形态生成蛋白被确定为四肢骨指间细胞凋亡的关键作用分子。此外,甲状旁腺激素、糖皮质激素、性激素等对成骨细胞的凋亡均有调节作用。

(三)骨细胞

骨细胞是骨组织中的主要细胞,埋于骨基质内,细胞体所在的腔隙称骨陷窝,每个骨陷窝内仅有一个骨细胞胞体。骨细胞的胞体呈扁卵圆形,有许多细长的突起,这些细长的突起伸进骨陷窝周围的小管内,此小管即骨小管。

1.骨细胞的形态

骨细胞的结构和功能与其成熟度有关。刚转变的骨细胞位于类骨质中,它们的形态结构与成骨细胞非常近似。胞体为扁椭圆形,位于比胞体大许多的圆形骨陷窝内。突起多而细,通常各自位于一个骨小管中,有的突起还有少许分支。核呈卵圆形,位于胞体的一端,核内有一个核仁,染色质贴附核膜分布。苏木精-伊红染色时胞质嗜碱性,近核处有一浅染区。胞质呈碱性磷酸酶阳性,还有 PAS 阳性颗粒,一般认为这些颗粒是有机基质的前身物。较成熟的骨细胞位于矿化的骨质浅部,其胞体也呈双凸扁椭圆形,但体积小于年幼的骨细胞。核较大,呈椭圆形,居胞体中央,在苏木精-伊红染色时着色较深,仍可见有核仁。胞质相对较少,苏木精-伊红染色呈弱嗜碱性,甲苯胺蓝着色甚浅。

电镜下其粗面内质网较少,高尔基体较小,少量线粒体分散存在,游离核糖体也较少。

成熟的骨细胞位于骨质深部,胞体比原来的成骨细胞缩小约70%,核质比例增大,胞质易被甲苯胺蓝染色。电镜下可见一定量的粗面内质网和高尔基体,线粒体较多,此外尚可见溶酶体。线粒体中常有电子致密颗粒,与破骨细胞的线粒体颗粒相似,现已证实,这些颗粒是细胞内的无机物,主要是磷酸钙。成熟骨细胞最大的变化是形成较长突起,其直径为 $85\sim100$ nm,是骨小管直径的 $1/4\sim1/2$。相邻骨细胞的突起端对端地相互连接,或以其末端侧对侧地相互贴附,其间有缝隙连接。成熟的骨细胞位于骨陷窝和骨小管的网状通道内。骨细胞最大的特征是细胞突起在骨小管内伸展,与相邻的骨细胞连接,深部的骨细胞由此与邻近骨表面的骨细胞突起和骨小管相互连接和通连,构成庞大的网状结构。骨陷窝-骨小管-骨陷窝组成细胞外物质运输通道,是骨组织通向外界的唯一途径,深埋于骨基质内的骨细胞正是通过该通道运输营养物质和代谢产物。而骨细胞-缝隙连接-骨细胞形成细胞间信息传递系统,是骨细胞间直接通讯的结构基础。据测算,成熟骨细胞的胞体及其突起的总表面积占成熟骨基质总表面积的 90% 以上,这对骨组织液与血液之间经细胞介导的无机物交换起着重要作用。骨细胞的平均寿命为 25 年。

2.骨细胞的功能

(1)骨细胞性溶骨和骨细胞性成骨:大量研究表明,骨细胞可能主动参加溶骨过程,并受甲状旁腺激素、降钙素和维生素 D_3 的调节及机械性应力的影响。贝朗格(Belanger)发现骨细胞具有释放柠檬酸、乳酸、胶原酶和溶解酶的作用。溶解酶会引起骨细胞周围的骨吸收,他把这种现象称之为骨细胞性溶骨。骨细胞性溶骨表现为骨陷窝扩大,陷窝壁粗糙不平。骨细胞性溶骨也可类似破骨细胞性骨吸收,使骨溶解持续地发生在骨陷窝的某一端,从而使多个骨陷窝融合。当骨细胞性溶骨活动结束后,成熟骨细胞又可在较高水平的降钙素作用下进行继发性骨形成,使骨陷窝壁增添新的骨基质。生理情况下,骨细胞性溶骨和骨细胞性成骨是反复交替的,即平时维持骨基质的成骨作用,在机体需提高血钙量时,又可通过骨细胞性溶骨活动从骨基质中释放钙离子。

(2)参与调节钙、磷平衡:现已证实,骨细胞除了通过溶骨作用参与维持钙、磷平衡外,骨细胞还具有转运矿物质的能力。成骨细胞膜上有钙泵存在,骨细胞可通过摄入和释放 Ca^{2+} 和 P^{3+},并可通过骨细胞相互间的网状连接结构进行离子交换,参与调节 Ca^{2+} 和 P^{3+} 的平衡。

(3)感受力学信号:骨细胞遍布骨基质内并构成庞大的网状结构,成为感受和传递应力信号的结构基础。

(4)合成细胞外基质:成骨细胞被基质包围后,逐渐转变为骨细胞,其合成细胞外基质的细胞器逐渐减少,合成能力也逐渐减弱。但是,骨细胞还能合成极少部分行使功能和生存所必需的基质,骨桥蛋白、骨粘连蛋白及 I 型胶原在骨的黏附过程中起着重要作用。

(四)破骨细胞

1.破骨细胞的形态

(1)光镜特征:破骨细胞是多核巨细胞,细胞直径可达 50 μm 以上,胞核的数目和大小有很大的差异,有 $15\sim20$ 个,直径为 $10\sim100$ μm。核的形态与成骨细胞、骨细胞的核类似,呈卵圆形,染色质颗粒细小,着色较浅,有 $1\sim2$ 个核仁。在常规组织切片中,胞质通常为嗜酸性,但在一定 pH 下,用碱性染料染色,胞质呈弱嗜碱性,即破骨细胞具嗜双色性。胞质内有许多小空泡。破骨细胞的数量较少,约为成骨细胞的 1%,细胞无分裂能力。破骨细胞具有特殊的吸收功能,从事骨的吸收活动。破骨细胞常位于骨组织吸收处的表面,在吸收骨基质的有机物和矿物质的过程中,造成基质表面不规则,形成近似细胞形状的凹陷,称为吸收陷窝。

(2)电镜特征:功能活跃的破骨细胞具有明显的极性,电镜下分为 4 个区域,紧贴骨组织侧的细胞膜和胞质分化成皱褶缘区和封闭区。①皱褶缘区:此区位于吸收腔深处,是破骨细胞表面高度起伏不平的部分,光镜下似纹状缘,电镜观察是由内陷很深的质膜内褶组成,呈现大量的叶状突起或指状突起,粗细不均,远侧端可膨大,并常分支互相吻合,故名皱褶缘。腺苷三磷酸

（ATP）酶和酸性磷酸酶沿皱褶缘细胞膜分布。皱褶缘细胞膜的胞质面有非常细小的鬃毛状附属物，长 15～20 nm，间隔约 20 nm，致使该处细胞膜比其余部位细胞膜厚。突起之间有狭窄的细胞外间隙，其内含有组织液及溶解中的羟基磷灰石、胶原蛋白和蛋白多糖分解形成的颗粒。②封闭区（或亮区）：环绕于皱褶缘区周围，微微隆起，平整的细胞膜紧贴骨组织，好像一堵环行围堤包围皱褶缘区，使皱褶缘区密封与细胞外间隙隔绝，造成一个特殊的微环境。因此将这种环行特化的细胞膜和细胞质称为封闭区。切面上可见两块封闭区位于皱褶缘区两侧。封闭区有丰富的微丝，但缺乏其他细胞器。电镜下观察封闭区电子密度低，故又称亮区。破骨细胞若离开骨组织表面，皱褶缘区和亮区均消失。③小泡区：此区位于皱褶缘的深面，内含许多大小不一、电子密度不等的膜被小泡和大泡。小泡数量多，为致密球形，小泡是初级溶酶体或胞吞泡或次级溶酶体，直径为 0.2～0.5 μm。大泡数目少，直径为 0.5～3.0 μm，其中有些大泡对酸性磷酸酶呈阳性反应。小泡区还有许多大小不一的线粒体。④基底区：位于亮区和小泡区的深面，是破骨细胞远离骨组织侧的部分。细胞核聚集在该处，胞核之间有一些粗面内质网、发达的高尔基体和线粒体，还有与核数目相对应的中心粒，很多双中心粒聚集在一个大的中心粒区。破骨细胞膜表面有丰富的降钙素受体和亲玻粘连蛋白（或称细胞外粘连蛋白）受体等，参与调节破骨细胞的活动。破骨细胞表型的标志是皱褶缘区和亮区及溶酶体内的抗酒石酸酸性磷酸酶，细胞膜上的 ATP 酶和降钙素受体，以及降钙素反应性腺苷酸环化酶活性。近年的研究发现，破骨细胞含有固有型一氧化氮合酶（constitutive nitric oxide synthase，cNOS）和诱导型一氧化氮合酶（inducible nitric oxide synthase，iNOS），用 NADPH-黄递酶组化染色，破骨细胞呈强阳性，这种酶是 NOS 活性的表现。

2.破骨细胞的功能

破骨细胞在吸收骨质时具有将基质中的钙离子持续转移至细胞外液的特殊功能。骨吸收的最初阶段是羟基磷灰石的溶解，破骨细胞移动活跃，细胞能分泌有机酸，使骨矿物质溶解和羟基磷灰石分解。在骨的矿物质被溶解吸收后，接下来就是骨的有机质的吸收和降解。破骨细胞可分泌多种蛋白水解酶，主要包括巯基蛋白酶和基质金属蛋白酶两类。有机质经蛋白水解酶水解后，在骨的表面形成吸收陷窝。在整个有机质和无机矿物质的降解过程中，破骨细胞与骨的表面始终是紧密结合的。此外，破骨细胞能产生一氧化氮，一氧化氮对骨吸收具有抑制作用，与此同时破骨细胞数量也减少。

二、骨的种类

（一）解剖分类

成人有 206 块骨，可分为颅骨、躯干骨和四肢骨 3 个部分。前两者也称为中轴骨。按形态骨可分为 4 类。

1.长骨

呈长管状，分布于四肢。长骨分一体两端，体又称骨干，内有空腔称髓腔，容纳骨髓。体表面有 1～2 个主要血管出入的孔，称滋养孔。两端膨大称为骺，具有光滑的关节面，活体状态时被关节软骨覆盖。骨干与骺相邻的部分称为干骺端，幼年时保留一片软骨，称为骺软骨。通过骺软骨的软骨细胞分裂繁殖和骨化，长骨不断加长。成年后，骺软骨骨化，骨干与骺融合为一体，原来骺软骨部位形成骺线。

2.短骨

形似立方体,往往成群地联结在一起,分布于承受压力较大而运动较复杂的部位,如腕骨。

3.扁骨

呈板状,主要构成颅腔、胸腔和盆腔的壁,以保护腔内器官,如颅盖骨和肋骨。

4.不规则骨

形状不规则,如椎骨。有些不规则骨内具有含气的腔,称含气骨。

(二)组织学类型

骨组织根据其发生的早晚、骨细胞和细胞间质的特征及其组合形式,可分为未成熟的骨组织和成熟的骨组织。前者为非板层骨,后者为板层骨。胚胎时期最初形成的骨组织和骨折修复形成的骨痂,都属于非板层骨,除少数几处外,它们或早或迟被以后形成的板层骨所取代。

1.非板层骨

非板层骨又称为初级骨组织,可分为两种,一种是编织骨,另一种是束状骨。编织骨比较常见,其胶原纤维束呈编织状排列,因而得名。胶原纤维束的直径差异很大,但粗大者居多,最粗直径达13 μm,因此又有粗纤维骨之称。编织骨中的骨细胞分布和排列方向均无规律,体积较大,形状不规则,按骨的单位容积计算,其细胞数量约为板层骨的4倍。编织骨中的骨细胞代谢比板层骨的细胞活跃,但前者的溶骨活动往往是区域性的。在出现骨细胞性溶骨的一些区域内,相邻的骨陷窝同时扩大,然后合并,形成较大的无血管性吸收腔,使骨组织出现较大的不规则囊状间隙,这种吸收过程是清除编织骨以被板层骨取代的正常生理过程。编织骨中的蛋白多糖等非胶原蛋白含量较多,故基质染色呈嗜碱性。若骨盐含量较少,则X线检查更易透过。编织骨是未成熟骨或原始骨,一般出现在胚胎、新生儿的骨痂和生长期的干骺区,以后逐渐被板层骨取代,但到青春期才取代完全。在牙床、近颅缝处、骨迷路、腱或韧带附着处,仍终身保存少量编织骨,这些编织骨往往与板层骨掺杂存在。某些骨骼疾病,如畸形性骨炎、氟中毒、原发性甲状旁腺功能亢进引起的囊状纤维性骨炎、肾性骨营养不良和骨肿瘤等,都会出现编织骨,并且最终可能在患者骨中占绝对优势。束状骨比较少见,也属粗纤维骨。它与编织骨的最大差异是胶原纤维束平行排列,骨细胞分布于相互平行的纤维束之间。

2.板层骨

板层骨又称次级骨组织,它以胶原纤维束高度有规律地成层排列为特征。胶原纤维束一般较细,因此又有细纤维骨之称。细纤维束直径通常为2~4 μm,它们排列成层,与骨盐和有机质结合紧密,共同构成骨板。同一层骨板内的纤维大多是相互平行的,相邻两层骨板的纤维层则呈交叉方向。骨板的厚薄不一,一般为3~7 μm。骨板之间的矿化基质中很少存在胶原纤维束,仅有少量散在的胶原纤维。骨细胞一般比编织骨中的细胞小,胞体大多位于相邻骨板之间的矿化基质中,但也有少数散于骨板的胶原纤维层内。骨细胞的长轴基本与胶原纤维的长轴平行,显示了有规律的排列方向。

在板层骨中,相邻骨陷窝的骨小管彼此通连,构成骨陷窝-骨小管-骨陷窝通道网。由于表层骨陷窝的部分骨小管开口于骨的表面,而骨细胞的胞体和突起又未充满骨陷窝和骨小管,因此该通道内有来自骨表面的组织液。骨陷窝-骨小管-骨陷窝通道内的组织液循环,既保证了骨细胞的营养,又保证了骨组织与体液之间的物质交换。若骨板层数过多,骨细胞所在位置与血管的距离超过300 μm,则不利于组织液循环,其结果往往导致深层骨细胞死亡。因此一般认为,板层骨中任何一个骨细胞所在的位置与血管的距离均在300 μm以内。

板层骨中的蛋白多糖复合物含量比编织骨少,骨基质染色呈嗜酸性,与编织骨的染色形成明显的对照。板层骨中的骨盐与有机质的关系十分密切,这也是其与编织骨的差别之一。板层骨的组成成分和结构,赋予板层骨抗张力强度高、硬度强的特点,而编织骨的韧性较大,弹性较好。编织骨和板层骨都参与松质骨和密质骨的构成。

三、骨的组织结构

人体的 206 块骨分为多种类型,其中以长骨的结构最为复杂。长骨由骨干和骨骺两部分构成,表面覆有骨膜和关节软骨。典型的长骨,如股骨和肱骨,其骨干为一厚壁而中空的圆柱体,中央是充满骨髓的大骨髓腔。长骨由密质骨、松质骨和骨膜等构成。密质骨为松质骨质量的 4 倍,但松质骨代谢却为密质骨的 8 倍,这是因为松质骨表面积大,为细胞活动提供了条件。松质骨一般存在于骨干端、骨骺和如椎骨的立方形骨中,松质骨内部的板层或杆状结构形成了沿着机械压力方向排列的三维网状构架。松质骨承受着压力和应变张力的合作用,但压力负荷仍是松质骨承受的主要负载形式。密质骨组成长骨的骨干,承受弯曲、扭转和压力载荷。长骨骨干除骨髓腔面有少量松质骨外,其余均为密质骨。骨干中部的密质骨最厚,越向两端越薄。

(一)密质骨

骨干主要由密质骨构成,内侧有少量松质骨形成的骨小梁。密质骨在骨干的内外表层形成环骨板,在中层形成哈弗斯骨板和间骨板。骨干中有与骨干长轴几乎垂直走行的穿通管,内含血管、神经和少量疏松结缔组织,结缔组织中有较多骨祖细胞,穿通管在骨外表面的开口即为滋养孔。

1.环骨板

环骨板是指环绕骨干外、内表面排列的骨板,分别称为外环骨板和内环骨板。

(1)外环骨板:外环骨板厚,居骨干的浅部,由数层到十多层骨板组成,比较整齐地环绕骨干平行排列,其表面覆盖着骨外膜。骨外膜中的小血管横穿外环骨板深入骨质中。贯穿外环骨板的血管通道称穿通管或福尔克曼管,其长轴几乎与骨干的长轴垂直。通过穿通管,营养血管进入骨内,和纵向走行的中央管内的血管相通。

(2)内环骨板:内环骨板居骨干的骨髓腔面,仅由少数几层骨板组成,不如外环骨板平整。内环骨板表面衬以骨内膜,后者与被覆于松质骨表面的骨内膜相连续。内环骨板中也有穿通管穿行,管中的小血管与骨髓血管通连。从内、外环骨板最表层骨陷窝发出的骨小管,一部分伸向深层,与深层骨陷窝的骨小管通连;一部分伸向表面,终止于骨和骨膜交界处,其末端是开放的。

2.哈弗斯骨板

哈弗斯骨板介于内、外环骨板之间,是骨干密质骨的主要部分,它们以哈弗斯管为中心呈同心圆排列,并与哈弗斯管共同组成哈弗斯系统。哈弗斯管也称中央管,内有血管、神经及少量结缔组织。长骨骨干主要由大量哈弗斯系统组成,所有哈弗斯系统的结构基本相同,故哈弗斯系统又有骨单位之称。

骨单位为厚壁的圆筒状结构,其长轴基本上与骨干的长轴平行,中央有一条细管称中央管,围绕中央管有 5~20 层骨板呈同心圆排列,宛如层层套入的管鞘。改建的骨单位不总是呈单纯的圆柱形,可有许多分支互相吻合,具有复杂的立体构型。因此,可以见到由同心圆排列的骨板围绕斜形的中央管。中央管之间还有斜形或横形的穿通管互相连接,但穿通管周围没有同心圆排列的骨板环绕,据此特征可区别穿通管与中央管。哈弗斯骨板一般为 5~20 层,故不同骨单位的横截面积大小不一。每层骨板的平均厚度为 $3~\mu m$。

骨板中的胶原纤维绕中央管呈螺旋形行走,相邻骨板中胶原纤维互成直角关系。有人认为,骨板中的胶原纤维的排列是多样性的,并根据胶原纤维的螺旋方向,将骨单位分为 3 种类型:Ⅰ型,所有骨板中的胶原纤维均以螺旋方向为主;Ⅱ型,相邻骨板的胶原纤维分别呈纵形和环行;Ⅲ型,所有骨板的胶原纤维以纵形为主,其中掺以极少量散在的环行纤维。不同类型骨单位的机械性能有所不同,其压强和弹性系数以横形纤维束为主的骨单位最大,以纵形纤维束为主的骨单位最小。每个骨单位最内层骨板表面均覆以骨内膜。

中央管长度为 $3\sim5~mm$,中央管的直径因各骨单位而异,差异很大,平均为 $300~\mu m$,内壁衬附一层结缔组织,其中的细胞成分随着每一骨单位的活动状态而各有不同。在新生的骨质内多为骨祖细胞,被破坏的骨单位则有破骨细胞。骨沉积在骨外膜或骨内膜沟表面形成的骨单位,或在松质骨骨骼内形成的骨单位,称为初级骨单位。中央管被同心圆骨板柱围绕,仅有几层骨板。初级骨单位常见于未成熟骨,如幼骨,特别是胚胎骨和婴儿骨,随着年龄增长,初级骨单位也会相应减少。次级骨单位与初级骨单位相似,是初级骨单位经改建后形成的。次级骨单位或称继发性哈弗斯系统,有一黏合线,容易辨认,并使其与邻近的矿化组织分开来。

中央管中通行的血管不一致。有的中央管中只有一条毛细血管,其内皮有孔,胞质中可见胞饮泡,包绕内皮的基膜内有周细胞。有的中央管中有两条血管,一条是小动脉,或称毛细血管前微动脉,另一条是小静脉。骨单位的血管彼此通连,并与穿通管中的血管交通。在中央管内还可见到细的神经纤维,与血管伴行,大多为无髓神经纤维,偶可见有髓神经纤维,这些神经主要由分布在骨外膜的神经纤维构成。

3.间骨板

间骨板位于骨单位之间或骨单位与环骨板之间,大小不等,呈三角形或不规则形,也由平行排列骨板构成,大都缺乏中央管。间骨板与骨单位之间有明显的黏合线分界。间骨板是骨生长和改建过程中哈弗斯骨板被溶解吸收后的残留部分。

在以上 3 种结构之间,以及所有骨单位表面都有一层黏合质,呈强嗜碱性,为骨盐较多而胶原纤维较少的骨质,在长骨横截面上呈折光较强的轮廓线,称黏合线。伸向骨单位表面的骨小管,都在黏合线处折返,不与相邻骨单位的骨小管连通。因此,同一骨单位内的骨细胞都接受来自其中央管的营养供应。

(二)松质骨

长骨两端的骨骺主要由松质骨构成,仅表面覆以薄层密质骨。松质骨的骨小梁粗细不一,相互连接而成拱桥样结构,骨小梁的排列配布方向完全符合机械力学规律。骨小梁也由骨板构成,但层次较薄,一般不显骨单位,在较厚的骨小梁中,也能看到小而不完整的骨单位。例如股骨上端、股骨头和股骨颈处的骨小梁排列方向,与其承受的压力和张力曲线大体一致;而股骨下端和胫骨上、下端,由于压力方向与它们的长轴一致,故骨小梁以垂直排列为主。骨所承受的压力均等传递,变成分力,从而减轻骨的负荷,但骨骺的抗压抗张强度小于骨干的抗压抗张强度。松质骨骨小梁之间的间隙相互连通,并与骨干的骨髓腔直接相通。

(三)骨膜

骨膜是由致密结缔组织组成的纤维膜。包在骨表面的较厚层结缔组织称骨外膜,被衬于骨髓腔面的薄层结缔组织称骨内膜。除骨的关节面、股骨颈、距骨的囊下区和某些籽骨表面外,骨的表面都有骨外膜。肌腱和韧带的骨附着处均与骨外膜连续。

1.骨外膜

成人长骨的骨外膜一般可分为内、外两层,但两者并无截然分界。

纤维层是最外的一层薄的、致密的、排列不规则的结缔组织,其中含有一些成纤维细胞。结缔组织中含有粗大的胶原纤维束,彼此交织成网状,有血管和神经在纤维束中穿行,沿途有些分支经深层穿入穿通管。有些粗大的胶原纤维束向内穿进骨质的外环层骨板,亦称穿通纤维,起固定骨膜和韧带的作用。骨外膜内层直接与骨相贴,为薄层疏松结缔组织,其纤维成分少,排列疏松,血管及细胞丰富,细胞贴骨分布,排列成层,一般认为它们是骨祖细胞。

骨外膜内层组织成分随年龄和功能活动而变化,在胚胎期和出生后的生长期,骨骼迅速生成,内层的细胞数量较多,骨祖细胞层较厚,其中许多已转变为成骨细胞。成年后骨处于改建缓慢的相对静止阶段,骨祖细胞相对较少,不再排列成层,而是分散附着于骨的表面,变为梭形,与结缔组织中的成纤维细胞很难区别。当骨受损后,这些细胞又恢复造骨的能力,变为典型的成骨细胞,参与新的骨质形成。由于骨外膜内层有成骨能力,故又称生发层或成骨层。

2.骨内膜

骨内膜是一薄层含细胞的结缔组织,衬附于骨干和骨骺的骨髓腔面及所有骨单位中央管的内表面,并且相互连续。骨内膜非常薄,不分层,由一层扁平的骨祖细胞和少量的结缔组织构成,并和穿通管内的结缔组织相连续。非改建期骨的骨内膜表面覆有一层细胞称为骨衬细胞,细胞表型不同于成骨细胞。一般认为它是静止的成骨细胞,在适当刺激下,骨衬细胞可再激活成为有活力的成骨细胞。

骨膜的主要功能是营养骨组织,为骨的修复或生长不断提供新的成骨细胞。骨膜具有成骨和成软骨的双重潜能,临床上利用骨膜移植,已成功治疗骨折延迟愈合或不愈合、骨和软骨缺损、腭裂和股骨头缺血性坏死等疾病。骨膜内有丰富的游离神经末梢,能感受痛觉。

(四)骨髓

松质骨的腔隙彼此通连,其中充满小血管和造血组织,称为骨髓。在胎儿和幼儿期,全部骨髓呈红色,称红骨髓。红骨髓有造血功能,内含发育阶段不同的红骨髓和某些白细胞。约在5岁以后,长骨骨髓腔内的红骨髓逐渐被脂肪组织代替,呈黄色,称黄骨髓,失去造血活力,但在慢性失血过多或重度贫血时,黄骨髓可逐渐转化为红骨髓,恢复造血功能。在椎骨、髂骨、肋骨、胸骨及肱骨和股骨等长骨的骨骺内终身都是红骨髓,因此临床常选髂前上棘或髂后上棘等处进行骨髓穿刺,检查骨髓象。

（万兆锋）

第二节　骨的发生、成长和维持

一、骨的胚胎发育

(一)细胞来源

骨组织中的细胞来源于3种不同的胚原细胞谱系:①神经嵴细胞(形成颅面骨骼);②生骨节细胞(形成中轴骨);③中胚层细胞(形成骨的附件)。

骨组织中的两种主要细胞系(破骨性谱系细胞和成骨性谱系细胞)的来源不同,破骨性谱系细胞来源于生血性干细胞,成骨性谱系细胞来源于间充质干细胞。间充质干细胞经过非对称性分裂、增殖,生成各种类型的间充质前身细胞,最后形成成骨细胞、成脂肪细胞、成软骨细胞、成肌细胞和成纤维细胞。成骨性谱系细胞分化增殖的不同时期受不同转录调节因子的调节,并表达不同的基因产物。其中的转录调节因子大致有以下几类:转录因子,激素、生长因子、细胞因子及其受体,抗增殖蛋白及骨的基质蛋白质等。

(二)骨骼生成分期

骨骼生成可分为以下四期:①胚胎细胞向骨骼生成部位移行期;②上皮细胞-间充质细胞相互作用期;③致密体形成期;④成软骨细胞和成骨细胞分化与增殖期。

由软骨板起源发育成骨骼的过程称为软骨内成骨,不仅生成骨骼,而且还是出生后个体骨构塑和骨折修复的重要方式之一。膜内成骨过程无软骨胚基的参与,直接由骨化中心的间充质细胞致密化并转型为成骨细胞而形成骨组织。成骨细胞发育的调节机制尚未阐明。研究表明,核结合因子 a_1 是调节成骨细胞生成的关键因子,它可调节骨钙素基因表达。

二、骨的发生

骨来源于胚胎时期的间充质,骨的发生有两种方式:一种是膜内成骨,即在原始的结缔组织内直接成骨;另一种是软骨内成骨,即在软骨内成骨。虽然发生方式不同,但骨组织发生的过程相似,都包括了骨组织形成和骨组织吸收两个方面。

(一)骨组织发生的基本过程

骨组织发生的基本过程包括骨组织形成和吸收两方面的变化,成骨细胞与破骨细胞通过相互调控机制,共同完成骨组织的形成和吸收。

1.骨组织的形成

骨组织的形成经过两个步骤,首先是形成类骨质,即骨祖细胞增殖分化为成骨细胞,成骨细胞产生类骨质。成骨细胞被类骨质包埋后转变为骨细胞,然后类骨质钙化为骨质,从而形成了骨组织。在形成的骨组织表面又有新的成骨细胞继续形成类骨质,然后矿化,如此不断地进行。在新骨组织形成的同时,原有骨组织的某些部分又被吸收。

2.骨组织的吸收

骨组织形成的同时,原有骨组织的某些部位又可被吸收,即骨组织被侵蚀溶解,在此过程中破骨细胞起主要作用,称为破骨细胞性溶骨。破骨细胞溶骨过程包括 3 个阶段:首先是破骨细胞识别并黏附于骨基质表面;然后细胞产生极性,形成吸收装置并分泌有机酸和溶酶体酶;最后使骨矿物质溶解和有机物降解。

(二)骨发生的方式

自胚胎第 7 周以后开始出现膜内成骨和软骨内成骨。

1.膜内成骨

膜内成骨是指在原始的结缔组织内直接成骨。颅的一些扁骨,如额骨和顶骨及枕骨、颞骨、上颌骨和下颌骨的一部分,还有长骨的骨领和短骨等,这些骨的生长都是膜内成骨方式。

在将来要成骨的部位,间充质首先分化为原始结缔组织膜,然后间充质细胞集聚并分化为骨祖细胞,后者进一步分化为成骨细胞。成骨细胞产生胶原纤维和基质,细胞间隙充满排列杂乱的纤细胶原纤维束,并包埋于薄层凝胶样的基质中,即类骨质形成。嗜酸性的类骨质呈细条索状,分支吻合成网。由于类骨质形成在血管网之间,靠近血管大致呈等距离的沉积,不久类骨质矿化,形成原始骨组织,即称骨小梁。最先形成骨组织的部位,称为骨化中心。骨小梁形成后,来自骨祖细胞的成骨细胞排列在骨小梁表面,产生新的类骨质,使骨小梁增长、加粗。一旦成骨细胞耗竭,立即由血管周围结缔组织中的骨祖细胞增殖、分化为成骨细胞。膜内成骨是从骨化中心向四周呈放射状地生长,最后融合起来,取代了原来的原始结缔组织,成为由骨小梁构成的海绵状原始松质骨。在发生密质骨的区域,成骨细胞在骨小梁表面持续不断产生新的骨组织,直到血管周围的大部分空隙消失为止。与此同时,骨小梁内的胶原纤维由不规则排列逐渐转变为有规律地排列。在松质骨将保留的区域,骨小梁停止增厚,位于其间的具有血管的结缔组织,则逐渐转变为造血组织,骨周围的结缔组织则保留成为骨外膜。骨生长停止时,留在内、外表面的成骨细胞转变为成纤维细胞样细胞,并作为骨内膜和骨外膜的骨衬细胞而保存。在修复时,骨衬细胞的成骨潜能再被激活,又再成为成骨细胞。胎儿出生前,顶骨的外形初步建立,两块顶骨之间留有窄缝,由原始结缔组织连接。顶骨由一层初级密质骨和骨膜构成。

2.软骨内成骨

软骨内成骨是指在预先形成的软骨雏形的基础上,将软骨逐渐替换为骨。人体的大多数骨,如四肢长骨、躯干骨和部分颅底骨等,都以此种方式发生。

软骨内成骨的基本步骤是:①软骨细胞增生、肥大,软骨基质钙化,致使软骨细胞退化死亡;②血管和骨祖细胞侵入,骨祖细胞分化为成骨细胞,并在残留的钙化软骨基质上形成骨组织。主要过程如下。

(1)软骨雏形:形成在将要发生长骨的部位,间充质细胞聚集、分化形成骨祖细胞,后者继而分化为成软骨细胞,成软骨细胞进一步分化为软骨细胞。软骨细胞分泌软骨基质,细胞自身被包埋其中,于是形成一块透明软骨,其外形与将要形成的长骨相似,故称为软骨雏形。周围的间充质分化为软骨膜。已成形的软骨雏形通过间质性生长不断加长,通过附加性生长逐渐加粗。骨化开始后,雏形仍继续其间质性生长,使骨化得以持续进行,因此软骨的加长是骨加长的先决条件。软骨的生长速度与骨化的速度相适应,否则可能导致骨的发育异常。

(2)骨领形成:在软骨雏形中段,软骨膜内的骨祖细胞增殖分化为成骨细胞,后者贴附在软骨组织表面形成薄层原始骨组织。这层骨组织呈领圈状围绕着雏形中段,故名骨领。骨领形成后,其表面的软骨膜即改名骨膜。

(3)初级骨化中心:与骨髓腔形成软骨雏形中央的软骨细胞停止分裂,逐渐蓄积糖原,细胞体积变大而成熟。成熟的软骨细胞能分泌碱性磷酸酶,由于软骨细胞变大,占据较大空间,其周围的软骨基质相应变薄。当成熟的软骨细胞分泌碱性磷酸酶时,软骨基质钙化,成熟的软骨细胞因缺乏营养而退化死亡,软骨基质随之崩溃溶解,出现大小不一的空腔。随后,骨膜中的血管连同结缔组织穿越骨领,进入退化的软骨区。破骨细胞、成骨细胞、骨祖细胞和间充质细胞随之进入。破骨细胞消化分解退化的软骨,形成许多与软骨雏形长轴一致的隧道。成骨细胞贴附于残存的软骨基质表面成骨,形成以钙化的软骨基质为中轴、表面附以骨组织的条索状结构,称为初级骨小梁。出现初级骨小梁的部位为初级骨化中心。初级骨小梁之间的腔隙为初级骨髓腔,间充质细胞在此分化为网状细胞。造血干细胞进入并增殖分化,从而形成骨髓。

初级骨化中心形成后,骨化将继续向软骨雏形两端扩展,初级骨小梁也将被破骨细胞吸收,使许多初级骨髓腔融合成一个较大的腔,即骨髓腔,其内含有血管和造血组织。在此过程中,雏形两端的软骨不断增生,邻接骨髓腔处不断骨化,从而使骨不断加长。

（4）次级骨化中心：出现在骨干两端的软骨中央，此处将形成骨骺。出现时间因骨而异，大多在出生后数月或数年。次级骨化中心成骨的过程与初级骨化中心相似，但是它们的骨化是呈放射状向四周扩展，供应血管来自软骨外的骺动脉。最终由骨组织取代软骨，形成骨骺。骨化完成后，骺端表面残存的薄层软骨即为关节软骨。在骨骺与骨干之间仍保存一片盘形软骨，称为骺板。

三、骨的生长与改建

（一）骨的生长

在骨的发生过程中和发生后，骨仍不断生长，具体表现在加长和增粗两个方面。

1.加长

长骨的变长主要是由于骺板的成骨作用，此处的软骨细胞分裂增殖，并从骨骺侧向骨干侧不断进行软骨内成骨过程，使骨的长度增加，故骺板又称生长板。从骨骺端的软骨开始，到骨干的骨髓腔，骺板依次分为 4 个区。

（1）软骨储备区：此区紧靠骨骺，软骨细胞分布在整个软骨的细胞间组织。软骨细胞较小，呈圆形或椭圆形，分散存在，软骨基质呈弱嗜碱性。此区细胞不活跃，处于相对静止状态，是骺板幼稚软骨组织细胞的前体（细胞生发层）。

（2）软骨增生区：由柱状或楔形的软骨细胞堆积而成。同源细胞群成单行排列，形成一串串并列纵形的软骨细胞柱。细胞柱的排列与骨的纵轴平行。每一细胞柱有数个至数十个细胞。软骨细胞生长活跃，数目多，有丰富的软骨基质与胶原纤维，质地较坚韧。

（3）软骨钙化区：软骨细胞以柱状排列为主。软骨细胞逐渐成熟与增大，变圆，并逐渐退化死亡。软骨基质钙化，呈强嗜碱性。

（4）成骨区：钙化的软骨基质表面有骨组织形成，构成条索状的初级骨小梁。这是因为增生区和钙化区的软骨细胞呈纵形排列，细胞退化死亡后留下相互平行的纵形管状隧道。因此，形成的初级骨小梁均呈条索状，在长骨的纵形切面上，似钟乳石样悬挂在钙化区的底部。在钙化的软骨基质和初级骨小梁表面都可见到破骨细胞，这两种结构最终都会被破骨细胞吸收，从而使骨髓腔向长骨两端扩展。新形成的骨小梁和软骨板融合在一起，此区是骨骺与骨干连接的过渡区，软骨逐渐被骨所代替（干骺端）。

以上各区的变化是连续进行的，而且软骨的增生、退化及成骨在速率上保持平衡。这就保证了在骨干长度增加的同时，骺板能保持一定的厚度。到 17～20 岁，骺板增生减缓并最终停止，导致骺软骨完全被骨组织取代，在长骨的干、骺之间留下线性痕迹，称骺线。此后，骨再不能纵向生长。

2.增粗

骨外膜内层骨祖细胞分化为成骨细胞，以膜内成骨的方式，在骨干表面添加骨组织，使骨干变粗。而在骨干的内表面，破骨细胞吸收骨小梁，使骨髓腔横向扩大。骨干外表面的新骨形成速度略快于骨干的吸收速度，这样骨干的密质骨会适当增厚。到 30 岁左右，长骨不再增粗。

（二）骨的改建

骨的生长既有新的骨组织形成，又伴随着原有骨组织的部分被吸收，使骨在生长期间保持一定的形状。同时在生长过程中还进行一系列的改建活动，外形和内部结构不断地变化，使骨与整个机体的发育和生理功能相适应。在骨生长停止和构型完善后，骨仍需不断进行改建。

1.骨改建过程

骨改建是局部旧骨的吸收并代之以新骨形成的过程。帕菲特(Parfitt)将正常成年的骨改建过程按程序分为五期:静止期、激活期、吸收期、逆转期和成骨期。

(1)静止期:骨改建发生于骨表面,即骨外膜和骨内膜处(包括骨小梁的表面、中央管和穿通管的内表面及骨髓腔面)

(2)激活期:骨改建的第一步是破骨细胞激活,包括破骨细胞集聚、趋化和附着骨表面等一系列细胞活动过程。

(3)吸收期:破骨细胞沿骨表面垂直方向进行吸收,骨细胞也参与骨吸收,吸收后的骨表面形态不一,在吸收腔表面和整个吸收区均存在细丝状的胶原纤维。

(4)逆转期:从骨吸收转变为骨形成的过程为逆转期,结构特征是吸收腔内无破骨细胞,而出现一种单核性细胞。

(5)成骨期:吸收腔内出现成骨细胞标志成骨期开始。在骨形成最旺盛阶段,表面有相互平行的层状胶原纤维及突出于表面的类骨质。

2.长骨的外形改建

长骨的骨骺和干骺端(骺板成骨区)呈圆锥形,比圆柱形的骨干粗大。改建过程中,干骺端骨外膜深层的破骨细胞十分活跃,进行骨吸收,而骨内膜面的骨组织生成比较活跃,结果是近骨干一侧的直径逐渐变小,成为新一段圆柱形骨干,新增的骨干两端又形成新的干骺端,如此不断地进行,直到长骨停止增长。

3.长骨的内部改建

最初形成的原始骨小梁,纤维排列较乱,含骨细胞较多,支持性能较差,经过多次改建后才具有整齐的骨板,骨单位也增多,骨小梁依照张力和应力线排列,以适应机体的运动和负重。骨单位是长骨的重要支持性结构,它在1岁后才开始出现,此后不断增多和改建,增强长骨的支持力。原始骨单位逐渐被次级骨单位取代,初级密质骨改建为次级密质骨,过程如下:在最早形成原始骨单位的部位,骨外膜下的破骨细胞进行骨吸收,吸收腔扩大,在骨干表面形成许多向内凹陷的纵形沟,沟的两侧为嵴,骨外膜的血管及骨祖细胞随之进入沟内。嵴表面的骨外膜内含有骨祖细胞,逐步形成骨组织,使两侧嵴逐渐靠拢融合形成纵形管。管内骨祖细胞分化为成骨细胞,并贴附于管壁,由外向内形成同心圆排列的哈弗斯骨板。其中轴始终保留含血管的通道,即哈弗斯管(中央管),含有骨祖细胞的薄层结缔组织贴附于中央管内表面,成为骨内膜。至此,次级骨单位形成。在改建过程中,大部分原始骨单位被消除,残留的骨板成为间骨板。骨的内部改建是终身不断进行的。在长骨原始骨单位改建中,骨干表面与中央管之间留下的一些来自骨外膜血管的通道,即为穿通管,其周围无环形骨板包绕。在次级骨单位最先形成的一层骨板与吸收腔之间总是存在一明显的界限,即黏合线。成年时,长骨不再增粗,其内外表面分别形成永久性内外环骨板,骨单位的改建就在内外环骨板之间进行。

人一生中骨的改建是始终进行的,幼年时骨的建造速率大于吸收,成年人渐趋于平衡,老年人骨质的吸收速率则往往大于建造,使骨质变得疏松,坚固性与支持力也减弱。

（陈德强）

第三节 肌肉、神经的构造和生理

一、骨骼肌的构造与功能

骨骼肌是运动系统的动力部分,绝大多数附着于骨骼,在人体内分布广泛,有600多块。

（一）骨骼肌的形态和构造

每块骨骼肌包括肌腹和肌腱两部分。肌腹主要由肌纤维组成;肌腱主要由平行排列的致密胶原纤维束构成,色白、强韧而无收缩功能,位于肌腹的两端,其抗张强度为肌腹的112～233倍。肌腹借肌腱附着于骨骼。

肌的形态多样,按其外形大致可分为长肌、短肌、扁肌和轮匝肌4种。根据肌束方向与肌长轴的关系可分为与肌束平行排列的梭形肌或菱形肌,如缝匠肌、肱二头肌;半羽状排列的如半膜肌、指伸肌;羽状排列的如股直肌;多羽状排列的如三角肌、肩胛下肌;还有放射状排列的如斜方肌等。

（二）肌的辅助装置

在肌的周围有辅助装置协助肌的活动,具有保持肌的位置、减少运动时的摩擦和保护等功能,包括滑膜、滑膜囊、腱鞘和籽骨等。

1.筋膜

筋膜分浅筋膜和深筋膜。

（1）浅筋膜:又称皮下筋膜,位于真皮之下,由疏松结缔组织构成,浅动脉、皮下静脉、皮神经、淋巴管行走于浅筋膜内。

（2）深筋膜:又称固有筋膜,由致密结缔组织构成,位于浅筋膜的深面,包括体壁、四肢的肌肉和血管、神经等。

2.滑膜囊

滑膜囊为封闭的结缔组织囊,壁薄,内有滑液,多位于腱与骨面相接触处,以减少两者之间的摩擦。有的滑膜囊在关节附近和关节腔相通。

3.腱鞘

腱鞘是包围在肌腱外面的鞘管,存在于活动性较大的部位,如腕、踝、手指和足趾等处。腱鞘可分为纤维层和滑膜层两部分。腱鞘的纤维层又称腱纤维鞘,位于外层,为深筋膜增厚所形成的骨性纤维性管道,起滑车和约束肌腱的作用。腱鞘的滑膜层,又称腱滑膜鞘,位于腱纤维鞘内,是由滑膜构成的双层圆筒形的鞘。鞘的内层包在肌腱的表面,称为脏层;外层贴在腱鞘纤维层的内面和骨面,称为壁层。

4.籽骨

籽骨在肌腱内发生,直径一般只有几毫米,髌骨例外,为全身最大的籽骨。籽骨多在手掌面或足趾面的肌腱中,位于肌腱面对关节的部位,或固定于肌腱以锐角绕过骨面处。

（三）组织结构

组织结构由肌细胞组成,肌细胞间有少量的结缔组织、血管、淋巴管及神经。肌细胞因呈细长纤维形,又称为肌纤维,其细胞膜称肌膜,细胞质称肌质。致密结缔组织包裹在整块肌肉外面形成肌外膜。肌外膜的结缔组织伸入肌肉内,分隔包裹形成肌束,包裹肌束的结缔组织称肌束膜,分布在每条肌纤维外面的结缔组织称肌内膜。

1.光镜结构

骨骼肌纤维呈长圆柱形,是多核细胞,一条肌纤维内含有几十个甚至几百个核,核呈扁椭圆形,位于肌膜下方。在肌质中有沿肌纤维长轴平行排列的肌原纤维,细丝状,每条肌原纤维上都有明暗相间的带,各条肌原纤维的明带和暗带都准确地排列在同一平面上,构成骨骼肌纤维明暗相间的周期性横纹。明带又称 I 带,暗带又称 A 带,暗带中央有一条浅色窄带,称 H 带,H 带中央有一条深色的 M 线。明带中央有一条深色的 Z 线。相邻两条 Z 线之间的一段肌原纤维称为肌节。肌节递次排列构成肌原纤维,是骨骼肌纤维结构和功能的基本结构。

2.超微结构

(1)肌原纤维:肌原纤维由粗细两种肌丝构成,沿肌原纤维的长轴排列。粗肌丝位于肌节中部,两端游离,中央借 M 线固定。细肌丝位于肌节两侧,一端附着于 Z 线,另一端伸至粗肌丝之间,与之平行走行,其末端游离,止于 H 带的外侧。明带仅由细肌丝构成,H 带仅由粗肌丝构成,H 带两侧的暗带两种肌丝皆有。细肌丝由肌动蛋白、原肌球蛋白和肌钙蛋白组成。粗肌丝由肌球蛋白分子组成。

(2)横小管:横小管是肌膜向肌质内凹陷形成的管状结构,其走向与肌纤维长轴垂直,位于暗带与明带交界处。同一平面上的横小管分支吻合,环绕每条肌原纤维,可将肌膜的兴奋迅速传导至肌纤维内部。

(3)肌质网:肌质网是肌纤维中特化的滑面内质网,位于横小管之间。其中部纵形包绕每条肌原纤维,称纵小管;两端扩大呈扁囊状,称终池。每条横小管与两侧的终池组成三联体,在此部位将兴奋从肌膜传递到肌质网膜。肌质网膜上有钙泵和钙通道。

3.收缩原理

骨骼肌纤维的收缩机制为肌丝滑动原理,主要过程:①运动神经末梢将神经冲动传递给肌膜;②肌膜的兴奋经横小管传递给肌质网,大量 Ca^{2+} 涌入肌质;③Ca^{2+} 与肌钙蛋白结合,肌钙蛋白、原肌球蛋白发生构型或位置变化,暴露出肌动蛋白上与肌球蛋白头部的结合位点,两者迅速结合;④ATP 被分解并释放能量,肌球蛋白的头及杆发生屈曲转动,将肌动蛋白向 M 线牵引;⑤细肌丝在粗肌丝之间向 M 线滑动,明带缩短,肌节缩短,肌纤维收缩;⑥收缩结束后,肌质内的 Ca^{2+} 被泵回肌质网,肌钙蛋白等恢复原状,肌纤维松弛。

二、神经组织的构造与功能

神经系统包括中枢部和周围部,前者包括脑和脊髓,也称中枢神经系统,含有绝大多数神经元的胞体。周围部是指与脑和脊髓相连的神经,即脑神经、脊神经和内脏神经,又称周围神经系统,主要由感觉神经元和运动神经元的轴突组成。

神经组织由神经细胞和神经胶质细胞组成,神经细胞也称神经元,具有接受刺激、整合信息和传导冲动的能力。神经胶质细胞对神经元起支持、保护、营养和绝缘等作用。

(一)神经元的结构

1.胞体

(1)细胞核:位于胞体中央,大而圆,核膜明显,染色质多,核仁大而圆。

（2）细胞质：特征性结构为尼氏体和神经原纤维。

（3）细胞膜：是可兴奋膜，具有接受刺激、处理信息、产生和传导神经冲动的功能。

2.树突

每个神经元有一至多个树突，起接受刺激的功能。

3.轴突

每个神经元只有一个轴突，轴突末端的分支较多，形成轴突终末。轴突与胞体之间进行着物质交换，轴突内的物质运输称轴突运输。

（二）突触

神经元与神经元之间，或神经元与效应细胞之间传递信息的部位称为突触。突触也是一种细胞连接方式，最常见的是一个神经元的轴突终末与另一个神经元的树突、树突棘或胞体连接，分别形成轴-树突触、轴-棘突触或轴-体突触。一个神经元可以通过突触把信息传递给许多其他神经元或效应细胞，如一个运动神经元可同时支配上千条骨骼肌纤维。

（三）神经胶质细胞

1.中枢神经系统的神经胶质细胞

（1）星形胶质细胞是最大的一种神经胶质细胞。在脑和脊髓损伤时，星形胶质细胞可以增生，形成胶质瘢痕填补缺损。

（2）少突胶质细胞分布于神经元胞体附近及轴突周围，是中枢神经系统的髓鞘形成细胞。

（3）小胶质细胞是最小的神经胶质细胞。当神经系统损伤时，小胶质细胞可转变为巨噬细胞，吞噬死亡细胞的碎屑。

（4）室管膜细胞衬在脑室和脊髓中央管的腔面，形成单层上皮，称为室管膜。

2.周围神经系统的神经胶质细胞

（1）施万细胞参与周围神经系统中神经纤维的构成。

（2）卫星细胞是神经节内包裹神经元胞体的一层扁平或立方形细胞。

（四）周围神经系统

周围神经系统的神经纤维集合在一起，构成神经，分布到全身各器官。包裹在一条神经表面的结缔组织称为神经外膜。一条神经通常含若干条神经纤维束，其表面有神经束膜上皮，是由几层扁平的上皮细胞围绕形成。神经束膜上皮和束间的结缔组织共同构成神经束膜。在神经纤维束内，每条神经纤维表面的薄层结缔组织称神经内膜。在这些结缔组织中都存在小血管和淋巴管。

1.神经纤维

由神经元的长轴突及包绕它的神经胶质细胞构成。根据神经胶质细胞是否形成髓鞘，可将其分为有髓神经纤维和无髓神经纤维两类。

（1）有髓神经纤维：施万细胞为长卷筒状，一个接一个套在轴突外面，相邻的施万细胞不完全连接，于神经纤维上这一部分较狭窄，称郎飞结，在这一部位的轴膜部分裸露。相邻两个郎飞结之间的一段神经纤维称结间体。在有髓神经纤维的横切面上，施万细胞可分为3层，中层为多层细胞膜同心卷绕形成的髓鞘，以髓鞘为界胞质分为内侧胞质和外侧胞质。髓鞘的化学成分主要是脂蛋白，称髓磷脂。

（2）无髓神经纤维：施万细胞为不规则的长柱状，表面有数量不等、深浅不同的纵形凹沟，纵沟内有较细的轴突，施万细胞的膜不形成髓鞘包裹它们。因此，一条无髓神经纤维可含多条轴突。由于相邻的施万细胞衔接紧密，故无郎飞结。

2.神经末梢

神经末梢是周围神经纤维的终末部分,形成各种末梢装置,按功能分为感觉神经末梢和运动神经末梢两大类。

(1)感觉神经末梢:是感觉神经元(假单极神经元)周围突的末端,通常和周围的其他组织共同构成感受器。①游离神经末梢:由较细的有髓或无髓神经纤维的终末反复分支而成。②触觉小体:分布在皮肤的真皮乳头处,以手指掌面最多。③环层小体:广泛分布在皮下组织、腹膜、肠系膜、韧带和关节囊等处。④肌梭:是分布在骨骼肌内的梭形结构。

(2)运动神经末梢:是运动神经元的轴突在肌组织和腺体的终末结构,支配肌纤维的收缩,调节腺细胞的分泌,可分为躯体运动神经末梢和内脏运动神经末梢两类。①躯体运动神经末梢:分布于骨骼肌,位于脊髓前角或脑干的运动神经元胞体发出的长轴突,抵达骨骼肌时失去髓鞘,轴突反复分支;每一分支形成葡萄状终末,并与骨骼肌纤维建立突触连接,此连接区域呈椭圆形板状隆起,称为运动终板或神经肌连接。一个运动神经元及其支配的全部骨骼肌纤维合称一个运动单位。②内脏运动神经末梢:分布于心肌、各种内脏及血管的平滑肌和腺体等处。

3.神经节

在周围神经系统中,神经元胞体聚集构成了神经节。神经节包括脑神经节、脊神经节和内脏运动神经节。

(1)脑神经节连于脑神经,周围有结缔组织被膜。

(2)脊神经节在椎管内连于脊神经后根,也称背根神经节,表面有结缔组织被膜与脊神经膜相续。

(3)内脏运动神经节大小形态各异,表面也有结缔组织被膜,并向内伸展成支架。

4.周围神经再生

神经纤维因外伤或其他原因与胞体离断,则发生破坏和死亡,称为神经纤维溃变。神经纤维的溃变发生在与胞体离断数小时以后,此时的轴突和髓鞘末梢部分先出现膨胀,继而出现崩裂,溃解成碎片、小滴状,也称 Weller 变性。

神经纤维再生一般发生在损伤后的第2~3周,损伤的神经纤维胞体中的尼氏体逐渐恢复正常形态,胞核回到中央,与胞体相连的损伤神经轴突由损伤的近侧段向远侧生出数条幼芽,这些幼芽部分穿过损伤处的组织缝隙,并沿施万细胞索向远侧生长,最后到达原来所分布的组织器官,其余的幼芽分支则退化或消失。沿施万细胞索生长的轴突幼芽继续增粗,髓鞘也逐渐形成,神经纤维的功能逐渐恢复,此时神经纤维的再生过程初步完成,但有的幼芽进入神经的结缔组织内,形成神经瘤。

(赵学春)

第四节　骨和软骨的损伤修复

一、骨的损伤修复——骨折愈合

骨折通常可分为外伤性骨折和病理性骨折两大类。骨的再生能力很强,经过良好复位后的单纯性、外伤性骨折,几个月内便可完全愈合,恢复正常的结构和功能。骨外膜、内膜中骨母细胞的增生和新骨质的产生是骨折愈合的基础。骨折愈合过程与软组织的愈合不同,软组织主要通过纤维组织完成愈合过程,而骨折愈合还需使纤维组织继续转变为骨来完成骨愈合过程。

(一)骨折愈合过程

实验结果表明,骨折愈合过程可分为以下几个阶段。

1.血肿形成

骨组织和骨髓都有丰富的血管,在骨折的两端及其周围伴有大量出血,形成血肿,6~8小时内形成含有纤维蛋白网架的血凝块,纤维蛋白网架被认为是纤维细胞长入血肿的支架。血肿周围的吞噬细胞、毛细血管和幼稚的结缔组织很快长入血肿,后者主要分化为产生胶原纤维的成纤维细胞,与此同时常出现轻度的炎症反应。由于骨折伴有血管断裂,在骨折早期,常可见到骨髓组织的坏死。骨皮质亦可发生坏死,如果坏死灶较小,可被破骨细胞吸收;如果坏死灶较大,可形成游离的死骨片。

2.纤维性骨痂

骨痂形成于骨折后的2~3天,血肿被清除机化,新生血管长入,血管周围大量间质细胞增生,形成肉芽组织,血肿开始由肉芽组织取代,继而发生纤维化,形成纤维性骨痂,或称暂时性骨痂,肉眼及X线检查见骨折局部呈梭形肿胀。约1周,上述增生的肉芽组织及纤维组织可进一步分化,形成透明软骨。透明软骨的形成一般多见于骨外膜的骨痂区,骨髓内骨痂区则少见。

3.骨性骨痂形成

骨折后的新骨形成,始于骨折后7~10天。上述纤维性骨痂逐渐分化出骨母细胞,并形成类骨组织,以后出现钙盐沉积,类骨组织转变为编织骨。纤维性骨痂中的软骨组织也经软骨化骨过程演变为骨组织,至此形成骨性骨痂。

按照骨痂的细胞来源及部位不同,可将骨痂分为外骨痂和内骨痂。外骨痂是由骨外膜的内层,即成骨细胞增生,形成梭形套状,包绕骨折断端。在长骨骨折时以外骨痂形成为主。内骨痂由骨内膜细胞及骨髓未分化间叶细胞演变为骨母细胞,形成编织骨。

从部位来说,骨痂可分为骨外膜骨痂、桥梁骨痂、连接骨痂和封闭骨痂。在血肿机化之前,来自骨外膜的成骨细胞只能绕过血肿,沿其外围与骨折线两端的外骨痂相连的骨痂称为桥梁骨痂。随着血肿的机化,纤维组织经软骨骨化,使内外骨痂相连,称之为连接骨痂。大约在2周内,髓腔损伤区大部分被成纤维细胞样的肉芽组织填充,逐渐转化为海绵质骨,由海绵质骨形成的新骨,从骨折两端开始,横过髓腔,称之为封闭骨痂。

4.骨痂改建或再塑

编织骨由于结构不够致密,骨小梁排列紊乱,故仍未达到正常功能需要。为了适应骨活动时所受应力,编织骨经过进一步改建成为成熟的板层骨,皮质骨和髓腔的正常关系及骨小梁正常的排列结构也重新恢复。改建是在破骨细胞的骨质吸收及骨母细胞的新骨质形成的协调作用下完成的。

骨折愈合过程中塑形,在骨愈合过程中已开始,在骨折愈合后仍持续较长的一段时间,最初塑形较快,当骨折牢固愈合后逐渐变慢。要使骨折愈合处塑造结实,髓腔再通,骨髓组织恢复,骨折线消失,恢复以前的正常结构,通常要几个月甚至几年。

(二)影响骨折愈合的因素

凡影响创伤愈合的全身及局部因素对骨折愈合都起作用。

1.全身因素

主要有年龄、营养因素，以及某些疾病如骨软骨病、糖尿病、维生素 C 缺乏症、梅毒、老年性骨质疏松症等。

2.局部因素

(1)局部血液供应：影响骨折愈合最根本的因素是局部的血液供应。一切影响血液供应的因素，都会直接影响骨折愈合过程。

(2)局部损伤程度：损伤严重的骨折，周围软组织损伤也较重，对周围组织和骨折断端血供影响较大，加重了骨断端的坏死程度，局部创伤性炎症改变较重，骨折愈合较慢。

(3)骨折断端的及时、正确的复位：完全性骨折由于肌肉的收缩，常常发生错位或有其他组织、异物的嵌塞，可使愈合延迟或不能愈合。及时、正确的复位是为以后骨折完全愈合创造必要的条件。

(4)骨折断端的及时、牢靠的固定：骨折断端即便已经复位，由于肌肉活动仍可错位，因而复位后的及时、牢靠的固定(如打石膏、小夹板或髓腔克氏针固定)更显重要，一般要固定到骨性骨痂形成后。骨折可靠的固定，可使骨折愈合在良好的功能位置。

(5)感染：感染是影响骨折愈合的重要因素之一。感染加重了骨的坏死程度，使骨折愈合过程受到干扰，可导致骨折延迟愈合和不愈合。

此外，应早日进行全身和局部功能锻炼，保持局部良好的血液供应。由于骨折后常需复位、固定及卧床，虽然有利于局部愈合，但长期卧床，血供不良，又会延迟愈合。局部长期固定不动也会引起骨及肌肉的失用性萎缩、关节强直等不利后果。为此，在不影响局部固定的情况下，应尽早离床活动。

骨折愈合障碍者，有时新骨形成过多，形成赘生骨痂，愈合后有明显的骨变形，影响功能的恢复。有时纤维性骨痂不能变成骨性骨痂，并出现裂隙，骨折两端仍能活动，形成假关节。

(三)病理性骨折

病理性骨折是指已有病变的骨，在通常不足以引起骨折的外力作用下发生的骨折，或没有任何外力而发生的自发性骨折。

1.骨的原发性或转移性肿瘤

骨的原发性或转移性肿瘤是病理性骨折最常见的原因，原发性骨肿瘤如多发性骨髓瘤、骨巨细胞瘤及骨肉瘤等，转移性骨肿瘤有转移性肾癌、乳腺癌、肺癌、甲状腺癌及神经母细胞瘤等。

2.骨质疏松

老年、各种营养不良和内分泌等因素可引起全身性骨质疏松，表现为骨皮质萎缩变薄，骨小梁变细、数量减少。肢体瘫痪、长期固定或久病卧床等可引起局部失用性骨质疏松。

3.内分泌紊乱

由甲状旁腺腺瘤或增生引起的甲状旁腺功能亢进，可导致骨的脱钙及大量破骨细胞堆积，骨小梁为纤维组织所取代。

4.骨的发育障碍

如先天性成骨不全。

二、软骨的损伤修复

一般认为成熟的软骨细胞在损伤后不能再生，因此修复能力有限。软骨再生起始于软骨膜的增生,这些增生的幼稚细胞形似成纤维细胞,以后逐渐变为软骨母细胞,并形成软骨基质,细胞被埋在软骨陷窝内变为静止的软骨细胞。软骨的修复表现为瘢痕形成与软骨肥厚,损伤部位附近的软骨细胞可增生成群。幼稚的软骨细胞可产生大量糖蛋白,但新生的胶原不足以修复成熟软骨裂伤所形成的缺损。

关节软骨损伤或缺损时,其修复过程有两种形式:①软骨层部分缺损,对于这类缺损,修复过程极为缓慢,不能达到软骨面平整的结果;②软骨全层缺损,其修复主要靠深层松质骨,即经由纤维结缔组织变为纤维软骨,有的最终也可变为透明软骨。软骨组织缺损较大时由纤维组织参与修补。

在骨关节炎、类风湿关节炎或其他关节病时,修复往往慢于破坏。关节炎晚期、关节内骨折和软骨下骨被刮除或钻孔后,关节软骨可被来自松质骨或滑膜血管翳的纤维软骨所代替。

随着年龄增长,关节软骨出现较明显凹陷,混浊并有小的糜烂,软骨厚度有所减少。形态学上,脂质空泡与微丝纤维有所增加,而糖蛋白与胶原之合成率则保持不变。随着年龄增长,细胞外脂质浓度有所增加,胶原的交叉链也可能有轻微变化。

(毛建华)

第二章

肩部及上臂损伤

第一节　复发性肩关节脱位

一、病因

复发性肩关节脱位的发生主要取决于初次脱位时的损伤程度。初次脱位的创伤程度、发生年龄、是否顺利复位、复位后的固定等因素均与日后的复发相关。一般来讲，初次脱位的创伤越大、年龄越小、复位困难、复位后的固定不足均易导致复发性脱位的发生。肩关节脱位复发的病理方面有以下几种原因。

（1）盂唇从关节盂腔的前缘上剥离，肩盂前方或前下方的盂唇一旦剥离，非手术治疗下愈合困难，易导致盂肱关节前方不稳。

（2）肩关节囊过度松弛，盂肱中韧带松弛或断裂，肩关节囊的前壁松弛及膨胀不易修复。随脱位次数增加，其松弛程度加重。

（3）肩关节前脱位时，肱骨头撞向关节盂缘，可导致肱骨头的后外侧面因撞击导致骨缺损。该部位的凹陷性骨缺损，使肱骨头外旋到达一定角度，加上后伸动作即可促使肱骨头的缺损部位自肩盂的边缘向前滑出，导致再次脱位。

二、分型

肩关节脱位可依据以下几方面来进行分型和决定治疗：不稳的方向、程度和病程，引起不稳的原发创伤，患者的年龄、心理状态及伴随疾病情况。

（一）肩关节脱位的分型

1.按方向分型

分为前脱位、后脱位及上、下脱位。约97%的复发性脱位为前脱位，约3%为后脱位，上、下脱位极为罕见。

2.按程度分型

分为半脱位或全脱位。

3.按病程分型

分为急性、亚急性、慢性或复发性。如果肱骨头脱位超过6周，被称为慢性脱位。

4.按与脱位有关的创伤分型

分为创伤性脱位,即由一次单独的创伤即可造成的脱位;微创伤性脱位(获得性的),即肢体运动时反复的创伤造成了关节囊盂唇复合体的塑性变形。

5.随意性脱位

即一些患有后方不稳定的患者能通过选择性地收缩肌肉,使其肩关节随意地脱位。对这些患者应以心理治疗为主。另对患有原发性神经肌肉疾病或综合征而伴发的复发性脱位,应首先进行药物治疗。

(二)患者的年龄

患者的年龄对于预后极为重要。依年龄常分为 20 岁以下、20~40 岁和 40 岁以上。

三、诊断

复发性肩关节脱位,有经常脱位的病史,当上臂外展、外旋和后伸时,即可发生脱位。但肩关节复发性半脱位的患者,症状不典型,有的患者诉说有肩关节滑进与滑出的感觉,有的无任何不适,常被漏诊。检查时应双侧对比,进行双肩关节的全面检查。观察肩部是否有萎缩,有无压痛,压痛部位和程度。检查双肩的主动与被动活动范围,评价三角肌、肩袖与肩胛骨稳定肌肉的肌力。此外,还有一些特殊检查可帮助判断肩关节的稳定性。

(一)肱骨头推移试验

上臂 0°外展位,检查者一手固定肩胛骨,另一只手握住肱骨头施加压力,观察肱骨头在关节盂中前后移位的程度。

(二)陷窝试验

分别在上臂 0°和 45°外展位,牵拉患侧上肢远端,观察肱骨头与肩峰间的陷窝,测量肱骨头与肩峰间距离,并分为三级,小于 1 cm 为 1+,1~2 cm 为 2+,大于 2 cm 为 3+,0°外展位时,半脱位更多地提示旋转间隙的松弛;而 45°外展位时,半脱位则提示下盂肱韧带复合体的松弛。

(三)负荷和位移实验

患者取仰卧位,在肩胛骨平面,将肢体在各个角度外展、外旋。检查患者的右肩时,检查者的左手握住肱骨近端,右手轻握住肘部。用左手在肱骨近端向前方施压,观测移位程度及脱位点。移位程度被分为0~3 级。1 级,移位超过对侧正常肢体;2 级,肱骨头滑至关节盂缘的上方,但可自行复位;3 级,脱位。检查左肩时相反。

(四)前方恐惧试验

将肩关节外展 90°,屈肘 90°,肩部在向前的压力下,轻度外旋上肢。此时患肩关节前方不稳定的患者一般可产生一种恐惧感。

(五)复位试验

复位试验用于检查击球运动员的不稳定。患者取仰卧位,肩关节外展 90°并外旋,检查者在肱骨的后部向前方施压,如果患者出现疼痛或脱位的恐惧感,则对肱骨施以向后的压力,使肱骨头复位于关节内,疼痛或恐惧感消失。若解除向后的压力,疼痛或恐惧感又出现,提示前方不稳定。

(六)其他

存在后方不稳定时,要判断患者是否能将肩关节随意脱位。如果患者有掌指关节过伸超过 90°、肘膝关节过伸、双肩关节松弛、拇指能被动触及前臂等表现提示存在韧带普遍松弛。

通过病史及体格检查一般能诊断肩关节不稳,常规 X 线检查可进一步支持诊断。X 线检查包括肩关节的前后位与腋窝侧位平片。如仍不能得出结论,必要时可行磁共振成像(MRI)扫描或计算机断层扫描(CT)关节造影。

四、治疗

(一)复发性肩关节前脱位的治疗

虽然已有100多种手术及更多的改良方法来治疗创伤性复发性肩关节前方不稳定,但却没有一种最好的方法。要获取满意效果需依据不同的病理特点选择手术方法。复发性肩关节前脱位的手术方法可分为下列几类:①修复关节囊前壁,加强肩关节前方稳定性的手术,常用的有 Bankart 手术和Putti-Platt手术。②肌止点移位,加强肩关节前壁的手术,常用的有Magnuson-Stack手术。③骨移植术:使用移植骨块修复肩盂的缺损,同时肌肉韧带的"悬吊作用"可有效地防止脱位复发,常用的是 Latarjet 术和 Bristow 术。

1.Bankart 手术

盂唇与关节囊在关节盂缘分离或关节囊较薄时,有行 Bankart 手术的指征。该手术的优点是可矫正盂唇缺损并将关节囊重叠加固;主要缺点是手术操作较困难。

(1)患者体位:患者取仰卧位,患肩垫高,头端摇高 20°,整个肩部消毒并铺单。

(2)切口及显露:从喙突部至腋皱襞作一直切口,于胸大肌、三角肌间沟进入,将头静脉及三角肌牵向外侧,显露喙突及附着其上的肱二头肌短头、喙肱肌与胸小肌联合腱,向内侧牵开联合腱。如果显露困难,可行喙突截骨,先自喙突的尖部沿其纵轴钻一骨孔,以利于喙突重新固定。

(3)手术方法:骨刀截断喙突,将喙突尖与附着的联合腱一起向内下方牵开,注意勿损伤肌皮神经。外旋肩关节,显露整个肩胛下肌肌腱,如发现有裂口,在肱骨头上方修补该裂口,如果打算把肩胛下肌肌腱从关节囊上游离下来,则应在切断肩胛下肌肌腱后,切开关节囊前修补该裂口。如果打算水平切开肩胛下肌及其肌腱,则应在切开肩胛下肌前修补该裂口。切开肩胛下肌的方法有:①二头肌间沟的外侧约 1 cm 处,锐性垂直分离肩胛下肌腱。②仅切开肩胛下肌肌腱的上3/4,下 1/4 保留于原位以保护腋神经及其下方的血管。③沿肩胛下肌肌纤维方向分开。外旋肩关节打开关节囊,如关节囊松弛或多余,那么在关节囊修补过程中,应收紧松弛部分。外旋肩关节,垂直切开关节囊,如发现有 Bankart 损伤,则通过盂缘的 3 个骨孔将关节囊重新固定于关节盂缘,打孔前,用刮匙刮净肩胛颈边缘及前关节盂缘,促进关节囊附着并与骨组织愈合。骨孔距关节盂缘 4~5 mm,然后将关节囊的外侧部与关节盂缝合。检查肩关节的活动,外旋应能达到30°。缝合前关节囊的所有剩余开口,将肩胛下肌肌腱缝回原位,如截断喙突,则要用 1 枚螺纹钉重新固定。

(4)术后处理:吊带固定肩关节,以防止外旋。第 3 天解除吊带,进行肩关节摆动锻炼。3 周后,开始肌肉等长收缩锻炼。3 个月后,进行抗阻力锻炼。6 个月时应恢复肩关节的全部功能。

2.Putti-Platt 手术

该方法的优点是不论肱骨头外上方是否缺损,不论盂唇是否脱落,均可防止肱骨头再脱位;缺点是术后肩关节外旋受限。

(1)手术方法:大部分与 Bankart 手术相似,主要不同在于重叠缝合关节囊和肩胛下肌肌瓣。用褥式缝合法将关节囊的外侧瓣缝在肩胛骨颈部软组织上,内旋上臂,并下压上臂近端,然后收紧结扎缝线。将关节囊的内侧瓣重叠缝于外侧瓣的浅层,然后将肩胛下肌向外侧移位,缝于肱骨头大结节处的肩袖肌腱上或肱二头肌沟处。缝合后肩胛下肌的张力应以肩关节仅能外旋 35°~

45°为宜。这样就形成一个抵御再脱位的结实的屏障。但当前关节囊组织结构较差或如果后肱骨头缺损较大需行手术以限制外旋时,这种重叠手术的作用极小。

(2)术后处理:同 Bankart 手术。

3.Magnuson-Stack 手术

由马格努森(Magnuson)与斯塔克(Stack)设计,该方法将肩胛下肌的止点由小结节移至大结节,这种手术的成功率较高,且简单可行,因而目前非常流行。其缺点是不能矫正盂唇及关节囊的缺损,且术后外旋受限。外旋恢复正常的患者会出现复发。

(1)手术方法:手术入路同 Bankart 手术,显露肩胛下肌后,外旋上臂,沿肩胛下肌的上、下缘做一切口,游离肩胛下肌至小结节的附着部。在肱骨小结节处将肩胛下肌凿开,附着一薄骨片,但不要损伤肱二头肌腱沟,将肩胛下肌向内侧掀起,显露肩关节囊。内旋上臂,显露肱骨大结节,在大结节部位选择新的附着点,其标准是能限制肩关节 50% 的外旋。选定新附着点后,在新的附着点骨皮质上凿楔形骨槽,骨槽外侧壁钻 3～4 个小孔,将肩胛下肌腱连同附着的骨片用粗丝线缝在骨槽内。将肩胛下肌上、下缘与邻近组织间断缝合,逐层缝合关闭切口。

(2)术后处理:同 Bankart 手术。

4.Bristow 手术

手术指征为关节盂缘骨折、慢性破损或前关节囊肌肉等支持组织结构不良。喙突转位的位置是否正确是手术成败的关键。喙突转位后必须贴近关节盂前缘,而不是超越。手术的关键在于:①喙突转位点在关节盂中线以下,距关节盂内侧缘 5 mm 以内。②固定螺钉应不穿透关节面,并过关节盂后方皮质骨。③喙突与肩胛骨之间产生骨性融合。

该手术的主要缺点是:①术后产生内旋挛缩。②不能矫正盂唇或关节囊的病理状况。③可能损伤肌皮神经。④肩胛下肌相对短缩,降低了内旋力量。⑤破坏了肩关节原有的解剖结构,损伤喙肩弓。

(1)手术方法:取肩关节前切口,于胸大肌、三角肌间沟进入,显露喙突及其上附着的联合腱。切断喙突,将喙突尖及与其附着的联合腱与喙肩韧带移向远端,注意保护肌皮神经。然后,找到肩胛下肌的上下界限,顺其肌纤维方向,约在该肌的中下 1/3,由外向内劈开肩胛下肌,显露前关节囊。同法劈开前关节囊。探查关节内的病理变化。如果关节囊及盂唇从关节盂前缘剥离,用缝线将其缝合于新的骨床上。骨膜下剥离,显露肩胛颈前部。转位点位于关节盂中线以下,距关节盂内侧缘5 mm。在这一位置,钻一个直径 3.2 mm 的骨孔,穿过肩胛颈的后部皮质,测深,在喙突尖钻一个同样直径的孔。去除肩胛颈的所有软组织并使其表面粗糙。间断缝合关节囊,将转位的喙突尖及其附着的肌肉穿过肩胛下肌的水平裂隙固定于肩胛颈,用 1 枚适当长度的松质骨螺钉将喙突尖固定于肩胛颈。检查肌皮神经不被牵拉,间断缝合肩胛下肌纵裂,逐层缝合切口。

(2)术后处理:肩关节制动 1 周,然后悬吊制动 3～4 周,并进行肩关节摆动锻炼。6 周后,不负重增加活动范围。3～4 个月时进行非接触性运动。6 个月后进行接触性运动。定期摄片,以观察转位的喙突或螺钉位置的变化。螺钉松动,应及时去除。可能仅有50%～70%的患者产生骨愈合,其余患者可产生牢固的纤维连接。

5.关节镜下 Latarjet 术

最近数年,在切开 Latarjet 手术成功及关节镜技术和器械改进的基础上,国际上开始尝试将高难度的切开 Latarjet 手术在关节镜下完成,既保留了切开手术稳定性好的优点,又采用了微创技术。关节镜下 Latarjet 手术拥有许多优势,包括:在肩胛盂前颈部提供了清楚的视野,可以准确地放置骨块和螺钉;可同时治疗伴随病理损伤;降低了肩关节术后粘连和僵硬的风险等。2010年,拉福斯(Lafosse)报道全关节镜下Latarjet手术是一个可行但高难度的技术,需要很长的学习曲线及一定程度的专业知识和技能。Latarjet手术区附近有臂丛神经和腋血管,是一个有潜在危险的手术,需要对肩胛下肌、喙突和臂丛神经解剖有十足的把握。这一技术的开展使复发性肩关节前脱位的治疗全面微创化。

(二)复发性肩关节后脱位的治疗

1.保守治疗

肩关节后方不稳定的初期应采用非手术治疗。治疗包括以下内容。

(1)教育指导患者避免特殊的、可引起后方半脱位的随意动作。

(2)进行外旋肌与三角肌后部的肌力锻炼,锻炼恢复肩关节正常的活动范围。经过至少4～6个月恰当的康复治疗后仍不能好转,并且疼痛与不稳定影响日常生活和工作,在排除了习惯性脱位且患者的情绪稳定后,则应采用手术治疗。

2.手术治疗

多年来已有多种类型的手术用于矫正肩关节后方不稳定,包括后关节囊肌腱紧缩术、关节囊后壁修复术,如反Bankart与反Putti-Platt手术,肌腱转位术,骨阻挡术及关节盂截骨术。

(1)后关节囊肌腱紧缩术:后关节囊肌腱紧缩术基本上是一种改良的反Putti-Platt手术,由霍金斯(Hawkins)和扬达(Janda)提出。可用于肩关节反复遭受向后的创伤或有一定程度内旋丧失的运动员或体力劳动者。

手术方法:患者取侧卧位,患肢消毒铺单,应使其可被自由搬动。从肩峰后外侧角的内侧2 cm处开始做纵向切口,延伸至腋后部。顺肌纤维方向钝性剥离分开下方的三角肌,显露冈下肌与小圆肌。将上肢置于旋转中立位,平行关节线,垂直切开冈下肌肌腱与关节囊,注意保护小圆肌和腋神经。切开关节囊后,缝定位线,将肱骨头半脱位,检查关节,外旋上肢,将关节囊外侧缘缝合于正常的后关节盂盂唇上。如果盂唇已被剥离,在关节盂上钻孔固定关节囊的边缘。将关节囊内侧部与冈下肌向外侧缝合于关节囊外侧缘的表面。上肢应能内旋约20°。缝合三角肌筋膜,常规缝合切口。

术后处理:上肢用支具或肩人字石膏制动于外展20°并外旋20°位。非创伤性脱位的患者,制动6周。创伤性脱位的患者,制动4周。然后除去支具,开始康复训练,先被动锻炼,后主动锻炼,一般经6个月的积极锻炼,患者才能重新参加体育运动或重体力工作。

(2)关节盂截骨术。①手术方法:患者取侧卧位。切口同后关节囊肌腱紧缩术,显露三角肌肌纤维。在肩峰后角内侧2.5 cm处,顺三角肌肌纤维方向向远端将三角肌劈开10 cm,向内、外侧牵开三角肌,显露下方的冈下肌与小圆肌。然后,将小圆肌向下翻至关节囊水平。切断冈下肌肌腱并将其翻向内外侧,注意勿损伤肩胛上神经。垂直切开关节囊显露关节。于关节盂缘截骨,截骨部位不要超过关节盂面内侧0.6 cm,以免损伤肩胛上神经。骨刀边推进,边撬开截骨部,使后关节盂产生向外侧的塑性变形。截骨不应穿出前方,应恰好止于肩胛骨的前侧皮质部,以形成完整的前侧皮质、骨膜软组织链,使移植骨不用内固定即能固定于截骨处。然后从肩峰取约8 mm×30 mm的移植骨,用骨刀撬开植骨处,插入移植骨。维持上肢于旋转中立位。将内侧关节囊向外并向上牵拉缝在外侧关节囊的下面。将外侧关节囊向内并加上牵拉缝在内侧关节囊上。然后在上肢旋转中立位修复冈下肌肌腱。②术后处理:术后用石膏或支具维持上肢于外展10°～15°并旋转中立位。6～8周拆除石膏,循序渐进开始康复锻炼。

(丁建军)

第二节　肩锁关节脱位

一、病因

肩锁关节脱位通常由暴力自上而下作用于肩峰所致。坠落物直接砸在肩顶部后,锁骨下移,由于第 1 肋骨阻止了锁骨的进一步下移,如果锁骨未骨折,则肩锁韧带、喙锁韧带断裂,同时可伴有三角肌和斜方肌锁骨附着点的撕裂,肩峰、锁骨和喙突的骨折,肩锁纤维软骨盘的断裂和肩锁关节的关节软骨骨折。锁骨的移位程度取决于肩锁和喙锁韧带、肩锁关节囊,以及斜方肌和三角肌的损伤程度。

二、分型

尤里斯特(Urist)根据关节面解剖形态和排列方向,把肩锁关节分为 3 种形态(图 2-1)。①Ⅰ型:冠状面关节间隙的排列方向自外上向内下,即锁骨端关节面斜形覆盖肩峰端关节面;②Ⅱ型:关节间隙呈垂直型排列,两个关节面相互平行;③Ⅲ型:关节间隙由内上向外下,即肩峰端关节面斜形覆盖锁骨端关节面。Ⅲ型的结构居于稳定型,Ⅰ型属于不稳定型。在水平面上,肩锁关节的轴线方向由前外指向后内。

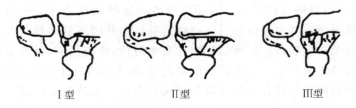

Ⅰ型　　　　　Ⅱ型　　　　　Ⅲ型

图 2-1　肩锁关节 3 种形态

三、分类

罗克伍德(Rockwood)等将肩锁关节脱位分为Ⅰ~Ⅵ型(图 2-2)。

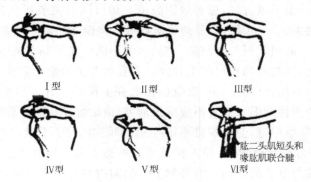

Ⅰ型　　　　　Ⅱ型　　　　　Ⅲ型

肱二头肌短头和
喙肱肌联合腱

Ⅳ型　　　　　Ⅴ型　　　　　Ⅵ型

图 2-2　肩锁关节损伤分 6 型

（一）Ⅰ型

Ⅰ型指肩锁关节的挫伤,并无韧带断裂和关节脱位,肩锁关节稳定,疼痛轻微,早期X线片阴性,后期可见锁骨远端骨膜的钙化。

（二）Ⅱ型

由更大的外力引起,肩锁韧带和关节囊破裂,但喙锁韧带完好,肩锁关节不稳定,尤其是在前后平面上不稳定。X线片上可看到锁骨外侧端高于肩峰,但高出的程度小于锁骨的厚度,肩锁关节出现明显的疼痛和触痛,必须拍摄应力下的X线片来确定关节不稳定的程度。

（三）Ⅲ型

损伤肩锁韧带和喙锁韧带及锁骨远端三角肌附着点的撕裂。锁骨远端高于肩峰至少一个锁骨厚度的高度。

（四）Ⅳ型

损伤的结构与Ⅲ型损伤相同,但锁骨远端向后移位进入或穿过斜方肌。

（五）Ⅴ型

损伤三角肌与斜方肌在锁骨远端上的附着部均从锁骨上分离,肩锁关节的移位程度为100%～300%,同时在锁骨和肩峰之间出现明显的分离。

（六）Ⅵ型

损伤较少见,由过度外展使肩锁韧带和喙锁韧带撕裂所致,锁骨远端移位至喙突下、肱二头肌和喙肱肌联合腱后。

四、临床表现及诊断

查体有局部疼痛、肿胀及肩锁关节不稳定伴锁骨远端移位,X线片可以帮助评价损伤的程度。患者直立,摄双侧肩锁关节的前后位平片,然后进行两侧比较。必要时可在患者腕部悬挂4.5～6.8 kg的重物,可以观察到肩锁关节的不稳定,重物最好系在患者腕部,避免让患者用手握,以使上肢肌肉能够完全放松。

五、治疗

（一）非手术治疗

Ⅰ型损伤通常采用吊带制动,配合局部冰敷、止痛药物治疗。Ⅱ型损伤的治疗方法与Ⅰ型相似,如果锁骨远端移位的距离不超过锁骨厚度的1/2,可应用绑扎、夹板或吊带制动2～3周,但必须在6周以后才能恢复举重物或参加体育运动。

（二）手术治疗

对于Ⅲ、Ⅳ、Ⅴ、Ⅵ型损伤应行手术治疗,手术方法有许多种,可以分为5个主要类型:①肩锁关节复位和固定。②肩锁关节复位、喙锁韧带修复和喙锁关节固定。③前两种类型的联合应用。④锁骨远端切除。⑤肌肉转移。常用的手术方法如下所述。

1.喙锁韧带缝合、肩锁关节克氏针内固定术(改良 Phemister 法)

通过肩部前内侧的 Thompson 和 Henry 入路,显露肩锁关节、锁骨外侧端及喙突。探查肩锁关节,去除关节盘或其他妨碍复位的结构,然后褥式缝合肩锁韧带,暂不要打结,接着逆行穿出克氏针,整复脱位的肩锁关节后顺行穿入,使其进入锁骨2.5～4.0 cm。通过前后位和侧位(腋部)X线片检查克氏针的位置和复位的情况。如二者均满意,则于肩峰外侧边缘将克氏针折弯

27

90°并剪断,保留0.6 cm的钩状末端以防止其向内侧移位,旋转克氏针,将末端埋于肩峰下软组织内,修复肩锁关节囊和韧带,并将预先缝合喙锁韧带的线收紧打结,修复斜方肌和三角肌止点的损伤。术后处理用肩胸悬吊绷带保护,术后 2 周去除绷带并拆线,开始主动活动,8 周在局麻下拔除克氏针。克氏针的折断和移位是常见的并发症。

2.喙锁关节的缝线固定术

做一个弧形切口显露肩锁关节、锁骨的远端和喙突,彻底清除关节盘或其他碎屑,褥式缝合断裂的喙锁韧带,暂不打结。用直径约为 0.7 cm 的钻头在喙突上方的锁骨上前后位钻两个孔,在喙突基底的下方穿过 1 根不吸收缝线,并向上穿过锁骨的两个孔,复位肩锁关节,打紧缝线,这样缝线就可不绕住整个锁骨,以避免缝线割断锁骨。如果仍有前后向不稳定,可按 Phemister 法用 1 枚克氏针固定肩锁关节,最后收紧打结喙锁韧带的缝线,修复肩锁关节囊,缝合撕裂的三角肌和斜方肌。术后处理同改良 Phemister 法。

3.喙锁关节螺钉内固定及喙锁韧带缝合术(改良 Bosworth 法)

通过前内侧弧形切口显露肩锁关节和锁骨末端,向远外侧牵开三角肌以暴露喙突尖和喙锁韧带(图 2-3)。同 Phemister 法一样,检查肩锁关节,去除关节盘或其他妨碍复位的结构,缝合喙锁韧带,暂不要打结,用直径为 4.8 mm 的钻头在锁骨上垂直钻一个孔,此孔在锁骨复位后应同喙突基底在同一直线上。复位锁骨,用另外一个直径为 3.6 mm 的钻头通过先前在锁骨上钻好的孔在喙突上再钻一个孔,选择一个长度合适的 Bosworth 螺钉穿过两孔,拧紧螺钉使锁骨上表面与肩峰上表面平齐,收紧打结喙锁韧带缝线,修复撕裂的斜方肌和三角肌止点。术后用悬吊带制动,1 周后去除悬吊,开始轻微的主动功能锻炼,术后 2 周拆线,6~8 周取出螺钉,10 周内避免超过 90°的外展运动和举重物。

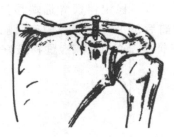

图 2-3 改良 Bosworth 法

4.锁骨远端切除术

通过前方弧形切口显露肩锁关节、锁骨外侧端及喙突,沿锁骨长轴切开关节囊和肩锁上韧带,骨膜下剥离显露锁骨,然后修复关节囊和韧带,用咬骨剪或摆动锯在骨膜下自下外方斜向内上方截除 1 cm 长的锁骨外侧端,挫平上缘残端。褥式缝合损伤的喙锁韧带,暂不打结,交叉穿入 2 枚克氏针,将锁骨外侧端维持在正常位置。术后悬吊制动 1 周,进行轻微的主动环绕运动,术后 2 周拆线,增加活动量,4 周内避免抬举重物,8 周内避免体育活动。

5.喙肩韧带移位加强肩锁关节术

通过前内侧弧形切口显露肩锁关节、锁骨外侧端及喙突,切断喙肩韧带在喙突前外侧缘的起点,向下推压锁骨外侧段,复位肩锁关节,用克氏针 1~2 枚,贯穿固定肩锁关节,将喙肩韧带向前上翻转,固定缝合于锁骨外侧端前方,修复肩锁韧带和喙锁韧带。术后处理同 Stewart 法。

6.喙肩韧带移位重建喙锁韧带术

同 Neviaser 法显露肩锁关节、锁骨外侧端及喙突,切断喙肩韧带在肩峰前内侧缘的起点(图 2-4)。在锁骨外侧端相当于喙突尖的上方行锁骨切骨术,切骨线由内下向外上倾斜,切除锁骨外侧端约 2 cm。在切骨端近侧 1 cm 处,于锁骨前壁钻两个骨孔,以细钢丝或粗丝线在喙肩韧带的肩峰端做褥式缝合,两线端分别经髓腔,从锁骨的骨孔引出。下压锁骨,恢复正常喙锁间距,抽紧缝线,结扎固定,使喙肩韧带移入锁骨断端的髓腔内。

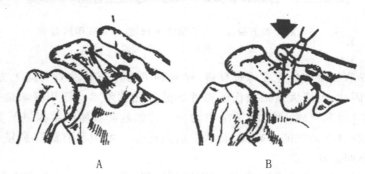

A   B

图 2-4 Weaver 法喙肩韧带移位重建喙锁韧带术

A.切除锁骨外侧端,切断喙肩韧带;B.喙肩韧带移入锁骨断端的髓腔内

术后用 Velpeau 绷带固定患肩 4 周,之后改用三角巾悬吊 4 周,术后 8 周去除悬吊,进行康复训练。

7.Dewar 手术

显露肩峰、肩锁关节及锁骨外侧端,自肩峰和锁骨外侧端前方切断三角肌附着点,行骨膜下剥离,显露肩锁关节。切除破碎的肩锁关节囊、软骨盘,显露锁骨外侧端并切除 1.0 cm。切开喙突上方的锁骨前方骨膜,将锁骨前面 1.5～2.0 cm 的皮质骨制成粗糙面,于骨粗糙面中央由前向后钻孔备用。切开胸肌筋膜,显露喙突及其下方的肱二头肌短头、喙肱肌和胸小肌。在肱二头肌短头、喙肱肌和胸小肌之间作由下而上的逆行分离,至喙突前、中 1/3 交界处,环形切开骨膜,在喙突角部由前向后钻孔备用。以骨刀在喙突前、中 1/3 处截骨,使喙突骨块连同肱二头肌短头和喙肱肌一起向下翻转,以 1 枚适当长度的加压螺钉贯穿固定喙突骨块于锁骨前方原钻孔部位。将三角肌前部重新缝合。

术后三角巾悬吊患臂 3 周,3 周后练习上举及外展活动,6～8 周后即可进行负重功能训练。

8.锁骨钩钢板内固定、喙锁韧带缝合术

近年来,有学者采用锁骨钩钢板内固定,喙锁、肩锁韧带缝合治疗肩锁关节脱位(图 2-5)取得了满意疗效。该方法固定牢靠,并可早期行肩关节功能锻炼,又无克氏针内固定断裂后游走的危险。

9.关节镜下微创治疗肩锁关节脱位

随着关节镜技术的发展,微创理念的不断推广,传统的切开复位手术已经逐渐地被小切口微创手术和关节镜手术所取代,关节镜下手术治疗肩锁关节脱位被越来越多的临床医师和患者所接受,并取得了较好的疗效。

(1)关节镜下螺钉固定肩锁关节:采用这种手术方法的优点是,关节镜下直视喙突下面的结构,有助于选择合适长度的空心钉,并将空心钉置于合适的位置。螺钉固定可以防止锁骨脱位,并防止肩锁关节复位不良。还有助于检查肩关节和肩峰下间隙的损伤。

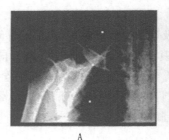 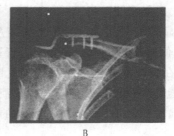

图 2-5　肩锁关节脱位锁骨钩钢板内固定、喙锁韧带缝合术

A.术前 X 线片；B.术后 X 线片

（2）关节镜下喙肩韧带转位重建喙锁韧带：喙肩韧带可以防止肱骨头向上方移位，以及保持前后向的稳定性。因此，有巨大肩袖损伤的患者不适于此类手术。使用喙肩韧带转位重建喙锁韧带不仅使肩锁关节得到重建，而且喙肩韧带为新生的细胞和胶原纤维提供了支撑结构。此外，这种术式还保留了胸肩峰动脉的肩峰支，有利于组织愈合。术中没有破坏肩锁关节周围的稳定结构，患者术后可早期活动患肢。

（3）关节镜下纽扣钢板重建喙锁韧带：采用纽扣钢板（Endobutton）重建喙锁韧带，无须再次手术拆除内固定钢板，带袢纽扣钢板生物力学强度大，能够满足生物力学需求，术后对肩关节外展和上举活动影响小，有利于早期功能锻炼，可减少肩锁关节炎和肩关节粘连的发生。

（丁建军）

第三节　胸锁关节脱位

一、解剖与损伤机制

胸锁关节是由锁骨内侧端与胸骨柄切迹构成的关节，锁骨关节面较胸骨关节面大，锁骨内侧关节面仅有 50% 与向外倾的胸骨关节面相对，其间借一个软骨盘补偿。胸锁关节由关节囊、前后胸锁韧带、锁骨间韧带和肋锁韧带维持其稳定性（图 2-6）。正常状态下胸锁关节约有 40°的活动范围。上肢外展时肩前方受到暴力可导致锁骨内端向前移位，胸锁关节发生前脱位。暴力作用于肩部后外侧，可导致锁骨移位到胸骨后方，发生胸锁关节后脱位。胸锁关节脱位也可以是先天性的，还可在发育、退变及炎症过程中发生。

二、临床表现

当创伤导致前脱位时，会产生剧烈疼痛，脱位关节处有明显的肿胀和前突畸形，锁骨内端相对于胸骨向前隆起，而在靠近第 1 肋骨处出现凹陷，程度取决于韧带损伤的程度。胸锁关节后脱位很少见，但锁骨内端向后移位，可导致气管、食管、胸导管或纵隔内大血管的损伤，故可能会出现严重的损伤。

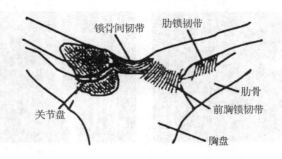

图2-6　胸锁关节解剖图

三、诊断及鉴别诊断

(一)诊断

对症状和体征可疑有胸锁关节脱位者,可进一步行前后位X线片检查和CT扫描。以胸骨为中心的胸腔上部的顶前凸位X线片具有诊断意义,阳性表现是锁骨内端位于对侧正常锁骨内端前方或后方。CT扫描可显示胸锁关节的结构变化,明确诊断胸锁关节脱位。

(二)鉴别诊断

胸锁关节是半脱位还是脱位,取决于关节囊韧带、关节软骨盘及锁骨间韧带和肋锁韧带的损伤程度。20岁以下患者的锁骨内端骨骺损伤与胸锁关节脱位表现相似,应加以鉴别。

四、治疗

(一)手法复位外固定

胸锁关节后脱位的闭合复位方法有两种:一种为患者取仰卧位,在肩胛骨间垫大沙袋,肩内收位牵引患侧上肢,由前向后用力下压肩和锁骨远端;另一种为外展位牵引伤肢,用手指夹住锁骨,用力向前牵引以帮助复位,如仍不能复位,消毒皮肤,用无菌巾钳夹住锁骨,向前牵引复位。大多数后脱位复位后是稳定的,复位后以"8"字绷带、商品化的锁骨固定带或"8"字石膏固定4周,限制活动6周。如果在全麻状态下仍无法使后脱位闭合复位,应行手术复位,因为使其处于脱位状态是危险的。手术复位时应找有胸外科经验的医师会诊。

(二)切开复位内固定

1.前脱位者

如不易复位或有小片骨折,整复不易维持关节的对合关系,且有疼痛者,可考虑行开放复位,用2枚克氏针经过关节固定,合并有骨折者也可用2枚空心拉力螺钉内固定(图2-7),用克氏针时需将克氏针尾端弯成钩状,以防克氏针移位。缝合修复撕破或断裂的胸锁前韧带,术后用前"8"字石膏绷带固定4周,6周左右拔除克氏针,活动关节。

2.后脱位者

不能用手法复位,或有气管或纵隔血管压迫症状者,沿锁骨内侧段切口,暴露胸锁关节及锁骨内侧段,在直视下向外牵引上臂,并用巾钳夹住锁骨内端向外前方牵拉,使脱位整复,并用2枚克氏针经过关节固定,尾端弯成钩状,术后用后"8"字石膏固定5周,6周左右拔除克氏针。

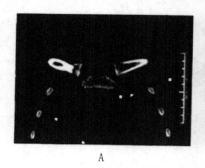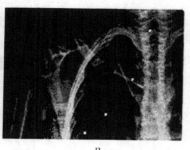

图 2-7　锁骨近端骨折并胸锁关节脱位切开复位空心钉内固定

A.术前 CT 表现；B.术后 X 线表现

3.陈旧性未复位的胸锁关节前脱位

一般认为即使造成了功能丧失，也是程度较轻的。这种疾病手术治疗的指征是患者主诉在用力或者在体育运动时上臂乏力和疲劳。常用的手术方法有在锁骨和第 1 肋骨周围使用筋膜条固定，在锁骨和胸骨之间行阔筋膜稳定术、锁骨下肌腱移植重建术、锁骨内侧端切除术。

（赵学春）

第四节　肩胛骨骨折

肩胛骨位于两侧胸廓后上方，周围有丰厚的肌肉覆盖，骨折较为少见。肩胛骨对上肢的稳定和功能起着重要的作用，骨折后如不能得到正确治疗，可能会对上肢功能造成严重影响。

一、骨折分类

（一）按部位分类

肩胛骨骨折按解剖部位可分为肩胛体骨折、肩胛冈骨折、肩胛颈骨折、肩胛盂骨折、喙突骨折和肩峰骨折等。肩胛体和肩胛冈骨折最为常见，其次为肩胛颈骨折，然后是肩胛盂骨折、肩峰骨折、喙突骨折，不少骨折属于上述各类的联合骨折。另外，还有肌肉和韧带附着点的撕脱骨折、疲劳骨折或应力骨折。

1.肩胛盂关节内骨折

此类骨折可进一步分为 6 种类型。①Ⅰ型盂缘骨折：通常合并肩关节脱位。②Ⅱ型骨折：是经肩胛盂窝的横形或斜形骨折，可有肩胛盂下方的三角形游离骨块。③Ⅲ型骨折：累及肩胛盂的上1/3，骨折线延伸至肩胛骨的中上部并累及喙突，经常合并肩锁关节脱位或骨折。④Ⅳ型骨折：骨折线延伸至肩胛骨内侧。⑤Ⅴ型骨折：是Ⅱ型和Ⅳ型的联合类型。⑥Ⅵ型骨折：是肩胛盂的严重粉碎性骨折。

2.喙突骨折

根据骨折线与喙锁韧带的位置关系，可进一步分成两型。①Ⅰ型骨折：位于韧带附着点后方，有不稳定倾向。②Ⅱ型骨折：位于韧带前方，稳定。

（二）按关节内外分类

根据骨折是否累及肩盂关节面,肩胛骨骨折可分为关节内骨折和关节外骨折。关节外骨折根据稳定性,又可进一步分为稳定的关节外骨折和不稳定的关节外骨折两种。

1.关节内骨折

此类骨折为涉及肩胛盂关节面的骨折,常合并肱骨头脱位或半脱位。肩胛盂骨折中只有10%有明显的骨折移位。

2.稳定的关节外骨折

此类骨折包括肩胛体骨折、肩胛冈骨折和一些肩胛骨骨突部位的骨折。单独的肩胛颈骨折,一般较稳定,也属稳定的关节外骨折。

3.不稳定的关节外骨折

此类骨折主要指合并锁骨中段移位骨折的肩胛颈骨折,即"漂浮肩"(图 2-8)损伤,该损伤常由严重暴力引起,此种骨折造成整个肩胛带不稳定。由于上臂的重力作用,它有向尾侧旋转的趋势。常合并同侧肋骨骨折,也可损伤神经血管束,包括臂丛神经。

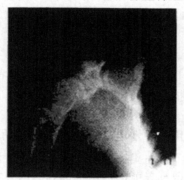

图 2-8 "漂浮肩"损伤

二、临床表现及诊断

肩胛骨骨折根据外伤史、症状、体征及 X 线检查,可明确诊断。

（一）病史

1.体部骨折

常由直接暴力引起,受伤局部常有明显肿胀,皮肤常有擦伤或挫伤,压痛也很明显,血肿的刺激可引起肩袖肌肉的痉挛,使肩部运动障碍,表现为假性肩袖损伤的体征。但当血肿吸收后,肌肉痉挛消除,肩部主动外展功能即恢复。喙突骨折或肩胛体骨折时,当深吸气时,胸小肌和前锯肌带动骨折部位活动可使疼痛加剧。

2.肩胛盂和肩胛颈骨折

多由间接暴力引起,即跌倒时肩部外侧着地,或手掌撑地,暴力经肱骨传导冲击肩胛盂或肩胛颈造成骨折。多无明显畸形,易于漏诊。但肩部及腋窝部肿胀、压痛,活动肩关节时疼痛加重,骨折严重移位者可有肩部塌陷,肩峰相对隆起呈方肩畸形,犹如肩关节脱位的外形,但伤肢无外展、内收、弹性固定情况。

3.肩峰骨折

肩峰突出于肩部,多为自上而下的直接暴力打击,或由肱骨突然强烈的杠杆作用引起,多为横断面或短斜面骨折。肩峰远端骨折,骨折块较小,移位不大;肩峰基底部骨折,远侧骨折块受上肢重量的作用及三角肌的牵拉,向前下方移位,影响肩关节的外展活动。

（二）X 线检查

多发损伤患者或怀疑有肩胛骨骨折时,应常规拍摄肩胛骨 X 线片,常用的有肩胛骨正位、侧位、腋窝位和穿胸位 X 线片。注意肩胛骨在普通胸部正位片上显示不清,因为肩胛骨与胸廓冠状面相互重叠。此外,还可根据需要加拍一些特殊体位平片,如向头侧倾斜 45°的前后位平片可显示喙突骨折。CT 检查能帮助辨认和确定关节内骨折的程度和移位,以及肱骨头的移位程度。因为胸部合并损伤的发生率高,胸片应作为基本检查方法的一部分。

（三）合并损伤

诊断骨折的同时,应注意检查肋骨、脊柱及胸部脏器的损伤。肩胛骨周围有肌肉和胸壁保护,所以只有高能量创伤才会引起骨折。肩胛骨骨折多由高能量直接外力引起,因此合并损伤发生率高达 35%～98%。合并损伤常很严重,甚至危及生命。然而,在初诊时却常常漏诊。最常见的合并损伤是同侧肋骨骨折并发血气胸,其次是锁骨骨折、颅脑闭合性损伤、头面部损伤、臂丛损伤。肩胛骨合并第 1 肋骨骨折时,因可伤及肺和神经血管,故特别严重。

三、治疗

绝大多数肩胛骨骨折可采用非手术方法治疗,只有少数患者需行手术治疗。由于肩胛骨周围肌肉覆盖多,血液循环丰富,骨折愈合快,骨折不愈合很少见。

（一）肩胛体和肩胛冈骨折

肩胛体和肩胛冈骨折一般采用非手术治疗,可用三角巾或吊带悬吊制动患肢,早期局部辅以冷敷,以减轻出血及肿胀。伤后 1 周内,争取早日开始肩关节钟摆样功能锻炼,以防止关节粘连。随着骨折愈合,疼痛减轻,应逐步锻炼关节的活动范围和肌肉力量。

（二）肩峰骨折

如肩峰骨折移位不大,或位于肩锁关节以外,用三角巾或吊带悬吊患肢,避免做三角肌的抗阻力功能训练。如骨折块移位明显,或移位到肩峰下间隙,影响肩关节运动功能,则应早期行切开复位内固定手术。手术取常规肩部切口,内固定可采用克氏针张力带钢丝,骨块较大时也可选用拉力螺钉内固定。如合并深层肩袖损伤,应同时行相应治疗。

（三）喙突骨折

对不稳定的 I 型骨折应行手术治疗。对单纯喙突骨折可以保守治疗,因为喙突是否解剖复位对骨折愈合及局部功能没有影响。但如合并有肩锁分离、严重的骨折移位、臂丛受压、肩胛上神经麻痹等情况,则需考虑手术复位,用松质骨螺钉固定治疗。

（四）肩胛颈骨折

对无移位或轻度移位的肩胛颈骨折,可采用非手术方法治疗。用三角巾制动患肢 2～3 周,4 周后开始肩关节功能锻炼。

肩胛颈骨折在冠状面和横截面成角超过 40°或移位超过 1 cm 时,需要行手术治疗。根据骨折片的大小和骨折的类型,在单纯的拉力螺钉和支撑接骨板之间选择内固定物。使用后入路,单个螺钉可从后方拧入盂下结节。骨折片很大时,应在后方使用 1/3 管状接骨板支撑固定,使带有关节面的骨片紧贴于肩胛骨近端的外缘。接骨板与直径为 3.5 mm 的皮质骨拉力螺钉的结合使用,增加了固定的稳定程度。合并同侧锁骨骨折的肩胛颈骨折,即"漂浮肩"损伤,由于肩胛骨很不稳定,移位明显,应采用手术治疗。通常先复位固定锁骨,锁骨骨折复位固定后,肩胛颈骨折常常也可得到大致的复位,如肩胛骨稳定就不需切开内固定肩胛颈骨折;如锁骨复位固定后肩胛颈骨折仍不能有效复位,或仍不稳定,就需进一步手术治疗肩胛颈骨折。

（五）肩胛盂骨折

肩胛盂骨折只占肩胛骨骨折的10%,而其中有明显骨折移位者占肩胛盂骨折的10%。对大多数轻度移位的骨折患者可用三角巾或吊带保护,早期开始肩关节活动范围的练习。一般制动6周,去除吊带后,继续进行关节活动范围练习及逐步开始肌肉力量的锻炼。

1.Ⅰ型盂缘骨折

如骨折块面积占肩盂面积的25%(前方)或33%(后方),或移位超过10 mm 将会影响肱骨头的稳定并引起半脱位现象,应考虑手术切开解剖复位和内固定。目的在于重建骨性稳定,以防止慢性肩关节不稳定。以松质骨螺钉或以皮质骨螺钉采用骨块间加压固定(图2-9)。如肩盂骨块粉碎,则应切除骨碎片,取髂骨植骨固定于缺损处。小片的撕脱骨折,一般是肱骨头脱位时由关节囊、唇撕脱所致。前脱位时发生在盂前缘,后脱位时见于盂后缘。肱骨头复位后,采用三角巾或吊带保护3～4周。

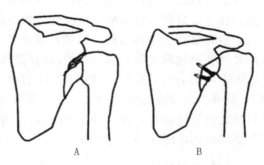

A   B

图 2-9 盂缘骨折松质骨螺钉内固定
A.盂缘骨折;B.松质骨螺钉内固定

2.Ⅱ型骨折

如果出现台阶移位5 mm 时,或骨块向下移位伴有肱骨头向下半脱位,应行手术复位固定。可采用后方入路,复位盂下缘骨折块,以拉力螺钉向肩胛颈上方固定。也可采用易调整外形的重建钢板,置于肩胛颈的后方或肩胛体的外缘固定。

3.Ⅲ～Ⅴ型骨折的手术指征

骨折块较大合并肱骨头半脱位,采用肩后方入路,复位盂下缘骨折块,以拉力螺钉向肩胛颈上方固定。也可采用易调整外形的重建钢板,置于肩胛颈的后方或肩胛体的外缘固定(图2-10);关节面台阶大于等于5 mm,上方骨块向侧方移位或合并喙突、喙锁韧带、锁骨、肩锁关节、肩峰等所谓肩上部悬吊复合体(SSSC)损伤时,可采用后上入路复位骨折块,采用拉力螺钉,将上方骨折块固定于肩胛颈下方主骨上。手术目的是防止肩关节的创伤性骨关节炎、慢性肩关节不稳定和骨折不愈合。

4.Ⅵ型骨折

Ⅵ型骨折较少见,也缺乏大宗病例或对照研究结果指导治疗。由于盂窝严重粉碎,不论骨块移位与否或有无肱骨头半脱位的表现,一般都不行切开复位。可采用三角巾悬吊制动,或用外展支架制动,也可采用尺骨鹰嘴牵引,早期活动锻炼肩关节。如果上肩部悬吊复合体有严重损伤,可行手术复位、固定,如此可间接改善盂窝关节面的解剖关系。

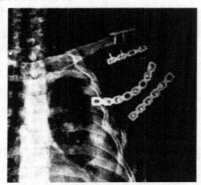

图2-10 肩胛骨骨折合并肩锁关节脱位,切开部位重建钢板、锁骨钩钢板内固定术后

5.肩胛盂骨折关节镜手术

修复骨性Bankart损伤,先经标准的后方入路施行诊断性关节镜。通常情况下,关节镜视野最初会被骨折血肿所阻挡。使用关节镜刨刀清除骨折血肿,最终可观察到骨折块。尽可能低地定位前方入路,使得经该入路到达下方肩胛盂具有最大可能性。然后建立前上外侧入路(ASL),该入路不仅是重要的观察入路,也是重要的操作入路。重要的是在所有3个关节内入路中都使用关节镜套管,可在各个入路之间便捷地转换关节镜和器械,以获得理想的视野和操作通道。然后确认所有的伴随病变。在发现Bankart损伤之后,便必须将其游离。经前方入路或前上外侧入口放入15°关节镜下剥离器,将骨折块完全抬起并游离。在骨折块完全游离后,应去除所有的软组织使之新鲜化,以求取得最大的骨性愈合。在取得充分游离后,用抓钳进行暂时性复位。然后用螺丝固定骨折块,随后评估固定的牢固性和复位情况。

(六)上肩部悬吊复合体损伤

上肩部悬吊复合体是在锁骨中段和肩胛体的外侧缘间组成的一个骨和软组织环,由肩盂、喙突、喙锁韧带、锁骨远端、肩锁关节和肩峰组成。上肩部悬吊复合体的单处损伤,不会影响其完整性,骨折移位较小,只需保守治疗;两处损伤则会影响其完整性,可能会引起一处或两处明显移位,对骨折愈合不利,影响其功能。对这种骨折,只要有一处或两处存在不能接受的移位,就应行切开复位内固定。即使只固定一处,也有利于其他部位骨折的间接复位和稳定。

(赵学春)

第五节 锁骨骨折

锁骨骨折是临床常见的骨折之一,占全身骨折的6%左右,各种年龄均可发生,但青壮年及儿童多见。发病部位以中1/3处最多见。

一、病因、病机

(一)间接暴力

间接暴力是引起锁骨骨折最常见的因素,如跌倒时,手掌、肘部或肩部触地,传导暴力冲击锁骨发生骨折,多为横断形或斜形骨折。骨折内侧因胸锁乳突肌的牵拉作用向后上移位,外侧因上肢的重力作用和胸大肌的牵拉作用向前下方移位(图 2-11)。

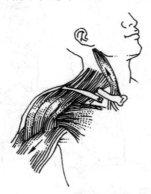

图 2-11 锁骨骨折移位

(二)直接暴力

暴力从前方或上方作用于锁骨,可发生锁骨的横断或粉碎性骨折,幼儿多为横断或青枝骨折。骨折移位严重时可伤及锁骨下方的臂丛神经,锁骨下动、静脉。

二、临床表现

锁骨全长均位于皮下,骨折后局部有肿胀和压痛,触诊可摸到移位的骨折端,可闻及骨擦音和触到异常活动,患肩下沉,并向前、内倾斜。患者常用健侧手掌托起患肢肘部,以减轻因上肢的重量牵引所引起的疼痛,同时头部向患侧偏斜,使胸锁乳突肌松弛而减轻疼痛,患肢活动功能障碍。幼儿因不能自述疼痛部位,畸形可不甚明显。但若不愿活动上肢,且于穿衣伸手入袖或上提患肢有啼哭等症状时,应仔细检查是否有锁骨骨折。锁骨骨折刺破皮肤或损伤臂丛神经及锁骨下血管者也较为常见,且多为青枝骨折。

三、诊断与鉴别诊断

锁骨骨折的患者通过外伤史,临床的症状、体征及 X 线检查诊断并不困难。锁骨外侧 1/3 处骨折需与肩锁关节脱位相鉴别。骨折患者一般疼痛、肿胀更加明显,有骨折的特有症状、骨擦音和异常活动等。X 线片可以明确诊断。

四、治疗

(一)儿童青枝骨折及成人无明显移位的骨折

可用三角巾或颈腕吊带悬吊 2~3 周即可痊愈。

(二)锁骨有移位骨折复位法

骨折端局部血肿内麻醉。患者坐在凳子上,两手叉腰挺胸。首先进行牵引。

(1)一助手立于患者背后,用两手反握两肩前下腋侧,两侧向外后上扳提,同时用一个膝部顶住患者背部胸椎棘突,使骨折远侧端在挺胸的作用及助手两手向后上扳提的作用下,使两骨折端被牵引拉开,两骨折端的轴线在一个直线上,多数可自行复位(图 2-12)。

(2)上述的牵引方法,向后上扳提的作用力较大,而向外的牵引力则较弱,常因远侧骨折端向外的牵引力不够,影响手法复位。因此,另一助手一手推顶伤侧胸壁,另一手向外牵拉伤肢上臂,协助第一助手缓缓将远侧骨折牵开,再行手法复位。

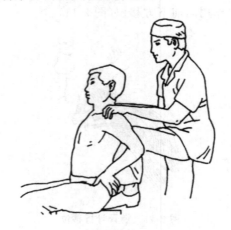

图 2-12　锁骨骨折手法复位

(3)手法复位,在助手牵引的情况下,术者立于患者面前,用两拇指及示指摸清并捏住两骨折端向前牵拉,即可使骨折复位。或用两拇指摸清两骨折端,并以一拇指及示指捏住近侧骨折端向前下侧牵拉,同时另一手拇指及示指捏住远侧骨折端向后上方推顶,也可使骨折端复位(图 2-13)。

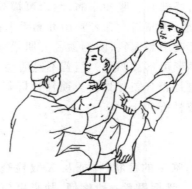

图 2-13　锁骨骨折手法复位

手法复位后,将向外的牵引力稍放松一些,使对位的两骨折端互相嵌紧,然后进行外固定。

(三)外固定方法

1."8"字绷带固定

将棉垫或纸压垫放置于两骨折端的两侧,并用胶布固定。两侧腋窝放置棉垫,用绷带行"8"字形缠绕固定,绷带经患侧肩部腋下,绕过肩前上方,横过背部至对侧腋下,再绕过对侧肩前上方,经背部至患侧腋下,包绕 8～12 层。缠绕绷带时应使两侧腋部的绷带松紧合适,以免引起血管或神经受压(图 2-14)。

2.双圈固定

用绷带缠绕棉花制作好大小合适的绷带圈两只,于手法复位前套于两侧腋部,待骨折复位后,用棉垫或纸压垫将两骨折端上下方垫压合适,并用胶布固定。从患者背侧拉紧此两布圈,在其上下各用一布带扎牢,维持两肩向外、向上后伸;另用一布带将两绷带圈于胸前侧扎牢,以免双圈滑脱(图 2-15)。

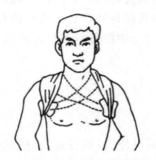

图 2-14　锁骨骨折"8"字绷带固定法

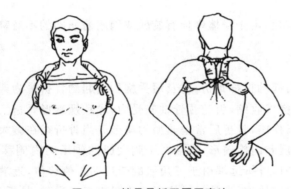

图 2-15　锁骨骨折双圈固定法

用以上两种固定方法固定后,如出现手及前臂麻木感或桡动脉搏动摸不清,表示固定过紧,有压迫血管或神经的情况,应立即给予固定适当放松,直至症状完全解除为止。

(四)手术治疗

手法治疗难获满意疗效者或多发性骨折等情况,可行手术治疗。

五、预防与调护

骨折整复固定后,平时应挺胸抬头,睡觉时应采取平卧位,肩胛骨间稍垫高,保持双肩后仰,有利于骨折复位。固定初期可做腕、肘关节的屈伸活动。中、后期逐渐做肩关节功能练习,尤其是肩关节的外展和内、外旋运动。肩部长时间固定,易出现肩关节功能受限,所以早期功能锻炼十分必要。

(赵学春)

第六节　肱骨干骨折

一、解剖特点

自胸大肌附着处上缘至肱骨髁上为肱骨干。近端肱骨干横断面呈圆周形,远端在前后径上呈狭窄状。内、外侧肌间隔将上臂分成前间隔和后间隔。前间隔包括肱二头肌、喙肱肌和肱肌。肱动脉、肱静脉、正中神经、肌皮神经及尺神经沿肱二头肌内侧走行。后间隔包含肱三头肌和桡神经。桡神经穿过肱三头肌在后方骨干中段走行于桡神经沟内,在臂中下 1/3 处穿过外侧肌间隔至臂前侧,骨折移位时易受到损伤。

二、损伤机制

(一)直接暴力

直接暴力是造成肱骨干骨折的常见原因,如打击伤、机械挤压伤、火器伤等,可呈横断骨折、粉碎性骨折或开放性骨折。

(二)间接暴力

如摔倒时手或肘部着地,由于身体多伴有旋转或因附着肌肉的不对称收缩,发生斜形或螺旋形骨折。

(三)旋转暴力

因军事或体育训练引起的投掷骨折,以及掰手腕所引起的骨折最为典型,多发生于肱骨干的中下 1/3 处,主要因肌肉突然收缩,引起肱骨轴向受力,导致螺旋形骨折。

由于肱骨干上的肌肉作用,骨折后常呈典型的畸形。当骨折线在胸大肌止点近端时,由于肩袖的作用,骨折近端呈外展和内旋畸形,远端由于胸大肌的作用向内侧移位;当骨折线位于胸大肌以远、三角肌止点以近时,骨折远端由于三角肌的牵拉向外侧移位,近端则由于胸大肌、背阔肌及大圆肌的牵拉作用向内侧移位;当骨折线位于三角肌止点以远时,骨折近端外展、屈曲,远端则向近端移位。

三、骨折的分类

同其他骨折的分类一样,肱骨干骨折可依据不同的分类因素构成多种分类方式。根据骨折是否与外环境相通,可分为开放性骨折和闭合性骨折;因骨折部位不同,可分为三角肌止点以上及三角肌止点以下骨折;根据骨折程度不同,可分为完全骨折和不完全骨折;根据骨折线的方向和特性又可分为纵形、横形、斜形、螺旋形、多段和粉碎性骨折;根据骨的内在因素是否存在异常可分为正常和病理骨折等。

四、肱骨干骨折的临床症状和体征

同其他骨折一样,肱骨干骨折后可出现疼痛、肿胀、局部压疼、畸形、反常活动及骨擦音等,骨科医师不应为证实骨折的存在而刻意检查骨擦音,以免增加伤者的痛苦和桡神经损伤。对于不完全或无移位的骨折,单凭临床体检很难判断,所以对可疑骨折的患者必须拍 X 线片。拍片范围包括:肱骨的两端、肩关节和肘关节。对于高度怀疑有骨折的患者,即使在急诊拍片时未能发现骨折也不要轻易下无骨折的结论,可用石膏托暂时固定两周后再拍片复查,若有不全的裂纹骨折,此时会因骨折线的吸收而显现出来。若骨折合并桡神经损伤,可出现垂腕、手部掌指关节不能伸直、拇指不能伸展和手背虎口区感觉减退或消失。肱骨干骨折的患者应当常规检查患肢远端血运的情况,包括对比两侧桡动脉搏动、甲床充盈状况、皮肤温度等,必要时可行血管造影,以确定有无肱动脉损伤。

五、治疗方法

近几十年来,骨折固定技术有了极大的提高,治疗手段远比过去丰富,在具体实施何种治疗方案时必须考虑如下因素:骨折的类型、水平和移位程度,患者的年龄、全身健康情况、与医师的配合能力、合并伤的情况,患者的职业及对治疗的要求等。此外,经治医师还应考虑本身所具备的客观设备条件,掌握各种操作技术的水平、经验等。经过全面分析比较后再确定最佳治疗方案。根本原则是要有利于骨折尽早愈合,有利于患肢的功能恢复,尽可能减少并发症。

(一)闭合治疗

近几十年来的骨科著作中,均强调绝大多数的肱骨干骨折可经非手术治疗而痊愈,国外的文献报道中其成功的比例甚至高达94%。但在临床实际工作中能否达到如此高的比例仍值得商榷。此外,现代的就医人群已对骨科医师提出了更高的要求,即不仅要获得良好的最终治疗结果,而且希望治疗过程中尽量减少痛苦,在骨折愈合期间有相对高的生活质量,甚至仍能够从事一些工作。那种令患者在石膏加外展架上苦撑苦熬数个月,夜间无法平卧的传统治疗方式很难为多数患者所接受。依现代的治疗观点,闭合治疗的适应证应结合患者的具体情况认真审视后而定。

1.适应证

可供参考的适应证如下。

(1)移位不明显的简单骨折(AO分类:A_1、A_2、A_3)。

(2)有移位的中、下1/3骨折(AO分类:A_1、A_2、A_3或B_1、B_2)经手法整复可以达到功能复位标准的。

2.闭合治疗的复位标准

肱骨属非负重骨,轻度的畸形愈合可由肩胛骨代偿,其复位标准在四肢长骨中最低,其功能复位的标准为2 cm以内的短缩,1/3以内的侧方移位,20°以内的向前,30°以内的外翻成角及15°以内的旋转畸形。

3.常用的闭合治疗方法

(1)悬垂石膏:应用悬垂石膏法治疗肱骨干骨折已有半个多世纪的历史,目前在国内外仍有相当多的骨科医师在继续沿用。此法比较适合于有移位并伴有短缩的骨折或者斜形、螺旋形的骨折。悬垂石膏应具有适当的重量,避免过重或过轻,其上缘应至少超过骨折断端2.5 cm以上,下缘可达腕部,屈肘90°,前臂中立位,在腕部有三个固定调整环。在石膏固定期间,前臂需始终维持下垂,以便提供一向下的牵引力。患者夜间不宜平卧,而采取坐睡或半卧位(这是使用悬垂石膏的不便之处)。吊带需可靠地固定在腕部石膏固定环上,向内成角畸形可通过将吊带移至掌侧调整,反之向外成角则通过背侧的固定环调整。后成角和前成角可利用吊带的长短来调整,后成角时加长吊带,而前成角则缩短吊带。使用悬垂石膏治疗应经常复查拍X线片,开始时为1～2周,以后可改为2～3周或更长的间隔时间。石膏固定期间应注意进行功能锻炼,如握拳、肩关节活动等,以减少石膏固定引起的不良反应。对某些患者,如肥胖者或女性,可在内侧加一衬垫,以免因过多的皮下组织或乳房造成成角畸形。当骨折的短缩已经克服、骨折已达到纤维性连接时,可更换为U形石膏。

悬垂石膏曾成功地治愈许多患者,但也不乏骨折不愈合或延迟愈合的例子。故治疗期间应注意密切观察,若固定超过3个月仍无骨折愈合迹象,已出现失用性骨质疏松时,应考虑改用其他方法,如切开复位内固定加自体植骨,不要一味地坚持下去,以避免最后因严重的失用性骨质疏松导致连内固定的条件都不具备,丧失有利的治疗时机,对中老年患者更应注意这点。

(2)U形或O形石膏:多用于稳定的中下1/3骨折复位后,或应用其他方法治疗肱骨干骨折后的继续固定手段。所谓U形,即石膏绷带由腋窝处开始,向下绕过肘部,再向上至三头肌以上。若石膏绷带再延长一些,使两端在肩部重叠则成为O形石膏。U形石膏有利于肩、腕和手部的关节功能锻炼(图2-16),而O形石膏的固定稳定性更好一些。

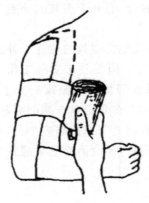

图 2-16 U 形石膏

(3)小夹板固定:对内外成角不大者,可采用二点直接加压方法(利用纸压垫);对侧方移位较多,成角显著者,常可用三点纸压垫挤压原理,以使骨折达到复位。不同水平的骨折需用不同类型的小夹板,如上1/3骨折用超肩关节小夹板,中1/3骨折用单纯上臂小夹板,而下1/3骨折需用超肘关节小夹板固定。其中尤以中1/3骨折的固定效果最为理想(图2-17)。

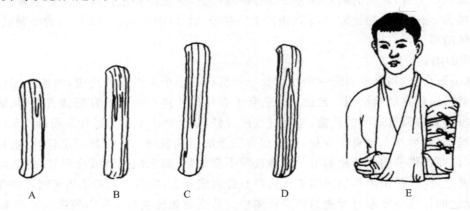

图 2-17 小夹板固定治疗肱骨干骨折
A.内侧小夹板;B.前侧小夹板;C.后侧小夹板;D.外侧小夹板;E.小夹板固定后的外形

利用小夹板治疗肱骨干骨折时,经治医师需密切随诊,观察病情的变化,根据肢体肿胀的程度随时调整夹板的松紧度,避免因固定不当而引起并发症,同时鼓励患者在固定期间积极锻炼患肢功能。

(4)其他治疗方法:采用肩人字石膏、外展架牵引或鹰嘴骨牵引等治疗肱骨干骨折,但多数情况下已经较少使用。

（二）手术治疗

如果能够正确掌握手术指征并配合以高质量手术操作,绝大多数的肱骨干骨折可以正常愈合。同时可以减少因长期石膏或小夹板等外固定带来的邻近关节僵硬、肌肉萎缩和失用性骨质疏松等不利影响,甚至可在固定期间从事某些非负重性工作,治疗期的生活质量相对较高。不利的方面是所花费用较多,需二次手术取出内固定物,手术本身具有一定的风险等。

1.手术治疗的适应证

（1）绝对适应证:①保守治疗无法达到或维持功能复位的。②合并其他部位损伤,如同侧前臂骨折、肘关节骨折、肩关节骨折,伤肢需早期活动的。③多段骨折或粉碎性骨折(AO 分型:B_3、C_1、C_2、C_3)。④骨折不愈合。⑤合并有肱动脉、桡神经损伤需行探查手术的。⑥合并有其他系统特殊疾病而无法坚持保守治疗的,如严重的帕金森病。⑦经过 2~3 个月保守治疗已出现骨折延迟愈合现象,开始有失用性骨质疏松的(如继续坚持保守治疗,严重的失用性骨质疏松可导致失去切开复位内固定治疗的机会)。⑧病理性骨折。

（2）相对适应证:①从事某些职业对肢体外形有特殊要求,不接受功能复位而需要解剖复位的。②因工作或学习需要,不能坚持较长时间的石膏、夹板或支具牵引固定的。

2.手术治疗的方法

（1）拉力螺钉固定:单纯的拉力螺钉固定只能用于长螺旋形骨折,而且术后常需要外固定保护一段时间,优点是骨折段软组织剥离较少,骨折断端的血运影响小,正确使用可缩短骨折愈合时间。

（2）接骨钢板固定:尽管带锁髓内钉的使用趋于增多,但现阶段接骨钢板仍在较广的范围内继续应用,缘于其操作简单,易于掌握,无须使用 C 形臂 X 线透视等较高档辅助设备。钢板应有足够长度,螺钉孔数目不得少于 6 孔,最好选用较宽的 4.5 mm 动力加压钢板(DCP 或 LC-DCP),远近骨折段至少各由 3 枚螺钉固定,以获得足够的固定强度。对于短斜形骨折尽量使用 1 枚跨越骨折线的拉力螺钉,而粉碎性骨折最好同时植入自体松质骨(图 2-18)。AO 推荐的手术入路是后侧切口(Henry),将钢板置于肱骨干的后侧,而且在骨折愈合后不再取出。但国内多数骨科医师愿意采用上臂前外侧入路,将钢板放置在骨干的前外侧,在骨折愈合后取出内固定物也相对比较容易。

（3）带锁髓内针固定:随着带锁髓内针的普及应用,以往的 Rush 针或 V 形针、矩形针已较少使用。使用带锁髓内针的优点是软组织剥离少,术后可以适当负重,用于粉碎性骨折时其优点更为突出。由于是带锁髓内针,其尾端部分基本与肱骨大结节在同一平面,对肩关节功能影响不大(近期可能有一定影响)。使用时采用顺行或逆行穿针方法,但与股骨或胫骨不同的是,其近端锁钉一般不穿过对侧皮质(避免损伤腋神经),而远端锁钉最好采用前后方向(避免损伤桡神经)(图 2-19)。

（4）外固定架固定:从严格意义上讲,外固定架固定是一种介于内固定和传统外固定之间的一种固定方式,其有固定针进入组织内穿过两侧皮质,必要时可切开直视下复位。优点是创伤小,固定相对可靠,愈合周期比较短,不需二次手术取出内固定物,对邻近关节干扰小。缺点是针道可能发生感染,尽管其固定物已经比其他外固定方式轻便了许多,但仍有不便,用于中上 1/3 骨折时可能影响肩关节活动。肱骨干骨折多用单边固定方式,有多种比较成熟的外固定架可供选择,治疗成功的关键在于熟悉和正确使用,而不在于外固定架本身。

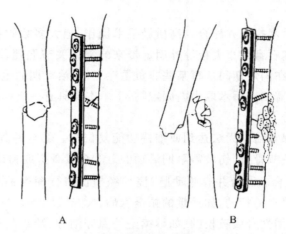

图 2-18　肱骨干骨折钢板螺钉内固定

A.横形骨折的固定方法;B.如为粉碎性骨折应Ⅰ期自体松质骨植骨

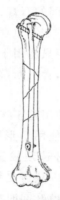

图 2-19　髓内针治疗肱骨干骨折(顺行穿针)

(5)Ender针固定:采用多根可弯曲的髓内针——Ender针固定,现国内少数医院的医师仍在应用。利用不同方向插针和三点固定原理,可较好地控制骨折端的旋转、成角。操作比较简单,既可顺行也可逆行打入。术前需要准备比较齐全的规格、型号,包括不同长度和直径的Ender针。切忌强行打入,否则可造成骨质劈裂和髓内针穿出髓腔。

六、护理要点

(一)固定的患者护理

可平卧,要保持固定不移位,悬垂石膏固定患者取坐位或半卧位,以保证下垂牵引作用。内固定术后宜取半卧位,患肢下垫枕,减轻肿胀。伴有桡神经损伤者,注意观察神经恢复情况。石膏或夹板固定者,密切观察患肢血运。术后观察伤口渗血情况。

(二)功能锻炼

骨折1周内,做患侧上臂肌肉的主动舒缩活动,握拳、伸曲腕关节、小幅度的耸肩运动。伴桡神经损伤者,可被动进行手指的主动屈曲活动。2～3周后可做肩关节内收外展活动。4周后可做肩部外展、外旋、内旋、后伸,手爬墙等运动以恢复患肢功能。

（三）健康指导

向患者解释,肱骨干骨折复位后可遗留 20°以内向前成角,30°以内向外成角,不影响功能。伴桡神经损伤者伸指伸腕功能障碍,要鼓励坚持功能锻炼。嘱其分别在术后第 1、第 3、第 6 个月复查 X 线,伴桡神经损伤者,应定期复查肌电图。

（赵学春）

第七节　肱骨近端骨折

一、解剖特点

肱骨近端包括肱骨头、小结节、大结节及外科颈。肱骨头关节面呈半圆形,朝向上、内、后方。在肱骨头关节面边缘与大、小结节上方连线之间为解剖颈,骨折少见,但骨折后对肱骨头血运破坏明显,极易发生坏死;大、小结节下方的外科颈,相当于圆形的骨干与两结节交界处,此处骨皮质突然变薄,骨折好发于此处。大结节位于肱骨近端外上后方,为冈上肌、冈下肌和小圆肌提供止点,向下移行为大结节嵴,有胸大肌附着。小结节居前,相当于肱骨头的中心,有肩胛下肌附着,向下移行为小结节嵴,有背阔肌及大圆肌附着。结节间沟内有肱二头肌长头腱经过（图 2-20、图 2-21）。

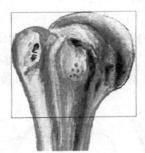

图 2-20　肱骨近端

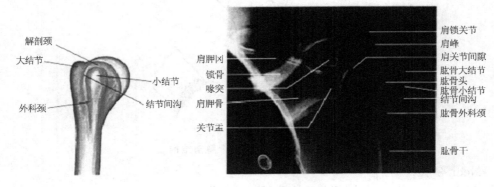

图 2-21　肱骨近端解剖特点

二、损伤机制

肱骨近端骨折多为间接暴力所致。对于老年患者，其与骨质疏松有一定关系，轻度或中度暴力即可造成骨折。常见于在站立位摔伤，即患肢外展时身体向患侧摔倒，患肢远端着地，暴力向上传导，导致肱骨近端骨折。对于年轻患者，导致其受伤的暴力较大，多为直接暴力。

大结节骨折时，在冈上肌、冈下肌和小圆肌的牵拉下向后上方移位；小结节骨折时，在肩胛下肌的牵拉下向内侧移位。外科颈骨折时三角肌牵拉使骨折端短缩移位，胸大肌使远折端向内侧移位。

三、骨折分类

(一)骨折分类法的发展

肱骨近端骨折的分类不但能充分区别和体现肱骨近端骨折的特点，还能对临床治疗有指导意义。1986 年，科赫(Koher)根据骨折线的位置进行了骨折的解剖分类，分为解剖颈、结节部和外科颈，但没有考虑骨折的移位，对临床治疗的意义不大。沃森-琼斯(Watson-Jones)根据受伤机制将肱骨近端骨折分为内收型和外展型，有向前成角的肱骨近端骨折，肩内旋时表现为外展型，而肩外旋时表现为内收型损伤。所以临床诊断有时会引起混乱。1934 年，考德曼(Codman)描述了肱骨近端的 4 个解剖部分，即以骺线为基础，将肱骨近端分为肱骨头、大结节、小结节和干骺端 4 个部分。1970 年内尔(Neer)发展 Codman 理念，基于肱骨近端的 4 个解剖部分，将骨折分为一、二、三、四部分骨折。4 个解剖部分之间，如骨折块分离超过 1 cm 或两骨折块成角大于 45°，均称为移位骨折。如果两部分之间发生移位，即称为两部分骨折；三个部分之间或四个部分之间发生骨折移位，分别称为三部分或四部分骨折(图 2-22)。任何达不到此标准的骨折，即使是粉碎性骨折也被称为一部分骨折。Neer 分类法对临床骨折有指导意义，所以至今广为使用。肱骨近端骨折除 Neer 分类法外，AO 分类法在临床应用也较多。

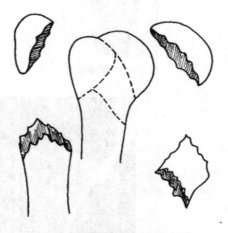

图 2-22　肱骨近端四个解剖结构

(二)Neer 分类

Neer(1970)在 Codman 的四部分骨块分类基础上提出的 Neer 分类(图 2-23)包括因不同创伤机制引起的骨折的解剖位置、移位程度，不同骨折类型的肱骨血运的影响，以及因不同肌肉的牵拉而造成的骨折的移位方向,为临床治疗方法的选择提供了可靠的参考。

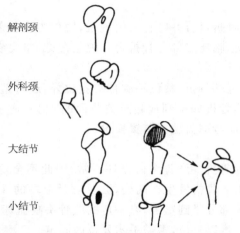

解剖颈

外科颈

大结节

小结节

图 2-23 肱骨近端骨折 Neer 分类

Neer 分类法骨折移位的标准为相邻骨折块彼此移位大于 1 cm 或成角大于 45°。

1.一部分骨折(包括无移位和轻度移位骨折)

轻度移位骨折是指未达到骨折分类标准的骨折,无移位和轻度移位骨折占肱骨近端骨折的 85%左右,常见于 60 岁以上老年人。骨折块因有软组织相连,骨折稳定,常采用非手术治疗,前臂三角巾悬吊或石膏托悬吊治疗即可。

2.二部分骨折

指肱骨近端四部分中某一部分移位,临床常见外科颈骨折和大结节撕脱骨折,为二部分骨折。小结节撕脱或单纯解剖颈骨折少见。

(1)大结节骨折:多种暴力可引起大结节骨折,如肩猛烈外展、直接暴力和肩关节脱位等。骨折后,主要由于冈上肌的牵拉可出现大结节向上、向后移位,骨折后往往合并肩袖肌腱或肩袖间隙的纵形撕裂。大结节撕脱骨折可以被认为是特殊类型的肩袖撕裂。

(2)外科颈骨折:发生于肱骨干骺端、大结节与小结节基底部。多见,占肩部骨折的 11%,外科颈骨折由于远端胸大肌和近端肩袖牵拉而向前成角。临床根据移位情况而分为内收型和外展型骨折。

(3)解剖颈骨折:单纯解剖颈骨折临床少见,此种骨折由于肱骨头血运破坏,形成骨折愈合困难、肱骨头坏死率高的特点。

(4)小结节骨折:单纯小结节骨折少见,多数与外科颈骨折同时发生。

3.三部分骨折

三个主要结构骨折和移位,常见于外科颈骨折合并大结节骨折并移位,肱骨头可因肩胛下肌的牵引而有内旋移位。CT 扫描及三维成像时可清楚显示。三部分骨折时,肱骨头仍保留较好的血运供给,故主张切开复位内固定。

4.四部分骨折

四个解剖部位均有骨折和移位,是肱骨近端骨折中最严重的一种,约占肱骨近端骨折的 3%,软组织损伤严重,肱骨头的解剖颈骨折使肱骨头血供系统破坏,肱骨头坏死率高。若行内固定手术,应尽可能保留附着的软组织结构。四部分骨折因内固定手术后并发症多,功能恢复缓慢,对 60 岁以上老年人来说,人工肱骨头置换是手术适应证。

5.骨折脱位

在严重暴力时,肱骨近端骨折可合并肱骨头的脱位,脱位方向依暴力性质和方向而定,可出现前后上下甚至胸腔内的脱位,临床二部分骨折合并脱位常见,如大结节骨折并脱位。

6.肱骨头劈裂骨折

严重暴力时,除引起肱骨近端骨折、移位和肱骨头脱位外,还可造成肱骨头骨折或肩盂关节面的塌陷。肱骨头关节面塌陷骨折如达到或超过关节面的 40%,应考虑人工肱骨头置换;肱骨头劈裂伴肩盂关节面塌陷时,应考虑盂肱关节置换术。

（三）AO 分类法

A 型骨折是关节外的一处骨折。肱骨头血循环正常,因此不会发生肱骨头缺血坏死。B 型骨折是更为严重的关节外骨折。骨折发生在两处,波及肱骨上端的 3 个部分。一部分骨折线可延及到关节内。肱骨头血循环部分受到影响,有一定的肱骨头缺血坏死发生率。B_2 型骨折是干骺端骨折无嵌插,骨折不稳定,难以复位,常需手术复位内固定。C 型骨折是关节内骨折,波及肱骨解剖颈,肱骨头血液供应常受损伤,易造成肱骨头缺血坏死。

AO 分类较复杂,临床使用显得烦琐,但分类法包括了骨折的位置和移位的方向,还注重骨折块的形态结构,同时各亚型间有相互比较和参照,对临床治疗更有指导意义。而 Neer 分类法容易操作,但同一类型骨折中缺少进一步的分类。对同一骨折不同的影像照片,不同医师的诊断会有不同的结果。

四、临床表现及诊断

肩部的直接暴力和肱骨的传导暴力均可造成肱骨近端骨折,骨折患者肩部疼痛明显,主、被动活动均受限,肩部肿胀、压痛,活动上肢时有骨擦感。患肢紧贴胸壁,需用健手托住肘部,且怕别人接触伤部。诊断时还需注意有无病理性骨折的存在。肱骨近端骨折可能合并肩关节脱位,此时局部症状很明显,肩部损伤后,由于关节内积血和积液,压力增高,可能会造成盂肱关节半脱位,待消肿后半脱位能自行恢复。单纯肱骨近端骨折合并神经、血管损伤的机会较少,如合并肩关节脱位,在检查时应注意有无合并神经血管损伤。

骨折的确诊和准确分型依赖于影像学检查,而影像学检查的质量直接影响对骨折的判断。虽然投照中骨折患者伤肢在摆放位置上不方便,会增加痛苦,但应尽可能帮助患者将伤肢摆放在标准体位上。肱骨近端骨折检查通常采用创伤系列投照方法。包括肩胛骨标准前后位,肩胛骨标准侧位及腋位等体位。通过三种体位投照,可以从不同角度显示骨折移位情况。

肩胛骨平面与胸廓的冠状面之间有一夹角,通常肩胛骨向前倾斜 35°～40°,因此盂肱关节面既不在冠状面,也不在矢状面上。通常的肩关节正位片实际是盂肱关节的轻度斜位片,肱骨头与肩盂有一定的重叠,不利于对骨折线的观察,拍摄肩胛骨标准正位片,需把患侧肩胛骨平面贴向胶片盒,对侧肩向前旋转 40°,X 线球管垂直于胶片(图 2-24)。正位片上颈干角平均为 143°,是垂直于解剖颈的轴线与平行肱骨干纵轴轴线的交角,此角随肱骨外旋而减少,随内旋而增大,可有 30°的变化范围。肩胛骨侧位片也称肩胛骨切线位或 Y 形位片。所拍得的照片影像类似英文大写字母 Y(图 2-25)。其垂直一竖是肩胛体的切线位投影,上方两个分叉分别为喙突和肩峰的投影,三者相交处是肩盂所在,影像片上如果肱骨头没有与肩盂重叠,需考虑肩关节脱位的可能性。腋位 X 线片上能确定盂肱关节的前后脱位,为确定肱骨近端骨折的前后移位及成角畸形提供诊断依据(图 2-26,图 2-27)。

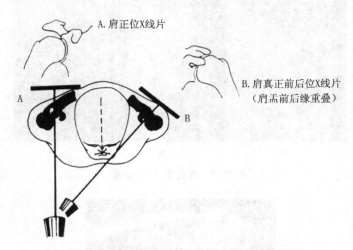

图 2-24 肩真正前后位 X 线片拍摄法及其投影

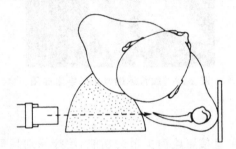

图 2-25 肩真正侧位 X 线片拍摄法

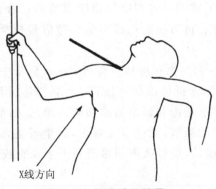

图 2-26 标准腋位投照

　　对新鲜创伤患者,由于疼痛往往难以获得满意的各种影像片,此时 CT 扫描及三维重建有很大的帮助,通过 CT 扫描可以了解肱骨近端各骨性结构的形态,骨块移位及旋转的大小及游离移位骨块的直径。CT 扫描三维重建更能提供肱骨近端骨折的立体形态,为诊断提供可靠的依据(图 2-28)。MRI 对急性损伤后骨折及软组织损伤程度的判断帮助不大。

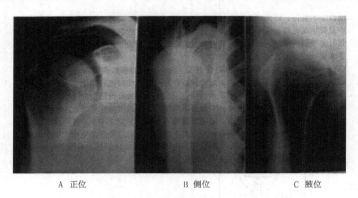

A 正位   B 侧位   C 腋位

图 2-27　肩关节 X 线投照

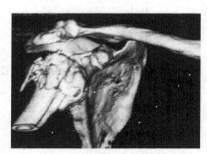

图 2-28　肱骨近端骨折三维重建图

五、治疗

肱骨近端骨折的治疗效果直接影响肩关节的功能,治疗原则是争取骨折早期解剖复位,保留肱骨头血运,通过合理可靠的骨折固定及早期功能锻炼,减少关节僵硬和肱骨头坏死的发生。肩关节是全身活动最大的关节,关节的一定程度的僵硬或畸形愈合,由于代偿的功能,一般不会造成明显的关节功能障碍。治疗骨折方法的选择需综合考虑骨折类型、骨质量条件、患者的年龄、功能要求和自身的医疗条件。

肱骨近端骨折中有 80％～85％ 为轻度移位骨折,Neer 分型中为一部分骨折,常采取保守治疗。二部分骨折中,部分外科颈骨折可以保守治疗,大结节骨折明显移位者应尽可能行手术复位,以免骨折愈合后,引起肩峰下撞击和影响肩袖功能。而三、四部分骨折中只要情况允许,应尽可能行手术治疗。肩关节脱位的患者,无论有无骨折,有学者主张行关节镜内清理,撕脱盂唇缝合修复,以免引起肩关节的再脱位,肱骨头劈裂多需要手术探查或固定或切除。

（一）一部分骨折

肱骨近端虽有骨折线,但骨折块的移位和成角均不明显。骨折的软组织合页均有保留,肱骨头的血运也保持良好。骨折相对比较稳定,一般不需再闭合复位或切开复位,尽可能采取非手术治疗。通过制动维持骨折稳定,减少局部疼痛和骨折再移位的可能,进行早期功能锻炼,一般可以取得较为满意的治疗效果。

常用颈腕吊带或三角巾悬吊,可把患肢固定于胸前,肘关节 90° 屈曲位,腋窝垫一棉垫保护皮肤,如上肢未与胸壁固定,患者仰卧休息时应避免肘部支撑。固定 3 周左右即可开始做上臂摆动和小角度的上举锻炼,定期照 X 线片观察是否有继发性的移位,4 周后可以练习爬墙,3 个月后可以部分持重。

（二）二部分骨折

1.外科颈骨折

原则上首选闭合复位,克氏针固定或用外固定治疗。闭合复位需在麻醉下进行。全麻效果好,肌间沟麻醉不完全。肌肉松弛有利于操作,复位操作手法应轻柔,复位前认真阅片和分析暴力机制,根据受伤机制及骨折移位方向,按一定的手法程度复位,切忌粗暴盲目地反复复位。这样不但难以成功,反而增加损伤,复位时尽可能以 X 线透视辅助。骨折断端间成角大于 45°时,不论有无嵌插均应矫正,外科颈骨折侧位片上多有向前成角畸形,正位有内收畸形。整复时,先行牵引以松开断端间的嵌插,然后前屈和轻度外展骨干,以矫正成角畸形,整复时牵引力不要过大,避免骨折端间的嵌插完全解脱,以免影响骨折端间的稳定。复位后用三角巾悬吊固定或石膏托固定。

骨折端间完全移位的骨折,近骨折块因大、小结节完整,旋转肌力平衡,因此肱骨头没有旋转移位。远骨折端因胸大肌的牵拉向前,故有内侧移位,整复时上臂向远侧牵引,当骨折近端达到同一水平时,轻度内收上臂以中和胸大肌牵拉的力量,同时逐渐屈曲上臂,以使骨折复位,正位片呈轻度外展关系。整复时助手需在腋部行反牵引,并以手指固定近骨折块,同时帮助推挤骨折远端配合术者进行复位,复位后适当活动肩关节,可以感觉到骨折的稳定性,如果稳定,可用三角巾悬吊或石膏固定。如果骨折复位后不稳定,可行经皮克氏针固定。克氏针固定一般需 3 根克氏针。自三角肌止点处向肱骨头打入两枚克氏针,再从大结节向内下干骺端打入第 3 枚克氏针。克氏针需在透视下打入,注意不要损伤内侧的旋肱血管。旋转上臂观察克氏针位置满意、固定牢固,再处理克氏针尾端,可以埋于皮下,也可留在皮外,三角巾悬吊,早期锻炼,6 周左右拔除克氏针。

如骨折端有软组织嵌入,影响骨折的复位,二头肌长头腱卡于骨折块之间是常见的原因。此时需采取切开复位内固定治疗。手术操作应减少软组织的剥离,可以依据具体情况选择松质骨螺钉、克氏针、细线缝合固定或以钢板螺钉固定。

总之,外科颈骨折时,不管移位及粉碎程度如何,断端间血运比较丰富,只要复位比较满意,内、外固定适当,骨折基本能按时愈合。

2.大结节骨折

移位大于 1 cm 的结节骨折,由于肩袖的牵拉,骨块常向上方移位,此时会产生肩峰下撞击和卡压,影响肩关节上举活动,且肩袖肌肉松弛、肌力减弱,往往需行切开复位内固定。

肩关节前脱位合并大结节撕脱骨折。一般先行复位肱骨头,然后观察大结节的复位情况,如无明显移位可用三角巾悬吊,如有移位大于 1 cm,则手术切开内固定为宜。现有学者主张肱骨头脱位时,应当修复损伤的盂唇和关节囊,以免关节脱位复发。

3.解剖颈骨折

单纯解剖颈骨折少见。由于骨折时肱骨头血运遭到破坏,肱骨头易发生缺血性坏死,对于年轻患者,如有肱骨头移位建议早期行切开复位内固定。术中操作应力求减少软组织的剥离,减少进一步损伤肱骨头的血运。尤其是头的边缘如有干骺端骨质相连或软组织连接时,肱骨头有可能由后内侧动脉得到部分供血而免于坏死,内固定方式可用简单的克氏针张力带固定,也可用螺钉或可吸收钉固定。

4.小结节骨折

单独小结节骨折极少见,常合并肩关节后脱位。骨块较小不影响肩关节内旋时,可行悬吊保守治疗。如骨块较大,且有明显移位时,会影响肩关节的内旋,则应行切开复位螺钉内固定术。

（三）三部分骨折

三部分骨折中常见类型是外科颈骨折合并大结节骨折,由于损伤严重,骨折块数量较多,手法复位常难以成功,原则上需手术切开复位;三部分同时骨折时由于肱骨头血运常受到破坏,肱骨头坏死有一定的发生率,有报告为3%～25%不等。手术治疗的目的是将移位骨折复位,重新建立血供系统,尽量减少软组织剥离,可用钢丝克氏针张力带固定,临床也常用解剖型钢板螺钉内固定,这样可以行早期功能锻炼。对有骨质疏松的老年患者,临床使用AO的LCP系统锁定型钢板取得了较好的效果,对骨缺损患者可以同时植骨,但对骨质疏松非常严重,估计内固定可能失败的患者,可一期行人工肱骨头置换术。

（四）四部分骨折

四部分骨折常发生于老年人、骨质疏松患者。比三部分骨折有更高的肱骨头坏死发生率,有的报告高达13%～34%,目前一般均行人工肱骨头置换术（图2-29）。对有些患者,由于各种原因,不能行人工肱骨头置换术,也可行切开复位克氏针张力带内固定术,基本能保证骨折愈合,但关节功能较差,肩关节评分不高。但这些患者,对无痛的肩关节也很满足。年轻患者发生四部分骨折,一般主张行切开复位内固定术。

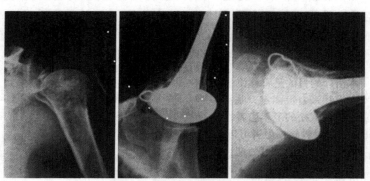

图2-29　肱骨上端粉碎性骨折,人工关节置换

人工肱骨头置换术首先由Neer在1953年报告,在此之前,肱骨近端的严重粉碎性骨折只能采用肱骨头切除术或肩关节融合术治疗。人工关节的应用为肱骨近端骨折的治疗提供了更多的选择,对某些特殊骨折患者有着内固定无法达到的效果。1973年Neer重新设计出新型人工肱骨头（Neet Ⅱ型）,经过几十年的应用和改进,目前人工肱骨头置换术治疗肱骨近端骨折已达到83%以上的优良效果。

（五）骨折合并脱位

1.二部分骨折合并脱位

此类以大结节骨折最常见,此时应先急诊复位,复位后大结节骨折往往达到同时复位,如大结节仍有明显移位,则应行切开复位内固定。

肱骨头脱位合并解剖颈骨折时,此时肱骨头血管破坏严重,宜考虑行人工肱骨头置换术。肱骨头脱位合并外科颈骨折时,可先试行闭合复位脱位的肱骨头,然后再行外科颈骨折复位。如闭合复位不能成功,则需手术切开复位,同时复位和固定骨折的外科颈。

2.三部分骨折脱位

一般均需切开复位肱骨头及移位的骨折,选择克氏针、钢板螺钉均可,尽可能减少软组织的剥离。

3.四部分骨折脱位

由于肱骨头解剖颈骨折失去血循环,应首先考虑人工肱骨置换术。手术复位肱骨头时,应常规探查关节囊及盂唇,应缝合修补因脱位引起的盂唇撕裂,可用锚钉或直接用丝线缝合,防止肱骨头再次脱位。

(1)肱骨头压缩骨折:肱骨头压缩骨折一般是关节脱位的合并损伤,肱骨头压缩面积小于20%的新鲜损伤,可进行保守治疗。后脱位常发生较大面积的骨折,如肱骨头压缩面积达20%~45%时,可造成肩关节不稳定,引起复发性肩关节脱位,需将肩胛下肌及小结节移位于骨缺损处,以螺钉固定;压缩面积大于40%时,需行人工肱骨头置换术。

(2)肱骨头劈裂骨折或粉碎性骨折:临床不多见,此种骨折因肱骨头关节面破坏,血运破坏严重,加之关节面内固定困难,所以一般需行人工肱骨头置换术。年轻患者尽可能行切开复位内固定,尽可能保留肱骨头。

(赵学春)

第八节　肱骨远端骨折

肱骨远端骨折是指肱骨髁上以远的部位的骨折。肱骨远端骨折包括肱骨髁上骨折、肱骨髁间骨折、肱骨内外髁骨折及肱骨小头骨折等,下面分别叙述。

一、解剖特点

肱骨远端前后位扁平,有两个关节面分别为肱骨滑车和肱骨小头。滑车关节面的上方有3个凹陷,前侧有冠突窝和桡骨头窝,屈肘时容纳冠突和桡骨头;后侧为鹰嘴窝,伸肘时容纳鹰嘴。

外上髁前外缘粗糙,是前臂浅层伸肌的起点;内上髁比外上髁要大,是前臂屈肌的起点,其后面光滑,以容纳尺神经通过肘部。外髁肱骨小头凸出的关节面与桡骨头凹状关节面相对合,组成了肱桡关节。内髁滑车的中心为中央沟,与尺骨近端的滑车切迹(半月切迹)相吻合,前方起自冠突窝,后方终止于鹰嘴窝,几乎环绕整个滑车。在滑车的后面,滑车中央沟向外侧轻度倾斜,使伸肘时产生提携角,又称外翻角。肱骨远端骨折后复位不良可致提携角减小或增大,形成肘内翻或肘外翻畸形。

二、肱骨髁上骨折

此类骨折为 AO 分类的 A 型骨折,最常见于 5~8 岁的儿童,占全部肘部骨折的 50%~60%。属关节外骨折,及时治疗后功能恢复较好。

(一)骨折类型

根据暴力来源及方向可分为伸直、屈曲和粉碎型 3 类。

1.伸直型

该型最多见,占 90％以上。跌倒时肘关节在半屈曲或伸直位,手心触地,暴力经前臂传达至肱骨下端,将肱骨髁推向后方。由于重力将肱骨干推向前方,造成肱骨髁上骨折。骨折线由前下斜向后上方。骨折近段常刺破肱前肌,损伤正中神经和肱动脉。骨折时,肱骨下端除接受前后暴力外,还可伴有侧方暴力,按移位情况又分尺偏型和桡偏型。

(1)尺偏型:骨折暴力来自肱骨髁前外方,骨折时肱骨髁被推向后内方。内侧骨皮质受挤压,产生一定塌陷。前外侧骨膜破裂,内侧骨膜完整,骨折远端向尺侧移位。因此,复位后远端容易向尺侧再移位。即使达到解剖复位,但因内侧皮质挤压缺损而会向内偏斜,尺偏型骨折后肘内翻发生率最高。

(2)桡偏型:与尺偏型相反。骨折断端桡侧骨皮质因挤压而塌陷,外侧骨膜保持连续。尺侧骨膜断裂,骨折远端向桡侧移位。此型骨折不完全复位也不会产生严重肘外翻,但解剖复位或矫正过度时,亦可形成肘内翻畸形。

2.屈曲型

该型较少见。肘关节在屈曲位跌倒,暴力由后下方向前上方撞击尺骨鹰嘴,髁上骨折后远端向前移位,骨折线常为后下斜向前上方,与伸直型相反。很少发生血管、神经损伤。

3.粉碎型

该型多见于成年人。本型骨折多属肱骨髁间骨折,按骨折线形状可分 T 形和 Y 形或粉碎型骨折。

(二)临床表现与诊断

伤后肘部肿胀,偶有开放性伤口。伤后马上就医者,肿胀轻,可触及骨性标志;多数病例肿胀严重,已不能触及骨性标志。远折端向后移位,可与肘后脱位相混淆,但肘后三角关系正常,可据此鉴别。伤后或复位后应注意是否有肱动脉急性损伤和前臂掌侧骨筋膜隔室综合征,是否出现5P 征,即疼痛(pain)、桡动脉搏动消失(pulselessness)、苍白(pallor)、麻痹(paralysis)、感觉异常(paresthesia)。正中神经、尺神经、桡神经都有可能被累及,但以正中神经和桡神经损伤多见。X 线检查可明确骨折的类型和移位程度。

(三)治疗

主要取决于合并同侧肢体骨与软组织损伤的情况,特别是神经血管是否有损伤。所有骨折均可考虑首先试行闭合复位,但若血循环受到影响,则应行急诊手术。

1.非手术治疗

无移位或轻度移位可用石膏后托制动1～2周,然后开始轻柔的功能活动。6 周后骨折基本愈合,再彻底去除石膏固定。闭合复位尺骨鹰嘴牵引:在某些病例,行鹰嘴骨牵引也是一种可选方法。史密斯(Smith)提出的行鹰嘴骨牵引的指征为以下几点。

(1)用其他闭合方法不能获得骨折复位。

(2)闭合复位有可能获得成功,但单纯依靠屈肘不能维持复位。

(3)肿胀明显,血循环受影响,或可能出现缺血性挛缩。

(4)有污染严重的开放损伤,不能进行外固定。侧方牵引和过头牵引都可采用。应用过头牵引容易消肿和方便敷料更换,在重力的帮助下还可以早期进行肘关节屈曲活动。

2.手术治疗

(1)闭合复位、经皮穿针固定:臂丛神经阻滞麻醉无菌操作下行整复,待复位满意后,维持复位,一助手取 1 枚 2.0 mm 克氏针自肱骨外上髁最高点穿入皮肤,触及骨质后在冠状面上与肱骨纵轴呈 45°角,在矢状面上与肱骨纵轴呈 15°角进针,直至穿透肱骨近折端的对侧骨皮质。再取 1 枚 2.0 mm 克氏针在上进针点前 0.5 cm 处穿入皮肤,向近折端尺侧穿针至透过对侧骨皮质。C 形臂 X 线机透视复位、固定满意后,将针尾屈曲 90°剪断,残端留于皮外。无菌纱布包扎针尾,石膏托固定于屈肘 90°,前臂旋前位(图 2-30)。

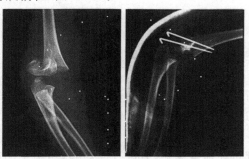

图 2-30　肱骨髁上骨折闭合复位经皮穿针内固定,石膏托外固定

术后常规服用抗生素 3 天以预防感染。当日麻醉恢复后即可行腕关节的屈伸及握拳活动,4 周后拔除克氏针,解除外固定,加强肩、肘关节的功能锻炼。此外,对于较严重的粉碎性骨折,可行外固定架固定(图 2-31)。

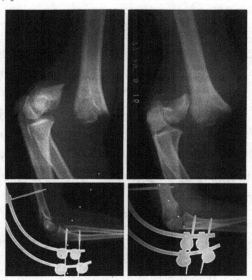

图 2-31　儿童肱骨髁上骨折外固定架固定

(2)切开复位内固定:成人常需采用此种方法。手术指征包括:①骨折不稳定,闭合复位后不能维持满意的复位。②骨折合并血管损伤。③合并同侧肱骨干或前臂骨折。

另外,对老年患者应尽量选择切开复位内固定,以利于进行早期功能锻炼。若合并血管损伤需进行修补,更应同时稳定骨折端,可通过前方的 Henry 入路来完成。若未合并血管损伤,则可以采取内、外侧联合切口或后正中切口。多数认为后正中切口显露清楚,能够直视下复位骨折,也方便进行内固定。可使用 AO 半管状钢板、重建钢板或特制的 Y 形钢板,尽可能用拉力螺钉增加骨折端稳定。赫菲特(Heffet)和霍奇基斯(Hotchkiss)已证实两块钢板呈 90°角分别固定内、外侧柱,其抗疲劳性能优于后方单用一块 Y 形钢板或双髁螺钉固定。霍姆(Home)认为,如果因骨折粉碎不能获得良好的稳定,可采取非手术疗法,但此观点并不适用于所有移位的粉碎性骨折。粉碎性骨折内固定同时应一期植骨。如内固定不稳,则需延长石膏制动时间以维持复位,这将导致疗效欠佳。故应尽可能获得稳定固定,手术后不用外固定,以便进行早期功能锻炼。开放性骨折应及时行清创术,污染严重者可考虑延期闭合伤口,彻底清创后可用内固定或外固定稳定骨折端。

(四)并发症

肱骨髁上骨折的并发症较多,有以下几种。

1.缺血性挛缩

缺血性挛缩为髁上骨折最严重的并发症,发病常与处理不当有关,出血和组织肿胀可使筋膜间室压力升高,外固定包扎过紧和屈肘角度太大使间室容积减小或无法扩张是诱发本病的重要因素。

早期:伤肢突然剧痛,部位在前臂掌侧,有进行性灼痛,当手主动或被动活动时疼痛加剧,手指常处于半屈曲状态,屈指无力。同时,感觉麻木,有异样感,继之出现感觉减退或消失,肢端肿胀、苍白、发凉、发绀。受累前臂掌侧皮肤红肿,张力大且有严重压痛。桡动脉搏动减弱或消失,全身可有体温升高,脉快。晚期:肢体出现典型的缺血性挛缩畸形,呈爪形手,即前臂肌肉萎缩、旋前、腕及手指屈曲,拇内收,掌指关节过伸。这种畸形被动活动不能纠正,桡动脉搏动消失。

一旦诊断明确,应紧急处理。早期:应争取时间改善患肢血运,尽早去除外固定物或敷料,适当伸直屈曲的关节,毫不顾惜骨折对位。如仍不能改善血运时,则应即刻行减压及探查手术(应力争在本症发生6～8 小时内施行)。术中敞开伤口不缝合,等肢体消肿后,再作伤口二期或延期缝合。全身应用抗生素预防感染,注意坏死物质吸收可引起的酸中毒、高血钾、感染性休克和急性肾衰竭,给予相应的治疗。严禁抬高患肢和热敷。晚期:以手术治疗为主,应根据损害时间、范围和程度而定。6 个月以前挛缩畸形尚未稳定,此时可做功能锻炼和功能支架固定。待畸形稳定后(至少半年至 1 年后),可行矫形及功能重建手术。酌情选择:尺桡骨短缩、腕关节固定、腕骨切除、瘢痕切除及肌腱延长和肌腱转位等。还有神经松解,如正中神经和尺神经同时无功能存在,可用尺神经修复正中神经。

2.神经损伤

肱骨髁上骨折并发神经损伤比较多见,发生率为 5％～19％。大多数损伤为神经传导功能障碍或轴索中断,数天或数月内可自然恢复,神经断裂很少见,偶发生于桡神经。正中神经损伤引起运动障碍常局限于掌侧骨间神经支配的肌肉,主要表现为拇指与示指末节屈曲无力,其他分支支配肌肉不受影响。

神经损伤的早期处理主要为支持疗法,被动活动关节保持功能位置。伤后 2～3 个月临床与肌电检查皆无恢复迹象时,应考虑手术松解。

3.肘内翻

肘内翻为髁上骨折最常见的并发症,尺偏型骨折发生率高达 50％。由于内侧皮质压缩和未断骨膜的牵拉,闭合整复很难恢复正常对线;其次,悬吊式石膏外固定或牵引治疗均不能防止远骨折段内倾和旋转移位;再有是骨折愈合过程成骨能力不平衡,内侧骨痂多,连接早,外侧情况相反,内、外侧愈合速度悬殊使远段内倾进一步加大。

预防措施主要有以下几方面。

（1）闭合复位后肢体应固定于有利骨折稳定的位置，伸展尺偏型骨折应固定在前臂充分旋前和锐角屈肘位。

（2）通过手法过度复位骨折使内侧骨膜断裂，消除不利复位因素。

（3）骨折复位7～10天换伸肘位石膏管型，最大限度伸肘，同时手法矫正远段内倾。

（4）不稳定骨折或肢肿严重不容许锐角屈肘固定者，骨折复位后应经皮穿针固定，否则行牵引治疗。

（5）切开复位务必恢复骨折正常对线，提携角宁可过矫，莫取不足。内固定要稳固可靠。

轻度肘内翻无须处理，肘内翻大于15°畸形明显者可行髁上截骨矫形。通常采用闭合式楔形截骨方法，从外侧切除一楔形骨块。术前先摄患肘伸直位正位X线片，测量出肘内翻的角度，然后算出应予矫正的角度。先画出肱骨轴线AB，另沿尺桡骨之间画一轴线CD，于其相交点E，再划一直线EF，使∠FEB＝10°（提携角），则∠DEF即为需切骨矫正的内翻角。然后于肱骨鹰嘴窝上1.5～2.0 cm处画一与肱骨干垂直的横线HO，并于O点向肱骨桡侧画一斜线GO，使∠HOG等于∠DEF，楔形GHO即为设计矫正肘内翻应切除的骨块，其底边在桡侧。

手术取外侧入路，在上臂下1/3外侧，沿肱骨外髁嵴作一长约6 cm的纵形切口。判明肱三头肌与肱桡肌的间隙，分开并向前拉开肱桡肌与桡神经，将肱三头肌向后拉，沿外上髁纵形切开骨膜，在骨膜下剥离肱骨下1/3至鹰嘴窝上缘为止，以显露肱骨的前、后、外侧骨面，无须剥离其内侧的骨膜，也不可损伤关节囊。按设计在鹰嘴窝上1.5～2.0 cm处，和肱骨干垂直的横切面（HO）上，先用手摇钻钻一排3～4个穿透前后骨皮质的小孔，再在与测量切骨相同角度的另一斜面（GO）上，钻一排小孔，用锐利骨刀由外向内切骨，至对侧骨皮质时不要完全凿断，以免切骨端不稳定而发生移位，取下所切掉的楔形骨块。切骨后将前臂伸直，手掌朝上，固定切骨近段，将前臂逐渐外展，使切骨面对合。矫正达到要求后，即可用两根克氏针，分别自肱骨内、外上髁钻入，通过切骨断面，达到并恰好穿透对侧骨皮质为止，折弯尾端于骨外，亦可用U形钉内固定。彻底止血，需要时，可摄X线片复查，了解畸形矫正是否满意，否则重新复位与内固定。克氏针尾端埋在皮肤下，分层缝合切口。术毕，用前后长臂石膏托外固定肘关节于功能位。

三、肱骨髁间骨折

肱骨髁间骨折至今仍是比较常见的复杂骨折，多见于青壮年严重的肘部损伤，常为粉碎性。严重的肱骨髁间骨折常伴有移位、滑车关节面损伤，内髁和外髁常分离为独立的骨块，呈T形或Y形，与肱骨干之间失去联系，并且有旋转移位，为AO分类的C型，治疗较困难，且对肘关节的功能影响较大，采用非手术治疗往往不能取得满意的骨折复位。

（一）骨折类型

肱骨髁间骨折的分型较多，现就临床上应用广泛且对骨折治疗的指导意义较大的Mehne分型叙述（图2-32）。

（二）临床表现与诊断

局部肿胀，疼痛。因髁间移位、分离致肱骨髁变宽，尺骨向近端移位使前臂变短。可出现骨擦音，肘后三角关系改变。明显移位者，肘部在所有方向均呈现不稳定。摄肘关节正侧位X线片可明确骨折的类型和移位程度，需注意的是，骨折真实情况常比X线片的表现还要严重和粉碎。判断骨折粉碎程度还可行多方向拍片或重建CT检查。

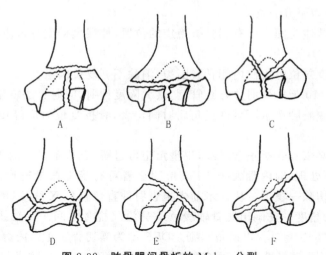

图 2-32 肱骨髁间骨折的 Mehne 分型
A.高 T 形;B.低 T 形;C.Y 形;D.H 形;E.内 λ 形;F.外 λ 形

（三）治疗

肱骨髁间骨折是一种关节内骨折,由于骨折块粉碎,不但整复困难,而且固定不稳,严重影响关节功能的恢复,故而对髁间骨折要求复位正确、固定稳妥,并进行早期功能锻炼,以争取获得满意的效果。治疗时必须根据骨折的类型、移位程度,以及患者的年龄、职业等情况来选择恰当的方法。

1.非手术治疗

（1）对于内、外髁较为完整及轻度分离无明显旋转者,可于透视下手法复位长臂石膏前后托固定,2 周后再换一次石膏,肘部的屈曲程度不能单纯依靠是屈曲型还是伸直型来定,而要在透视下观察在何种位置最稳定。制动时间为 4～5 周,去除石膏后再逐渐练习肘关节的屈伸活动。无移位的骨折仅维持骨折不再移位即可,可用石膏托制动 4 周。

（2）尺骨鹰嘴牵引:对于伤后未能及时就诊或经闭合复位失败者,因局部肿胀严重,不宜再次手法复位及应用外固定。许多学者主张采用此方法,它能够使骨折块达到比较理想的对线。在过头位,能迅速使肿胀消退,一旦患者能够耐受疼痛就开始活动。但单纯采用纵向牵引并不能解决骨折块的轴向旋转。可待局部肿胀消退,肱骨髁和骨折近端的重叠牵开后,做两髁的手法闭合复位。

2.手术治疗

大多数骨折均需手术切开复位内固定。过去多采用肘后正中纵形切口,将肱三头肌做 A 形切断并向远端翻转,以显露骨折。但该手术入路的缺点是术后外固定至少需 3 周,使肘不能早期屈伸锻炼,关节强直发生率高。目前多数学者认为采用鹰嘴旁肘后轻度弧形正中切口,尖端向下的 V 形尺骨鹰嘴截骨是显露骨折并行牢固内固定的最佳方式。因其保持肱三头肌的完整性,减少损伤和术后粘连,同时髁间显露充分,复位精确,固定稳妥,常不需用外固定,术后可进行早期功能锻炼。术中可将尺神经分离显露,并由内上髁区域移开。原则是首先复位和固定髁间骨折,然后再处理髁上骨折。但如果存在大块骨折块与肱骨干对合关系明显,则无论其涉及关节面的大小,都应先将其与肱骨干复位和固定。髁间部位骨折处理的重点是维持髁间关节面的平整,肱骨滑车的大小、宽度,特别是对于 C₃ 型骨折,可以考虑去除那些影响复位、影响固定的小的关节内骨折块,有骨缺损时一定要做植骨固定,争取骨折一期愈合和骨折固定早期的稳定性。通常,在复位满意后先临时用克氏针固定,然后再选用合适的永久性的内固定物。

肱骨髁间骨折手术时必须采用坚强内固定,才能早期进行关节功能锻炼,避免肘关节僵硬。对 C_2、C_3 型骨折采用双钢板固定于肱骨髁外侧及内侧,内侧也可采用 1/3 管状钢板。合并肱骨髁上骨折常需加重建钢板,一般需使用两块接骨板才可达到牢固的固定效果,接骨板相互垂直放置可增加固定的强度。日常功能锻炼可使无辅助保护的螺钉固定发生松动。要达到牢固的固定,外侧接骨板的位置应下至关节间隙水平。内侧接骨板应置于较窄的肱骨髁上嵴部位,此处可能需要轻度向前的弧线。3.5 mm 的重建接骨板是较好的选择。髁部手术后,对截下的尺骨鹰嘴复位后使用的固定为 1～2 枚直径为 6.5 mm、长度不短于 6.5 cm 的松质骨螺钉髓内固定＋张力带钢丝,或 2 枚平行克氏针髓内固定＋张力带钢丝(图 2-33、图 2-34)。需要特别指出的一点是,在做尺骨鹰嘴截骨时应尽量避免使用电锯,因其可造成骨量的丢失,从而导致尺骨鹰嘴的短缩或复位不良,而影响手术效果。

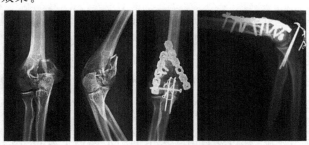

图 2-33　低 T 形肱骨髁间骨折
采用尺骨鹰嘴截骨入路,AO 双重建钛板螺钉内固定

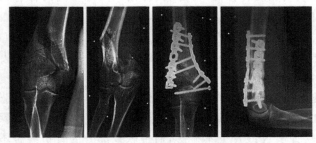

图 2-34　外 λ 形肱骨髁间骨折,采用 AO 双重建钛板螺钉内固定

内固定结束后,如果尺神经距内固定物很近,则将尺神经前置,放置引流条,术后 24～48 小时内拔除。早期有效的肘关节功能锻炼,对于肘关节功能的恢复至关重要,肘关节制动时间一旦过长,必将导致关节纤维化和僵硬。骨折坚强固定的病例,患肢不做石膏固定,术后 3 天内开始活动肘关节。内固定不确实的,均石膏托屈肘固定 3 周左右,去除石膏后无痛性主动活动肘关节,辅以被动活动。

早期利用关节恢复器(CPM)进行功能锻炼,有利于肘关节周围骨与软组织血液供应恢复,肿胀消退,能加快关节内滑液的循环和消除血肿,减少关节粘连,可刺激多种间质细胞分化成关节软骨,促进关节软组织的再生和修复,可抑制关节周围炎性反应。

3.肱骨远端置换与全肘关节置换

近年来,随着人工关节材料的改进和医疗技术的进步,人工关节被越来越广泛地应用于髋关节、膝关节等全身大关节严重疾病的治疗,但因人工肘关节研制和应用在国内起步较晚,临床应用尚不多见。对于关节面破坏严重,无法修复或经内固定术后,内固定物松动将严重影响肘关节功能者可行人工关节置换。手术采用肘关节后侧正中切口,游离并保护尺神经,显露肱骨远端、尺骨近端及桡骨小头。锯除肱骨中段滑车,扩大肱骨远段髓腔,参照试件,切除滑车及肱骨小头,直至假体试件的边缘恰能嵌至肱骨内外上髁的切骨断面间隙中。钻开尺骨近端髓腔,扩大髓腔,凿除冠状突周围的软骨下骨。插入试件,检查肘关节屈、伸及旋转活动范围。如桡骨小头内侧关节面有骨折,可切除桡骨小头。冲洗髓腔后置入骨水泥,安装假体。尺神经前置于皮下软组织层,修复肱三头肌腱、韧带及关节囊,放置引流,加压包扎。

术后不做外固定,引流1~2天,1周内做肌肉收缩锻炼,1周后开始做肘关节屈伸及旋转活动,3周后逐渐加大幅度行功能锻炼。

四、肱骨内髁骨折

肱骨内髁骨折是一种少见的肘关节损伤,仅占肘关节骨折的1%~2%,在任何年龄组均少见,儿童相对要多一些。骨折块通常包括肱骨滑车内侧1/2以上和/或肱骨内上髁,骨折块因受前臂屈肌群的牵拉多发生旋转移位,属关节内骨骺损伤。治疗上要求解剖复位,若复位不良不仅妨碍关节功能恢复,而且可能引起肢体发育障碍,继而发生肢体畸形及创伤性关节炎。

(一)骨折类型

肱骨内髁骨折分为三型。

(1)Ⅰ型损伤:骨折无移位,骨折线自滑车关节面斜形向内上方,至内上髁上方。

(2)Ⅱ型损伤:骨折块轻度向尺侧或内上方移位,无旋转。

(3)Ⅲ型损伤:骨折块明显旋转移位,常为冠状面旋转,也可同时伴有矢状面的旋转,导致骨折面向后,滑车关节面向前。

(二)临床表现与诊断

外伤后肘关节处于部分屈曲位,活动明显受限,肘关节肿胀、疼痛,尤以内侧明显。局部明显压痛,可触及内髁有异常活动。

儿童肱骨滑车内侧骨骺出现时间为9~14岁。对骨化中心出现后的肱骨内髁骨折,临床诊断一般比较容易。而在肱骨内上髁骨骺骨化中心出现之前发生的肱骨内髁骨折诊断则较困难,因为骨骺尚未骨化,其软骨于X线片上不显影,通过软骨部分的骨折线也不能直接显示,此类损伤于X线片上不显示任何阳性体征(既无骨折又无脱位影像)。因此,临床上必须详细检查,以防漏诊、误诊。细致的临床检查,熟悉不同部位骨骺出现的时间、形态及其与干骺端正常的位置关系是避免漏诊、误诊的关键。对于诊断确有困难的病例,可拍健侧相同位置的X线片加以鉴别,必要时可行CT或MRI检查以明确诊断。

(三)治疗

肱骨内髁骨折既是关节内骨折,又是骨骺损伤,故治疗应遵循关节内骨折及骨骺损伤的治疗原则。无论采取何种治疗方法,应力求使骨折达到解剖复位或近似解剖复位(骨折移位小于2mm)。否则复位不满意不仅妨碍关节功能恢复,而且可能引起生长发育障碍,继而发生肢体畸形及创伤性关节炎。

Ⅰ型骨折和移位不大的Ⅱ型骨折可行长臂石膏后托固定伤肢于屈肘90°、前臂旋前位。石膏托于肘部应加宽,固定范围应完全包括肘内侧,且应仔细塑形,以防骨折发生移位。1周后应摄X线片,如石膏托松动,则更换石膏托;如骨折移位,则应采取其他措施,一般4周后去除石膏托行肘关节功能练习。

对于移位大于 2 mm 的 II 型骨折及 III 型骨折，因骨折移位大，关节囊等软组织损伤较重，而且肱骨下端髁间窝骨质较薄，骨折断端间的接触面较窄，加之前臂屈肌的牵拉，使骨折复位困难或复位后骨折不稳定，应采取手术治疗。

手术方法：取肘关节内侧切口，显露并注意保护尺神经，显露骨折后，清除局部血肿或肉芽组织，将骨折复位后以 2 枚克氏针交叉固定或松质骨螺钉内固定。术中注意保护尺神经，必要时做尺神经前移；不可过多地剥离骨折块内侧附着的肌腱等软组织，以防影响骨折块的血液供应；术中尽量使滑车关节面及尺神经沟保持光滑。对于骨骺未闭合的儿童骨折，内固定物宜采用 2 枚克氏针交叉固定，因为克氏针固定操作简单、牢固，对骨骺损伤小且便于日后取出。丝线缝合固定不易操作，且固定不牢固；螺钉内固定固然牢固，但对骨骺损伤较大，且不便日后取出。外固定时间一般为 4～6 周，较肘部其他骨折固定时间稍长，因为肱骨内髁骨折软骨成分较多，愈合时间较长。固定期满后拆除石膏，拍 X 线片示骨折愈合后拔除克氏针，行肘关节早期、主动功能练习。对于骨骺已闭合的或成人的肱骨内髁骨折，可采用切开复位 AO 重建板内固定术（图 2-35）。

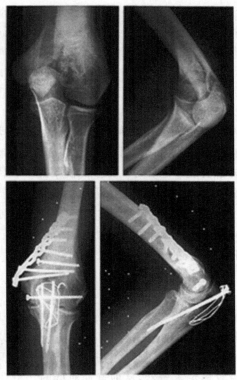

图 2-35　成人肱骨内髁骨折
采用尺骨鹰嘴截骨入路，AO 重建板内固定

五、肱骨外髁骨折

肱骨外髁骨折是儿童肘部常见损伤，发病多在 2～18 岁，以 6～10 岁最为常见，亦有成人发生此类损伤。骨折块通常包括肱骨小头骨骺、滑囊外侧部分及干骺端骨质，故亦称为骨骺骨折。此类骨折多为关节内骨折，且肱骨小头与桡骨小头关节面对应。骨骺部分与骨的生长发育密切

相关,如治疗不当,将留有肘部畸形,导致功能障碍及远期其他类型并发症。

(一)骨折类型

小儿肱骨外髁骨折的 Wadsworth 分类如下。

(1)Ⅰ型:无移位。

(2)Ⅱ型:有移位,但不旋转。

(3)Ⅲ型:外髁骨折块向外侧同时向后下反转移位。

(4)Ⅳ型:与一般骨折不同,多见于 13～14 岁儿童,肱骨小头与桡骨头碰撞发生,有骨软骨的改变。

(二)临床表现与诊断

肱骨外髁骨折的伤因多由间接复合外力造成,当儿童摔倒时手掌着地,前臂多处于旋前,肘关节稍屈曲位,大部分暴力由桡骨传至桡骨头,再撞击肱骨外髁骨骺而发生骨折。骨折后,肘部外侧肿胀并逐渐扩散,以致达整个关节。局部肿胀程度与骨折类型有明显关系,骨折脱位型肿胀最严重。肘外侧出现皮下瘀斑,逐渐向周围扩散,可达腕部。肘部外侧明显压痛,若为Ⅳ型骨折,则内侧也可有明显压痛,甚至发生肱骨下端周围性压痛。肘关节活动功能丧失,患儿常将肘关节保持在稍屈曲位,被动活动肘关节时出现疼痛,但前臂旋转功能多无受限。

肱骨外髁骨折线常呈斜形,由小头-滑车间沟或滑车外侧缘斜向髁上嵴。根据骨折类型不同,可出现尺骨相对于肱骨干的外侧移位。伸肌附着点的牵拉可使骨块发生移位。应与肱骨小头骨折相鉴别:外髁骨折包括关节面和非关节面两个部位,并常带有滑车的桡侧部分,而肱骨小头骨折只累及关节面及其支撑骨。

X 线摄片时因骨片移位及投照方向造成多种表现,在同一骨折类型的不同 X 线片中表现常不一致,加之儿童时期肘部的骨化中心出现和闭合时间相差甚大,部分 X 线片表现仅是外髁的骨化中心移位。另外因肱骨外髁骨化中心太小,放射或临床医师常因缺乏经验而造成漏诊或误诊。有些病例 X 线片肱骨外髁干骺部未显示骨折裂痕,但有肘后脂肪垫征(八字征),在诊断时应加以注意。肘外伤后,肱骨远段干骺部外侧薄骨片和三角形骨片是诊断肱骨外髁骨折的主要依据,肘后脂肪垫征(八字征)是提示肘部潜隐性骨折的主要 X 线征象,要特别予以注意。诊断确有困难的病例可拍健侧相同位置的 X 线片加以鉴别,必要时可行 CT 或 MRI 检查以明确诊断。

(三)治疗

(1)早期无损伤的闭合复位是治疗本病的首选方法。肱骨外髁骨折的固定方法是屈肘 60°～90°,前臂旋后位,颈腕带悬吊胸前,可使腕关节自然背伸,此时前臂伸肌群松弛,对骨折块的牵拉小;同时屈肘位肱三头肌紧张,有利于防止骨折块向后移位,又由于桡骨小头顶住肱骨小头防止其向前移位,因此,骨折较稳定。另外,从前臂伸肌群的止点在肱骨外上髁的角度来看,屈曲 90°以上,前臂伸肌群的力臂减少,牵拉肱骨外髁的力变小,骨折将更稳定。但骨折后血肿的形成及手法复位时的损伤,可造成关节明显肿胀,屈肘角度太小会影响血液循环,所以不主张固定在小于屈肘 60°的体位,以屈肘 60°～90°固定为宜。

(2)对于Ⅰ型和移位轻的Ⅱ型骨折(骨折移位小于 2 mm),因其无翻转,仅手法复位后用小夹板或石膏托固定即可。但Ⅲ、Ⅳ型骨折,因骨折处有明显的旋转和翻转移位,由于前臂伸肌腱的牵拉,手法往往难以使骨折达到满意的复位,即使在透视下复位很好,外固定也很难保持满意的位置。可用手捏翻转、屈伸收展手法闭合复位,插克氏针固定,或行切开复位内固定。

（3）手术方法：取肘后外侧切口，显露骨折后清除局部血肿或肉芽组织。可使用克氏针或AO接骨板内固定（图 2-36）。与肱骨内髁骨折一样，对于骨骺未闭合的儿童，内固定物宜选用2枚克氏针交叉固定，螺钉固定比较稳固，但由于儿童肱骨外髁的结构特点，螺钉如使用不当易损伤骨骺而影响生长发育。术后外用长臂石膏托外固定 4～6 周，摄 X 线片证实骨折愈合后，去除石膏托，行肘关节功能练习。

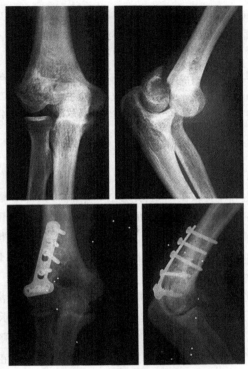

图 2-36　肱骨外髁骨折
AO 斜 T 形接骨板内固定

（四）预后

肱骨外髁骨折是儿童肘关节创伤中最多见、最重要的骨折类型，常引起畸形愈合，会发生不同程度的髁间骨缺损，即鱼尾状畸形，无论复位好坏都可能发生这种畸形。它的发生是因骨折线经过骺板全层，愈合时局部产生骨桥。骨折的同时也损伤了髁软骨的营养血管，使骨折面的软骨细胞坏死、吸收，使骨折间隙增大。骨折愈合后，肱骨内、外髁骨骺继续发育，而骨桥处生长缓慢以致停滞，最终发生鱼尾状畸形。所以，损伤年龄越小，骨折复位越不满意者，畸形就越明显。肱骨外髁骨折延迟愈合或不愈合及鱼尾状畸形是造成肘外翻的原因。延迟手术治疗（伤后 3 周），也可导致骨折块的坏死和肘外翻畸形。此外，还可以引起肱骨外髁增大、肱骨小头骨骺早闭、肱骨小头骨骺缺血性坏死、肱骨外上髁骨骺提前骨化等后遗症。

六、肱骨小头骨折

肱骨小头骨折由哈恩（Hahn）在 1853 年第一次提出，科赫尔（Kocher）自 1896 年起对此骨折倾注了许多精力进行研究，故又称之为 Kocher 骨折。肱骨小头骨折是一种不太常见的肘部损伤，各年龄组均可发生。单纯肱骨小头骨折以成年人多见，合并部分外髁骨折的肱骨小头骨折多发生在儿童。本骨折是关节内骨折，常因有些骨折较轻，骨折片较小且隐蔽而容易漏诊或误诊，从而导致延误治疗。

（一）骨折分类

Kocher 和洛伦茨（Lorenz）将肱骨小头骨折分为两类。

1. Ⅰ型（完全骨折）

完全骨折又称 Hahn-Steinthal 型，骨折发生在肱骨小头基底部，骨折线位于冠状面，包含一个较大块骨质的小头，亦可累及相邻的滑车桡侧部。

2. Ⅱ型（部分骨折）

部分骨折又称 Kocher-Lorenz 型，主要累及关节软骨，几乎不包含骨组织。

1933 年，威尔逊（Wilson）又提出了第Ⅲ型，即关节面向近侧移位，且嵌入骨组织，也有人将其称为肱骨小头关节软骨挫伤，是致伤外力不足导致发生完全或部分骨折，早期行普通 X 线检查多不能明确诊断。

（二）临床表现与诊断

常由桡骨头传导的应力所致，故有时可合并桡骨头骨折。最为常见的致伤方式是跌倒后手掌撑地，外力沿桡骨传导至肘部，或跌倒时处于完全屈肘位，外力经鹰嘴冠状突传导撞击肱骨小头所致。急诊患者除了肘关节积血肿胀、活动受限以外，局部症状不突出，多于摄 X 线片时发现，前臂旋转不受限制是其特点。临床上应注意将肱骨小头骨折与外髁骨折进行鉴别。外髁的一部分即关节内部分是肱骨小头骨折，不包括外上髁和干骺端；外髁骨折除包括肱骨小头外，还包括非关节内部分，常累及外上髁。

其典型 X 线表现为侧位片常常可以看到肱骨下端前面，相当于滑车平面有一薄片骨块影，因骨折块包含有较大的关节软骨，故实际的骨折片要比 X 线片所显示的影像大得多。值得注意的是侧位片上一般很难发现骨折块的来源，需要观察其正位 X 线片究其来源。正位片由于肱骨小头骨折块大都移位于肱骨下端前方，与肱骨远端重叠，故在肘关节正位片上一般都看不到骨折块影而易致漏诊。但如仔细观察其正位 X 线片，可以发现其肱桡关节间隙增宽，肱骨侧关节面毛糙，失去正常关节面的光滑结构。如出现此典型改变，再加上侧位片肱骨前下端有骨折块影出现，一般不难做出肱骨小头骨折的诊断。

（三）治疗

对此争议颇多，包括非手术方法（进行或不进行闭合复位）、骨块切除及假体置换。不论是采取闭合或切开复位，都应争取获得解剖复位，因为即使是轻度移位亦可影响关节活动。若不考虑骨折的类型，要想获得良好疗效，术后康复至关重要。

1. 非手术治疗

对无移位骨折可行石膏后托固定 3 周。对成人移位骨折，并不建议闭合复位；儿童和青少年移位骨折，可首选闭合复位，可望获得快速而完全的骨愈合。

如有可能，可对Ⅰ型骨折试行闭合复位，伸肘位对前臂进行牵引，直接对骨折处进行施压以获得复位。对肘部施加内翻应力，可使外侧开口加大，有利于骨折复位。一旦复位满意，应保持屈肘，由桡骨头的挤压作用来维持骨折块的复位。尽管有人强调应在最大屈肘位固定以维持复位，但应注意对严重肿胀者应减少屈肘，以防出现缺血性挛缩。前臂旋前有助于桡骨头对骨折块的稳定作用。完全复位后，应将肘部制动 3～4 周。

2.手术治疗

手术难度较大,因为即使获得了解剖复位,也做到了术后早期活动,仍可能发生部分或完全性的肘关节僵硬。

因骨折块位于关节囊内,并且常旋转 90°,充分的手术显露很有必要。可采取后外侧入路,在肘肌前方进入关节,注意保护桡神经深支。此切口稍偏向前方,优点是术中可以避开后方的肱尺韧带,减少发生后外侧旋转不稳定的危险,且不易损伤桡神经深支。若术中或原始损伤累及了后外侧韧带复合体,应在术中行一期修补,并可将其与骨骼进行锚式固定,术后将前臂置于旋后位短期制动,以维护这种修补术的效果。

术中固定可采用松质骨螺钉、克氏针及可吸收螺钉固定骨折块,其中以松质骨螺钉的固定效果最好,螺钉可自后方向前旋入固定。手术目的是恢复关节面解剖,并给予稳定固定,以允许术后早期活动。若骨折块不甚粉碎,复位满意后用松质骨螺钉固定稳定可靠,术后则不必进行制动,可立即进行屈伸功能锻炼,临床疗效较为满意。对粉碎严重的骨折,普通螺钉或克氏针固定常很难达到理想效果,可采用外固定架固定。若骨折块太小或严重粉碎,则可考虑行碎骨块切除。对移位骨折,Smith 认为骨折块切除的疗效优于进行闭合或切开复位,并建议早期行切除术,而不是伤后 4～5 天血肿和渗出开始机化时手术。术后只用夹板或石膏制动 2～3 天即可开始进行关节活动。骨折块切除术后发生桡骨向近端移位和下尺桡关节的异常并不多见。如果确实因骨折块太小,无法进行复位及固定,遗留在关节内又将成为游离体,则进行早期切除有助于功能恢复。但对完全骨折,尤其是骨折累及滑车桡侧时,早期进行骨折块的切除显然不合适,将造成关节活动受限和外翻不稳定。

雅各布松(Jakobsson)建议用金属假肢来重建肱骨远端关节面,以避免发生肱骨小头骨折块的无菌性坏死和维持肘关节稳定性,但此种治疗没有得到普遍开展。

对陈旧性骨折伴明显移位而影响肘关节功能时,无论受伤时间长短,都应将骨折块切除。通过手术,包括软组织松解、理疗和功能锻炼,肘关节功能将得到明显改善。反之,如行切开复位内固定,即使达到解剖复位,效果也不理想。

七、肱骨内外上髁骨折

每一个上髁都有自己的骨化中心,这在儿童肘部损伤中有其特殊的意义,因为相对于富有张力的侧副韧带,骨骺生长板本身是一个薄弱点。由于撕脱应力的作用,在儿童身上发生的内上髁骨折常常是一个骨骺分离。在成人身上,原发的、单纯的上髁骨折比较少见,大多与其他损伤一起发生。

(一)肱骨内上髁骨折

内上髁的骨化中心直到 20 岁才发生融合,是一个闭合比较晚的骨骺,也有人终生不发生融合,应与内上髁骨折相鉴别。儿童或青少年发生肘脱位时,可合并内上髁撕脱骨折,骨折块可向关节内移位,并停留在关节内,影响肘脱位的复位。20 岁后再作为一个单独的骨折出现或合并肘脱位则比较少见。若内上髁骨化中心与肱骨远端发生了融合,成人就不大可能因撕脱应力导致骨折。成人内上髁骨折并不局限于骨化中心的原始区域,可向内髁部位延伸。因内上髁在肘内侧突出,易受到直接暴力,故成人比较多见的是直接暴力作用于内上髁所致的单纯内上髁骨折,这也是成人内上髁骨折的特点之一。尺神经走行于内上髁后方的尺神经沟,发生骨折时可使其受到牵拉、捻挫,甚至连同骨折块一起嵌入关节间隙,导致尺神经损伤。

1.肱骨内上髁骨折的分类

(1)Ⅰ型:内上髁骨折,轻度移位。

(2)Ⅱ型:内上髁骨折块向下、向前旋转移位,可达肘关节间隙水平。

(3)Ⅲ型:内上髁骨折块嵌夹在肘内侧关节间隙,肘关节实际上处于半脱位状态。

(4)Ⅳ型:肘向后或后外侧脱位,撕脱的内上髁骨块嵌夹在关节间隙内。

2.临床表现与诊断

前臂屈肌的牵拉可使骨折块向前、向远端移位。内上髁区域肿胀,甚至出现皮下淤血,并存在触痛和骨擦音等特点。腕、肘关节主动屈曲及前臂旋前时可诱发或加重疼痛。应仔细检查尺神经功能。

对青少年患者,应将正常的骨化中心与内上髁骨折进行鉴别,拍摄健侧肘部 X 线片有助于诊断。

3.治疗

对轻度移位骨折或骨折块嵌顿于关节间隙内的治疗已达成共识。若骨折无移位或轻度移位,可将患肢制动于屈肘、屈腕、前臂旋前位 7～10 天即可。如果骨折块嵌顿于关节内,则应尽早争取手法复位,可在伸肘、伸腕、伸指、前臂旋后位,使肘关节强力外翻,重复创伤机制,利用屈肌群的紧张将骨折块从关节间隙拉出,变为Ⅱ型损伤,然后用手指向后上方推挤内上髁完成复位,以 X 线片证实骨折复位满意后,用石膏或夹板制动 2～3 周。

中度或重度移位骨折的治疗至今仍存争议,有 3 种方法可供选择:①手法复位,短期石膏制动。②切开复位内固定。③骨折块切除。

Smith 认为,对患者来说获得纤维愈合与获得骨性愈合的最终结果是一样的。支持手术治疗者认为,移位的内上髁骨块可导致出现晚期尺神经症状及屈腕肌力弱和骨折不愈合,行外翻应力试验检查时会产生肘关节不稳定,并把上述并发症作为手术治疗的理由。但对于骨折块移位超过 1 cm 者,有学者认为应行手术切开复位内固定,可选用两枚克氏针交叉固定或螺钉内固定(图 2-37)。

(二)肱骨外上髁骨折

临床上非常少见,实际上,有很多学者怀疑它在成人身上是否是一个单独存在的骨折。外髁的骨化中心较小,在 12 岁左右出现,一旦骨化中心与主要部分的骨骼融合,撕脱骨折则更为少见。外上髁与肱骨外髁平坦的外侧缘几乎在一个水平,遭受直接暴力的机会很少。治疗原则类似于无移位的肱骨外髁的治疗,包括对肘部进行制动,直至疼痛消失,然后开始功能活动。

八、肱骨远端全骨骺分离

肱骨远端骨骺包括外上髁、肱骨小头、滑车和内上髁四个骨骺,借助软骨连成一体。肱骨远端全骨骺分离是指包括肱骨下端骨骺线水平、肱骨小头和滑车骨骺与肱骨干在水平轴上的分离,婴幼儿时期肱骨远端为一大片较为扁平薄弱的软骨,在解剖学上不能属于肱骨髁的范围,其实质是一种关节内的骨骺损伤,虽然其损伤机制与髁上骨折相同,但在部位上不同于髁上 2 cm 的骨折。儿童肱骨远端全骨骺分离骨折是儿童肘部损伤中较少见的一种类型,多发生于 1～6 岁学龄前儿童,因肱骨远端四块骨骺尚未完全骨化,或分离四块骨骺中仅见肱骨小头骨骺,X 线检查不能显示其全貌,常因此发生误诊。

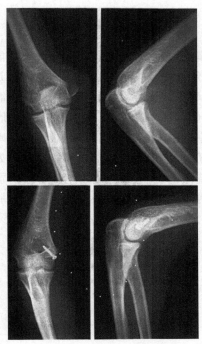

图 2-37　肱骨内髁骨折螺钉内固定

（一）骨折分类

根据萨尔特-哈里斯（Salter-Harris）对骨骺损伤的分类方法，肱骨远端全骨骺分离可分为Ⅰ型及Ⅱ型损伤。

（1）Ⅰ型损伤：多见于 2 岁以下的婴幼儿，骨折线自外侧缘经过生长板与干骺端相连接的部位达到内侧，造成了生长板以下骨骺的分离移位。

（2）Ⅱ型损伤：多见于 3 岁以上的儿童。根据肱骨干骺骨折块的位置和全骨骺分离移位方向，Ⅱ型损伤又可分为两种亚型。①Ⅱa 亚型：为骨折线自外侧缘横形至鹰嘴窝内侧部分转向上方，造成干骺端内侧有骨块伴随内移位，其骨块多呈三角形，称为角征。此亚型常见，是肱骨远端全骨骺分离的典型 X 线表现。②Ⅱb 亚型：骨折线自内侧缘横形至鹰嘴窝外侧转向上方，在干骺端外侧有薄饼样骨折片，称为板征。肱骨小头骨骺与尺桡骨近端一起向外侧移位，移位程度较Ⅱa 亚型轻，侧位片显示肱骨小头骨骺和骨片有移位。

（二）临床表现及诊断

有明显肘外伤史，伤后肘部肿痛，肱骨远端压痛。典型 X 线表现为分离的肱骨远端骨骺与尺桡骨近端一起向同一方向移位，桡骨近段纵轴线总是通过肱骨小头骨骺中心，常伴有肱骨干骺端骨块游离。由于这一时期肱骨远端 4 块骨骺中，只有肱骨小头骨骺发生骨化，在 X 线片上不能见到其他 3 块骨骺核。因此，肱骨远端全骨骺分离，常以肱骨小头骨骺的位置作为 X 线诊断的主要依据。判定肱骨小头骨骺与桡骨近段纵轴线的关系，肱骨小头骨骺与肱骨干骺端的对应关系，尺桡骨近端与肱骨干骺端对应关系，从 X 线片上可见的影像去分析判定不显影部分的损伤，就可减少对肱骨远端全骺分离的误诊和漏诊。在 X 线片上，除正常肘关节外，如果见到桡骨近段纵轴线通过肱骨小头骨骺中心，则应考虑为肱骨髁上骨折或是肱骨远端全骨骺分离。但髁上骨折在肱骨干骺端可见骨折线。在肱骨干骺端有分离的骨折块伴随移位，就是Ⅱ型骨骺损伤，否则就是Ⅰ型骨骺损伤。

（三）治疗

肱骨远端全骨骺分离骨折属关节内骨折，复位不佳对关节功能多有影响及出现外观畸形，且涉及多个骨化中心，故应尽可能解剖复位。应该采用闭合复位还是手术切开复位，尚有争论。许多学者推崇闭合复位外固定，有学者认为应根据具体情况，若局部肿胀不明显，且闭合复位后骨折对位稳定，则可仅作外固定。但如局部肿胀明显，且由于骨折断面处为软骨，断端多较光整，仅靠单纯外固定很难维持断端的稳定，复位后若再移位则难免出现畸形，故应尽早行手术切开复位内固定。术中宜采用克氏针内固定，尽量减少损伤次数，若用1枚克氏针固定较稳定，则不必用交叉双克氏针。因小儿的生理特点，其愈合相当快，常在受伤1周后就有骨痂生长，故有学者主张宜早期复位。一般在3周以内均可考虑手术，但在3周左右，骨折实际上已基本愈合，周围骨痂亦生长多时，切开复位意义不大，可待以后出现后遗畸形再矫形。

（赵学春）

第三章

肘部及前臂损伤

第一节　肘关节脱位

肘关节脱位是肘部最常见的损伤,在全身各大关节脱位中占 1/2 左右,居第 1 位,多发生于青少年,儿童和老年人少见,多为间接暴力所致。按脱位的方向,可分为前脱位、后脱位两种,后脱位最为常见,前脱位甚少见。

一、创伤机制

肘关节由肱桡关节、肱尺关节和上尺桡关节组成。这 3 个关节共包在一个关节囊内,有一个共同的关节腔。从整体上来说,肘关节以肱尺部为主,与肱桡部、上尺桡部协调运动,使肘关节做屈伸动作。构成肘关节的肱骨下端呈内外宽厚、前后扁薄状,其两侧的纤维层则增厚而形成桡侧副韧带和尺侧副韧带,关节囊的前后壁薄弱而松弛。由于尺骨冠状突较鹰嘴突低,所以对抗尺骨向后移位的能力较对抗向前移位的能力差,常易导致肘关节向后脱位。

肘关节脱位主要由间接暴力所造成,由于暴力的传导和杠杆的作用而产生不同的脱位形式。患者跌倒时,肘关节伸直,前臂旋后位,手掌触地,外力沿尺骨纵轴上传,使肘关节过度后伸,以致鹰嘴尖端急骤撞击肱骨下端的鹰嘴窝,在肱尺关节处形成杠杆作用,使止于喙突上的肱前肌及肘关节囊的前壁被撕裂,肱骨下端向前移位,尺骨喙突和桡骨头同时滑向肘后方形成肘关节后脱位。由于环状韧带和骨间膜将尺桡骨比较牢靠地夹缚在一起,所以脱位时尺桡骨多同时向背侧移位。由于暴力作用的不同,尺骨鹰嘴和桡骨头除向后移位外,有时还可以向桡侧或尺侧移位,形成肘关节侧方脱位。向桡侧移位称为肘关节外侧脱位,向尺侧移位称为肘关节内侧脱位。

若在屈肘位跌倒,肘尖触地,暴力由后向前,可将尺骨鹰嘴推移至肱骨的前方,成为肘关节前脱位,多并发尺骨鹰嘴骨折。偶尔可出现肘关节分离脱位,因肱骨下端脱位后插入尺桡骨中间,使尺桡骨分离。脱位时肘窝部和肱三头肌腱被剥离,骨膜、韧带、关节囊被撕裂,以致在肘窝形成血肿。该血肿容易发生骨化,成为整复的最大障碍,或影响复位后肘关节的活动功能。另外,肘关节脱位可合并肱骨内上髁骨折,有的还夹入关节内而影响复位,若忽视将会造成不良后果。移位严重的肘关节脱位,可能损伤血管与神经,应予以注意。

二、诊断

（一）肘关节后脱位

肘关节肿胀、疼痛、压痛。肘关节呈靴样畸形，尺骨鹰嘴向后突出，肘后三角关系失常，鹰嘴上方凹陷或有空虚感。肘窝可能触及扁圆光滑的肱骨下端，肘关节后外侧可触及脱出的桡骨小头。肘关节呈屈曲位弹性固定，肘关节功能障碍。

X线正位见尺桡骨近端与肱骨远端相重叠，侧位见尺桡骨近端脱出于肱骨远端后侧，有时可见喙突骨折。

（二）肘关节前脱位

肘关节肿胀、疼痛，肘后部空虚，肘后三角关系失常，前臂较健侧变长，肘前可触及尺骨鹰嘴，前臂有不同程度的旋前或旋后。

X线侧位可见尺骨鹰嘴突出于肘前方，或合并尺骨鹰嘴骨折，尺桡骨上段向肘前方移位。

（三）肘关节侧方脱位

肘关节内侧或外侧副韧带、关节囊和软组织损伤严重，肘部内外径增宽。内侧脱位时肱骨外髁明显突出，尺骨鹰嘴和桡骨小头向内侧移位；外侧脱位时，前臂呈旋前位，肱骨内髁明显突出，尺骨鹰嘴位于外髁外侧，桡骨头突出。肘部呈严重的内翻或外翻畸形。X线可见外侧脱位尺骨半月切迹与外髁相接触，桡骨头移向肱骨头外侧，桡骨纵轴移向前方，前臂处于旋前位。内侧脱位时，尺骨鹰嘴、桡骨小头位于肱骨内髁内侧。

三、治疗

新鲜肘关节脱位一般采用手法复位，固定3周后去除外固定做功能锻炼。合并血管神经损伤者早期应密切观察，必要时行手术探查。对于陈旧性肘关节脱位，经手法整复失败者，可采用切开复位术。

（一）手法复位外固定

1.新鲜肘关节脱位

（1）肘关节后脱位：助手用双手握患肢上臂，术者用一手握住患肢腕部，另一手握持肘关节，在对抗牵引的同时，握持肘关节前方的拇指扣住肱骨下端，向后上方用力推按，置于肘后鹰嘴部位的其余手指，向前下方用力端托，在持续加大牵引力量后，当听到或触诊到关节复位弹响感觉时，使肘关节逐渐屈曲90°～135°，复位即告成功。肘关节恢复无阻力的被动屈伸活动，其后用三角巾悬吊前臂或长臂石膏托在功能位制动2～3周。

（2）肘关节前脱位：应遵循从哪个方向脱出，还从哪个方向复回的原则。如鹰嘴是从内向前脱位，复位时则由前向内复位。术者一手握住肘部，另一手握住腕部，稍加牵引，保持患肢前臂旋内的同时在前臂上段向后加压，听到复位的响声，即为复位。再将肘关节被动活动2～3次，无障碍时，将肘关节屈曲135°用小夹板或石膏托固定3周。合并有鹰嘴骨折的肘关节脱位，复位时前臂不需牵引，只需将尺桡骨上段向后加压，即可复位。复位后不做肘关节屈伸活动试验，以免骨折再移位，将肘关节保持伸直位或过伸位，此时尺骨鹰嘴近端向远端挤压，放上加压垫，用小夹板或石膏托固定4周。

（3）肘关节侧方脱位：术者双手握住肘关节，以双手拇指和其他手指使肱骨下端和尺桡骨近端向相对方向移动即可使其复位。伸肘位固定3周后进行功能锻炼。

2.陈旧性肘关节脱位

复位前,应先拍 X 线片排除骨折、骨化性肌炎,明确脱位类型、程度、方向及骨质疏松等情况。行尺骨鹰嘴骨牵引,重量 6～8 kg,时间约 1 周。肘部、上臂行推拿按摩,并用中药熏洗,使粘连、挛缩得到松解。在臂丛麻醉下,解除骨牵引,进行上臂、肘部按摩活动,慢慢行肘关节屈伸摇摆、内外旋转活动,范围由小到大,力量由轻到重,然后在助手上下分别牵引下,重复以上按摩舒筋手法,这样互相交替,直到肘关节周围的纤维粘连和瘢痕组织及肱二、三头肌得到充分松解,伸展延长,方可进行整复。患者取坐位或卧位,上臂和腕部分别由两名助手握持,作缓慢强力对抗牵引,术者两手拇指顶压尺骨鹰嘴突,其余手指环握肱骨下端,肘关节稍过伸,当尺骨鹰嘴和桡骨头牵引至肱骨滑车和外髁下时,缓缓屈曲肘关节,若能屈肘 90°以上,即为复位成功。此时鹰嘴后突畸形消失,肘后三角关系正常,肘关节外形恢复。复位成功后,将肘关节在 90°～135°范围内反复屈伸 3～5 次,以便解除软组织卡压于关节间隙中,再按摩上臂、前臂肌肉,旋转前臂及屈伸腕、掌、指关节,以理顺筋骨,行气活血。然后将肘关节屈曲 90°以上,用石膏托或绷带固定 2 周,去除固定后,改用三角巾悬吊 1 周。

（二）切开复位外固定

对于陈旧性肘关节脱位手法复位不成功者及骨化性肌炎明显者,可采用切开复位及关节切除术,术后肘关节功能改善比较满意。手术一般取肘正中切口,分离出尺神经加以保护,将肱三头肌肌腱作舌状切开并翻向远端,行骨膜下剥离松解肱骨下端,清除关节内瘢痕组织,进行复位。如不稳定可用克氏针将鹰嘴与肱骨髁固定,放置引流条,固定 3 周后进行肘关节功能锻炼。若脱位时间较长,关节软骨已变性剥脱,则不能行切开复位术。取肘后方切口,将肱骨远端由内外上髁水平切除或保留两上髁而将其间的滑车和外髁的内侧部切除,呈鱼尾状,适当修正尺骨鹰嘴使其形状与肱骨下端相对应并切除桡骨头。彻底止血,将肘关节屈曲 90°～100°,于内外髁上缘打入 2 枚克氏针,术后用石膏托固定,2 周后拔除克氏针,4 周后进行功能锻炼。

（三）药物治疗

早期多为瘀血阻络,治以活血祛瘀、消肿止痛。中期为气血留滞,治以行气活血,舒筋通络。后期为肝肾不足,治以补益肝肾,壮骨强筋。外敷用活血散或消瘀散等,每隔 1～3 天换药一次,肿胀消退后改用外洗药方至功能恢复。

四、护理要点

（一）固定

注意观察固定是否正确有效,固定期间保持肘关节的功能位,不可随意放松。

（二）保持清洁、平整

肘关节周围皮肤保持清洁,石膏夹板内衬物保持平整。

（三）指导活动

指导患者活动患侧掌指,按摩患肢,防止肌肉萎缩。

（陈德强）

第二节 桡骨头半脱位

桡骨头半脱位也叫牵拉肘,是发生在小儿外伤中最为常见的损伤之一。常见发病年龄为1～4岁,其中2～3岁最为多见。也可偶见于学龄前儿童,甚至小学生。

一、病因、病机

常因大人牵着患儿走路,上台阶时在跌倒瞬间猛然拉住患儿手致伤;或因从床上拉起患儿,拉胳膊伸袖穿衣;或抓住患儿双手转圈玩耍等,患儿肘关节处于伸直,前臂旋前位突然受到牵拉所致。

目前有关本病的发病机制仍未得到明确的统一认识,过去认为小儿桡骨头发育不完全,桡骨头的周径比桡骨颈部的周径小,环状韧带松弛,不能牢固保持桡骨头的位置,当受到牵拉时,桡骨头自环状韧带向下滑脱,致使环状韧带嵌在肱桡关节间。但近年来有些学者通过尸检发现婴幼儿桡骨头的周径反而比桡骨颈的周径大,而且桡骨头也并非圆形而是椭圆形,矢状面直径比冠状面大,当伸肘、前臂旋前位牵拉肘关节时,环状韧带远侧缘附着在桡骨颈骨膜处发生横断撕裂,此时桡骨头直径短的部分转到前后位,所以桡骨头便自环状韧带的撕裂处脱出,致使环状韧带嵌在肱桡关节间(图3-1)。因环状韧带滑脱不超过桡骨头的一半,故一般很容易复位。总之,有关本病的发病机制尚需进一步探讨和研究。

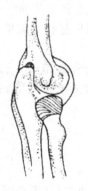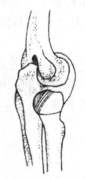

A.环状韧带正常解剖关系

B.肘受到牵拉后,环状韧带远端附着处撕裂,桡骨头部分脱出,环状韧带剥离部滑进肱桡关节间

图 3-1 牵拉肘的创伤解剖

二、临床表现与诊断

患儿受牵拉伤后疼痛哭闹,拒绝使用患肢,前臂常处于旋前,肘关节半屈曲位。上肢不敢上举,肘不敢屈曲。桡骨头部位可有压痛,但无明显红肿。肘关节屈伸稍受限,但前臂旋后明显受限。X线片表现正常。结合有牵拉外伤史而不是跌打摔伤即可考虑为本病。有时在临床检查及拍片过程中,不知不觉已经复位。

三、治疗

（一）非手术治疗

1.复位

以右侧为例,术者右手握住患儿前臂及腕部,左手拇指放于桡骨头外侧,先轻轻牵引,然后将前臂旋后屈肘,当桡骨头复位时可感觉到弹响,此时疼痛立即消除,患儿即刻停止哭闹,并能屈肘上举,开始使用患肢拿东西。若不能复位,术者左手握住患儿肘部,拇指放于桡骨头内侧,先轻轻牵引,然后右手将前臂旋前,同时左手拇指向外侧推压桡骨头即可复位。有时桡骨头脱位时间长,复位后需经过一段时间症状才能消除。

2.固定

复位后无须特殊外固定,简单用三角巾悬吊患肢于屈肘功能位1周即可。另外应嘱咐家长避免再牵拉伤患肢。若反复多次发生脱位时,复位后患肢应适当用石膏托制动2周左右。

3.练功方法

固定期间无须特殊锻炼,去除固定后应避免再次牵拉伤患肢。

4.药物治疗

无须药物治疗。

（二）手术治疗

无特殊情况,闭合手法复位均能获得成功而不需行手术治疗。但对年龄较大的患儿用手法复位失败,需行手术切开复位并修复环状韧带。

四、并发症

本病复位后,除未予制动而且多次受到牵拉易导致习惯性桡骨头半脱位外,一般无其他并发症发生。

（陈德强）

第三节　尺骨鹰嘴骨折

一、损伤机制

直接暴力作用于肘关节后侧面,即尺骨鹰嘴后方,跌落伤致上肢受伤,间接作用于肘关节,均可发生鹰嘴骨折。不容置疑的是,肌肉肌腱的张力,包括静态和动态,其所产生的应力决定了骨折出现的类型和移位程度。若肘关节遭受了特别大的暴力或高能量损伤,强大的外力直接作用于前臂近端后侧,使尺桡骨同时向前移位,肱骨滑车对尺骨鹰嘴的阻挡,致使其在冠状突水平发生骨折,在骨折端和肱桡关节水平产生明显不稳定。表现为鹰嘴的近骨折端常常向后方明显移位,而尺骨的远骨折端则会和桡骨头一起向前方移位,称为骨折脱位或经鹰嘴的肘关节前脱位。其常常因直接暴力创伤所致,故鹰嘴或尺骨近端的骨折大多呈粉碎状,而且多合并有冠状突骨折,这种损伤比单纯的鹰嘴骨折要严重得多。如果尺骨鹰嘴或尺骨近端骨折不能获得良好的解剖复位和稳定的内固定,则易出现持续性或复发性畸形。

二、临床表现

由于尺骨鹰嘴骨折属于关节内骨折,所有的尺骨鹰嘴骨折都包含有某种程度的关节内部分,故常常发生关节内出血和渗出,这将导致鹰嘴附近的肿胀和疼痛。骨折端可以触及凹陷,并伴有疼痛及活动受限。肘关节不能抗重力伸肘是可以引出的一个最重要体征。它表明肱三头肌的伸肘功能丧失,伸肌装置的连续性中断,并且这个体征的出现与否常常决定如何确定治疗方案。因为尺骨鹰嘴骨折有时合并尺神经损伤,特别是在直接暴力导致严重、广泛、粉碎性骨折时,更易合并尺神经损伤,故应在确定治疗方案之前仔细判断或评定神经系统的功能,以便及时进行处理。

三、放射学检查

在评估尺骨鹰嘴骨折时,最容易出现的一个错误是不能坚持获得一个真正的肘关节侧位 X 线片。在急诊室常常获得的是一个有轻度倾斜的侧位 X 线片,它不能充分判断骨折线的准确长度、骨折粉碎的程度、半月切迹处关节面撕裂的范围及桡骨头的任何移位。应尽可能获得一个真正的肘关节侧位 X 线片,以准确掌握骨折的特点。前后位 X 线平片也很重要,它可以呈现骨折线在矢状面上的走向。若桡骨头也同时发生了骨折,在侧位 X 线片上可以沿骨折线出现明显挛缩,并且没有成角或移位。

四、骨折分类

有几种分类方法,每一种分类都有其优缺点,但没有一种分类能够全面有效地指导治疗,以及合理地选择内固定物。有些学者将鹰嘴骨折仅分为横形、斜形和粉碎性 3 种类型。有的将其分为无移位或轻度移位骨折、横形或斜形移位骨折、粉碎性移位骨折及其他共 4 种类型。1981 年,Home 按骨折线位于关节面的位置将骨折分为近侧、中段和远侧三种类型。1982 年,霍尔兹沃恩(Holdsworth)在此基础上增加了开放性骨折型。1985 年,莫里(Morrey)认为骨折移位超过 3 mm 应属移位骨折。1993 年,格雷夫斯(Graves)把儿童骨折分为骨折移位小于 5 mm、骨折移位大于 5 mm 和开放性骨折 3 型。梅奥医学中心(Mayo Clinic)提出的分型是:1 型,无移位,1a 型为非粉碎性骨折,1b 型是粉碎性骨折;2 型,骨折移位,但稳定性良好,移位大于 3 mm,侧副韧带完整,前臂相对于肱骨稳定,2a 型是非粉碎性骨折,2b 属粉碎性骨折;3 型,骨折移位,不稳定,前臂相对于肱骨不稳定,是一种真正的骨折脱位,3a 型为无粉碎性骨折,3b 型为有粉碎性骨折。显然,对粉碎性骨折、不稳定者治疗最困难,预后也最差。

现在临床上应用比较流行的是 Colton(1973 年)分类,它简单实用,易于反映骨折的移位程度和骨折形态。1 型,骨折无移位,稳定性好;2 型,骨折有移位,分为撕脱骨折、横断骨折、粉碎性骨折、骨折脱位。无移位骨折是指移位小于 2 mm,轻柔屈曲肘关节至 90°时骨折块无移位,并且可抗重力伸肘,可以采取保守治疗。

(1)撕脱骨折:在鹰嘴尖端有一小的横形骨折块(近骨折端),与鹰嘴的主要部分(远骨折端)分开,最常见于老年患者。

(2)斜形和横形骨折:骨折线走行呈斜形,自接近于半月切迹的最低处开始,斜向背侧和近端,可以是一个简单的斜形骨折,也可以是矢状面骨折或关节面压缩性骨折所导致的粉碎性骨折折线的一部分。

（3）粉碎性骨折：包括鹰嘴的所有粉碎性骨折，常因直接暴力作用于肘关节后方所致，常有许多平面的骨折，包括较常见的严重的压缩性骨折块，可以合并肱骨远端骨折、前臂骨折及桡骨头骨折。

（4）骨折-脱位：在冠状突或接近冠状突的部位发生鹰嘴骨折，通过骨折端和肱桡关节的平面产生不稳定，使得尺骨远端和桡骨头一起向前脱位，常继发于严重创伤，如肘后方直接遭受高能量撞击等。更为重要的是，骨折的形态决定了这种骨折需要用钢板进行固定，而不是简单地用张力带固定。

五、治疗方法

（一）无移位的稳定骨折

屈肘90°固定1周，以减缓疼痛和肿胀；然后在理疗师的指导下进行轻柔的主动屈伸训练。伤后1周、2周、4周复查X线片，防止骨折再移位。

（二）撕脱骨折

首选张力带固定（图3-2），亦可进行切除术，将肱三头肌腱重新附丽，主要根据患者的年龄等具体情况来决定。

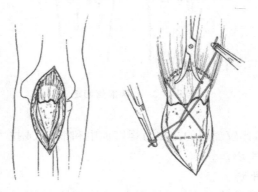

图3-2　张力带钢丝

（三）无粉碎的横断骨折

应行张力带固定。可采取半侧卧位，肘后方入路，注意保护肱三头肌腱在近骨折块上的止点，可用6.5 mm拉力螺钉加钢丝固定；若骨折块较小，则可用2枚克氏针加钢丝盘绕固定（图3-3）。

（四）粉碎的横断骨折

应行钢板固定。若用张力带固定，可导致鹰嘴变短，活动轨迹异常，关节面变窄，造成关节撞击，活动受限。最好用克氏针加钢丝，再加上钢板固定。有骨缺损明显者，应行一期植骨，以防止关节面塌陷和鹰嘴变形。

（五）伴有或不伴有粉碎的斜形骨折

用拉力螺钉加钢板固定最为理想，有时亦可用张力带加拉力螺钉固定，或用重建钢板固定，1/3管状钢板易失效。重建钢板不要直接放置在尺骨背侧，否则极易出现伤口，可沿尺骨外侧缘固定。若骨折粉碎，则不宜用张力带固定，最好用钢板固定并行植骨术。重建钢板在强度上优于1/3管状钢板，且厚度小于DCP，钢板近端的固定非常重要，可使用松质骨螺钉，但注意不要进入关节内。

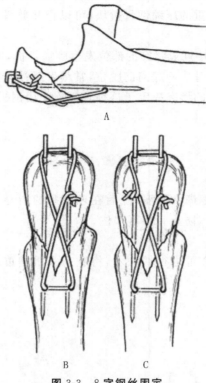

图 3-3　8 字钢丝固定

（六）斜形骨折

适宜用拉力螺钉固定,比较理想的是拉力螺钉加中和钢板,或拉力螺钉通过中和钢板的钉孔拧入。对骨折端的加压应小心。

（七）单纯的粉碎性骨折

无尺骨和桡骨头脱位及无前方软组织撕裂者,可行切除术,肱三头肌腱用不吸收缝线重新附丽于远骨折端,术后允许肘关节早期活动。重要的是要保持侧副韧带,特别是内侧副韧带前束的完整,以保证肘关节的稳定。若骨折累及尺骨干,则不能进行切除术,可行张力带加钢板固定,有骨缺损者应一期植骨。

（八）骨折脱位型

骨与软组织损伤严重,应行切开复位内固定,可用钢板加张力带固定。骨折块的一期切除应慎重,否则可致肘关节不稳定。

（九）开放性骨折

内固定并不是禁忌,但需彻底清创。若对鹰嘴的软组织覆盖有疑问,应行局部皮瓣或游离组织转移。有时可延期行内固定治疗。

（陈德强）

第四节　尺骨冠突骨折

尺骨冠突是尺骨半月关节面的一部分，它可阻止尺骨向后脱位，阻止肱骨向前移位，防止肘关节过度屈曲，对维持肘关节的稳定性起重要作用。冠突边缘有肘关节囊附着，前面为肱肌附丽部，尺骨冠突骨折常合并肘关节脱位及肘部骨折，临床上并不少见，常见报道15％肘关节后脱位患者可合并尺骨冠突骨折。而单纯的尺骨冠突骨折较少，多为肱肌猛烈收缩牵拉造成的撕脱性骨折。冠突骨折常并发肘关节的后脱位，如处理不当，可产生创伤性关节炎、疼痛和功能障碍。

一、应用解剖和损伤机制

尺骨冠突在尺骨鹰嘴切迹前方，与鹰嘴共同构成切迹，冠突在切迹之前方与肱骨滑车形成关节，并与外侧桡骨头一起构成肘关节（尺肱桡关节），借助环状韧带，尺桡骨紧密相合，并互成上尺桡关节。尺骨冠突不仅是肱尺关节的主要组成部分，而且也是肘关节内侧副韧带前束、前关节囊和肱肌的附着点，起阻止肱二头肌、肱肌和肱三头肌牵拉尺骨向肘后移位的作用，是维持肘关节稳定的主要结构。

冠突有3个关节面，与滑车关节面相合，关节面互相移行。冠状高度是指尺骨冠突尖到滑车切迹的最低点的垂直距离，高的为1.5 cm，低的0.9 cm，儿童的发育在4岁时最快，至14～16岁大致长成。

当暴力撞击手掌，冠突受到传导应力，与肱骨滑车相撞。若暴力足以大到引起冠突骨折时，会造成冠突不同程度的骨折，进而发生肘关节后脱位。研究表明，冠突的损伤会对肘关节的稳定性产生影响，与此同时，附丽于冠突前下的肱肌强力收缩还会引起间接暴力的冠突撕脱骨折。

二、临床分类

雷根（Regan）和Morrey在1984年将冠突骨折分为3种类型（图3-4）。

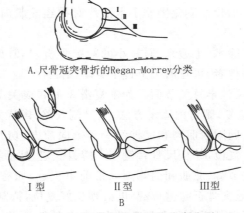

A. 尺骨冠突骨折的Regan-Morrey分类

Ⅰ型　　　Ⅱ型　　　Ⅲ型

B

图3-4　尺骨冠突骨折的分类分型

Ⅰ型骨折:冠突尖小骨片骨折(又称撕脱骨折),骨块常游离于关节腔内或附着于关节囊壁上。

Ⅱ型骨折:50%的冠突骨折,伴肘关节不稳定,临床上往往行手法石膏外固定,必要时行切开复位内固定。

Ⅲ型骨折:冠突基底部骨折,如有移位常伴肘关节后脱位。如冠突骨折无移位者,可单纯用石膏固定。临床上偶见冠突纵形骨折合并尺骨鹰嘴骨折,治疗方法同尺骨鹰嘴。

根据解剖及临床文献报道,尺骨冠突内侧缘高度1/2处为尺侧副韧带前束的附着部,冠突骨折常合并该韧带的损伤,而尺侧副韧带前束是肘关节内侧副韧带的主要结构,对肘关节内侧稳定具有重要作用。因此,尺骨冠突骨折的分型应考虑尺侧副韧带前束损伤情况。

此外,还按骨折形态分类,分为斜形骨折和横形骨折,通过冠突骨折与否各有异同,其预后亦有不同。奥德里斯科尔(O'Driscoll)从冠突关节面做了骨折分类。

三、诊断

临床上出现的关节肿胀、出血和肘关节功能障碍的情况,仅能提示可疑骨折,而借以确诊的唯一依据是做X线检查,可见冠突残缺和骨折线,骨片上移,偶可进入肱尺关节囊内,影响功能。从X线片上观察半月切迹是否圆滑,若不圆滑而出现阶梯样,则提示发生骨折,可作为诊断的一个重要指标。骨片进入关节内,以CT扫描最形象地描记出部位、骨片大小,必要时亦可行CT三维重建检查。

四、治疗

(一)非手术治疗

适用于冠突骨折骨块小或没有移位的患者。仅用石膏托固定肘关节于屈曲80°~90°位。2周解除石膏托,开始活动肘关节,并继续做颈腕带悬吊,间歇行主动肘关节功能锻炼。对骨折块较大者,可行手法复位,石膏外固定方法。

(二)手术治疗

O'Driscoll认为维持肱尺关节的稳定需具备3个条件:完整的关节面、完整的内侧副韧带前束和桡侧副韧带复合体。所以对尺骨冠突骨折的手术治疗,首先恢复骨性解剖结构,其次应重视内侧副韧带的修复和重建,以期获得一个稳定的关节。对关节腔内游离骨块或骨块较大,手法复位失败的患者,均可考虑手术治疗。避免因非手术治疗对神经或肌肉损伤的忽视而造成后期预后不良、活动度降低等现象。

(1)关节腔内的游离体摘除术(Ⅰ型)。对较小的冠突骨折,其游离于关节腔内,影响肘关节的活动,应行骨块摘除。有条件者,可行肘关节镜下骨块摘除术。

(2)大块冠突骨折,影响尺骨半月关节面。为恢复滑车的屈成关节的稳定性,应进行切开复位与内固定。AO提出开放整复,螺钉内固定方法,从尺侧入路,辨认并保护尺神经,用一薄凿将肱骨内上髁截骨,将内上髁连同附着肌肉和尺神经一起牵向前方,切开关节囊,即可充分显露骨折部,此时可在直视下将冠突复位,并从尺骨背侧穿入螺钉固定,然后再复位内上髁,用预先准备好的螺钉固定,同时检查前关节囊、肱肌和内侧副韧带前束止点,如有损伤一并缝合。最后将尺神经放回原位或行前置术。冠突骨折超过1/2高度必须良好复位,特制螺钉固定尤为推崇。

(3)冠突切除术。对于冠突骨折愈合和骨质增生,或畸形愈合,影响肘关节正常屈曲时,应手术切除冠突。一般以不超 1/2 冠突高度为限,如切除超过 1/2,可致肘前方不稳定。

对于尺骨冠突粉碎性骨折,由于碎片的多少和大小不等,有的与关节囊相连,有的游离于关节腔内影响关节屈曲功能,所以应手术摘除。Ⅲ 型骨折患者往往合并尺侧副韧带前束断裂。在冠突骨折的切开内固定时,一定要修复或重建前束。

目前根据骨折类型及肘部合并伤等情况,多数学者采用肘前入路,肘前入路可避开尺神经,直接行冠突骨折的复位内固定术。但采用肘前入路时,注意适当向远侧游离穿过旋前圆肌深、浅头的正中神经,防止术中过度牵拉,产生神经症状或损伤正中神经支配前臂屈肌及旋前圆肌的分支。内固定物可选用螺钉,包括小的可吸收螺钉或克氏针加张力带及钢丝固定,不主张克氏针、钢丝或缝线单一固定。要求尽量牢固固定,争取早期行肘关节的功能锻炼。

儿童冠突骨折少见,常合并肘关节后脱位。儿童尺骨冠突骨折在 X 线上显示骨块虽小,但周围有软骨,因此实际上骨块比 X 线片所显示的要大。对于儿童冠突骨折的治疗同成人相同。由于儿童冠突骨折大都较易愈合,预后良好。

手术时应注意以下几点:①因尺神经穿过内侧副韧带前束于尺骨的止点外,应先游离尺神经并牵开加以保护,避免损伤之。术终根据术中情况,可将尺神经放置原位或行尺神经前置术。②内固定尽量留于背侧,以利行肘关节功能练习。③注意尺侧副韧带及关节囊等软组织的修复,尤其是尺侧副韧带前束的修复,以防产生肘外翻不稳定。④术中注意微创操作,不要剥离附着于骨块的关节囊等软组织,以防发生骨化性肌炎。⑤冠突骨折多为复杂骨折的一部分,应重视并发症,尤其是肘部合并伤,也是影响预后的重要因素。⑥内固定要加强,争取早期行肘关节的主、被动功能练习,提高治疗效果。

当冠突骨折合并桡骨小头骨折和肘关节脱位为肘部“恐怖三联征”时,应引起重视,诊断时有时需借助 X 线和 CT 三维重建,采用特制螺钉,后期采用人工桡骨小头替代切除的桡骨小头,有些则不得不采取人工肘关节置换。

五、并发症

(一)早期并发症

可因肘关节屈曲固定时间过长,影响肘关节的活动功能或在锻炼中引起疼痛。

(二)后期并发症

在冠突骨折合并肘关节脱位和臂部软组织有广泛撕裂时,偶可发生肘关节的纤维性强直。当冠突骨折块落入关节腔内,较难退出,而形成关节内的游离体,游离骨块对关节面造成损伤或发生交锁。因此,关节内骨块一经确认,就需尽早切除。晚期骨折处骨质增生,形成骨化性肌炎骨突,严重妨碍肘关节活动。

部分冠突骨折术后关节活动范围稍差,但肘关节稳定性良好。关节活动范围减少的常见原因为关节粘连,另外可能与重建骨无软骨而致术后发生创伤性关节炎有关。因此,在今后的临床中可考虑采用带软骨面且有血供的骨块或人工冠突假体重建,以期术后肘关节功能良好恢复,减少肘关节退变和发生骨性关节炎的可能,提高冠突骨折治疗的效果。

(陈德强)

第五节 尺桡骨干双骨折

一、受伤机制

(一)直接暴力
直接致伤因素,作用于前臂,骨折基本在同一水平。

(二)间接暴力
多为跌倒致伤,由于暴力传导,骨折水平多为桡高尺低,常为短斜形。

(三)其他致伤因素
如暴力碾压、扭曲等,多为多段骨折,不规则,且伴不同程度软组织损伤。

二、分型

常用的 AO 分型如图 3-5 所示。

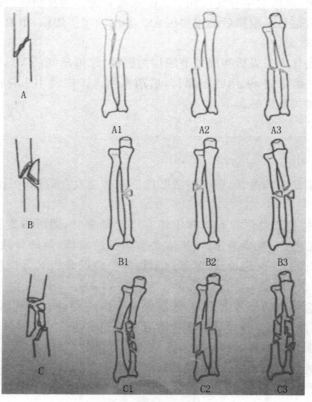

图 3-5 骨折的 AO 分型
A 型:简单骨折;B 型:楔形骨折;C 型:粉碎性骨折

三、治疗原则

闭合复位外固定:用于移位不明显的稳定性前臂双骨折。传统的复位标准为桡骨近端旋后畸形小于 30°,尺骨远端的旋转畸形小于 10°,尺、桡骨成角畸形小于 10°。桡骨的旋转弓应恢复。不稳定的前臂双骨折或稳定性的骨折,闭合复位失败,骨折再移位及伴有其他血管神经并发症的,应行切开复位内固定。

（一）钢板螺钉内固定

主要是根据 AO 内固定原则发展的内固定系统,用于前臂双骨折的治疗,明确提高了骨折的治疗水平,提高了愈合率,达到了早期功能锻炼及恢复的目的。

（二）髓内固定系统

用于前臂双骨折的治疗,最初应用是 20 世纪 30 年代的克氏针内固定,20 世纪 40 年代以后,较广泛流行的有塞奇(Sage)设计的髓内钉系统,至目前发展到较成熟的带锁髓内钉固定系统。虽然目前对带锁髓内钉固定系统用于前臂骨折效果的意见仍不统一,特别是对于桡骨的髓内固定效果,但对于尺骨的髓内固定效果目前是比较肯定的。

满意有效的内固定必须能牢固地固定骨折,尽可能地完全消除成角和旋转活动。有学者认为用牢固的带锁髓内钉或 AO 加压钢板均可达到此目的。而较薄的钢板,如 1/3 管状钢板及单纯圆形可预弯的髓内钉效果欠佳。手术时选用髓内钉或钢板,主要根据各种具体情况来确定。每种器械均有其优点和缺点,在某些骨折中使用其中一种可能比另一种更易成功。在许多尺、桡骨骨折中,用钢板或髓内钉均能得到满意的效果,究竟选用哪一种则主要根据外科医师的训练和经验。

AO 加压钢板内固定系统已应用多年,业内比较熟悉,这里不再赘述。而髓内钉固定,特别是前臂髓内钉固定系统,近几年有重新流行的趋势。使用髓内钉固定时,其长度或直径的选择有误、手术方法和术后处理的不慎都可导致不良的后果,这里着重讨论一下。

根据文献,最早广泛使用的前臂髓内钉系统是由 Sage 于 1959 年研制成功的,他曾对 120 具尸体桡骨做解剖,并对 555 例使用髓内固定治疗的骨折作了详细回顾。根据他的设计,预弯的桡骨髓内钉可以保持桡骨的弧度,三角形的横断面可以防止旋转不稳定。桡骨和尺骨 Sage 髓内钉的直径足以充满髓腔,能够做到牢固地固定。虽然在某些医疗机构中,传统的 Sage 髓内钉仍在应用,但根据 Sage 的研究和临床经验,目前又有更新的髓内钉系统设计应用于临床。

（三）前臂骨折应用髓内钉固定的适应证

（1）多段骨折。

（2）皮肤软组织条件较差(如烧伤)。

（3）某些不愈合或加压钢板固定失败的病例。

（4）多发性损伤。

（5）骨质疏松患者的骨干骨折。

（6）某些 I 型和 II 型开放性骨干骨折病例(使用不扩髓髓内钉)。

（7）大范围的复合伤在治疗广泛的软组织缺损时,可使用不扩髓的尺骨髓内钉作为内部支架,用以保持前臂的长度。

几乎所有前臂的骨干骨折均可应用髓内钉治疗(图 3-6)。这些骨折都可使用闭合髓内穿钉技术,同样的方法目前在其他长骨干骨折应用已很成熟。

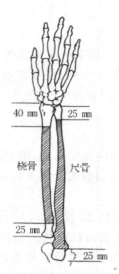

图 3-6　尺、桡骨骨折适用髓内钉的骨折部位

　　前臂骨折应用髓内钉固定的禁忌证：①活动性感染。②髓腔小于 3 mm。③骨骺未闭者。

　　包括 Sage 髓内钉在内，有多种不同的前臂髓内钉固定系统，这些器械均可用于闭合性骨折的内固定。髓内钉优于加压钢板之处：①根据使用的开放或闭合穿钉技术，只需少量剥离或不剥离骨膜。②即使采用开放穿钉技术，也只需要一个较小的手术创口。③使用闭合穿钉技术，一般不需要进行骨移植。④如果需要去除髓内钉，不会出现骨干应力集中所造成的再骨折。同加压钢板和螺丝钉固定不一样，髓内钉固定的可屈曲性足以形成骨旁骨痂。正如 Sage 所推荐的那样，所有需要切开复位的骨干骨折都应做骨移植，通常使用钻和扩髓器即能获得足够的用于移植的骨材料，因此不需另外采取移植骨。无论使用哪一种髓内钉系统，尺骨钉的入口都是在尺骨近端鹰嘴处。桡骨钉的入口根据钉的不同设计有所不同，其原则是根据钉设计的弧度、预弯等情况加以调整。如 Sage(C)桡骨髓内钉在桡侧腕长伸肌腱和拇短伸肌腱之间的桡骨茎突插入。Foresight(B)桡骨髓内钉则在 Lister 结节的桡侧腕伸肌腱下插入。True-Flex 和 SST(A)桡骨髓内钉的插入口是在 Lister 结节的尺侧拇长伸肌腱下(图 3-7)。所有桡骨髓内钉均应正确插入，并将钉尾埋于骨内，防止发生肌腱磨损和出现断裂的可能。

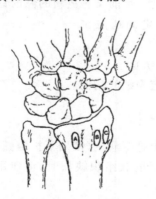

图 3-7　桡骨骨折采用髓内钉固定时，根据不同钉设计的进针点(A、B、C)调整

四、前臂开放性骨折

对前臂开放性骨折的治疗原则是不首先做内固定,有学者认为以创口冲洗和清创为最初治疗方法时,并发症较少。这样做能使创口的感染显著降低或者愈合。如果创口在 10～14 天愈合,即可做适当的内固定。

安德森(Anderson)曾报道过采用这种延迟切开复位和加压钢板做内固定的方法治疗开放性骨折的经验。采用这个方法治疗的 38 例开放性骨折均没有发生感染。在许多 Gustilo Ⅰ 型、Ⅱ 型创口中,能够在早期做内固定,而无创口愈合问题。但有学者认为延迟固定会更安全。对于单骨骨折,由延迟内固定骨折重叠所造成的挛缩畸形一般切开后即可复位(图 3-8)。对有广泛软组织损伤的前臂双骨折,为了避免短缩畸形,并方便软组织处理,需要进行植皮等治疗时,可采用外固定支架、牵引石膏,进行整复和骨折的固定。如果软组织损伤范围较大,必须进行皮肤移植和后续的重建治疗,而这些治疗措施又不能通过外固定支架、牵引石膏的创口完成时,可采用髓内钉来固定前臂。只有通过外固定或内固定方法,使前臂稳定后,才能进行皮肤移植和其他软组织手术。

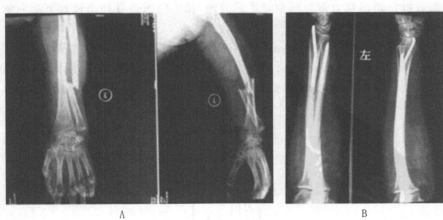

图 3-8　前臂开放性骨折
A:外伤致尺、桡骨中远端双骨折;B:尺、桡骨骨折髓内钉复位及固定情况

目前,对前臂开放性骨折的治疗趋势为立即清创、切开复位和内固定。有人曾报道,对 103 例 Gustilo Ⅰ 型、Ⅱ 型或 Ⅲ A 型前臂开放性骨干骨折,采用立即清创和加压钢板及螺钉固定治疗,其中 90% 效果满意。但 Ⅲ B 型和 Ⅲ C 型损伤采用此法治疗,疗效不佳,一般用外固定治疗。

五、护理要点

(一)保持有效的固定
注意观察石膏或夹板是否有松动和移位。

(二)维持患肢良好血液循环
术后抬高患肢,观察患肢皮肤的颜色、温度、有无肿胀及桡动脉搏动情况。如出现剧痛,手部皮肤苍白、发凉、麻木,被动伸指疼痛,桡动脉搏动减弱或消失等表现时,提示骨筋膜隔室综合征的发生,如有缺血表现,立即通知医师处理。

（三）康复锻炼

术后 2 周开始练习手指屈伸活动和腕关节活动。4 周后开始练习肘、肩关节活动。8～10 周 X 线片证实骨折愈合后，可进行前臂旋转活动。

（陈德强）

第六节　桡骨、尺骨茎突骨折

一、桡骨茎突骨折

单纯桡骨茎突骨折临床上较为少见，在 20 世纪初，也被称为 Hutchinson 骨折。

（一）损伤机制

直接暴力或间接暴力均可引起此类骨折，但以间接暴力引起为多见。直接暴力常由汽车摇柄直接打击而骨折。间接暴力常为跌倒时手掌着地，暴力沿腕舟骨冲击桡骨下端而致骨折。

（二）分类

按桡骨茎突骨折的受伤机制分为：①横形骨折，常为间接暴力，如手掌着地所致，骨折线为横形，从外侧斜向关节面（图 3-9）。②桡骨茎突撕脱性骨折，此类骨折块甚小，并向远侧移位，损伤机制为受伤时腕关节强力尺偏，桡侧副韧带牵拉桡骨茎突而造成。

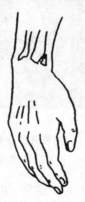

图 3-9　桡骨茎突骨折

（三）临床表现

伤后桡骨茎突处出现肿胀、疼痛。桡骨茎突处压痛明显，并有较明显的骨擦音。

（四）影像学检查

侧位 X 线片不易见到骨折。正位 X 线片可见一横形骨折线，骨折线从外侧斜向关节面，骨折块常为三角形。很少有移位，如有移位，常向背侧桡侧移位。

（五）治疗

大部分桡骨茎突骨折均可通过手法复位石膏外固定而治愈。手法复位的方法为术者一手握着患者之手略尺偏，纵形牵引，另一手持腕部，其拇指于骨折片近侧向下并向尺侧推压即可得到满意的复位。复位后采用短臂石膏固定于腕中立位，轻度尺偏位 5～6 周（图 3-10）。

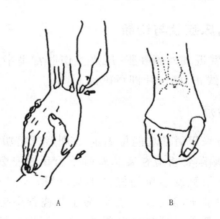

图 3-10　手法治疗
A.手法复位；B.石膏外固定

手法复位后如骨折块不稳定或再移位，可行经皮克氏针内固定或行切开复位克氏针或加压松质骨螺钉内固定。

二、尺骨茎突骨折

单纯尺骨茎突骨折极为少见，临床上常与 Colles 骨折并发损伤。单纯尺骨茎突骨折常为跌倒时手旋前尺偏着地而造成。尺骨茎突骨折处局部轻度肿胀、疼痛，常与扭伤不易区别，但通过腕部 X 线片即可得到准确的诊断。

治疗：单纯尺骨茎突骨折可行牵引下手法复位，短臂石膏托固定前臂于中立位，腕关节尺偏位 4 周即可。但大部分尺骨茎突骨折很难达到骨性愈合。近几年，有许多学者主张对不稳定性尺骨茎突骨折应早期行切开复位，螺钉加张力带内固定。如尺骨茎突骨折发生骨不愈合，局部疼痛较重，压痛明显时可考虑行手术切除骨不愈合的尺骨茎突。

（陈德强）

第七节　桡骨小头骨折

一、桡骨小头骨折的创伤机制

桡骨小头骨折临床并不少见，急诊检查易误诊，延误治疗，结果导致肘关节创伤性关节炎，或者影响前臂旋转功能。创伤机制为传导暴力，患者跌倒时，肘关节呈半屈曲位手掌着地。由于肘部提携角的存在，肘部外翻，暴力经桡骨向上传导，使桡骨小头冲击肱骨小头而致骨折。前臂外翻角度越大，单纯桡骨小头骨折的机会越多。桡骨小头骨折时，根据创伤暴力的作用方向与大小，常同时发生肱骨内上髁骨折、尺骨鹰嘴骨折、尺骨近端骨折、肘关节后脱位。马森（Masson）将桡骨小头骨折分为 4 种类型：①Ⅰ型，无移位的桡骨小头骨折；②Ⅱ型，骨折块有移位；③Ⅲ型，粉碎性骨折，桡骨头常碎裂分离；④Ⅳ型，桡骨小头粉碎性骨折并发肘关节脱位。

二、桡骨小头骨折的临床症状与诊断

患者有明确的外伤史,前臂近端外侧肿胀、压痛。伤肘常呈半屈曲位,不愿活动。前臂旋转受限,尤以旋后明显。肘部 X 线正、侧位片即可确诊。

三、桡骨小头骨折的治疗

无移位或者轻度嵌插骨折采用肘部功能位固定,3 周后开始功能活动,预后较好。

桡骨小头骨折移位明显、塌陷骨折应在臂丛麻醉下行手法整复。患者取仰卧位,上肢外展,肘屈曲位对抗牵引。术者用拇指触及移位的桡骨小头,根据 X 线片提供的骨折移位方向,在助手旋转前臂的同时用拇指用力推压,复位。一般认为小儿桡骨小头骨折复位后,桡骨头倾斜成角在 30°以内,侧方移位小于1/3,随着骨折愈合再塑形,日后对肘关节功能影响不大。复位后屈肘90°,前臂旋中位固定 3 周。

对于桡骨头骨折,嵌插较紧,手法复位困难时,可以在透视下穿入克氏针撬拨复位。穿针时注意不要损伤桡骨小头前外侧的桡神经。

骨折复位不满意时,应行切开复位,克氏针内固定。对于成年人粉碎性骨折,关节面破坏大于 1/3,或者骨折后治疗较晚,主张行桡骨小头切除术。桡骨小头切除术可以延期施行,待局部软组织创伤恢复后手术,术后仍然可以获得较好的功能。

手术方法:臂丛麻醉下,以桡骨小头为中心做 S 形切口。于尺侧腕伸肌与肘后肌之间分离,显露肱桡关节,此时关节囊多已破裂,仔细确定骨折移位方向,检查桡骨头关节面的情况。直视下手法或借助于骨膜剥离器,将桡骨小头撬起复位,准确对位后,打入克氏针或者可吸收螺钉固定。如果桡骨小头呈粉碎状,关节面严重破坏,或者为陈旧性骨折,则清除骨折片,继续向桡骨干方向切开骨膜,剥离至桡骨结节部,于桡骨结节近侧横形切断,取出桡骨头。桡骨头内固定术后,肘部固定 3～4 周开始功能活动。桡骨头切除后用肘部石膏托固定肘于屈曲 90°位,1 周后去除,开始练习前臂旋转活动。

(陈德强)

第八节　桡骨头颈部骨折

桡骨头颈部骨折是临床常见的骨折类型之一,约占全身骨折的 0.8%,属于关节内骨折。由于其解剖结构复杂,比一般骨折难以处理,治疗结果关系到肘关节的稳定性和前臂的功能,因此正确的临床治疗尤显重要。

一、病因、病机

桡骨头颈部骨折多见于青壮年。多由间接暴力所致,如跌倒时手掌着地,暴力沿桡骨向上传达,引起肘过度外翻,使桡骨头撞击肱骨小头,反作用力使桡骨头受到挤压而发生骨折。儿童由于桡骨近端薄弱,暴力作用可造成头骺分离或干骺端骨折,即桡骨颈骨折。如暴力继续作用,肘关节进一步外翻,则造成肘关节内侧副韧带支持结构的损伤——内侧副韧带损伤或肱骨内上髁撕脱骨折;而伸肘位时尺骨鹰嘴紧嵌于鹰嘴窝内可造成尺骨鹰嘴骨折;桡骨结节对尺骨的顶压可导致尺骨上段骨折。由于外翻暴力的影响,桡神经与桡骨头关系又极为密切,故容易受到挤压或牵拉而致伤。本病伤后还常合并肱骨内上髁、尺骨鹰嘴骨折及桡神经、正中神经、尺神经损伤。

二、临床表现

桡骨小头处有明显疼痛感、压痛及前臂旋转痛。桡骨头处局限性肿胀,并可伴有皮下淤血。肘关节屈伸、前臂旋转活动明显障碍。还可伴有桡神经损伤。

依据影像学所见,一般分为以下四型。

(一)无移位型

无移位型指桡骨颈部的裂缝及青枝骨折,此型稳定,一般无须复位。多见于儿童。

(二)嵌顿型

嵌顿型多系桡骨颈骨折时远侧断端嵌入其中,此型亦较稳定。

(三)歪戴帽型

歪戴帽型即桡骨颈骨折后,桡骨头部骨折块偏斜向一侧,犹如人头戴法兰西帽姿势。

(四)粉碎型

粉碎型指桡骨、颈及(或)头部骨折呈 3 块以上碎裂者。

三、诊断与鉴别诊断

患者有明显的外伤史,局部疼痛、肿胀,前臂屈伸功能障碍,前臂旋转功能受限,以旋后运动受限明显。如合并伴有肘关节脱位,肘部明显畸形,肘窝部饱满,前臂外观变短,尺骨鹰嘴后突,肘后部空虚和凹陷,出现肘后三角关系破坏的表现。一般通过 X 线检查可以确诊。

四、治疗

对于无移位或轻度移位骨折采用非手术保守治疗为主,移位明显者用切开复位内固定术。

(一)无移位及嵌入型

仅在肘关节用上肢石膏托或石膏功能位固定 3～4 周。

(二)轻度移位者

施以手法复位,在局麻和助手的持续的牵引条件下,由术者一手拇指置于桡骨小头处,另一手持住患者腕部在略施牵引情况下快速向内、外两个方向旋转运动数次,一般多可复位。

(三)移位明显者

复位不佳者,可行桡骨头切开复位,必要时同时行内固定术。在桡骨头严重粉碎性骨折,无法重建修复桡骨头时,可行桡骨头切除术,也可在切除后内置人工桡骨头。14 岁以下儿童不宜做桡骨头切除术。

五、预防与调护

复位成功后即可进行简单的手指及腕关节的屈伸活动,2～3 周可以开始肘关节屈伸功能训练。合理的功能锻炼有助于功能的最大限度的恢复,采取循序渐进的原则,早期以被动活动为主,晚期则改为以主动活动为主,并根据骨痂生长情况给予适当的负荷锻炼,促进功能恢复。

(陈德强)

第九节　桡骨干骨折

桡骨干骨折比较少见,患者多为青年、少年。桡骨的主要功能是参与前臂的旋转活动和支持前臂。桡骨干上 1/3 骨质较坚固,具有丰厚的肌肉包裹,不易发生骨折,中、下 1/3 段肌肉逐渐变为肌腱,容易受直接暴力打击而骨折。桡骨中、下 1/3 交界处,为桡骨生理弯曲最大之处,是应力上的弱点,故骨折多发生于此处。

一、病因病理

直接暴力和间接暴力均可造成桡骨干骨折,但多由间接暴力所致。直接暴力多为重物打击于前臂桡侧所造成,以横断或粉碎性骨折较常见。间接暴力多为跌倒时手掌撑地,因暴力向上冲击,作用于桡骨干所致,以横断或短斜形骨折较常见。桡骨干骨折,因有尺骨支持,骨折端重叠移位不多,而主要是肌肉造成的旋转移位。幼儿多为不全或青枝骨折。成人桡骨干上 1/3 骨折时,附着于桡骨结节的肱二头肌及附着于桡骨上 1/3 的旋后肌,拉骨折近段向后旋转移位;而附着于桡骨中部及下部的旋前圆肌和旋前方肌,拉骨折远段向前旋转移位。桡骨干中 1/3 或中下 1/3 骨折时,骨折位于旋前圆肌止点以下,因肱二头肌与旋后肌的旋后倾向,与旋前圆肌的旋前力量相抵消,骨折近段就处于中立位,而骨折远段被附着于桡骨下端的旋前方肌影响而向前旋转移位。

二、临床表现与诊断

骨折后局部疼痛、肿胀、压痛和纵向叩击痛。完全性骨折时,可有骨擦音,较表浅的骨段骨折,可触及骨折端。不完全性骨折症状较轻,尚有部分旋转功能。前臂 X 线正、侧位片可明确骨折部位和移位情况,拍摄 X 线片时,应包括上、下尺桡关节,注意检查是否有尺桡关节脱位。

三、治疗

无移位的骨折,先将肘关节屈曲至 90°,矫正成角畸形,再将前臂置于中立位,用前臂夹板或长臂管型石膏固定 4～6 周。对有移位的骨折应以手法整复夹板固定为主。

(一)手法复位夹板固定法

1.手法复位

患者平卧,麻醉下,患肩外展,屈肘 90°。一助手握住肘上部,另一助手握住腕部。两助手作对抗牵引,骨折在中或下 1/3 时,前臂置中立位,在上 1/3 置稍旋后位,牵引 3～5 分钟,待骨折重叠移位矫正后,进行夹挤分骨。在牵引分骨下,术者一手固定近侧断端,另一手的拇指及示、中、环三指,捏住向尺侧倾斜移位的远侧断端,并向桡侧提拉,矫正向尺侧移位。若有掌背侧移位可用折顶提按法,加大骨折断端的成角。术者一手将向掌侧移位的骨折端向背侧提拉,另一手拇指将向背侧移位的骨折端向掌侧按压,一般都可复位成功。

手法整复要领:桡骨骨折后可出现重叠、成角、旋转、侧方移位等 4 种畸形,其中断端的短缩、成角和侧方移位是在暴力作用时发生的,而旋转移位则是在骨折以后发生的。由于前臂的主要功能是旋转活动,故如何纠正旋转移位成为整个治疗的关键。由于有尺骨的支撑,桡骨骨折的短缩重叠移位甚少,但常有桡骨骨折端之间的旋转畸形存在。因此,在整复时,只有恰当地处理好这个主要移位,才能为纠正其他移位创造条件。如上1/3骨折,为旋前圆肌止点以上的骨折,则骨折端是介于两旋转肌群之间,近侧断端只有旋后肌附着,则近折端处于旋后位,远折端只有旋前肌附着,则远折端相对旋前,按照骨折远端对近端的原则,首先应将前臂牵引纠正至稍旋后位,以纠正远折端的旋前移位。如桡骨中、下1/3骨折,近折端有旋后肌与旋前肌附着,其拮抗作用的结果使近折端仍处于中立位,远折端则受旋前方肌的作用而相对旋前,故应首先纠正远折端的旋前移位至中立位。对于桡骨中、下1/3骨折整复侧方移位较容易,而桡骨上1/3骨折因局部肌肉丰满,较难整复,但如果能以前臂创伤解剖为基础,使用推挤旋转复位亦较易成功。即整复时将肘关节屈曲纵行牵引,前臂由中立位渐至旋后位,术者两手分别握远、近骨折端,将旋后而向桡背侧移位的骨折近端向尺掌侧推挤,同时将旋前而向尺掌侧移位的骨折远端向桡背侧推,使骨折断端相互接触,握远端的助手在牵引下小幅度向后旋转并作轻微的摇晃,使骨折完全对位。

2.固定方法

骨折复位后,用前臂夹板固定,尺侧夹板和桡侧夹板等长,不超过腕关节。在维持牵引下,先放置掌、背侧分骨垫各一个,再放置其他压垫。桡骨上1/3骨折需在骨折近端的桡侧再放一个小压垫,以防向桡侧移位。然后放置掌、背侧夹板,用手捏住,再放桡、尺侧夹板。桡骨中1/3骨折及下1/3骨折,桡侧夹板下端超腕关节,将腕部固定于尺偏位,借紧张的腕桡侧副韧带限制骨折远端向尺侧偏移。两骨折端如有向掌、背侧移位,可用两点加压法放置压垫。夹板用4条布带缚扎固定,患肢屈肘90°。桡骨上1/3骨折者,前臂固定于稍旋后位;中、下1/3骨折者,应将前臂固定于中立位。用三角带悬吊前臂于胸前,一般固定4～6周。

固定要领:无论是手法复位还是夹板固定,均应注意恢复和保持桡骨旋转弓的形态,恢复和保持骨间隙的正常宽度。桡骨旋前弓、旋后弓的减少或消失,骨间隙的变窄,不仅影响前臂旋转力量,也将影响前臂的旋转范围。为了保持桡骨旋转弓的形态和骨间隙的正常宽度,在选择前臂夹板固定时,掌背侧夹板应有足够的宽度,使扎带的约束力主要作用于掌背侧夹板上。尺桡侧夹板宜窄,尺侧夹板下端不宜超过腕关节,强调腕关节应固定于尺偏位以抵消伸拇长肌及伸拇短肌对骨折端的挤压。

3.医疗练功

初期应鼓励患者作握拳锻炼,待肿胀基本消退后,开始作肩、肘关节活动,如小云手等,但应避免作前臂旋转活动。解除固定后,可作前臂旋转锻炼。

4.药物治疗

按骨折三期辨证用药。

(二)切开复位内固定

不稳定骨折和骨折断端间嵌有软组织手法整复困难者,应行切开复位,以钢板螺钉固定,必要时同时植以松质骨干于骨折周围。手术途径在桡骨中下段以采用前臂前外侧切口为宜,经桡侧腕伸肌、肱桡肌与指浅屈肌之间进入,此部位桡骨掌面较平坦,宜将钢板置入掌面。桡骨上1/3则宜选用背侧切口,经伸指总肌与桡侧腕短伸肌之间进入,钢板置于背侧。术后仍以长臂石膏固定较稳妥。

(陈德强)

第四章

腕部及手部损伤

第一节　腕关节不稳定

腕关节不稳定是指一组以腕关节骨性成分组合关系或运动异常为主要特征的临床病征,原因有创伤、炎症和先天性关节韧带松弛。目前,不稳定的含义已被延伸为任何引起已存在的不稳定或潜在不稳定的腕关节损伤。

一、舟月骨分离

舟月骨分离是腕关节不稳定最常见的类型,也有人将其描述为舟骨旋转性半脱位或舟月不稳定,表示因某些特定原因导致舟月骨骨间韧带(舟月韧带)连续性部分或完全中断,或韧带连续性存在但因损伤或先天性因素造成其松弛,进而引起一系列的腕关节解剖、生物力学改变及其相关的临床表现。过去一直将以上三个概念等同理解,但目前认为它们之间还是有一定的不同之处,如舟骨存在不稳定时,并不一定会发生半脱位,半脱位一般均发生在舟月骨分离或不稳定的晚期(即掌侧桡腕韧带损伤时);而多数情况下舟骨半脱位都伴发有不稳定(舟骨陈旧性半脱位后引起舟骨位置固定时除外)。一般认为,作用于腕关节尺掌侧的背伸、尺偏和旋后暴力引起稳定舟骨近极的韧带断裂,导致舟月骨分离,同时桡侧副韧带和桡舟头韧带也可能断裂。腕关节反复重复性活动、握物旋转伤、先天性韧带松弛、尺骨负向变异或其他损伤等也与舟月骨分离有关。从临床治疗角度出发,目前有如下分类。①急性舟月骨分离:损伤4周以内者,常与舟骨骨折、桡骨远端骨折、月骨周围脱位或月骨脱位等损伤共存。②慢性舟月骨分离:损伤4周以上者,常由急性舟月骨分离迁延不愈所致。③单纯性舟月骨分离:不伴有腕关节及其周围其他结构的损伤,常见病因有创伤、先天性韧带松弛、腕背腱鞘囊肿切除术后、尺骨负向变异等。④复合型舟月骨分离:伴发其他损伤或病变的舟骨分离,如腕舟骨骨折(尤其是舟骨近极骨折)、月骨周围脱位或月骨脱位、桡骨远端骨折、月骨缺血性坏死、类风湿关节炎等。⑤静态舟月骨分离:常规体位X线平片即可发现舟月骨分离的异常改变,提示稳定舟骨近极的韧带完全断裂。⑥动态舟月骨分离:常规体位X线平片无异常发现,当通过外在应力的作用后或腕关节处于特殊体位时,舟月骨分离才可在X线平片上显示出来。提示韧带不完全断裂或韧带处于松弛状态。

(一)临床表现与诊断

(1)中青年多见,多数有外伤史,也可无明显外伤史。早期单纯性舟月骨分离临床症状常不典型,容易被诊断为软组织损伤或腕关节挫伤,直到症状严重时才确诊。

(2)腕关节桡侧疼痛和力弱为主要临床症状,也可伴有痛性弹响及运动功能障碍。

(3)局限于舟月骨间的压痛是具有临床诊断意义的体征,创伤性关节炎发生时关节疼痛和触痛范围可有不同程度的增加。

(4)腕关节应力试验阳性可提供间接诊断依据:①Waston 试验(舟骨漂浮试验);②握拳试验;③舟骨移动试验。

(5)放射影像学及关节镜检查:①X 线片(进行双侧对比)。前臂旋后位时,腕关节 X 线前后位正位片,舟骨骨间间隙大于 2 mm 为可疑分离,如大于 4 mm 即可肯定诊断。皮质环征,舟月骨间韧带损伤引起舟骨掌屈角度增大,其长轴与桡骨纵轴角度接近垂直,此时舟骨远极皮质在正位片上的投影成环状改变。环下界与舟骨近极关节面的间距小于 7 mm。舟骨缩短。侧位 X 线片,舟月角大于 70°,桡月角大于 20°,即中间体背伸不稳定(DISI)。②有条件者可行透视、电影摄形、腕关节造影、磁共振检查。③腕关节镜检查是目前最为客观的诊断手段,可直接观察到舟月骨间韧带的损伤及相关的病变情况。

(二)治疗

1.急性单纯型分离

(1)闭合复位石膏外固定:适合于手法复位后舟骨位置稳定者。但临床经验证实,石膏外固定并不是一个可靠的方法,固定期间可能发生舟月骨分离复发,建议同时用经皮克氏针内固定。

(2)闭合复位经皮克氏针内固定:适合于手法复位后舟骨位置不稳定者,即使是复位后稳定者也建议行经皮克氏针内固定。注意将舟月角保持在 45°～60°,或更大一些。一般将舟月骨间关节和舟头间关节同时予以固定,外固定最好选用管形石膏,将腕关节固定在掌屈位,8 周后拆除固定。

(3)切开复位韧带修复:适合于手法复位后舟骨位置不稳定者,少部分慢性韧带损伤者也存在韧带修复的可能。如两侧韧带断端可以找到,可直接修复韧带;如一端韧带从舟骨(多数情况韧带从舟骨上撕脱)撕脱,可在相对应的骨上钻骨孔,行韧带附着点重建,或使用微型骨锚进行修复。仍需要用克氏针将舟月骨间关节和舟头骨间关节同时予以固定。术后选用长臂管形石膏固定腕关节于掌屈位 6 周,然后改换前臂管形石膏,直到术后 8～10 周。

2.不合并创伤性关节炎的慢性单纯型分离

(1)切开复位背侧关节囊韧带固定:适合于韧带回缩或纤维化严重,无法直接缝合者。利用腕关节背侧舟月骨间关节处关节囊,形成一个蒂位于桡骨远端的舌形关节囊瓣,舟骨复位并固定后,将关节囊瓣前移,用钢丝将其固定缝合在舟骨远极背侧。术后拇人字石膏固定 8 周。

(2)切开复位韧带重建:适合于韧带回缩或纤维化严重,无法直接缝合者。主要目的是重建桡腕掌侧韧带和舟月骨间韧带,恢复两者之间的正常关系。目前,各种韧带重建方法的临床效果尚不一致,如何选用合适的韧带重建材料及其重建后生物力学强度和弹性的变化规律、手术操作的技术改进等均为需要解决的问题。

(3)局限性腕关节融合:适合于无法直接缝合或重建韧带者。即使是有条件重建韧带者,也可直接选择局限性腕关节融合。常用的局限性腕关节融合方法,如舟大小多角骨间关节融合、舟头骨间关节融合、舟月骨间关节融合等。主要目的在于矫正舟骨旋转脱位和舟月骨间分离。舟大小多角骨间关节融合是目前最常用的方法,局限性腕关节融合在一定程度上可以缓解或消除相关的症状,但将引起腕关节部分运动功能和握力的下降,也有可能使桡腕关节的应力增加,是否会导致术后创伤性关节炎发生概率加大,仍需临床密切观察。

3.伴有创伤性关节炎的慢性单纯型分离

(1)舟骨假体置换和头月骨间关节融合:适合于舟骨严重变形、塌陷者。虽然舟骨人工假体置换可以恢复舟骨的解剖形态,但假体脱位、松动,对桡骨远端关节面的撞击或磨损,硅胶颗粒沉积性滑膜炎等合并问题仍未得到良好的解决。

(2)近排腕骨切除:当桡骨远端关节面和腕中关节面(尤其是头骨近一侧关节面)正常无损时,可选择近排腕骨切除。术后可以缓解疼痛症状,但腕关节稳定性稍差,同时握力有可能减弱。

(3)全腕关节融合:适合于腕关节广泛创伤性关节炎形成者。术后症状得到有效缓解,但腕关节的所有运动功能丧失,患者往往难以接受。人工腕关节置换或许能够为治疗带来新的契机,但现行的假体仍存在相应的问题,有待进一步的改进和总结。

4.伴有舟骨骨折的分离

(1)切开复位克氏针内固定:适合于急性、有骨折移位的分离。

(2)闭合复位经皮克氏针内固定:适合于急性、无骨折移位者。

(3)切开复位植骨和舟大小多角骨间关节融合:适合于伴有舟骨骨折不愈合的分离,当腕关节有创伤性关节炎存在时,则行舟骨假体置换和头月骨间关节融合。

5.伴有月骨周围脱位或月骨脱位的分离

(1)闭合复位经皮克氏针内固定,适合急性期患者。

(2)切开复位韧带修复,适合急性期患者及需重视韧带修复者。

6.动态分离

(1)石膏托制动:适用于急性动态分离不稳定。

(2)舟月骨间韧带重建:保守治疗无效,而韧带回缩无法直接缝合者。

(3)舟大小多角骨间关节融合:保守治疗无效和慢性分离者。

二、头月骨分离

(一)病因及损伤机制

头月骨分离是一种动态型不稳定,临床较为少见。从解剖学上讲,头骨和月骨之间没有直接的韧带联系,其稳定和支持作用由腕关节掌侧的桡舟头韧带和"V"字韧带完成,当它们的作用减退或消失时,头月骨不稳定即可能发生。急性期患者常因惧怕疼痛而难以完成相关检查,因而不易早期诊断。临床上所见者多为慢性分离。另外一种头月骨分离为继发性,如 Colles 骨折畸形愈合后,引起韧带功能失用,导致头月骨分离。

(二)临床表现与诊断

1.临床表现

多见于年轻好运动及先天性腕关节韧带松弛者。无不稳定发生的先天性韧带松弛者在应力下拍摄X线片,也可见到与头月骨分离相同的表现,但临床上无症状出现。如果出现有关的症状,则考虑关节有不稳定发生。

2.原发性分离

可有外伤史,如腕关节强力背伸、桡骨远端骨折或桡尺远侧关节损伤,也可无外伤史。渐进性腕关节肿痛、力弱,在握拳或腕关节承受纵向应力、腕关节侧偏或背向应力作用下可出现痛性弹响,关节活动可正常,腕中关节背侧可有压痛。头状骨背移试验阳性:对头骨施加背向应力时,由于头骨近极移向背侧,与月骨背侧极发生碰撞,引起腕关节局部疼痛或不适,同样的试验对于仅有韧带松弛而没有不稳定发生者,则不会出现症状。常规 X 线片检查仅可见原始损伤表现。向头骨施加背向应力时,可见头骨近极向背侧移位,头月骨间关节掌侧间隙增宽及背侧半脱位。如果月骨有背伸出现,表明 DISI 发生。

3.继发性分离

多见于桡骨远端骨折畸形愈合、桡骨远端腕关节面背倾的患者。关节疼痛为主要症状,渐进性加重,可有痛性弹响。关节握力及运动幅度下降,头月骨间关节和三角钩骨间关节背侧压痛。X 线片可见原骨折遗留畸形,桡骨远端关节面背倾,头骨和月骨中轴线移向桡骨干中轴线后方。腕关节尺偏时,头月骨间关节呈现背侧半脱位。动态 X 线或摄影检查为较好的确诊手段。

(三)治疗原则

1.原发性分离

桡舟头韧带紧缩术疗效较为可靠,术后用石膏固定腕关节 8 周左右。

2.继发性分离

桡骨远端截骨、楔形骨块植骨,矫正桡骨远端腕关节面背倾畸形。

三、月三角骨分离

(一)病因及损伤机制

与舟月骨分离一样,同属分离型不稳定。一般认为,单纯月三角骨间韧带损伤难以引起月三角骨分离,当月三角骨间韧带、桡腕背侧韧带(或背侧桡三角韧带)、掌侧月三角韧带复合损伤时,分离方可发生。由于月三角骨分离后桡腕关节生物力学变化较小,其 X 线片表现常不如舟月骨分离明显,容易漏诊或误诊,同时临床上发生创伤性关节炎的可能性也较小。

(二)临床表现与诊断

其损伤机制与舟月骨分离相似,多有腕背伸着地的外伤史,也可由腕关节旋转暴力引起,或继发于类风湿关节炎。腕尺侧疼痛,握力下降,腕关节尺偏及旋转时疼痛明显加重。局限性压痛位于月三角骨间关节背侧,腕关节桡尺偏活动时可出现痛性弹响。偶有尺神经受压症状。

1.三角骨冲击试验

检查者一手稳定月骨,另一手捏持三角骨和豌豆骨,并使其向掌背方向移动,若发现三角骨移动幅度过大或月三角骨间关节疼痛或有摩擦感,视为阳性。

2.放射学检查

(1)Ⅰ型:常规 X 线片无异常发现,应力位片可有中间体掌屈不稳定(VISI)出现。关节造影和关节镜检查可见月三角骨间韧带穿孔或部分撕裂。闪烁摄影显示月三角骨间关节处有核素浓集。

(2)Ⅱ型:由Ⅰ型发展而来,可有上述阳性发现。

3.X 线检查

X 线检查可见舟骨掌屈、投影变短和皮质环征;月骨掌屈,桡月角＞15°,三角骨呈背伸位;月三角骨关节间隙可有增宽,腕骨弧线中断。

由于腕关节尺侧疼痛的原因众多,如腕三角纤维软骨损伤、尺腕关节撞击综合征、三角钩骨关节炎、豌豆骨骨折、尺动脉血栓、腕尺管综合征、肌腱炎等,诊断月三角骨分离时应注意鉴别。临床上单纯靠放射学检查较难对月三角骨分离做出确切诊断,如临床怀疑为月三角骨分离,有条件者应通过腕关节镜检查来明确诊断。

（三）治疗原则

1.保守治疗

适用于急性期月三角骨分离者。最好用长臂石膏管型固定腕关节于背伸、尺偏位6～8周。如有 VISI,则先行复位,然后通过经皮克氏针做内固定。

2.手术治疗

适用于保守治疗失败,VISI 畸形严重及慢性分离者。有以下两种方法。

（1）韧带修复:修复和手术操作方法与舟月骨分离相似,对于严重的 VISI 畸形者,需同时修复背侧桡三角韧带。

（2）局限性腕关节融合:如月三角骨间关节融合、头月骨间关节融合等,以纠正关节分离和VISI 畸形。

四、舟大小多角骨间关节不稳定

（一）病因及损伤机制

一种少见的无分离型腕关节不稳定形式,一般认为与拇指强力外展或腕桡背侧受伤有关,导致舟大小多角骨间韧带复合体的掌侧部分损伤,而大小多角骨过度背移。有动态和静态之分。

（二）临床表现与诊断

1.静态不稳定

多有外伤史,如拇指强力外展位致伤或腕背桡侧最先着地致伤。舟骨远极掌侧或舟大小多角骨间关节有疼痛和压痛,关节活动受限。X 线片及关节造影检查可见舟大小多角骨间关节间隙增宽,或舟、月、三角骨掌屈,呈 VISI。

2.动态不稳定

可有外伤史;局部可有疼痛和压痛,某些体位时可出现关节交锁或关节活动受限。X 线片无异常发现。动态放射学检查可见舟大小多角骨间关节有暂时性的分离和纵向半脱位。

（三）治疗原则

石膏管型制动适用于急性期。急性期及慢性期均可行手术修复韧带。

五、腕骨尺侧移位

（一）病因及损伤机制

腕骨尺侧移位由多种原因引起,如类风湿关节炎、尺骨头切除术后、创伤、多发性骨软骨瘤、马德隆畸形等。正常情况下,腕骨承受纵向负荷时有滑向尺侧和掌侧的趋势,而桡腕掌、背侧韧带、三角纤维软骨复合体及尺骨远端有控制这种趋势的作用,当稳定结构损伤后,其稳定作用减弱或消失,导致腕骨尺侧移位发生,同时腕骨也可表现掌屈移位的特点。该不稳定也可以是动态型不稳定,临床发现桡腕掌侧韧带有明显损伤。

（二）临床表现与诊断

关节肿胀、疼痛、活动受限和握力减弱。其原发疾病也可引起上述症状。可见患手向尺侧移位,桡骨茎突凸出,可出现"银叉"样畸形,施加外力时畸形可消失,但某些情况下畸形也可以是固定的,如严重的类风湿关节炎。X 线片检查为主要诊断手段。①Ⅰ型:所有腕骨均向尺侧移位,桡骨茎突与舟骨间的间距加大,桡尺距比大于健侧,月骨近极关节面与桡骨远端关节面相对部分少于其 1/2。侧位片有时可见近排腕骨掌屈和向掌侧移位,表现为 VISI。②Ⅱ型:桡骨与舟骨的对应关系不变,月骨和其他腕骨移向尺侧,舟月骨间间隙加大,近排腕骨掌屈,呈 VISI。

（三）治疗原则

早期患者可进行损伤韧带的直接修复,但临床效果不是十分肯定。晚期治疗方法主要为局限性腕关节融合,如桡月关节融合或桡舟月关节融合。

六、腕骨背侧移位

（一）病因及损伤机制

腕骨背侧移位又称为桡腕关节背侧半脱位,常继发于桡骨远端骨折或骨折畸形愈合（Colles 骨折、Barton 背侧骨折）。

（二）临床表现与诊断

关节肿痛,握力和活动度减弱。侧面可见枪刺刀畸形。X 线片可见桡骨远端骨折或骨折畸形愈合,关节面掌倾角消失或呈背倾,月骨和头状骨背侧移位,中轴线位于桡骨干轴线的背侧。

（三）治疗原则

急性期将桡骨远端骨折复位腕骨背侧移位即可矫正。慢性期宜手术治疗,桡骨远端截骨植骨,恢复桡骨远端腕关节面正常掌倾角和尺偏角。如发生创伤性关节炎则宜行桡舟月关节融合。

七、腕骨掌侧移位

（一）病因及损伤机制

腕骨掌侧移位又称为桡腕关节掌侧半脱位,常见于 Barton 掌侧骨折,腕骨与骨折片一起移向掌侧。也可发生于韧带损伤、感染性炎症及 smith 骨折畸形愈合后,或与腕骨尺侧移位同时存在。

（二）临床表现与诊断

症状与腕骨背侧移位相同,但腕部畸形较轻。X 线片可见桡骨远端骨折或骨折畸形愈合,月骨背伸并向掌侧移位,中轴线移向桡骨干中轴线的掌侧。可合并尺侧移位。

（三）治疗原则

合并尺侧移位时,可行桡月关节融合。其他类型的掌侧移位,可行骨折切开复位纠正腕骨掌侧移位,如合并创伤性关节炎需行桡舟月关节融合。

（陈德强）

第二节　桡尺远侧关节损伤

桡尺远侧关节（DRUJ）是一个运动滑膜关节,它连接桡、尺骨远端,并作为旋前旋后的旋转轴。由于尺骨和桡骨关节面的曲率半径不同,因此,软组织在控制和限制关节上起到了重要的作用。在前臂运动时,桡尺远侧关节与桡尺近侧关节同步,因此任何涉及桡骨或尺骨的损伤或畸形都能够影响两个关节的功能。桡尺远侧关节和尺腕关节在解剖和功能上融为一体,两者均可受到创伤和关节炎的影响。尺骨是前臂的稳定单元并协助桡腕之间的应力传递。桡骨在乙状切迹围绕尺骨头进行旋转。尺骨变异是用来描述桡骨和尺骨相对长度变化的术语。尺桡韧带是维持桡尺远侧关节稳定的主要结构。

一、三角纤维软骨复合体(TFCC)损伤

(一)病因及损伤机制

TFCC是腕关节稳定和力量传导的重要结构,引起三角纤维软骨复合体损伤的原因有创伤性损伤和退行性损伤。

1.创伤性三角纤维软骨复合体损伤

创伤性三角纤维软骨复合体损伤分为4种。①A型损伤:三角纤维软骨复合体中央部穿孔。②B型损伤:三角纤维软骨复合体从尺骨茎突的止点上撕裂,可伴有或不伴有尺骨茎突骨折。③C型损伤:三角纤维软骨复合体周边部撕裂。④D型损伤:三角纤维软骨复合体从桡骨附着缘上撕脱。

2.退行性三角纤维软骨复合体损伤

退行性三角纤维软骨复合体损伤分为5种。①A型损伤:三角纤维软骨复合体水平部在近侧面或远侧面磨损。②B型损伤:除具有A型损伤外,还有月骨的尺侧面或尺骨头的桡侧面软骨破坏。③C型损伤:三角纤维软骨复合体水平部发生穿孔。④D型损伤:退变处于进展期,月骨和尺骨头的关节面出现退行性变化,三角纤维软骨复合体水平部穿孔,月三角骨间韧带断裂。⑤E型损伤:尺骨撞击综合征的终末期,出现创伤性关节炎,三角纤维软骨复合体水平部通常完全消失,月三角骨间韧带完全断裂。

(二)临床表现与诊断

多数有腕关节外伤史或过度重复使用史,少数患者也可无明确外伤史。持续腕尺侧慢性疼痛,关节无力、肿胀、活动受限,腕关节活动及前臂旋转时腕疼痛加剧,活动时可有响声。腕尺侧或桡尺远侧关节处压痛,腕关节各向活动受限。伴有桡尺远侧关节脱位时局部可见尺骨远端骨性隆起凸出皮下,尺骨末端可有异常活动及骨擦音。腕关节尺侧挤压试验阳性。X线片可见桡尺骨远端分离、重叠,也可见尺骨茎突骨折。腕关节造影三角纤维软骨复合体可见裂隙、缺损,造影剂渗漏到桡尺远侧关节。腕关节镜可准确了解其损伤部位、形状、范围、程度及滑膜炎情况。断层摄影、磁共振及放射性核素扫描等均可辅助诊断。

(三)治疗原则

保守治疗包括去除原发病因、制动、理疗、药物止痛等,如效果不满意可考虑手术治疗。①尺骨短缩术:适用于三角纤维软骨复合体中央部撕裂或磨损及尺骨撞击综合征。②尺骨头部分切除术:适用于桡尺远侧关节不稳定、骨性关节炎、尺骨撞击综合征等。③三角纤维软骨清创术:适用于三角纤维软骨复合体中央部撕裂、穿孔或桡侧附着部撕裂。④腕关节镜下三角纤维软骨清创术:周围撕裂型可在腕关节镜下修复。

二、急性桡尺远侧关节不稳

大多数单纯性DRUJ脱位为背侧脱位,是由过度旋前和腕背伸,如跌倒时手部撑地所致。相反,掌侧脱位发生在前臂旋后或由前臂尺侧的直接暴力导致。尽管造成DRUJ不稳定的最常见原因是桡骨远端骨折,但急性期行骨折复位固定后发生不稳定很少见。在大多数病例中,DRUJ的次要稳定结构包括骨间膜、尺侧腕伸肌腱鞘、尺腕韧带及月三角骨间韧带,在愈合直至

恢复为稳定关节的过程中保持着足够的稳定性。当外伤的严重程度增加,累及次要稳定结构,将最终导致关节不稳定程度增加。骨折的复位和桡骨排列的维持是 DRUJ 稳定性恢复的最重要因素。研究表明,较中部桡骨干骨折,骨折越靠近远端,伴发 DRUJ 不稳定的危险性越高。

单纯性桡尺远侧关节背侧脱位较掌侧脱位常见,急性期复位容易完成。通常,背侧脱位时旋后位最稳定,而掌侧脱位时旋前位最稳定。可用肘上位石膏在该位置固定 3～4 周。

尺骨茎突尖部骨折无须干预,因为该类骨折不会导致 DRUJ 不稳定,并且预后良好。尺骨茎突基底骨折,尤其当发生移位时,伴发 DRUJ 不稳定的风险较高。可考虑固定尺骨茎突,骨块的大小常决定了固定的方式。

三、慢性桡尺远侧关节不稳

腕关节外伤后,尤其是桡骨远端骨折畸形愈合后,常见有症状的 DRUJ 功能障碍。桡骨残存的背侧成角大于 20°～30°可伴发尺骨远端负荷增加,桡尺远侧关节不匹配,TFCC 扭曲变形和掌侧 DRUJ 不稳定。桡骨远端或前臂骨折畸形愈合导致的 DRUJ 不稳定常表现为前臂旋转受限、尺骨头突出及腕尺侧痛。这是合并了桡腕关节、尺腕关节及 DRUJ 畸形愈合的效果导致的。无桡骨远端骨折时也能出现 DRUJ 不稳定。最常见的外伤史为跌倒时手部撑地或腕关节遭受意外的旋转暴力。外伤后出现尺侧肿痛,前臂及腕部活动后加重。若外伤未行治疗,残留的疼痛或肿胀常可自行改善,但活动时疼痛、无力及力学症状将持续存在,尺骨远端持续疼痛并且明显突起。慢性不稳定很少自行改善,并且也不明确这种不稳定是否易导致关节炎。

非手术治疗严重的慢性 DRUJ 不稳定常常无效,除非患者愿意使用限制前臂旋转的支具 4 周。恢复稳定性和全幅无痛的活动度是手术治疗创伤后不稳定 DRUJ 的目标。软组织重建手术适用于 TFCC 可修复并且乙状切迹仍可胜任的患者。用尺侧腕屈肌腱束重建掌侧尺腕韧带的术式尤其适合于尺腕不稳为主要问题,而 DRUJ 不稳定为相对次要的情况。对于有累及乙状切迹骨折病史或怀疑存在 DRUJ 畸形的患者来说,CT 有助于评估乙状切迹的情况。为了改善乙状切迹边缘的机械性支持作用,可考虑单独行骨成形术,或作为韧带重建的补充手术。

四、尺骨撞击综合征

尺腕关节通过相对较小的接触面积传递大量的应力负荷,因而易发生关节退变。这种退变过程常称为尺骨撞击综合征或尺腕撞击综合征,慢性过度的压力负荷是其主要原因。关节表面的剪切应力和通过软组织的拉伸应力无疑也起到促进作用。尺骨撞击综合征专门指尺骨头切除后的尺骨残端与桡骨干骺端发生的痛性碰撞。

尺骨撞击综合征表现为腕尺侧疼痛、局限性肿胀及偶尔的活动受限。其病史和查体与急性 TFCC 损伤相似。疼痛多在握拳尺偏时加剧,尤其是合并主动的旋前和旋后时。尺骨头和三角骨周围存在掌、背侧压痛。被动和主动尺偏可导致疼痛,检查者按压尺骨头同时提升尺侧腕骨(推挤豌豆骨)可使疼痛加剧。拍摄标准腕关节 X 线片以评估腕关节和 DRUJ 的关节炎,以及测量尺骨变异。

在治疗腕尺侧痛时,必须要明确尺腕关节的退变是一个常见的、自然发生的过程。在手术前,应试行数月的非手术治疗。手术适于临床和影像学存在尺腕撞击,不伴有 DRUJ 关节炎,并且非手术治疗无效的患者。可选择尺骨头部分切除术或尺骨短缩截骨术,手术的目的是减轻尺腕负荷。

五、桡尺远侧关节炎

创伤性关节炎、炎症性关节炎、骨性关节炎、或偶尔因长期的 DRUJ 不稳定可导致 DRUJ 的退变。在治疗腕尺侧退行性改变时，区别 DRUJ 关节炎和尺骨撞击综合征非常重要。在一些病例中二者同时存在，并且均需要治疗以缓解症状。疼痛、肿胀、握力下降及僵硬是最常见的症状。在 DRUJ 水平可直接引发点状压痛。前臂旋转可导致疼痛加剧，尤其是在关节被动挤压时。DRUJ 退行性关节炎早期的 X 线表现通常在关节的近端部分。在尺骨头近端边缘可见骨赘形成，而乙状切迹通常没有表现。在晚期的病例，手术治疗计划通过尺骨头完全或部分切除，关节融合，或尺骨头置换，切除尺骨和桡骨远端间的关节。在选择治疗方案时，应当考虑到每一种术式的优点和缺点，合理采用。

（陈德强）

第三节　手部神经、血管损伤

一、手部神经损伤设计和修复

（一）手部神经损伤的早期处理

根据手部神经损伤修复时间的不同，手术可分为 3 类：①一期修复手术，指在受伤后几小时即进行手术修复。②延迟一期手术，指在外伤后 1～3 周内进行手术修复。③二期手术，指损伤后超过 1 个月才进行手术修复。

手部神经损伤早期修复的适应证：手部神经损伤后，只要患者能够耐受手术，伤口污染轻，医师技术条件具备，均应一期缝合。因为在伤后几小时内，组织界限清楚，手术比较容易进行，术后的效果也比较好。如切割伤所致的神经断裂，伤口清洁后，即应早期修复。断掌、断指再植时，神经应予缝合，而且争取修复两侧的指神经。指神经损伤，除末节手指外均应修复。正中神经的大鱼际支和尺神经深支损伤后应一期缝合，否则严重影响手功能。

手部神经损伤早期修复的禁忌证：伤情严重，如爆炸伤、碾挫伤；污染严重，清创后仍估计有感染的可能或伤后时间过长时，应二期修复。如神经缺损过多，一般应二期修复。

显微外科技术将传统的神经外膜缝合术 50%～70% 的优良率提高至 90%。显微外科技术可清楚看见神经表面营养血管及神经束的走向，分离神经束时不易损伤束间交通支，并可彻底地切除瘢痕。又因其采用无创缝合针线，创伤轻，组织反应小，神经断面对合准确，瘢痕形成小，有利神经再生。因此，神经松解术、神经缝合术、神经移植术等都必须采用显微外科技术修复。

对于损伤神经的修复，在认真彻底地清创后，像修复血管损伤一样，创基应血运良好。对于断裂的神经和肌腱应仔细分辨，不要将神经与肌腱错接。神经断端破碎的组织要彻底清除。各神经束不要在同一平面切断，以便尽量保留更多的正常神经束。神经完全断裂，可用神经外膜缝合修复；神经部分断裂，应先分出正常与损伤的神经束，对损伤神经束用神经束膜缝合法修复。神经应在无张力下缝合，当吻合口有张力时，神经断端之间因被拉开而出现裂缝，以致纤维组织长入，妨碍神经的再生。此外，还会引起神经缺血，瘢痕增生，也不利于神经生长。缓解张力可用屈曲关节的方式,但不应广泛游离神经来缓解张力,只能分别对两断端各游离一段。还可用神经移位的方法减张。一般腕部可修复的缺损在 3～4 cm。

神经修复的效果,青年人较老年人好,纯感觉和纯运动神经较混合神经好,近末梢较近中枢好,早期修复较晚期修复好,单纯切割较撕裂伤好。神经纤维损伤的类型也关系到神经修复和功能的恢复。

神经吻合时,断端应显露正常的神经乳头,为使断端尽量对合准确,可根据断端形状,以神经束在断面的布局及神经营养血管的部位等作为标志,对合神经断端。一般用 7-0 尼龙线,只缝外膜,用反向吻合法(图 4-1)缝 4 针即可,以乳头不外露为准。神经束膜缝合时用 9-0 或 11-0 的无创伤针线,针数尽量少,以对准为宜。术后用前臂石膏托固定腕关节及手指半屈曲位 4～5 周。

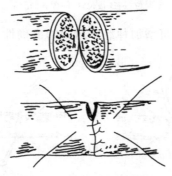

图 4-1 神经反向吻合法

(二)手部神经损伤的修复

1.神经修复的时间

时间因素对周围神经损伤修复有重要意义,但不是绝对因素。一期修复是神经再生的有利时机。一期修复神经 6 个月内发现吻接不佳,并出现感觉障碍或运动障碍时,应再行神经探查术。一般情况下,二期手术应在炎症和创口纤维增生期消退之后进行,以不超过 2 个月为好。时间太长,远侧神经内膜管塌陷,失去神经支配的肌肉会发生纤维化。

2.神经外膜与束膜缝合方法

(1)神经外膜缝合法:用 7-0～8-0 的尼龙线缝合,不缝合神经质(图 4-2)。常存在间隙、扭转、瘢痕等现象(图 4-3)。

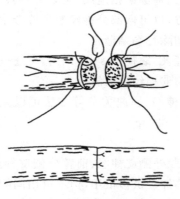

图 4-2 神经外膜缝合法

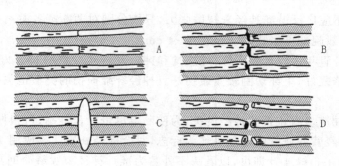

图 4-3　神经外膜缝合中的问题
A.对位好；B.错位；C.间隙；D.扭转

（2）神经束膜缝合法（图 4-4）：可增加神经束对合的准确性，但有错对的可能，进行束间分离时，易误伤。

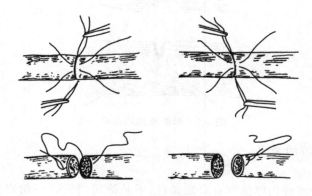

图 4-4　神经束膜缝合法

3.神经端端缝合法

切口不定型，暴露神经要从健康处向损伤处分离，注意勿损伤神经分支，保持神经瘤原状。

（1）神经瘤的处理：神经不完全断裂或有神经瘤保持连续性时神经瘤轻度增大，神经轻度变硬者，可不处理，其预后好，只作神经束间松解术；神经瘤肿大明显、较硬，表明神经内有大量瘢痕组织，神经内结构已破坏，如无真正神经束相连续，可切除神经瘤，行端端缝合术；若神经瘤位于神经干的一半或3/4被切断的地方，也可做部分神经断裂缝合术；损伤区呈哑铃状，神经瘤和胶质瘤间仅以瘢痕相连，可做病变区切除行端端缝合。

（2）神经断端间缺损区的处理：①缺损在 3 cm 以内，可通过游离神经直接缝合；②屈曲关节；③神经移位；④截骨；⑤神经移植；⑥神经交叉缝合。

正中神经和尺神经通过游离神经、屈曲关节等方法可以克服的最大缺损长度为上臂7 cm，肘部12 cm，前臂 7～8 cm，腕部 3～4 cm。

（三）神经移植术

常用的有腓肠神经、隐神经、股外侧皮神经、前臂外侧皮神经及桡神经浅支等。其中以腓肠神经最常用，可取 20～40 cm 长的神经供移植用，但不可用同侧的桡神经浅支修复尺神经。有数条大神经同时损伤时，可利用其中一条修复其他更重要的神经，如正中神经和尺神经同时损伤，可用尺神经修复正中神经。

移植方法主要有束间神经移植、神经断端吻合移植、带血管蒂神经游离移植、神经转移。

二、手部血管损伤设计和修复

手部血供丰富,即使尺、桡动脉均损伤,手的成活率还可达到 38%。除断手、断掌、断指进行再植手术必须吻合血管外,一般手外伤很少有单独血管损伤,即使创伤较严重,出血较多,经加压包扎和抬高患肢多能控制。手部血供良好时,完全不需要进行血管修复。

腕部桡、尺动脉单一断裂时,如发生血运不良,应修复损伤血管。指总动脉断裂或双侧指固有动脉断裂时,手指若血运不良,至少应修复一根血管。必要时可移植静脉进行修补,如头静脉或贵要静脉。血管修复一般在深部其他组织修复完成后再进行,基部组织要有良好的血运。

对血管修复的基本要求有清创彻底、创基血运好、张力适当及高质量的血管吻合。争取 6～8 小时做好清创,对较大的血管,去除血管吻合口外膜,常规剥除吻合口周围血管外膜 2～3 mm 长,然后用肝素、利多卡因生理盐水冲洗两吻合口,如血管痉挛影响吻合,可用镊子对吻合段进行扩张。腕部桡、尺动脉可用分段连续缝合吻合法。手掌部指总动脉进行两定点间断缝合法(图 4-5)吻合血管,均缝 8 针。血管吻合要张力适度,防止吻合口撕裂或血管折叠,应用静脉移植修补动脉应倒置,防止静脉瓣影响血液回流,当外伤后血循环严重不良时,动、静脉血管修复的比例争取为(1∶2)～(1∶3)。

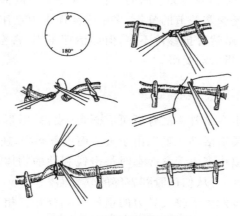

图 4-5　两定点间断缝合法

（陆道军）

第四节　手部骨关节损伤

一、掌骨骨折

(一)损伤机制

掌骨骨折多为直接暴力造成,暴力多种多样,如重物压砸伤、机器绞伤、压面机挤伤、车祸压轧伤等。这种力量往往比较大,常造成皮肤、神经、肌腱等组织的复合性损伤。骨折也比较严重,多是粉碎性骨折,有明显的移位、成角、旋转畸形。此类骨折不但骨折难处理,同时还会有皮肤、神经、肌腱等组织缺损,有的还会有血液供应障碍,可能造成手指或整个肢体坏死。也有的损伤相对简单,如掌骨颈骨折,又称"拳击者骨折",是发生在第5掌骨颈的骨折(图4-6)。当握拳做拳击动作时,暴力纵向施加在掌指关节上,传达到掌骨颈部造成骨折。其次,掌骨颈骨折也可发生在第2掌骨。其他掌骨颈骨折较少见。

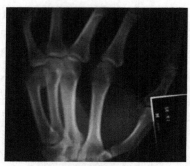

图4-6　第5掌骨颈骨折

掌骨头骨折则是由于手在握拳位,掌骨头受直接打击所致,也可发生于机器的压轧伤。掌骨头的骨折是在关节内,故骨折常影响到关节面的平整及晚期关节的活动。

发生在掌骨基底的骨折是腕掌关节的骨折,多由纵向撞击力量作用在掌骨,传达至腕掌关节处,造成腕掌关节骨折脱位。虽然骨折移位不多,但如治疗不当,常会遗留有局部隆起、疼痛,以及因屈、伸肌腱张力失衡使手指活动受限。

(二)损伤分类

1.掌骨头骨折

(1)单纯掌骨头骨折:发生在掌骨头的骨折可有斜形、横形、纵形,损伤多为闭合性。骨折愈合后,如关节面不平,可影响关节活动。晚期由于关节面反复磨损,还会造成创伤性关节炎。

(2)关节软骨骨折:这种损伤多由于紧握拳时拳击锐利性的物体,如牙齿、玻璃等,致使关节内软骨破碎。损伤多为开放性,可从伤口看到破碎的软骨面。

(3)掌骨头粉碎性骨折:多发生于较大暴力的损伤。常合并有相邻的掌、指骨骨折及严重的软组织损伤(图4-7)。

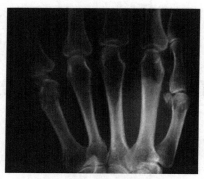

图4-7　第5掌骨头骨折

2.掌骨颈骨折

正常掌骨颈向背侧轻度成角,称颈干角,在斜位X线片上,第5掌骨的颈干角约为25°。有人认为此角超过 30°即为手术或整复的适应证。在 30°以内者,对手的外观及功能都没有明显影响。

3.掌骨干骨折

掌骨干骨折发生在第 3、4 掌骨者较多(图 4-8)。作用在手或手指上的旋转暴力,常致斜形或螺旋形骨折。暴力由纵轴方向传达至掌骨上时,多造成横形骨折。一般横形骨折是稳定性骨折,而斜形或螺旋形骨折为不稳定性骨折。

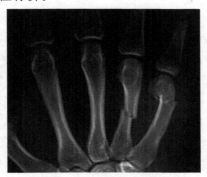

图 4-8　第 4 掌骨干及第 5 掌骨颈骨折

4.掌骨基底骨折

多为腕掌关节的骨折脱位,常发生在第 1、4、5 腕掌关节。第 1 腕掌关节已单有论述,第 4、5 腕掌关节也有较大的活动,它们分别可屈、伸 15°和 20°,位于尺侧边缘,故易受伤(图 4-9)。

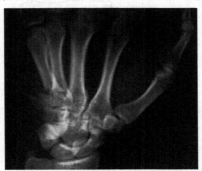

图 4-9　第 4、5 掌骨基底骨折脱位

(三)治疗

1.掌骨头骨折

治疗要根据骨折移位的情况,如横形或斜形骨折等稳定性骨折,无明显移位,且关节面平整的,可用石膏托固定掌指关节于屈曲位,3 周后解除制动做主动功能锻炼。

有移位的骨折,因骨折块在关节内,又无韧带或肌腱的牵拉,复位比较容易。要使关节在屈曲位,轻轻牵拉该指,使手指侧偏,并轻轻挤压掌骨头,可使向两侧移位的骨块复位。屈曲掌指关节,向背侧推顶掌骨头,可使向掌侧移位的骨折块复位。

如手法复位失败,可行切开复位及克氏针内固定手术。但应注意,掌骨头为松质骨,骨折复位后,克氏针应准确打入,争取一次成功。否则,克氏针反复穿入会使克氏针松动,固定不牢或失败。克氏针可保留 4 周左右,然后去除固定,开始活动。

对关节软骨骨折,应彻底清创,脱入关节内的小骨折片应摘除,较大的骨折可复位后以石膏托作短时间固定,然后开始活动。

掌骨头粉碎性骨折,对骨折移位不明显,关节面尚平整者,可做石膏托固定3~4周开始做功能练习。有移位的骨折治疗比较困难,可行切开复位,以多根细的克氏针分别将骨折块固定。若骨折块小,克氏针粗,贯穿骨折块时容易碎裂。固定后,一旦骨折初步愈合,即可开始活动以防关节僵直。如掌骨头严重粉碎、短缩,已无法使用内固定时,可用骨牵引3~4周,然后开始做主动功能练习。

2.掌骨颈骨折

对稳定性骨折,且成角在30°以内者,对手的外观及功能都没有明显的影响。可用石膏托固定腕关节于轻度背伸,掌指关节屈曲50°~60°,指间关节在休息位。6~8周,拆除石膏鼓励患者活动患手。有的患者可能有15°~20°的掌指关节伸展受限,一般锻炼2~3个月后即可恢复正常。

掌骨颈不稳定性骨折,常有较大的成角畸形及移位,可行手法整复。因为掌指关节侧副韧带附着于掌骨头两侧偏背部,掌骨颈骨折后,若将掌指关节置于伸直位牵引,则可使侧副韧带以掌骨头的止点处为轴,使掌骨头向掌侧旋转,反而加重掌屈畸形。整复时,必须将掌指关节屈曲90°,使掌指关节侧副韧带处于紧张状态,使近节指骨基底托住掌骨头,再沿近节指骨纵轴向背侧推顶。同时再在骨折背部向掌侧加压,即可矫正畸形。掌指关节屈曲90°,以近节指骨推顶掌骨头,使骨折复位(图4-10)。整复后,用背侧石膏托将掌指关节制动于屈曲90°及握拳位。4周后,拆除石膏,开始活动。

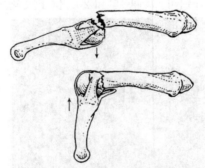

图4-10 掌指关节屈曲90°,以近节指骨推顶掌骨头,使骨折复位

还可用经皮克氏针固定。先将骨折复位,然后经皮在远骨折段横形穿入克氏针。用相邻的正常掌骨头固定。如第5掌骨颈骨折,可固定在第4掌骨上;第2掌骨颈骨折,可固定在第3掌骨上。克氏针应从掌骨头侧副韧带止点处穿出。若穿过韧带中部,则限制掌指关节屈伸活动。

如掌骨颈有较多的骨质,还可使用微型钢板固定。使用T形或Y形钢板固定骨折,可达到坚强的固定。术后可使用短时间制动或在固定非常牢固的情况下使用制动,早期开始功能锻炼。但应注意,活动时要空手,不能负重或用力。

3.掌骨干骨折

由于相邻骨间肌及掌骨间韧带的作用,一般骨折比较稳定。稳定性骨折,可使用石膏托将患手固定于轻度背伸,掌指关节屈曲,指间关节在休息位,6~8周去除石膏,练习手部活动。

骨折端有短缩或旋转时为不稳定性骨折,可行手法复位后用石膏托或石膏管型固定。但很多斜形或螺旋形骨折复位后,用石膏固定很难防止畸形重新出现。应行切开复位内固定。斜形或螺旋形骨折可用克氏针垂直骨折线固定。为控制骨折块旋转,常需用2～3根克氏针做内固定,也可以用多枚螺钉固定。

不稳定性骨折,也可经皮用克氏针横形穿过远、近骨折块固定在相邻完整的掌骨上。为使术后早期开始活动,目前应用较多的是微型钢板(图4-11)。由于掌骨较长,可以使用5孔或6孔钢板。固定后骨折稳定,可以早期开始活动,但应注意不能负重及用力。

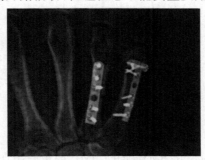

图4-11　掌骨干及掌骨颈骨折,使用钢板内固定

4.掌骨基底骨折

常合并有腕掌关节脱位。在早期复位容易,手法整复后以短臂石膏托固定。第2、3腕掌关节因活动度小,骨折后移位少,复位后比较稳定,容易固定。而第4、5腕掌关节活动度大,复位容易,固定困难,因而可行经皮或切开复位。经手术复位固定后预后大多较好(图4-12),由于掌骨基底为松质骨,因此愈合快。很少有不愈合者。骨折愈合后对手的功能影响不大。

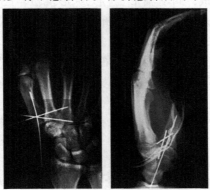

图4-12　拇指掌骨基底骨折,切开复位克氏针内固定

二、指骨骨折

(一)远节指骨骨折

远节指骨骨折分为3种类型:爪粗隆骨折、指骨干骨折和指骨基底骨折(图4-13)。

1.爪粗隆骨折

骨折分为简单型及复杂型。

(1)简单型骨折移位较少,常伴有软组织损伤,对于这种损伤,软组织的修复及术后预防伤口感染应放在比治疗骨折更重要的位置。原因是骨折块受连接于皮肤、骨膜间的纵形韧带及指甲的支持而移位较少且比较稳定。相反,暴力直接压砸造成的软组织损伤,常使之碎裂,伤口不整齐,有时手指末节血液循环破坏得比较厉害,还会造成部分指腹或指端的坏死。

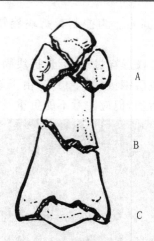

图 4-13　远节指骨骨折分型
A.爪粗隆骨折；B.指骨干骨折；C.指骨基底骨折

（2）复杂型骨折，为开放性粉碎骨折。清创时应将小块的、分离的骨块切除。但应避免去掉过多的骨质。否则可能造成不愈合及甲床基底的缺失，间接影响指甲的生长及功能。

爪粗隆骨折因为有指甲作支托，一般不需要制动。但有时手指肿胀、疼痛剧烈时，可用单指石膏托制动以减轻疼痛并对伤指起到保护作用。

2.指骨干骨折

指骨干骨折多由压砸伤造成。可有横形、斜形、纵形及粉碎性骨折。此处由于没有肌肉或韧带的牵拉而移位较少。但无论是哪种类型的骨折，任何意义的移位都应进行复位。

手法整复时需用骨折远端去对接近端，一般复位并不困难，复位后可将手指固定在屈曲位。有些开放性骨折，由于甲床可能嵌入其中，难以整复，应作切开复位，修复甲床，并用克氏针纵形穿入固定。但不要穿过远侧指间关节，以免损伤关节面。也不要损伤甲根，以免生长畸形指甲。

3.指骨基底骨折

指骨基底骨折均为关节内骨折，骨折可发生在指骨基底的掌侧、背侧或侧方。大多数为撕脱伤造成。

（1）伸指肌腱撕脱骨折最为常见。伸指肌腱两侧束汇合后，止于末节指骨基底背侧。在暴力强烈屈曲远节手指时，可发生撕脱骨折。骨折片大小不一，可以从针尖大小到包括大部分关节面。新鲜损伤（1周以内）可用石膏或支具将近侧指间关节屈曲，远侧指间关节过伸位固定6周。屈曲近侧指间关节，可以使近侧指间关节至远侧指间关节的一段伸指肌腱侧束松弛，远侧指间关节过伸，则可使骨折对合，以利愈合。撕脱的骨折块如不超过关节面的1/3，可用上述外固定方法治疗。如骨折片超过关节面的1/3，且伴有远侧指间关节脱位者，可行切开复位，用钢丝或克氏针内固定，也可行闭合复位后，用克氏针固定。如骨折片很小，可将其切除，然后将肌腱缝合固定在原点处。

（2）掌侧的撕脱骨折，为指深屈肌腱附着在远节指骨基底处受暴力造成。常合并有远侧指间关节掌板的破裂。X线片上可见到手指掌侧的骨折片。骨片的部位视撕脱肌腱回缩的多少而不同。如骨折块小于关节面的1/3，可将其切除，并使用钢丝将撕脱的肌腱重新固定在其止点部；骨折块超过关节面1/3者，可做切开复位及骨折内固定。

（3）侧方撕脱骨折，多由指间关节侧方受直接外力或旋转暴力造成，常伴随关节囊或韧带撕裂。骨折片多较小,移位不多。可在关节伸直位固定患指,3周后做主动功能练习。如骨折块较大,移位较多,关节有侧方不稳,可做切开复位,用克氏针或螺钉做内固定(图4-14)。

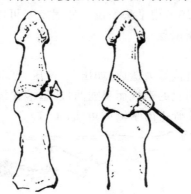

图4-14 远节指骨基底骨折侧方骨折,用克氏针内固定

(二)中节指骨骨折

中节指骨骨折多发生于直接暴力,如机器伤、压砸伤等。骨折的移位受两种力量的影响,即造成损伤的外力和手指肌腱的牵拉作用。如骨折线位于指浅屈肌腱止点远端,指浅屈肌腱的牵拉,使近端骨折块屈曲,同时指伸肌腱在远节止点的牵拉,使远端骨折块背伸,则骨折向掌侧成角(图4-15)。治疗可采用手法整复,将骨折远端屈曲复位,用石膏或绷带卷在屈曲位制动。若骨折线位于指浅屈肌腱止点的近端,指浅屈肌腱的牵拉,使远端骨折块屈曲;指伸肌腱中央腱束在中节指骨基底背侧止点的牵拉,使近端骨折块背伸,则骨折向背侧成角(图4-16)。整复时需将骨折远段伸直复位,用石膏托将伤指制动在伸直位。

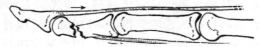

图4-15 骨折线位于指浅屈肌腱止点远端,骨折块向掌侧成角

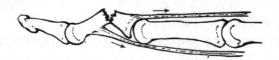

图4-16 骨折线位于指浅屈肌腱止点近端,骨折块向背侧成角

上述两种骨折在整复时牵拉手指力量不要太大,要在骨折成角相反方向屈或伸手指,同时按压移位的骨折块使之复位。这是因为在骨折成角的凹面一般有骨膜相连,相连的骨膜可起到张力带作用,有利于骨折复位及愈合,故不应在骨折复位过程中将其破坏。

为避免手指在伸直位外固定过久而影响关节功能,或开放性骨折需作清创术时,均可采用克氏针做内固定,再用石膏托作功能位制动,也可使用微型钢板固定。目前由于材料及设计上的改进,钢板比以前的更薄、更小,但坚固性仍然很好。因此在中节指骨的背面及侧面放置钢板都对肌腱的活动影响不大,术后可以早期活动,对手部功能的恢复有利。当然,使用微型钢板要有适应证,如靠近关节的骨折就无法使用。

对靠近关节处的骨折、粉碎性骨折,无法使用钢板,用克氏针既损伤关节面,又无法固定小的骨折块。此时,可用外固定架固定。先用手法复位,再将骨折线远近端正常骨质横向穿针,上外固定架,旋转螺丝拉长支架,同时还可用手法复位。外固定架可以保持粉碎的骨折块大致复位,还可保持关节间隙,便于将来功能恢复。

(三)近节指骨骨折

在指骨骨折中最常见,常由直接暴力造成,如压砸、挤压、打击等。骨折线可有横形、斜形、螺旋形、纵形。近端骨折块由于骨间肌的牵拉而呈屈曲位,远端骨折块由于伸肌腱中央腱束在中节指骨止点的牵拉作用呈背伸位,使骨折向掌侧成角(图4-17)。

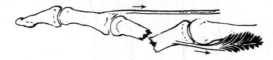

图4-17 近节指骨骨折(由于肌腱的牵拉作用,骨折向掌侧成角)

治疗可用手法整复外固定。对某些闭合性、稳定性骨折,可闭合复位。将伤指轻轻牵拉,使骨折断端分开,术者用另一手指从掌侧向背侧按压,矫正成角。然后在牵引的情况下逐渐屈曲,掌指关节屈曲45°,近侧指间关节屈曲90°,指尖对着舟骨结节,由前臂至患指末节,用石膏托制动。还可用绷带卷制动,卷的粗细因手的大小而定,以握住后掌指关节及指间关节符合上述角度为合适。有些粉碎性骨折也可用此法固定。

手法复位外固定失败者、斜形骨折不稳定者,或是开放性骨折需作清创者,可考虑作切开复位内固定。

1.克氏针内固定

用克氏针做内固定时,逆行穿针比顺行穿针更容易。即先将克氏针从骨折远端穿入远端骨折段,从皮肤穿出,复位骨折,再将针打入近端骨折段,针尾留在远端骨折段皮肤外。

根据不同类型骨折采用不同方式穿针,如横形骨折,用交叉克氏针固定。要尽量避免克氏针穿过关节面,以使关节活动不受影响。有的学者认为交叉克氏针通过手指中心轴的背侧,其固定强度要大于从中心轴穿过者。另外,克氏针的交叉点在近端骨折段时,其抵抗应力的作用更大。斜形骨折,复位后可使克氏针与骨折线呈垂直方向穿入。一些小的骨折块,如撕脱骨折,可在复位后用克氏针直接将骨块穿钉在原骨折处。

克氏针作为一个异物,在内固定器材中是比较小的,且手术中不需要广泛剥离软组织,不妨碍关节活动,又不需要再次手术取出内固定物。但克氏针没有加压作用,骨折间有间隙等使其固定作用不够理想。虽然克氏针有诸多缺点,但由于其操作简单,费用低,有些特殊情况还需要用它来固定,因此克氏针目前在临床上仍在广泛应用。克氏针固定法如应用不当,不容易维持精确的解剖复位,也不能产生骨折块间的加压作用。而且还可能使两骨折块间出现缝隙。针尾留在皮肤外,虽然便于取出,但也可能成为感染源。

2.切开复位钢丝内固定

为了克服克氏针的缺点,以求更稳定的制动,罗伯逊(Robertson)于1964年提出用钢丝作内固定的方法。即利用两根平行或互相交叉呈90°的钢丝,垂直于骨折线作环绕固定骨折(图4-18)。此法对横形骨折较为适用,而长斜形或螺旋形及粉碎性骨折不宜用此法。

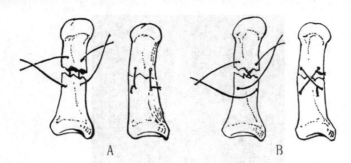

图 4-18 应用钢丝固定骨折
A.平行固定;B.交叉 90°固定

横形骨折可用钢丝固定,在早期由于钢丝拧紧时,可有一定的加压作用,对骨折是稳定的固定。但晚期,由于钻孔拧钢丝处骨质的吸收,会出现钢丝的松动,造成骨折固定不牢,甚至有移位、成角畸形出现。因此,目前很少再使用钢丝来做骨折的固定。一般钢丝用在撕脱骨折时,用钢丝贯穿肌腱与骨折块间兜住骨折块,拉向骨折处,从骨折相对面穿出拧紧,使撕脱骨折复位固定。由于钢丝是横形从骨折块的腱腹交界处穿过,不会有骨质吸收松动问题,因而固定牢固。当有纵形、粉碎性骨折时,钢丝可横形捆绑骨折,使骨折稳定。

3.切开复位、螺钉或微型钢板内固定

对斜形或螺旋形骨折,用螺钉作垂直于骨折线固定,固定效果较好。术后可用石膏托短时间固定或不做外固定而使手指做有限制的早期活动。其缺点是螺钉可能干扰肌腱的滑动,或皮下有异物凸起,横形或粉碎性骨折不宜使用。螺钉大多需要二次手术取出。

微型钢板固定牢固,可控制骨折块间的旋转,可以术后早期活动患手。对横形、短斜形的骨干骨折可选用。但接近关节的骨折,由于在关节侧无法容纳钢板而不宜使用。

三、第 1 掌骨基底骨折

(一)功能解剖

掌骨基底骨折多发生在第 1、4、5 腕掌关节,80% 发生在第 1 掌骨。因为第 1 腕掌关节活动度最大,关节孤立,缺乏保护,受伤机会较多。第 1 掌骨基底关节面在桡尺方向是凸出的,在掌背方向是凹陷的。而大多角骨远端在桡尺方向是凹陷的。因此腕掌关节是一鞍状关节,关节囊及其周围韧带松弛,关节活动度大。它不但可做屈伸、收展活动,还可做旋转运动。在掌骨基底尺侧髁和大多角骨之间,有一个较强的斜形韧带以稳定关节。此韧带断裂,可造成第 1 腕掌关节背侧脱位。

(二)损伤机制

Bennett 骨折,常由作用在拇指纵轴线上的暴力导致,骨折线自掌骨基底内上斜向外下,进入腕掌关节内。在掌骨基底内侧形成一个三角形骨块,由于掌骨基底尺侧的掌骨钩与大多角骨间有韧带相连,故此骨块仍保持在原位,或骨折块仅有少量旋转。而骨折远端因失去了与近侧骨折块的连续性,再加上拇长展肌的牵拉而滑向背侧及外侧,造成第 1 腕掌关节的脱位。大多数近端骨折块小于掌骨基底关节面的1/3(图 4-19)。Rolando 骨折是作用在拇指纵轴线上的强大暴力,通过指骨传达到第 1 掌骨基底,巨大的撞击力量使掌骨基底产生粉碎性破坏,导致骨块的分裂,形成 T 形或 Y 形骨折(图 4-20)。还可以是巨大的直接暴力作用在掌骨基底使之产生粉碎性骨折。

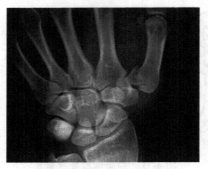

图 4-19　Bennett 骨折

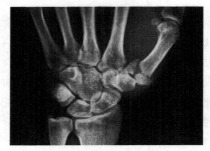

图 4-20　Rolando 骨折

（三）骨折分型及检查

第 1 腕掌关节内的骨折包括两种类型，即 Bennett 骨折和 Rolando 骨折。

Bennett 骨折是第 1 掌骨基底部尺侧的斜形、通关节的骨折，常合并有第 1 腕掌关节的脱位。患者都有外伤史，伤后出现第 1 掌骨基底部肿胀、疼痛及活动受限。尤其在捏指时疼痛加重，用力捏指可使第 1 腕掌关节脱位，第 1 掌骨基底部向背侧突出。但用手指按压可使其很快复位。X 线片对骨折的诊断起关键性作用。通过 X 线片还可看到小骨折块是否有旋转和明显的移位，这对决定采用手术或非手术治疗有重要意义。Rolando 骨折是为第 1 掌骨基底部的 T 形或 Y 形粉碎性骨折，可伴有关节半脱位。

由于第 1 掌骨基底部的粉碎性骨折，所有与大多角骨联系的韧带均断裂或损伤，第 1 掌骨基底部出现明显的反常活动。由于肿胀、疼痛，拇指一般无法再做较大幅度的活动。X 线片可清楚地显示骨折。

（四）治疗

1.Bennett 骨折

（1）闭合复位：Bennett 骨折的治疗比较困难，特点是复位容易、固定难。复位时，向外展位牵引拇指，同时向尺、掌侧压迫掌骨基底部，骨折极容易复位。但放松牵引后骨折也极容易再脱位。反复操作数次，术者熟悉复位感觉后，先于掌骨基底部放一软垫保护，自前臂至拇指近节上一石膏管型，在石膏未凝固前进行手法整复，术者一旦感觉骨折已复位时，就将拇指外展，掌指关节轻度屈曲位，直到石膏凝固为止。术后拍 X 线片，若骨折复位满意，制动 5 周左右，多可愈合。

在整复过程中，手法上容易犯的错误是当外展和背伸拇指时，不是把力量放在掌骨头部，而是将拇指的掌指关节用力外展及背伸。掌指关节外展和背伸的结果由于推顶的作用，常常反使掌骨本身呈内收和掌屈。如此操作，骨折不但不能复位，相反会加重骨折移位的程度，对此要特别注意。

（2）经皮穿针固定：可在透视下先将骨折复位，经皮穿入克氏针，将两骨折块固定在一起。若近端骨折块较小，不易穿克氏针固定时，复位后可将第1掌骨远骨折段固定在大多角骨或第2掌骨基底上。

（3）切开复位内固定：Bennett骨折近端的小骨折块，由于韧带的牵拉常有某种程度的旋转，闭合复位非常困难，常需切开在直视下复位。再用细长螺钉或克氏针从远骨折段桡背侧斜向掌尺侧穿入，与小骨折块固定。术后用短臂石膏管型或石膏托，将拇指固定在休息位，5周后拆除石膏，8～10周拔除克氏针，开始活动拇指。

2.Rolando骨折

如果关节面尚平整，复位后可用石膏托固定。如果骨折有移位，且骨折块较大，应使用内固定。可用克氏针、螺钉、粗丝线等进行固定。如骨折粉碎严重，且骨折块较小，无法作内固定者，可使用牵引支具作维持性牵引。牵引的目的不是维持骨折的位置，还有保持关节间隙的作用，以便术后更好地恢复功能。如骨折块分离严重，也可作切开复位内固定及外固定架联合应用，即将大的骨折块复位及内固定，然后再上牵引支具维持关节间隙及骨折复位。

四、拇指掌指关节脱位及韧带损伤

（一）功能解剖

拇指的掌指关节主要是屈伸活动，伸直位时有少许侧方及旋转活动。当做对指动作即捏指时，近节指骨有轻度桡偏及旋前动作。其过伸程度因人而异，且差别很大。该关节的侧副韧带也是伸直位时较松弛，屈曲位时较紧张。

（二）损伤机制

1.拇指掌指关节脱位

外力作用于拇指使掌指关节极度背伸时，强大的力量使附着在掌骨远端的掌板撕脱，进而力量继续作用使近节指骨基底脱向掌骨头背侧，掌骨头向掌侧移位，造成拇指掌指关节脱位。

2.拇指掌指关节侧副韧带损伤

当拇指受到侧方暴力使掌指关节过度桡偏或尺偏时，即可产生侧副韧带损伤。但由于手的尺侧有手指阻挡，一般不致过度尺偏，故以关节过度桡偏产生尺侧副韧带损伤者多见。此种损伤多因狩猎者用小刀宰杀猎物时拇指尺侧反复过力的冲击造成韧带损伤，故也称"狩猎者损伤"。当侧副韧带从指骨基底附着点强力撕脱时，有时合并有指骨基底撕脱骨折，又称"狩猎者骨折"（图4-21）。有时拇收肌可夹在撕裂的韧带和骨折块之间，从而阻止损伤韧带或骨折的愈合。

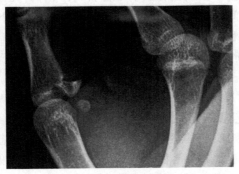

图4-21　狩猎者骨折

111

（三）症状和体征

1.拇指掌指关节脱位

可见手指明显肿胀、疼痛，尤其掌指关节处较严重。掌指关节呈轻度过伸，指间关节轻度屈曲位。检查时可见掌指关节屈、伸活动丧失。手指疼痛，局部压痛，被动活动掌指关节时疼痛加重。

X线片在拇指正位可见掌指关节间隙消失，侧位见掌骨头向掌侧、近节指骨基底向背侧移位。

2.拇指掌指关节侧副韧带损伤

手指肿胀、疼痛，尤其在掌指关节尺侧肿胀、压痛明显。掌指关节可呈过度桡偏，侧方稳定性阳性。拇指向桡侧推挤时疼痛剧烈，向尺侧推挤时有轻度疼痛或不感觉疼痛。

X线检查可发现掌指关节尺侧间隙加大，关节半脱位，有时可见近节指骨基底尺侧撕脱的骨折片。

（四）治疗

1.拇指掌指关节脱位

早期可试行手法复位。将拇指屈曲，放松掌指关节掌侧软组织，左右摇摆拇指，同时向掌侧牵引，用另一只手向背侧推顶掌骨头，使其复位。

手法整复有时不易成功，原因是：①掌骨头向掌侧脱位时，穿破关节囊直达皮下，关节囊纵形裂口可夹住掌骨头；②掌指关节处籽骨可能嵌在两关节面之间；③拇长屈肌腱可能绕住掌骨头。在此情况下，越是牵引拇指，上述的一些组织越是紧张，结果常将掌骨颈卡住，使脱位的关节难以复位。

手法整复失败者需手术切开复位。可在拇指掌指关节桡侧作纵切口，暴露掌骨头及关节囊，将嵌夹在关节面之间的组织，如关节囊、籽骨、拇长屈肌腱等推开，掌骨头即很容易从关节囊纵形裂口处推回，脱位即可整复。经以上处理后掌骨头仍不能复位者，可将嵌夹于两关节面之间的关节囊纤维软骨板做一纵形小切口，则掌骨头很容易推回。复位后，切开的关节囊不需缝合，仅缝合皮肤。术后用石膏托制动拇指于功能位3周。

拇指掌指关节陈旧性脱位只能手术治疗，但术后效果常不满意，多遗留关节僵直、疼痛，最后常需做关节融合。有的陈旧性脱位，除关节活动受限外，其他症状不明显，如对生活和工作影响不大，可不做任何处理。陈旧性脱位继发创伤性关节炎时，应行关节融合术。

2.拇指掌指关节侧副韧带损伤

（1）非手术治疗：轻度的韧带撕裂没有关节不稳者，可用石膏托固定拇指于功能位，4周后去除石膏练习活动。在恢复期间，要严防拇指再受外伤，否则易造成韧带再次断裂。

（2）手术治疗：有关节不稳者，表明韧带已全部或大部分断裂。可行手术缝合断裂的韧带。在关节侧方纵形切开，暴露断裂的韧带，予以缝合。如有拇收肌嵌入者，应将嵌入的肌肉拉出，将韧带断端进行直接褥式缝合。

斯特纳（Stener）指出：对尺侧副韧带断裂的保守治疗很难成功，原因是损伤韧带的断端常被腱帽扩张部之纤维压迫而发生翻转移位，使韧带两断端无法完全接触。因而，外固定并不能使断裂的韧带愈合。还有些病例贻误了早期治疗，因而晚期韧带损伤的患者也不少见。

这种陈旧性损伤常遗有掌指关节不稳，拇、示指捏物时，拇指桡偏使捏力减弱。有些还会出现拇指掌骨头向尺侧半脱位及疼痛等。对于晚期病例的治疗，有人主张在掌指关节尺侧纵形切开,暴露关节囊。在近节指骨基底及掌骨颈部横向各钻两个洞,纵向劈开掌长肌腱取其一半,用腱条呈"8"字形袢绕固定,重建侧副韧带。

还可将拇短伸肌腱在腕关节部切断后,拉向掌指关节,在掌骨颈部横向穿过预先钻好的洞,再拉向近节指骨基底部。用抽出钢丝法固定在近节指骨基底部。

五、手指掌指关节及指间关节韧带损伤

（一）功能解剖

1.手指掌指关节

手指掌指关节由掌骨头、近节指骨基底、关节软骨、关节囊及韧带组成,是双轴关节,有屈、伸、内收、外展及联合的圆周运动,其中屈、伸活动范围最大。各个手指掌指关节的活动度不同,以小指活动范围最大,环、中指次之,示指最小。

掌指关节囊松弛,两侧有侧副韧带。侧副韧带起自掌骨头的两侧偏背部,斜向掌面,分别止于近节指骨基底两侧偏掌部。

掌骨头远端关节面较窄小,掌侧关节面较宽大,当掌指关节屈曲时,侧副韧带的起止点间的距离增大,韧带较紧张;当掌指关节伸直时,韧带起止点间的距离减小,韧带呈松弛状态。当掌指关节屈曲 90°时,近节指骨基底滑到掌骨头掌侧的两个髁上,此处的掌骨头较宽大,与近节指骨基底的关节面正好相嵌,再加上两侧紧张的侧副韧带限制,在此位置上,掌指关节几乎没有侧方活动。相反,掌指关节在伸直位时,由于掌骨头的顶部关节面较窄小,与近节指骨基底关节面之间有较多的活动余地,再加上此时两侧侧副韧带最松弛,因此,掌指关节可容许有较大幅度的偏斜,即内收、外展活动。

在侧副韧带掌面,还有一韧带起于掌骨头处的侧副韧带,纤维呈扇形向掌面止于掌板,称为副侧副韧带(图 4-22)。

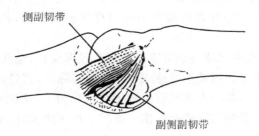

侧副韧带

副侧副韧带

图 4-22 掌指关节副侧副韧带

在关节两侧偏掌面还有骨间肌通过,止于近节指骨基底及伸指肌腱侧腱束。在关节掌侧有纤维软骨组织构成的关节囊掌板,关节背侧有伸指肌腱扩张部形成的腱帽。这些结构都起着稳定掌指关节的作用。如果这些组织损伤到一定程度,将会影响关节的稳定性。

2.手指指间关节

手指指间关节由近、中、远节指骨,关节软骨,关节囊,韧带分别构成远、近侧指间关节。远、近侧指间关节均属单向活动的滑车关节。只有屈、伸活动,没有内收、外展。关节两侧有侧副韧带维持。在近侧指间关节的两侧有侧副韧带和副韧带,在远侧指间关节只有侧副韧带。因指骨头关节面侧面观呈半圆形,关节无论处于伸直或屈曲位,侧副韧带都保持同样的紧张状态,韧带没有长度的变化(图 4-23),只有少许的被动侧方活动。此外,在关节的掌、背面还分别有屈、伸

指肌腱及侧方的蚓状肌,以使关节做屈、伸活动。

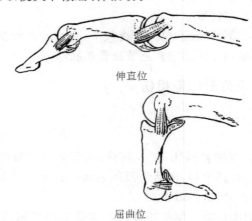

伸直位

屈曲位

图 4-23　指间关节的侧副韧带

（二）损伤机制

（1）手指掌指关节侧副韧带损伤的机会较少。因为手指之间可以互相保护,掌指关节在伸直位时侧副韧带是松弛的,对来自侧方的暴力有一定的缓冲作用,骨间肌对掌指关节也有稳定的作用。

掌指关节侧副韧带损伤多发生在掌指关节屈曲时,也就是当韧带处于紧张状态时,如有侧方暴力,即可造成韧带的损伤。当掌指关节在伸直位时,若侧方暴力过大,使掌指关节过度偏斜,也可致韧带损伤。

（2）手指指间关节侧副韧带损伤理应由侧方暴力造成,但在临床上多见为手指在伸直位时戳伤或扭伤造成。也就是说暴力来自指端,力量自指端纵形走向近端,当然力量不可能完全垂直于手指,当稍有偏斜时即会有一侧方力量推挤手指向桡侧或向尺侧,使处于紧张状态的侧副韧带损伤。

侧副韧带在手指伸直或屈曲位时韧带紧张程度都没有变化,也就是说,理论上不管手指是在伸直还是屈曲的情况下,紧张的韧带均可造成损伤。但实际上,韧带损伤多是在手指伸直位。因为当手指在伸直位时,来自指端的力量可以分解为两个分力,一个纵向力量压紧手指,使其不能屈曲,再有一个侧方力量造成侧副韧带的损伤。而当手指屈曲位时,来自指端的暴力由于手指进一步屈曲而得到缓解。

另外,手指远端受暴力打击或扭力时,由于近侧指间关节比远侧指间关节力臂长,所受的外力更大,因而发生侧副韧带损伤的机会比远侧指间关节多。

（三）症状及体征

1.手指掌指关节侧副韧带损伤

患者常有戳伤、牵拉、扭转或侧方打击等外伤史。在损伤侧手指的掌指关节部可有皮下淤血、肿胀、疼痛及局部压痛,手指的屈、伸活动因疼痛而受限。被动将手指向损伤相反方向活动时,因牵拉伤侧侧副韧带而加剧疼痛。

掌指关节屈曲 90°,手指被动做侧方活动时,可见伤指掌指关节有侧向不稳定,侧偏大于 40°时即为阳性。损伤严重者,除韧带损伤外,还可发生骨间肌在近节指骨基底止点处撕脱,可能随之出现掌指关节半脱位。

在伤指被动侧方偏斜的情况下,拍正位 X 线片,有韧带断裂者,可看到韧带断裂侧关节间隙加大。同时应注意是否有撕脱骨折。行掌指关节造影,可发现有造影剂漏出关节囊。注意观察造影剂漏出部位及漏出量的多少,来间接判断损伤的严重程度。

有一种少见的损伤,即侧副韧带从近节指骨基底的止点和掌板处撕脱,关节囊及软组织嵌入撕脱的侧副韧带之中。此时,断裂的韧带很难修复,需行手术治疗。但此种情况在术前也较难确诊。

2.指间关节侧副韧带损伤

伤后关节出现梭形肿胀,疼痛,屈、伸活动受限,局部压痛,被动侧方活动时疼痛加重。若侧副韧带已经断裂,则有明显的侧方不稳。加外力拍正位 X 线片,可见伤侧关节间隙增大。

(四)治疗

1.手指掌指关节侧副韧带损伤的治疗

(1)非手术治疗:对新鲜损伤,如果伤指无明显侧方不稳,说明侧副韧带尚未完全断裂,或侧副韧带断裂但骨间肌完整。可将患指掌指关节屈曲30°,固定 4 周,然后行主动功能锻炼;也可将伤指与相邻健指互相固定,防止掌指关节作过度侧偏活动。

(2)手术治疗:若损伤关节有明显的侧方不稳,伤指被动侧偏拍 X 线片有明显间隙加宽,并有关节半脱位,说明掌指关节侧副韧带及侧方稳定组织已断裂,应行手术修复。

手术可将断裂的韧带重新缝合。如侧副韧带在其止点处断裂,用可抽出式钢丝将其止点重新固定。单纯侧方外力造成的韧带损伤易修复,可将断裂韧带缝合。有扭转及牵拉伤者,关节侧方稳定结构损伤较重,韧带多呈碎裂状,单纯缝合会有困难,可考虑做韧带重建。韧带重建材料多采用自体的腱性组织。

2.手指指间关节侧副韧带损伤

(1)非手术治疗:早期的部分韧带损伤,无明显关节不稳,可行伤指伸直位制动,使损伤的关节囊及侧副韧带得以愈合,4 周后练习活动。但指间关节处肿胀的消退、疼痛消失及恢复正常的活动范围,需 3~4 个月或者更长。在恢复期间可配合理疗及关节主动功能锻炼,避免侧方搬弄手指及再受外伤。否则,可造成侧副韧带松弛,再次断裂,或遗留指间关节长期梭形膨大。

(2)手术治疗:如侧副韧带完全断裂,早期应行手术缝合。特别是示、中指桡侧侧副韧带,因用手捏、握时,上述部位承受从桡侧来的外力较大,手术适应证就更强些。术后,均用无衬垫石膏管型固定手指于伸直位 4 周。

六、手指掌指关节及指间关节脱位

(一)功能解剖

1.手指掌指关节

手指掌指关节的解剖已如前述,掌指关节的脱位多发生在示指。示指掌指关节,在其掌侧有较厚韧的纤维软骨即掌板结构,有稳定关节的作用。掌板远端附着在近节指骨基底,其近端为膜部,较薄且较松弛,附着在掌骨颈掌侧。关节做屈、伸活动时,主要是通过膜部的滑动。掌板掌侧是屈指肌腱腱鞘后壁。再向掌侧是掌腱膜,它是从腕到手指的纵形纤维结构。掌腱膜在掌指关节处形成两组横形纤维,即掌浅横韧带。

正常的屈指肌腱,由腕至手指呈放射状,示指的屈指肌腱,在掌指关节部位稍偏尺侧。掌指关节脱位后,屈指肌腱、腱鞘及其相连的掌腱膜纵形纤维被推向掌骨头尺侧。第 1 蚓状肌脱向桡侧,关节囊纤维软骨板移至掌骨头背面,夹在掌骨头及指骨基底之间,掌骨颈掌面被掌浅横韧带卡住。当用手法整复牵引手指时,掌骨头四周的软组织更加紧张,使掌骨颈卡住难以复位。

2.手指指间关节

由于手指指间关节只能做屈、伸活动,来自手指掌侧的暴力常常造成关节过伸,从而使掌侧关节囊及掌板撕裂。此时,侧副韧带也多有损伤。远节指骨失去稳定而移向背侧,由于伸指肌腱止于中或末节指骨基底,肌腱力量的牵拉使之向近端移位,造成两节指骨的重叠。还有侧方外力的作用,可以造成一侧手指的侧副韧带断裂,手指向一侧偏斜。有时,手指可向一侧偏斜90°。

(二)损伤机制

1.手指掌指关节脱位

示指在伸直位时,暴力自手指掌侧向背侧推压使掌指关节过度背伸,此时掌骨头突破掌侧关节囊薄弱部分,向掌侧穿出达于皮下,近节指骨基底向掌骨头背侧脱位。

2.手指指间关节脱位

多由手指过度伸展损伤所致,因过度屈曲导致脱位的伤者极少,多是远位指骨向近位指骨背侧脱位,同时向侧方偏移。临床上近侧指间关节脱位比远侧指间关节脱位者常见。可能是由于加在指端的暴力到近侧指间关节的距离比远侧指间关节更远,力臂更长,破坏力更大。其次是受侧方外力的作用,加在手指侧方的力量使一侧的侧副韧带断裂,关节囊撕裂,然后手指向另一侧偏斜、脱位。

(三)症状及体征

1.手指掌指关节脱位

脱位后近节指骨基底移向掌骨头背侧,掌指关节呈现过伸畸形。因屈指肌腱被掌骨头推向尺侧,屈指肌腱紧张的牵拉,使指间关节呈半屈曲状,示指向尺侧稍偏斜。由于掌指关节处掌腱膜与皮下组织有纤维相连,脱位后皮下组织被牵拉下陷,因而局部皮肤出现橘皮样皱纹。示指及手掌肿胀、疼痛。局部压痛,主、被动活动掌指关节时疼痛剧烈。X线片可见示指近节指骨移向掌骨头背侧。

2.指间关节脱位

根据外伤史、伤指的畸形、局部症状及X线片,很容易做出诊断。指间关节脱位可有掌背侧及侧方脱位。但应注意,很多患者在手指脱位后,往往会自行牵拉复位。来院时手指已经复位。此时也应按关节脱位处理。

(四)治疗

1.手指掌指关节脱位

可先试行手法复位,将患指屈曲,掌指关节稍做被动屈伸及左右摇摆,使软组织从掌骨周围得到松弛。术者一手拇指抵于掌骨头,并向背侧轻轻按压,另一手将患指向掌侧牵引,同时向两侧摇摆,待听到关节滑动响声时,即达复位。如术者放松伤指后关节又脱出,则可能是因为关节囊壁嵌入脱位关节尚未解脱,可反复用上述手法试行复位。手法复位如不能成功,应立即做切开复位。在示指掌指关节掌侧,沿远侧掌横纹做横切口,将掌指关节纤维软骨板及掌浅横韧带纵形切开。此时掌骨头很容易复位,复位后破裂的关节囊和切断的韧带可不做缝合。术后功能位制动3周,然后开始做主动功能练习。

2.手指指间关节脱位

可在指根麻醉或不用麻醉的情况下,牵引手指同时轻度屈曲,则脱位的指骨很容易复位。部分患者在就诊时已自行复位。但应注意,如复位后关节有明显侧方不稳者,应及时手术修复侧副韧带。手法复位或手术修复后的手指,用石膏托固定4周,然后行关节活动。也有很难整复的指间关节脱位,这是因为破裂的掌板、指深屈肌腱、侧副韧带及伸肌腱等结构可嵌入其中,应早期行手术切开复位。术中只要将嵌入关节内的组织拉出,关节即可顺利复位。脱位后的关节,由于有韧带、关节囊的撕裂,后期恢复往往比较缓慢。关节遗留有肿胀、疼痛,活动受限。常常要4～5个月,有的甚至长达半年。

对于陈旧性指间关节脱位,手法整复多不能成功,手术切开复位易造成关节僵直及疼痛。因此,陈旧性指间关节脱位若无明显症状,且不太影响工作和生活时,可不做特殊处理。若关节疼痛无力,应作关节融合。

对已僵硬、疼痛的关节还可行人工关节置换。由关节脱位造成的韧带损伤,可选用连接式人工关节。还可用足趾或趾间关节游离移植,以恢复指间关节的活动。但效果不能达到正常手指。

(陆道军)

第五节　指腹皮肤缺损

根据手部的解剖特点,手指末节指腹有丰富的感觉神经末梢,具有精细的感觉功能,它的两点辨别觉可达到3～4 mm,并具有特殊的解剖结构和功能,所以治疗目的是要尽量保留手指的长度,恢复手指的感觉,塑造良好的外形,获得良好的功能,使患者满意。正确地处理好手指的皮肤缺损,可以避免手指的畸形和晚期的功能障碍。因此,掌握手部皮肤解剖特点和熟练运用皮肤移植和修复手术是很有必要的。在临床医疗工作中可以按缺损的部位、不同的创面设计出多种多样的手术方法,经过术前的周密设计,选择适宜的手术方案,术中的精细操作,术后的仔细观察,以及患者的密切配合来共同达到预期的治疗目的。

一、指掌侧单纯皮肤缺损的手术治疗

任何原因造成的手指掌侧皮肤缺损,不论是在手指的指腹部还是在手指的掌侧,只要皮肤缺损区的基底部保留有血液循环的软组织,在没有肌腱、指骨、关节外露时,这种类型的损伤治疗都比较简单,修复此种损伤的理想方法是采用游离植皮手术来覆盖皮肤的缺损。

此类手术多采用中厚皮片(断层皮片)游离移植手术,皮片的厚度在0.3～0.8 mm,为皮肤厚度的1/3～3/5,包括表皮和大部分真皮。皮片的特点是收缩少、外观好,具有一定的弹性,皮肤颜色加深不重,感觉恢复得快而且好。

供皮区常常选择在相对隐蔽的部位,如上臂内侧、腕掌侧横纹处、肘窝、腋窝、腹股沟等部位,供皮区一般可直接缝合闭合创面。

术后用石膏或指托制动2周,2周后拆除全部缝线,开始做功能锻炼。

二、手指指腹皮肤缺损伴有大面积深层缺血组织外露的手术治疗

在手指指腹皮肤缺损伴有大面积深层缺血组织如肌腱、指骨和/或关节囊外露,又无法通过用局部软组织瓣转移对深层缺血组织加以覆盖时,要根据各种不同的情况综合各种因素进行考

虑,是采取缩短手指长度,还是行皮瓣转移的手术方法修复手指指腹的皮肤缺损。

(一)确定保留手指的因素

在决定具体治疗的手术方法前要考虑以下因素。

1.手指的长度

手指指端的皮肤缺损的范围无论大小,无论是否有肌腱、指骨的外露,只要手指的指甲完整或原指甲长度的 1/4～1/3 的部分指甲缺损时,应考虑保留手指的长度,采用皮瓣转移手术修复手指指端的皮肤缺损。

2.工作性质

受伤的患者为从事一些重体力劳动的工作者,需要手部的皮肤能够耐磨、耐寒,具有良好的感觉,而皮瓣转移手术后覆盖手指的皮瓣将会有不耐磨、不耐寒、感觉不好等缺点。皮瓣的质量也因供皮区的不同而有差异,手部的皮瓣质地最接近,其次为前臂部、上臂部,而胸部和腹部的较差。因此,在这类患者中则多考虑以缩短残端直接缝合为宜,而尽量避免采用皮瓣转移的手术方法修复。

3.年龄

年龄过大的患者,在关节固定后很容易出现关节僵硬,导致关节功能障碍,在行皮瓣转移手术后,患肢常常需要制动 3～4 周的时间,这样就有可能会出现关节活动障碍的问题;而年龄过小的患者,他们不能很好地配合手术,术后无法给予牢固的制动,很容易造成转移的皮瓣撕脱。为此,这种年龄范围的患者故多应考虑采用缩短残端直接缝合的手术办法。

4.保留关节问题

手指指端的皮肤缺损时,远端指间关节完好,末节指骨尚存有基底,若采取缩短残端缝合伤指的手术方法,只有去除远端指间关节才能直接缝合伤口,这时采用皮瓣转移的手术方法,则能保留该关节。特别是在拇指和示指,除了要保留此关节外,还要尽量保留手指的长度,故这种情况下应考虑施行皮瓣转移手术治疗。

5.不同的手指

由于手部有左右之分,而且各个手指在手部功能中发挥的作用也有所不同,所以右手比左手,示指、中指比环指和小指的作用更重要,在手术修复中更应予以重视。行皮瓣转移修复手术时,争取保存伤指最大的长度。特别是拇指在手部功能中更为重要,在指端皮肤缺损后,与其他手指相比,拇指更适宜实施皮瓣转移手术修复。

(二)指腹皮肤缺损皮瓣修复的方法

手指掌侧的皮肤缺损在实施皮瓣转移术时,应首先考虑采用手部的皮瓣,因它们的组织结构和解剖特点最接近。但当手部皮瓣(邻指、鱼际皮瓣等)不具备修复手指掌侧皮肤缺损的能力时,要考虑应用其他部位的皮瓣进行转移修复,如用交臂皮瓣、胸壁皮瓣或腹部皮瓣等覆盖创面,闭合伤口。

1.V-Y 推进皮瓣转移术(三角形推进皮瓣或 V-Y 缝合)

此种手术适用于指端面积较小且为横形的皮肤缺损的创面修复,主要是利用皮下组织的可移动性,在缺损的一侧形成一个三角形皮瓣,将 V 形切开的皮瓣向指端皮肤缺损的部位推移,覆盖皮肤的缺损区,使组织错位缝合后,以达到覆盖指端皮肤缺损的创面及外露的指骨,此时 V 形切开的皮瓣,给以 Y 形缝合,故得名为 V-Y 缝合。

V-Y 推进皮瓣修复的皮肤缺损面积较小,缺损面积的直径应小于 1 cm;双侧 V-Y 推进皮瓣,其所能覆盖创面的直径约 1.2 cm;如果缺损面积大于此范围,则不适宜采用此种皮瓣手术,应选择其他种类的皮瓣转移手术。

2.手指掌侧皮肤推进皮瓣术

此手术方法适用于手指指端少量、横形的皮肤缺损。由于掌侧皮肤推进皮瓣内包含有双侧正常的血管神经束,所以应用此种皮瓣修复后的指端皮肤不仅具有良好的血液循环功能,而且具有正常的皮肤感觉功能,尤其适用于拇指和示指的指端皮肤缺损的治疗。

手术从手指指端皮肤缺损创面的两侧开始,沿手指两侧正中线作纵形切口,切口向掌指关节水平延伸,手指双侧的血管神经束均位于掌侧的皮瓣内,然后将手指掌侧的皮瓣从屈指肌腱腱鞘的表面上予以剥离,避免损伤腱鞘及手指两侧的血管神经束。为了缓解皮瓣的张力,在手指指间关节处于屈曲位的情况下,将掀起的掌侧皮瓣向远端缺损的部位滑行推进,用于覆盖手指指端缺损的创面并进行缝合。

由于手指掌侧皮肤较紧,手指的伸直功能可受到影响,因此在手术后 2 周拆除缝线,开始进行手指的屈、伸功能锻炼。随着功能锻炼和辅助的物理治疗后,掌侧的皮肤逐渐拉长,手指指间关节的伸直功能将随之恢复。

3.邻指皮瓣转移术

这种皮瓣手术是从手指的指背上切取皮瓣,适用于手指指端或手指掌侧的创伤性皮肤缺损或切除瘢痕、肿瘤后所遗留的创面,合并有肌腱、骨质或关节裸露的皮肤缺损。也可用于手指指端骨外露,而需要保留手指长度的手指指端的皮肤缺损,且不适宜做游离皮片移植术时,可选用邻指皮瓣转移术修复手指指端或手指掌侧的皮肤缺损。同时存在多个手指的皮肤缺损时,可在多个手指上切取多个邻指皮瓣予以修复。该皮瓣不宜在手指的掌侧切取,只能从手指的背侧切取。

皮瓣移植术后 2 周,皮瓣生长良好可以拆除缝线,允许做适当的分指动作以便拉长皮瓣的蒂部,防止蒂部的短缩,同时进行手指关节的屈、伸功能锻炼。术后 3～4 周可以实施断蒂手术。

4.鱼际皮瓣转移术

该皮瓣是从手掌的大鱼际部切取的皮瓣,用于修复手指末节少量的皮肤缺损、指端的皮肤缺损和指端侧方的皮肤缺损。此种皮瓣尤其适用于修复示、中、环指。如指端的皮肤缺损较多,或患指的指间关节屈曲受限时,则不宜选用鱼际皮瓣转移术。

皮瓣转移术后 2 周拆除缝线,同时将陪同固定的手指放开,允许有适当的功能锻炼。3～4 周可实施皮瓣断蒂手术。

5.指动脉岛状皮瓣转移术

该皮瓣是以指动脉为蒂的岛状皮瓣。由于指动脉没有恒定的伴行静脉,或指掌侧固有动脉周围的静脉比较细小,为确保皮瓣的静脉回流,血管蒂周围要多带一些筋膜,同时在血管蒂通道上的皮肤不要缝合太紧,以免血管蒂受压影响皮瓣的血运。当血管蒂游离到近侧指间关节水平时,皮瓣可前移 1 cm;游离到掌指关节处时,皮瓣可前移 2 cm。供皮瓣部位一般可直接缝合。由于皮瓣内含有指神经,切取皮瓣后可影响提供皮瓣部位的手指的感觉功能,因此皮瓣的供区一般选择在中指的尺侧或环指的桡侧。

指动脉岛状皮瓣转移术可采取顺行转移或逆行转移,该皮瓣的旋转点在指掌侧总动脉分叉处,逆行转移的解剖学基础是指间关节周围血管之间存在着吻合支,顺行转移皮瓣的血运比逆行转移皮瓣的血运更可靠,且手术操作简单。由于皮瓣内带有指神经,皮瓣转移后具有良好的感觉,故尤其适用于拇尺侧,示、中指桡侧指腹皮肤缺损的修复。

6.示指背侧岛状皮瓣转移术(第1掌骨背动脉岛状皮瓣)

该皮瓣是带有神经血管束的岛状皮瓣,具有良好的血液循环和感觉神经支配功能,可一次完成手术治疗。示指背侧岛状皮瓣转移术常应用于修复邻近手指有肌腱和/或骨、关节外露的创面,特别是拇指掌侧、背侧、虎口部或中指掌指关节背侧的皮肤缺损。

术后伤口加压包扎,在第1、2掌骨间隙处(皮瓣的蒂部)放置橡皮引流条,用石膏托制动,皮瓣转移术后2周拆除缝线,去除石膏托,逐渐开始手部的功能锻炼。

7.臂交叉皮瓣转移术

该皮瓣是从健侧前臂或上臂切取的带蒂皮瓣,在皮瓣转移后,要将两臂交叉固定在一起,故称臂交叉皮瓣。在手指掌侧皮肤缺损范围较大,不能应用以上所介绍的皮瓣修复时,可考虑采用前臂或上臂交叉皮瓣修复对侧(患侧)手指掌侧的皮肤缺损。前臂转移皮瓣的皮肤质量较上臂转移皮瓣的皮肤质量要好些,更接近于手部的皮肤质量。但在上肢切取皮瓣,特别是前臂,由于前臂经常外露,切取皮瓣后遗留的瘢痕将影响美观,所以选取皮瓣的位置时,要视手指掌侧皮肤缺损创面的部位、供区皮瓣的皮肤质量及术后遗留瘢痕对美观的影响来决定。臂交叉皮瓣可以在同一前臂或上臂上设计多个皮瓣,修复多个手指掌侧的皮肤缺损。

修复手指掌侧的皮肤缺损创面,多选用对侧前臂或上臂前内侧的皮瓣;修复拇指掌侧的皮肤缺损创面,多从对侧前臂或上臂的外侧切取皮瓣。无论是应用前臂还是上臂的皮瓣,在切取皮瓣时切记不要跨越肘关节,避免由于手术后的皮肤瘢痕挛缩,影响肘关节功能活动。

臂交叉皮瓣转移手术后2周拆除缝线,白天可以解除外固定,允许健侧手部、肘部、肩部进行适当的功能锻炼,适度地牵拉皮瓣的蒂部,夜间继续用腹带包扎固定,于手术后3～4周实施断蒂手术。

8.小鱼际皮瓣转移术

该皮瓣取自手掌尺侧小鱼际部位,为带神经血管蒂的岛状皮瓣,皮瓣的血液供应来自尺动脉的主干和小指尺侧固有动脉的皮支。小指尺侧固有动脉发自掌浅弓的尺侧,行于小鱼际脂肪垫中,发出皮支分布于小鱼际远侧2/3部,尺动脉主干发出的皮支供应小鱼际近侧1/3部,两者互相吻合。皮瓣的神经来自尺神经浅支发出的到小鱼际的皮支。由于小鱼际皮瓣血管细小,不适宜实施吻合血管的游离移植,故采用以豌豆骨为轴的带蒂皮瓣转移。

皮瓣转移后,供区创面往往不能直接缝合,需行游离皮片移植覆盖创面,患肢给予加压包扎石膏托制动,手术后2周去除石膏拆除缝线。如果手术中缝合了指神经,石膏制动将延长至手术后3周再拆除,开始手部的功能锻炼。

(陆道军)

第六节　指背皮肤缺损

手指背部的皮肤缺损与手指掌部的皮肤缺损对治疗的要求是不同的。手指背部可作为皮瓣的供区,通过应用局部转移皮瓣来修复手指背部的皮肤缺损;手指背部对皮肤的感觉要求不高,可应用不带神经的皮瓣来修复;手指背部的皮肤缺损修复时位置容易摆放,可供选择的供区比较多。这样使得手指背部皮肤缺损的治疗比手指掌部皮肤缺损的治疗更为方便,可供选择的手术方法更多,使得手术操作更为简便、安全、可靠。

一、游离植皮术

手指背侧单纯的皮肤缺损,不合并有肌腱、骨质或关节囊外露的情况下,在彻底清创(或扩创),创面严格止血后,行游离皮片移植术,移植皮片厚度可根据创面基底的血液循环情况确定,创面基底的血液循环丰富,移植皮片可厚些,如果创面基底的血液循环较差且为感染后的伤口,移植的皮片应薄些,以利皮片成活,消灭创面,控制感染。

二、局部转移皮瓣转移术

此种皮瓣在手外科中为常用的修复手部皮肤缺损的手术方法之一,皮瓣内没有知名血管,可根据皮肤缺损创面的大小和形状任意切取,但皮瓣的长宽比例要有一定的限制,通常是 1：1,最大不能超过1.5：1。它的血液供应完全来自皮瓣的蒂部,皮瓣的厚度为皮肤及皮下组织,皮瓣的血液循环依靠真皮下血管网、真皮内血管网和真皮乳头层的血管,大部分为单蒂皮瓣,有时可采用双蒂皮瓣。多适用于手指背侧较小的皮肤缺损,伴有肌腱、骨质或关节囊外露时,不宜实施游离植皮手术修复创面。

该皮瓣是应用局部皮肤和软组织的弹性和可移动性,通过设计形成皮瓣,使局部皮肤得到重新安排,达到覆盖创面的目的,即在皮肤缺损部位的侧缘附近的皮肤形成一个比创面大得多的皮瓣,使皮瓣经过按顺时针或逆时针方向旋转移位一定角度后移向缺损部位并覆盖皮肤缺损区,同时要注意皮瓣蒂的方向和皮瓣的长宽比例。

皮瓣转移后,在供区遗留有一个继发的皮肤缺损区,如面积较小,可通过松解周围皮肤,直接缝合继发创面;如果继发创面面积较大则应用游离植皮覆盖。

此种皮瓣手术多用于皮肤相对松弛部位的皮肤缺损,不适于在手掌、手指掌侧使用,手掌侧因皮肤的移动性很小,皮瓣旋转比较困难,很难达到完全覆盖创面。手背部皮肤较松弛,常应用局部转移皮瓣转移术修复手背的皮肤缺损。多用于修复三角形、圆形或椭圆形的皮肤缺损。局部转移皮瓣的优点是皮瓣的皮肤与缺损处皮肤的色泽、厚度、质地相近,手术简单易行,可一次完成,不需要二期断蒂手术。皮瓣转移术后 2 周拆除缝线,即可开始手指关节的屈、伸功能锻炼。

三、邻指皮下组织瓣转移术(邻指翻转组织瓣或邻指筋膜瓣)

帕基安(Pakiam)及拉塞尔(Russell)报道了应用相邻健指背侧含部分真皮和全层皮下组织的组织瓣,翻转 180°覆盖相邻手指指背侧皮肤缺损的手术方法。当手指背侧的皮肤缺损,伴有肌腱、骨质或关节囊外露,需行皮瓣移植覆盖时,不能用掌侧邻指皮瓣来覆盖,可应用邻指指背的皮下组织瓣翻转覆盖创面,然后在皮下组织瓣上行游离植皮覆盖。

皮瓣转移术后 2 周拆除缝线,去除石膏,允许做适当的分指动作以便牵拉皮瓣蒂部,防止蒂部的短缩,同时进行手指关节的屈、伸功能锻炼,术后 3～4 周可实施断蒂手术。

四、第 2～4 掌背动脉岛状皮瓣转移术

第 2～4 掌背动脉岛状皮瓣又称手背皮瓣,是以掌背动脉作为血供来源的岛状皮瓣。桡、尺动脉的腕背支,掌深弓的近侧穿支和骨间前、后动脉的终支汇成了腕背网。第 2～4 掌背动脉发

自掌深弓的穿支和腕背网的交通支,在手背伸肌腱深面,沿相应的骨间肌背面向远端走行,在近节指骨的基底部分为相毗邻指的指背动脉,此皮瓣属于网状血管皮瓣。

第 2～4 掌背动脉岛状皮瓣的解剖学基础是掌背动脉在指蹼处与指掌侧总动脉有恒定的吻合支,吻合支的部位正好是切取皮瓣的旋转轴心,分离第 2～4 掌背动脉岛状皮瓣时应在距指蹼游离缘 1.5 cm 的范围以外进行,避免损伤皮瓣蒂部的血管吻合支,蒂部的旋转角度应在 90°～120°,以此点为轴心,分别以第 2、3、4 掌骨间隙为轴线,顺行或逆行切取以第 2～4 掌背动脉为蒂的岛状皮瓣转移修复手指的皮肤缺损。

掌背动脉的伴行静脉有两条,走行于手背深筋膜和伸肌腱深面、掌骨和骨间肌的背面,口径为 0.2～0.3 mm,缺少瓣膜并有交通支,可作为皮瓣的回流静脉。第 2～4 掌背神经的横径为 0.6～0.9 mm,分布于皮瓣,将神经向近侧分离 1～2 cm 切断,与受区的神经缝合,可恢复皮肤的感觉。

第 2～4 掌背动脉岛状皮瓣的切取范围可根据损伤面大小而定,其最大范围为 9 cm×4 cm,蒂长 2 cm,可用于修复手指掌侧、背侧的皮肤缺损,供皮区行游离植皮覆盖创面。

皮瓣移植后用石膏托制动,术后 2 周去除石膏拆除缝线,即可开始手指关节的屈、伸功能锻炼。

五、臂交叉皮瓣转移术

臂交叉皮瓣的皮肤较薄,皮肤的色泽和质地较好,修复后手指背侧皮肤缺损后不臃肿,缺点为供区不隐蔽,上肢留有瘢痕,影响美观。该方法常是上述方法不适宜时所采取的手术方法。

修复手指背侧的皮肤缺损创面时,多选用对侧前臂或上臂前外侧的皮瓣;修复拇指背侧的皮肤缺损创面时,多从对侧前臂或上臂的内侧切取皮瓣。

六、胸部皮瓣转移术

胸部皮瓣是在胸部锁骨下形成的皮瓣,此处皮瓣的皮肤结构较手部皮肤结构相差较大,所以皮瓣臃肿、易于滑动、外形欠佳。但胸部较前臂或上臂隐蔽,即使有瘢痕,穿衣后也不会影响外观,尤其适用于女性患者。且只需固定患侧上肢,便于患者的生活自理。

该皮瓣常用于修复对侧拇指的掌侧或背侧,以及手指背侧部位的皮肤缺损。皮瓣的蒂部可在上方、内上方或外上方。

胸部皮瓣转移术后,皮瓣的蒂部放置引流条,包扎固定。在患肢腋窝与胸壁间、前臂与胸壁间用棉垫隔开,为避免因上肢的重力导致皮瓣撕脱,用宽胶布将肩关节于内收位、肘关节于屈曲位固定在胸壁上,使患者不致在站立或卧床时牵拉皮瓣及蒂部,最后再用胸带加以固定。卧床时在上臂下方垫一枕头,防止重力引起的上臂下坠导致皮瓣的撕脱。

皮瓣转移术后 2 周拆除缝线,开始进行适当的手部功能锻炼,适度地牵拉皮瓣的蒂部。3～4 周后实施皮瓣断蒂术。

七、腹部皮瓣转移术

腹部皮瓣是在腹部形成的皮瓣,它可以切取较大面积的皮瓣,既可以改善肢体因外伤导致的外形瘦小,又为晚期深部组织的修复和功能重建打下了良好的基础。该方法是用于修复面积较大的皮肤缺损或是在其他皮瓣手术不适宜时所采取的手术方法。

腹部皮肤与手部皮肤相比,皮肤结构相差甚远,腹部的皮肤较厚质软,易于滑动,皮下脂肪丰富,皮瓣臃肿,且不耐磨、不耐寒、不耐热,外形多不满意。虽然如此,腹部皮瓣在修复手部皮肤缺损中仍是一种很常用的修复方法,它具有设计方便、操作简单、安全可靠等优点。腹部皮瓣可在腹部设计多个皮瓣,修复多个手指的皮肤缺损。

腹部皮瓣可根据皮瓣的血液供应的不同分为两部分:①上腹部皮瓣,它主要的血液供应来源于肋间血管,皮瓣的蒂部位于腹部的上方,下腹部的皮肤比上腹部的皮肤薄且质软;②下腹部皮瓣,它主要应用的是腹壁浅动脉或旋髂浅动脉,皮瓣的蒂部位于腹部的下方,在切取下腹部皮瓣时注意避开生长阴毛部位的皮肤。

手术中皮瓣切取至深筋膜浅层。如腹部皮下脂肪较多,尤其是女性,遇此情况可按所需厚度经过脂肪层切取皮瓣,但剥离较困难,出血点也多,需仔细操作,充分止血,使皮瓣厚薄均匀,或根据受区的需要加以修剪皮瓣的脂肪组织,不要过多的剪破脂肪球,以免术后引起脂肪液化、坏死、造成皮瓣感染,也会影响供区游离植皮的成活。在修剪皮瓣时,皮瓣的蒂部修剪得过薄,将会影响整个皮瓣的血液循环。腹壁皮肤比较松弛,创面不大时,腹壁多可直接缝合;创面过大时,需行游离植皮或受区瘢痕瓣移植覆盖腹部继发的皮肤缺损。

皮瓣转移到患手后,用棉垫将患肢与胸、腹部隔开,再用宽胶布将患肢的肩关节固定在内收位,然后再用腹带加以固定。皮瓣上的敷料开窗,便于观察皮瓣的血运及换药,而不干扰整个的固定。

术后卧床休息1周,2周拆除缝线,开始进行适当的手部功能锻炼,适度地牵拉皮瓣的蒂部,3~4周后实施皮瓣断蒂术。

在修复手指皮肤缺损治疗中还有许多其他的手术方法:带蒂皮瓣,如管状皮瓣、袋状皮瓣、剔骨皮瓣等;带血管蒂的岛状皮瓣,如拇指桡侧指动脉逆行岛状皮瓣、拇指背侧指动脉逆行岛状皮瓣等;吻合血管的游离皮瓣,如游离趾腹皮瓣、游离甲瓣移植等。

总之,手指皮肤缺损治疗的方法很多,在治疗手指的皮肤缺损时,首先要考虑尽可能地一期闭合创面,减少感染的机会,最大限度地保留受伤手指的功能,同时也要考虑为二期的功能重建提供良好的条件,在此基础上来确定本次手术应选的方案来进行手术治疗。在手术方案的选择中应考虑到皮肤缺损的原因、缺损的部位、缺损的大小,创面基底的血液循环情况,是否需要二期功能重建,是否合并有其他部位的损伤,患者的年龄、身体状况、工作性质,有无特殊要求,患者对术后手指外观的要求及术者的技术水平等综合因素。在确定方案实施手术治疗中还应注意做到能用游离植皮的手术不选择皮瓣手术,能用邻位皮瓣的手术不选择远位皮瓣,能用带蒂皮瓣的手术不选择吻合血管的游离皮瓣,做到在手术治疗效果相同的情况下,尽可能地选择简单安全的,给患者带来的痛苦尽可能小的手术方案。

(陆道军)

第七节　指屈肌腱损伤

一、肌腱功能检查

肌腱损伤的患者由于活动伤指时造成疼痛而常不配合医师检查,特别是儿童、婴幼儿的肌腱损伤,易造成漏诊、误诊。陈旧性肌腱损伤也会因肌腱断端粘连,或合并其他组织损伤所致的功能障碍给检查者造成困难。肌腱损伤应按照问、望、触、活动测量的检查程序进行。

(一)问诊

询问患者受伤的经过、致伤物及伤后伤手的活动情况。

(二)望诊

观察手部受伤部位、伤口的形态或伤口瘢痕及瘢痕类型等。手的姿势,对照手休息位(图 4-24)常可提供肌腱损伤的线索。正常情况下,在手不用任何力量,手内在肌与外在肌张力处于相对平衡状态时,手的位置为腕关节轻度背伸 10°～15°,并有 10°尺偏。掌指关节、指间关节呈半屈曲状,从示指至小指,屈曲角度逐渐加大,各指尖指向腕舟骨结节。拇指轻度外展,指腹接近或触及示指近侧指间关节。

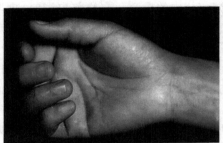

图 4-24　手的休息位

当手内屈、伸肌腱损伤后,其肌腱的平衡被破坏,肌腱张力变化造成手姿势改变。如屈指肌腱断裂,由于伸指肌张力的作用,在休息位时该指呈伸直位。

(三)触诊

利用手指的触觉,检查肌腱的功能、肌腱滑动或张力的变化,以及是否有连续性及断端的位置。

(四)手指活动与测量

根据屈伸活动的特点,分别检查手指主、被动屈伸活动,记录其活动范围、活动方式及力量。肌腱损伤诊断的描述可按照肌腱损伤类别、指别、部位的顺序书写。

二、肌腱损伤处理原则

(一)修复时机

1.一期缝合

屈、伸肌腱无论在何区域断裂,只要情况允许,都应该进行一期缝合。肌腱修复时应注意以下几种情况。

(1)开放性损伤的时间、地点、致伤物、污染情况。

(2)肌腱损伤平面,屈、伸肌腱断裂时手指处何位置,以估计肌腱断端回缩部位。

(3)肌腱断裂的数目,有无合并神经、血管及关节损伤。

(4)术者是否有熟练的肌腱修复技术。

2.二期缝合

在条件具备的情况下,均应行肌腱一期缝合,有下列问题可考虑行肌腱的二期缝合。

（1）肌腱有缺损，直接缝合有困难。

（2）肌腱缝合部位皮肤缺损，需行皮肤移植或皮瓣覆盖。

（3）有严重的挤压伤，合并骨与关节粉碎性骨折。

（4）伤口污染严重。

3.迟延缝合

（1）肌腱损伤时伤口污染严重，不能一期闭合伤口。

（2）患者有其他损伤，危及生命时。

（3）医师不熟悉肌腱外科手术操作。

肌腱迟延缝合也应尽早进行，待伤口清洁，条件适宜时立即手术。否则时间过久，肌腱断端回缩，肌肉继发挛缩，直接缝合困难。

（二）肌腱缝合要求

肌腱缝合后影响功能结果的主要原因是肌腱粘连。为此，在肌腱缝合方法与应用材料方面应有所讲究。力求肌腱缝合方法简便、可靠，有一定的抗张能力，并尽可能减少腱端缝合处血管绞窄。

（三）局部条件要求

肌腱愈合所需营养，主要是血液供给与滑液作用。所以，修复的肌腱应位于较完整的滑膜鞘内，或富于血循环的松软组织床内，肌腱愈合质量好、粘连少。在缺血的组织内，如瘢痕基床上或瘢痕覆盖部位，裸露硬韧组织，如鞘管、韧带、肌膜、骨创面等部位，则不宜修复肌腱。

（四）腱鞘的处理

过去认为，修复的肌腱需从周围组织长入侧支循环才好愈合。所以缝合肌腱如在腱鞘内必须行鞘管切除，使缝接处直接与周围组织接触。近些年认识到损伤或修复的肌腱自身可以愈合，但滑液的作用对愈合也很重要。完整的鞘管，不但不会妨碍肌腱的愈合，而且还是防止肌腱粘连的很好屏障。因此，在手指屈肌腱鞘内做肌腱缝合时，较完整的鞘管不应切除，应予以修复。破损较重，或壁层滑膜已不存在的鞘管应予以切除。要考虑在适当的部位（A_2、A_4）保留滑车，以利于肌腱功能的恢复。

（五）早期功能练习

肌腱缝合后，早期有控制的活动是防止肌腱粘连的有力措施，可加速肌腱愈合，减少粘连发生。早期被动活动应在严格的监督及指导下进行，避免在锻炼时发生肌腱缝合处断裂。

目前，手部肌腱修复手术还不够普及，所以新鲜的手部肌腱损伤，特别是屈指腱鞘内的肌腱损伤，不强求每位首诊医师都必须做一期修复，如果技术有困难，可以留给较有经验者行迟延一期修复或二期修复。这样做虽不理想但情有可原，比未掌握肌腱修复技术就勉强施行的结果要好。

三、肌腱缝合技术

（一）缝合材料

缝合材料要求拉伸性能好、组织反应少。目前多采用无创伤单直针或双针肌腱缝合线。

（二）肌腱缝合方法

1.肌腱端端缝合

肌腱端端缝合适用于新鲜肌腱断裂缝合，或直径相等的肌腱移植缝接。

（1）邦内尔（Bunnell）缝合法：采用3-0无创、尼龙或涤纶线双直针，在距肌腱断端6 mm处横穿一针，将肌腱缝线的一半拉出肌腱对侧缘后，反复4次。然后用同样的方法缝合断腱另一端。将断腱两端对合结扎缝线（图4-25）。

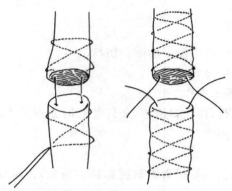

图 4-25　Bunnell 缝合法

此缝合方法缝接处抗张力较强，可用于鞘管内屈肌腱的缝合。但由于缝合线反复地穿插易造成肌腱断端处血循环绞窄，现多不采用。

（2）凯斯勒（Kessler）缝合法（或改良法）：该方法是目前常采用的肌腱缝合方法之一。采用双直针5-0无创缝线，从肌腱一侧断端进针，距断端5 mm处出针，再横行穿过肌腱，纵行进针从断端穿出。以同样方法缝合对侧断端。两断端对合结扎缝线。此方法缝接处结扎线埋在腱内，抗张力较强，且缝线作用力为纵向，无绞窄腱端血管作用（图4-26）。

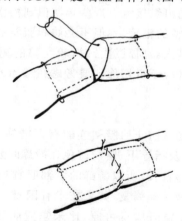

图 4-26　Kessler 缝合法

改良 Kessler 方法是在上述缝合方法上，在肌腱断端对接处加一圈间断缝合，以加强缝合处的抗张能力，并使缝合处光滑平整。

（3）克莱纳特（Kleinert）缝合法：适用于新鲜或陈旧性肌腱损伤缝合。采用3-0无创伤双直针线，在距断端5 mm处水平进针，从对侧穿出，然后再斜行进针并于断端穿出。再用一侧的针线，在另一断端做同样形式的缝合。此缝合方法简便易行，抗拉力强，对肌腱断端血循环影响小（图4-27）。

（4）津下（Tsuge）缝合法：用3-0或5-0圈形肌腱缝合线，距断端约1 cm处横行穿一针，出针后再套入圈内,拉紧后锁住少量肌腱纤维,偏掌侧将针纵向穿入肌腱并从断端引出,然后再穿入对侧断端,离断端1 cm处将针穿出,拉紧对合好断端后,将线的一端剪断,再于出针处旁缝合打结固定(图4-28)。粗的肌腱可做双套圈缝合,抗拉力较强,此缝合方法对断端肌腱血循环干扰较少。

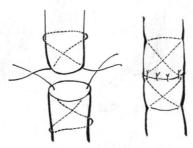

图 4-27　Kleinert 缝合法

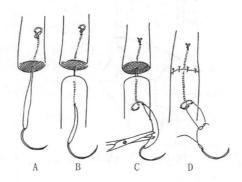

图 4-28　津下缝合法

2.肌腱端侧缝合

(1)一条与多条肌腱端侧缝合法:应用一条肌腱带动多条肌腱时采用。用 11 号尖刀在肌腱适当部位戳穿,将要移位的肌腱劈开穿过肌腱裂隙缝合。用同样方法穿抽 2 次缝合,最后将移位肌腱断端部分切除,断端用接受移位的肌腱包埋。

(2)单条肌腱端侧缝合法:常用于两直径不等的肌腱缝合,先将粗肌腱用 11 号尖刀做切口,将细肌腱穿入裂隙并缝合,再于粗肌腱的稍远端处与第一个切口呈 90°切开,再将细肌腱远端穿入并缝合,如此穿抽缝合 2~3 次,将粗肌腱断端修剪成鱼嘴状包绕细肌腱,使肌腱位于粗肌腱中央部位。

(3)肌腱-骨缝合法:用于肌腱止点重建术。用小骨刀在固定肌腱处掀起一骨皮质,或用骨钻钻孔以接纳肌腱。用细钢丝将肌腱端做“8”字缝合,然后将钢丝分别从骨创面两侧穿向背侧,拉紧钢丝,使肌腱端嵌入骨创面内。穿出的钢丝在指背侧用纽扣或纱布卷固定。拆线时剪断一侧钢丝,牵拉出另一端即可(图4-29)。

四、屈指肌腱修复

(一)屈指肌腱分区

屈指肌腱自前臂肌肉-肌腱交界处,至该肌腱抵止处,经前臂、腕管、手掌和手指纤维鞘管,各部分有不同的解剖特点,可分为 5 个区域(图 4-30)。

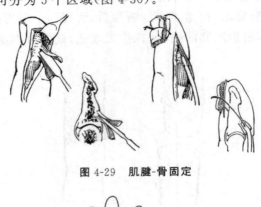

图 4-29　肌腱-骨固定

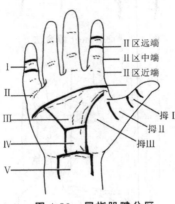

图 4-30　屈指肌腱分区

1.屈指肌腱Ⅰ区

由指浅屈肌腱止点至指深屈肌腱止点,鞘管内仅有指深屈肌腱一条肌腱。

2.屈指肌腱Ⅱ区

从远侧掌横纹,即指纤维鞘管起始处,至中节指骨中远处(或指浅屈肌腱抵止处)。此段肌腱位于鞘管内。指浅、深屈肌腱在此区互相交叉换位。

3.屈指肌腱Ⅲ区

从腕掌横韧带远侧缘到远端掌横纹即指纤维鞘管起始处。此段肌腱包括指浅、深屈肌腱,示、中、环指屈肌腱被覆腱周组织,小指屈指肌腱位于滑膜鞘内。蚓状肌起自此段的指深屈肌腱。

4.屈指肌腱Ⅳ区

位于腕管内的屈肌腱。腕管掌侧为硬韧的掌横韧带,尺侧、桡侧、背侧均为腕骨。在此狭窄的隧道里,共有 9 条肌腱和正中神经通过。腕管内肌腱排列为三层:浅层为中环指浅屈肌腱,中层为示、小指浅屈肌腱;深层为指深屈肌腱、拇长屈肌腱。

5.屈指肌腱Ⅴ区

腕管近侧缘至肌肉-肌腱交界处的一段肌腱,此段肌腱均被覆有丰富的腱周组织。

(二)拇长屈肌腱分区

1.拇长屈肌腱Ⅰ区

自近节指骨中部至末节指骨基底肌腱抵止处。此区肌腱仅有滑膜鞘而无纤维鞘管。

2.拇长屈肌腱Ⅱ区

自掌指关节近端至近节指骨中部,此区肌腱位于拇指纤维鞘管内。在掌指关节掌侧,有两枚并列的籽骨,中间形成一狭窄的通路,很像两山之间的峡谷,拇长屈肌腱正由峡谷中通过。

3.拇长屈肌腱Ⅲ区

拇长屈肌腱腱鞘起始处至腕管远侧缘。此处肌腱包绕在滑膜鞘中,其位置较深,处于拇收肌和拇短屈肌之间。

4.拇长屈肌腱Ⅳ区

在腕管内,拇长屈肌腱位置较深,紧贴腕管桡侧壁,该肌腱单独包裹在一个滑膜鞘内。

5.拇长屈肌腱Ⅴ区

起自拇长屈肌与肌腱移行部,至腕管近侧缘的肌腱。该肌腱为单羽肌,在肌腱肌肉桡侧,在肌肉中的肌腱较长。

(三)新鲜屈指肌腱损伤修复

1.肌腱损伤原因

(1)锐器伤:多为玻璃切割伤、刀刺伤等。其伤口整齐、污染不严重,以Ⅱ、Ⅲ区屈指肌腱断裂多见。

(2)复合性肌腱损伤:肌腱断裂合并有神经、血管及骨与关节损伤。致伤物多为机器,如电锯、电刨、车床等。其特点是多指、多部位,部分病例肌腱有缺损或皮肤缺损。

(3)非开放性损伤:常为突发性暴力所致,肌腱自止点处撕裂。有的是不完全断裂。

2.肌腱一期缝合技术

屈指肌腱无论在哪一区断裂,应将原切口做延长,便于肌腱清创、缝合。但伤口延长时不应与手部皮肤横纹做垂直交叉,避免术后瘢痕挛缩影响关节活动。

在腕部切割伤做肌腱缝合时,勿将肌腱与神经缝合。正中神经与屈指肌腱所在位置不同,神经干略显浅黄色,外膜有营养的轴型血管,神经断面神经纤维束清晰可见。肌腱硬韧,为鱼肚白色,无轴型血管。

3.Ⅰ区屈指肌腱损伤修复

指深屈肌腱距止点1 cm以内断裂,或从止点处撕脱,可切除远断端,将近端前移,做肌腱止点重建术。肌腱断裂距止点1 cm以上,则不宜做肌腱前移,应行肌腱直接缝合。否则肌腱张力加大,伸指活动受限。

4.Ⅱ区屈指肌腱损伤修复

(1)Ⅱ区近端肌腱断裂:单纯指浅屈肌腱断裂应予缝合。此部指深、浅屈肌腱断裂,应同时予以缝合。被动屈伸手指,如深肌腱缝合处与浅肌腱分叉处或鞘管有嵌顿,可只缝合深肌腱,切除部分浅肌腱或保留鞘管。

(2)Ⅱ区中部肌腱断裂:指浅屈肌腱在此处分为两股,变薄,包绕指深肌腱。指深肌腱渐从浅肌腱背侧穿出移行掌侧。此部位屈指肌腱断裂有2种情况。①单纯浅肌腱有一股断裂,不需缝合,浅肌腱功能不受影响。②指深、浅屈肌腱断裂,指浅屈肌腱断裂两股中一股有一部分止于指骨,近端不会回缩,仍起浅肌腱作用,只需修复指深屈肌腱。若浅肌腱两股全断并已回缩,除缝合深肌腱外,应缝合一股浅肌腱。

(3)Ⅱ区远端肌腱断裂:指浅屈肌腱已抵止在指骨上。多为指深屈肌腱单独断裂,应一期缝合。

5.Ⅲ区屈指肌腱损伤修复

指浅屈肌腱单一断裂或与指深屈肌腱同时断裂都应一期缝合。此区内指深屈肌腱断裂常涉及蚓状肌损伤,蚓状肌不需修复,缝合会造成该肌挛缩,引起手内"蚓状肌亢进"现象。用蚓状肌包裹深肌腱缝合部的方法,试图将深、浅屈肌腱分隔防止粘连是不可取的,同样容易造成蚓状肌短缩或瘢痕化影响手指屈、伸活动。

6.Ⅳ区屈指肌腱损伤修复

腕管内肌腱断裂多为锐器伤所致。此处肌腱集中,正中神经与肌腱并行,故几条肌腱断裂并正中神经损伤常见。肌腱缝接后,局部肿胀,狭窄的腕管内没有缓冲的余地,容易发生粘连,故断裂的肌腱不宜全部缝合。单纯指浅屈肌腱断裂应一期缝合。指浅、深屈肌腱及拇长屈肌腱断裂,只修复指深屈肌腱及拇长屈肌腱,指浅屈肌腱切除一段,使其避开腕管,减少腕管内容积,便于指深屈肌腱及拇长屈肌腱修复后进行早期功能练习,减少粘连机会。

肌腱缝合点尽可能相互错开,如不能错开可以浅屈肌腱为动力与远端深屈肌腱缝接。术中需认真辨认组织,勿将正中神经与肌腱缝合。

7.Ⅴ区屈指肌腱损伤修复

前臂远端屈指肌腱断裂均应一期缝合。肌腱周围组织松软,缝合后粘连少,即使有少许粘连,对肌腱滑动影响也不大。此区肌腱缺损,近端可选用指浅屈肌腱移位修复指深屈肌腱功能。

8.拇长屈肌腱损伤修复

(1)Ⅰ区:拇长屈肌腱断裂距止点1 cm以内,不宜直接缝合,可将近断端前移重新做止点。肌腱有缺损时,可在腕关节近侧行拇长屈肌腱延长术,在远端做止点重建手术。这样可以使鞘管区内无缝合点,减少粘连机会。

(2)Ⅱ区:此区在掌指关节部位,肌腱缝合后易于籽骨处嵌顿,可切除部分鞘管解除嵌顿以减少粘连。或可采用肌腱延长前移方法,使缝合处避开籽骨区。

(3)Ⅲ区:拇长屈肌腱无长腱纽及蚓状肌附着,断裂后近端常回缩至腕部或前臂远端。常需在腕近端另做一切口才能找出,行端端缝合。

(4)Ⅳ区:拇长屈肌腱位置较深,紧贴腕管的桡侧壁,故此区的肌腱断裂较少见。

(5)Ⅴ区:拇长屈肌腱断裂应予以一期缝合。

(四)陈旧性屈指肌腱损伤的修复

肌腱因缺损或其他原因未能行一期修复,以及一期缝合失败者,则应予二期修复。常用的修复方法是肌腱直接缝合、肌腱移植和肌腱移位术。

1.Ⅰ区肌腱陈旧性损伤的修复

屈指肌腱此区损伤,指深屈肌腱有不同程度的回缩。由于断腱近端腱纽与蚓状肌的作用,回缩距离不会很多,临床上表现为患指的远侧指间关节主动屈曲功能丧失,指浅屈肌腱功能正常,近侧指间关节有主动屈曲。

(1)肌腱断端直接缝合或肌腱近断端前移术:指深屈肌腱近断端有足够的长度,且远断端长度大于1 cm,断端可直接缝合。若远断端小于1 cm,可将其远端断腱切除,将近断端前移行屈肌腱止点重建术。

(2)远侧指间关节融合术:指深屈肌腱近端已有短缩或缺损,指浅屈肌腱功能正常,远侧指间关节被动活动不良,或关节已有损伤者,可行远侧指间关节融合术。此方法对恢复伤指捏握功能,效果可靠。

（3）肌腱固定术：指深屈肌腱近端回缩较多不能直接缝合，远断端有 1 cm 以上的长度，可将断腱远断端固定在中节指骨上，使远侧指间关节保持稍屈的功能位。

（4）肌腱移植术：近、远侧关节被动活动正常，手指皮肤条件好的病例，可行肌腱移植术。

在指深屈肌腱移植修复时，如指浅屈肌腱完好，移植腱应穿过鞘内移植，若腱鞘已塌陷，则在腱鞘外移植重建滑车。

2.Ⅱ区肌腱陈旧性损伤的修复

此区为单一指浅屈肌腱损伤，可不必修复。指深屈肌腱断裂，已不能直接缝合，指浅屈肌腱完好，可做远侧指间关节融合或肌腱固定。指浅、深屈肌腱均断裂，且不能直接缝合时，应行游离肌腱移植重建指深屈肌腱的功能。

3.Ⅲ区肌腱陈旧性损伤的修复

伤后时间较短，肌腱回缩不多，无论指浅、深屈肌腱均可直接缝合。时间过久，肌肉已发生挛缩，肌腱相对长度不足则行肌腱移植。

4.Ⅳ区肌腱陈旧性损伤的修复

腕管内肌腱较多，指浅屈肌腱、指深屈肌腱及拇长屈肌腱全部断裂时，仅修复指深屈肌腱和拇长屈肌腱。需行肌腱移植时应将肌腱缝接点置于Ⅲ区与Ⅴ区内。

5.Ⅴ区肌腱陈旧性损伤的修复

此区内多条肌腱损伤较多见，并常合并有正中神经，尺神经，尺、桡动脉的损伤。经验不足的医师，早期容易漏诊，以致遗留到后期处理。断裂的肌腱无缺损可直接缝合。如肌腱断裂不在一个平面，又因短缩或缺损不能直接缝合时，可将指浅屈肌腱与指深屈肌腱交替移位缝合，拇长屈肌腱可用肌腱近端延长方法解决。

6.拇长屈肌腱陈旧损伤的修复

拇长屈肌腱在拇指的任何区域断裂，只要张力不大均可做肌腱直接缝合。受伤时间短，肌肉挛缩较轻，利用屈曲腕关节可克服长度不足，术后经锻炼可达到正常滑动范围。肌腱有缺损，应行肌腱延长、移植或移位术。当各种修复方法均无条件时，也可行拇长屈肌腱远断端的肌腱固定术或指间关节融合术。

7.游离肌腱移植手术

游离肌腱移植手术适用于手部各区域内肌腱缺损的修复。肌腱缺损部位无明显瘢痕，手指关节被动屈伸良好，手指感觉存在，则可行游离肌腱移植。年龄过大者或幼儿不适宜行肌腱移植手术，术后效果常不理想。

8.肌腱两期重建术

肌腱缺损区域有较多的瘢痕，关节被动活动较差，可行肌腱两期重建术。第一期用肌腱替代物硅胶条植入屈肌腱缺损处，待假腱鞘形成 4 周后行第二期手术，取出硅胶条，然后用自体肌腱移植。

9.滑车重建术

屈指肌腱鞘缺损，尤其是重要部位的韧带如 A_1、A_2、A_4 等缺损，手指屈曲时会造成肌腱离开指骨呈弓弦状，减少了肌腱的机械效应，致使手指屈伸功能障碍。

滑车重建术要求：①严格掌握手术适应证，避免重建滑车与肌腱互相粘连，影响肌腱的滑动。②重建滑车，以 A_2、A_4 部最为重要，滑车重建并非越多越好，因为重建滑车本身会增加肌腱周围粘连机会。③重建滑车的松紧很重要，既要允许肌腱在滑车下滑动自如，又要避免重建滑车松弛起不到作用。调节滑车松紧时,可牵拉屈肌腱的近端,以肌腱滑动无阻力,肌腱又不致弓起为宜。④滑车重建后,早期不免与肌腱有些粘连,经过一段时间的练习后才能恢复手指的屈伸功能,故术前应与患者解释清楚。

术后手指功能位用石膏制动3~4周去除外固定,6周后加大活动强度。

10.同种异体肌腱移植

多条肌腱缺损修复时自体肌腱移植的来源受到限制。随着同种异体肌腱移植免疫学研究的进展,经过处理的异体肌腱,组织抗原明显降低,使异体肌腱移植在临床上应用成为可能。

(五)儿童屈指肌腱损伤

儿童或婴幼儿肌腱损伤,多为锐器伤,复合伤较少见。致伤物为玻璃、破碗、水果刀等。肌腱损伤以手指鞘管区和手掌部常见。

1.儿童肌腱损伤特点

(1)诊断有一定困难。检查时患儿由于疼痛恐惧心理,往往不配合医师检查。陈旧性肌腱损伤,患儿常用邻指屈曲带动伤指的假屈指动作,容易误诊。

(2)肌腱缝接后,患儿不配合术后功能练习,不宜早期功能活动。手指主、被动屈伸活动应在肌腱修复4周后进行。儿童肌腱愈合能力强,粘连机会较成人少,可利用儿童的心理特点,以玩具作为训练工具,有意识地训练手指的屈伸活动。

(3)肌腱缝接时,儿童,尤其是婴儿的屈肌腱纤细,缝合材料应选用3-0或5-0无创线,肌腱修复更应遵守无创操作原则。

2.肌腱损伤检查与诊断

年龄较大的儿童肌腱损伤后,常能与医师配合,检查方法同成人肌腱损伤。婴幼儿的肌腱损伤可结合伤口的位置,并仔细观察手指在休息位时的姿势变化及抓物时手指屈伸活动障碍,是能够明确诊断的。指浅、深肌腱同时断裂,手指呈伸直位,仅掌指关节可以屈曲;单一指浅屈肌腱损伤,由于指深屈肌腱存在,常不表现手指屈伸活动障碍;而单一指深屈肌腱损伤,如指浅屈肌腱功能好、近节指间关节屈曲正常,可掩饰指深屈肌腱损伤症状,应予以注意。

3.肌腱修复

(1)新鲜屈指肌腱断裂:只要条件允许,断裂的肌腱均应一期缝合,一旦错过一期缝合的机会,肌腱鞘管塌陷,近断端及肌腹短缩,给二期肌腱修复造成困难,很难获得较好结果。术后功能锻炼可用一些能引起儿童兴趣的玩具,以达到肌腱练习的目的。

(2)陈旧性屈指肌腱损伤:因各种原因未能一期缝合肌腱,则需要二期肌腱修复。肌腱移位和肌腱移植术是常用的修复方法。但肌腱移植术后效果不理想,粘连率较高常合并有关节挛缩。再者,患儿年龄小,肌腱修复后不配合功能活动,随时间延长可继发骨与关节发育异常。

(六)屈指肌腱修复后早期被动活动

腱鞘区屈指肌腱修复后,早期有控制地活动,已证实具有促进肌腱愈合、减少粘连的作用,但肌腱再断裂发生率应引起重视。

五、肌腱粘连与松解

肌腱修复后,很难避免与周围组织发生粘连。一旦发生粘连,轻则影响肌腱的滑动,重则使肌腱修复手术失败。据相关统计,肌腱端-端缝合后肌腱松解率为30%,缝合后应用有控制的早期活动的松解率为14%~17%,游离肌腱移植的松解率为40%。

（一）肌腱粘连原因与预防

1.粘连原因

（1）任何原因损伤肌腱，甚至肌腱上的针孔，也会发生粘连。

（2）肌腱缝合部位位于裸露的骨面或缺血性组织中，容易发生粘连。

（3）肌腱缝合方法不当，腱端血液循环受到阻碍，影响肌腱的愈合，需从周围组织建立侧支循环以取得营养，这是粘连的重要原因。

（4）不注意无创操作，如切口选择不当、肌腱暴露时间过长等，这也是形成粘连的重要因素。

2.肌腱粘连的预防

（1）肌腱手术切口设计要合理，应避免与肌腱的纵长重叠或平行，以免其切口瘢痕与肌腱形成纵形粘连。切口垂直或斜行越过肌腱，切口与肌腱间只有点的接触，粘连机会和范围可以大大减少。

（2）肌腱缝接部位应置于血液循环良好的组织中，尽量避免与纤维鞘管、韧带、关节囊、骨性管沟、裸露的骨面及瘢痕等缺血性组织接触。如不能避免时，可适当切除部分鞘管或韧带，开阔肌腱通路，改善肌腱营养条件。肌腱基床瘢痕需彻底切除，必要时预先改善皮肤覆盖条件。

（3）肌腱手术应遵守无创伤操作，腱端缝合要光滑，保护腱周组织，术中保持肌腱的湿润，避免肌腱在空气中、热光源下暴露过久，使肌腱表面干燥。

（4）肌腱修复术后避免发生血肿及感染。

（5）利用支具有控制地进行早期功能练习，是减少肌腱粘连的有效措施之一。

（二）肌腱松解术

肌腱松解术并不比肌腱缝合或游离肌腱移植等手术简单，有时操作要求更高。通过选择合适的肌腱松解适应证、正确的手术操作、有效的功能练习，松解术后大多数病例都能获得良好的结果。但操作不当，功能练习不当，反可使肌腱粘连较术前更广泛、严重。

肌腱修复5个月后，肌腱仍有明显的粘连及功能障碍，关节被动活动良好，覆盖肌腱皮肤条件也较好者，可施行肌腱松解术。皮肤瘢痕较多，局部血液循环差，肌腱松解术后，可能会产生更为严重的粘连。关节被动活动差，应加强关节的被动功能练习，而不宜行肌腱松解术。希望利用肌腱松解来恢复关节的活动是不能奏效的，因为在关节活动范围没有改善之前，松解的肌腱将很快再发生粘连。肌腱松解手术患者年龄不宜过小，婴幼儿的手术应于6岁后进行。由于肌腱松解后需做功能练习，年龄小不易配合，再者术后疼痛，患儿惧怕手指活动致使松解手术失败。

肌腱松解术24小时后即可开始做功能练习。要去除敷料，做主动屈伸指活动。术后3～4天，每天2～3次，每次2～3次屈伸患指。4天后，配合理疗，加大主动活动及被动活动。必要时配合支具练习。

影响肌腱松解效果的因素包括：①覆盖皮肤有较多瘢痕，或患指的神经、血管损伤，术后练习时组织肿胀明显，易再发生粘连。②肌腱有纤维性变，失去正常光泽，或已形成瘢痕索条，肌腱松解后易发生断裂或重新粘连。③肌腱松解与滑车重建若同期进行，为了顾及滑车的愈合，术后需要制动，其结果是松解的肌腱必然再发生粘连。④其他因素，如肌腱松解适应证选择不当，以及不符合手术操作要求等因素，都会影响肌腱松解术的效果。

六、肌腱修复疗效评价

肌腱修复后功能如何，应用统一的科学的方法评价，在临床上有重要的价值。由于肌腱修复前的条件各异,例如肌腱的损伤类型、部位,以及有无合并皮肤、骨与关节、神经、血管等组织损伤,因此评价肌腱修复结果是较困难的,有时即使在同样条件下实施手术,其结果也不易相同。目前有数种肌腱功能评定方法,比较起来有的方法简便,且相对较全面,因而被普遍采用。

(一)手指总主动活动度评价法

1.手指总主动活动度(TAM)测量方法

掌指关节,近、远侧指间关节主动屈曲度之和,减去上述关节伸直受限角度之和。总主动屈曲度-总主动伸直受限度=总主动活动度,即(MCP+PIP+DIP)-(MCP+PIP+DIP)=TAM。

2.评价标准

优,屈伸活动正常 TAM 大于 220°;良,功能为健指大于 75%;中,功能为健指大于 50%;差,功能为健指小于 50%,TAM 小于 180°。

(二)手指总被动活动度评价法

掌指关节,近、远侧指部关节被动屈曲度总和,减去 3 个关节被动伸展差幅度的总和。

被动活动度(TPM)和 TAM 评价法能较全面地反映手指肌腱的功能,参照对比手术前、后,主动与被动活动则更有意义。

(董汝军)

第八节　指伸肌腱损伤

一、指伸肌腱分区及解剖特点

指伸肌腱自前臂背侧至手指末节背侧,其走行均位于皮下,仅腕背部肌腱走行于骨纤维鞘内。全程可分为 5 个区域(图 4-31)。

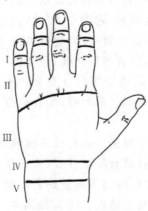

图 4-31　伸指肌腱分区

(一)指伸肌腱 I 区

从中节指骨中远 1/3 处至远节指骨基底指伸肌腱止点处。此处仅有指伸肌腱的终末腱,肌腱菲薄、呈膜状。

（二）指伸肌腱Ⅱ区

从近节指骨近端 1/3 处至中节指骨中远 1/3 处。此区肌腱呈三束,中央为中央束,两侧为侧腱束。中央束、侧腱束与横形纤维(横束)、斜形纤维(斜束)在近节指间关节背侧构成帽状膜性结构(腱帽)。此处肌腱易受损伤,由于肌腱结构复杂,所以修复困难,疗效差。

（三）指伸肌腱Ⅲ区

从腕背横韧带远侧缘至近节指骨近端 1/3 处。此区为指总伸肌腱的一部分。包括腱联合、掌指关节腱帽等结构。此区肌腱包绕松软的腱周组织,修复疗效较佳。

（四）指伸肌腱Ⅳ区

指伸肌腱走行于腕背鞘管内的部分。此区肌腱分别走行于 6 个骨纤维鞘内。由桡侧至尺侧,肌腱排列为拇长展肌腱和拇短伸肌腱,桡侧腕长、短伸肌腱,拇长伸肌腱,指总伸肌腱和示指固有伸肌腱,小指固有伸肌腱,尺侧腕伸肌腱。

（五）指伸肌腱Ⅴ区

从前臂腱腹交界处至腕背横韧带近侧缘。

二、指伸肌腱的临床检查方法

（一）指总伸肌腱

受检者腕关节维持在轻度伸腕位,屈曲远、近指间关节。检查者嘱受检者主动屈伸掌指关节,可在手背处看到指总伸肌腱绷起。指总伸肌腱损伤后,手指掌指关节不能主动伸直。

（二）桡侧腕长、短伸肌腱

受检者握拳,掌心向下。检查者将手指置于第 2、3 掌骨基底。嘱受检者紧握拳或伸腕,可触及肌腱绷起。桡侧腕长、短伸肌腱损伤后,腕关节桡偏伸腕障碍。

（三）尺侧腕伸肌腱

受检者腕关节尺偏、背伸,检查者在尺骨茎突远端的凹陷处可触及肌腱张力。尺侧腕伸肌腱损伤,腕关节尺偏伸腕障碍。

（四）示指固有伸肌腱

受检者手指握拳,能单独伸直示指。示指固有伸肌腱损伤,手指握拳时,不能单独伸直示指。

（五）小指固有伸肌腱

受检者手指握拳,能单独伸直小指。小指固有伸肌腱损伤,手指握拳时,不能单独伸直小指。

（六）拇长伸肌腱

受检者五指伸直平放在桌面上,掌心向下。拇指可以做远离其他手指的动作。拇长伸肌腱损伤,拇指指间关节不能充分伸直。

（七）拇长展肌腱和拇短伸肌腱

受检者五指伸直平放在桌面上,掌心向下,拇指可以做远离其他手指的动作。检查者可在鼻烟窝桡侧缘触及肌腱张力。拇长展肌腱和拇短伸肌腱损伤,拇指掌指关节不能充分伸直,拇指外展动作不充分。

（八）侧腱束

检查者将拇指和示指置于受检者近节指间关节的两侧,嘱受检者主动屈伸近节指间关节,检查者拇、示指可感觉到肌腱的张力。

（九）终末腱

检查者用手固定受检者的近节指间关节于伸直位，嘱受检者主动屈伸远节指间关节，可见远节指间关节主动伸直。

三、指伸肌腱损伤修复及处理原则

（一）Ⅰ区指伸肌腱损伤

1.临床表现

手指远侧指间关节不能主动伸直，呈半屈曲状，形成"锤状指"。

2.诊断要点

新鲜开放性损伤应注意远侧指间关节背侧关节囊的损伤。新鲜闭合性损伤应注意末节指骨有无撕脱性骨折。陈旧性锤状指应注意有无末节指骨撕脱骨折，远侧指间关节的关节面有无创伤性关节炎，关节囊有无挛缩及关节活动度情况。

3.治疗方案及原则

（1）新鲜指伸肌腱Ⅰ区损伤：①开放性指伸肌腱损伤应一期修复。②伴有撕脱骨折超过关节面1/3，且远侧指间关节半脱位的闭合性指伸肌腱损伤，可行手术治疗——撕脱骨片切开复位伸肌腱修复术。③闭合性锤状指，不伴有撕脱骨折者，或闭合性锤状指畸形，伴有撕脱骨折不超过关节面的1/3且未有移位者，可采用非手术治疗——石膏制动（包括支具制动）。④闭合性锤状指，不伴有撕脱骨折者，或闭合性锤状指畸形，伴有撕脱骨折不超过关节面的1/3及移位者，可采用支具制动或克氏针贯穿固定术。

（2）陈旧指伸肌腱Ⅰ区损伤：①远侧指间关节无损伤或创伤性关节炎，关节被动活动正常者，可采用肌腱重叠缝合术。②远侧指间关节无损伤或创伤性关节炎，关节活动正常，但断裂肌腱部位无可利用的组织行肌腱重叠缝合者，可采用侧腱束移位术。③远侧指间关节有损伤或合并创伤性关节炎，关节活动不正常，或年龄偏大者，可采用远侧指间关节融合术。

（二）Ⅱ区指伸肌腱损伤

1.临床表现

新鲜Ⅱ区指伸肌腱损伤表现为近侧指间关节不能主动伸直（中央束和侧腱束完全损伤）或伸直不协调（中央束和侧腱束不完全损伤）。

陈旧Ⅱ区指伸肌腱损伤：由于中央束和近侧指间关节的背侧腱帽的损伤，两侧侧腱束逐渐从关节背侧滑向两旁，直至滑到指关节轴的掌侧，从而失去伸指功能，造成近侧指间关节屈曲畸形、远侧指间关节过伸畸形，形成"纽孔畸形"（图4-32）。如畸形持续存在，则造成近侧指间关节的掌侧关节囊和远侧指间关节的背侧关节囊挛缩。

2.诊断要点

（1）新鲜Ⅱ区指伸肌腱损伤：诊断时要特别注意，分清中央束单独损伤、中央束和侧腱束完全损伤、中央束和侧腱束不完全损伤、侧腱束有无滑脱等情况。

（2）陈旧Ⅱ区指伸肌腱损伤：诊断"纽孔畸形"时，应注意损伤持续的时间；中央束和近侧指间关节的背侧腱帽损伤的程度；两侧侧腱束滑脱是否存在可复性；近侧指间关节的掌侧关节囊和远侧指间关节的背侧关节囊挛缩程度；关节主动与被动活动度情况。

3.治疗方案及原则

（1）新鲜Ⅱ区指伸肌腱损伤：开放性损伤均采用手术治疗——肌腱缝合术；闭合性损伤可采

用非手术治疗——石膏制动(包括支具制动)。

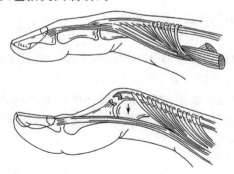

图 4-32　纽孔畸形发生机制

(2)陈旧性Ⅱ区指伸肌腱损伤:①损伤时间短,单纯中央腱束损伤且缺损不多,被动伸指时两侧腱束仍可滑回手指背侧者,可采用中央腱束修复术。②两侧腱束轻度短缩,但近、远侧指间关节被动活动正常者,可采用侧腱束交叉缝合术。③损伤时间短,单纯中央腱束损伤且缺损超过 0.5 cm,被动伸指时两侧腱束仍可滑回到手指背侧者,可采用中央腱束翻转肌腱瓣修复中央腱束或侧腱束中央移位替代中央束。④侧腱束损伤已不能利用者,可采用游离肌腱移植修复法。⑤侧腱束完整,但有严重挛缩者。如指背烧伤畸形者,可采用伸指肌腱止点切断术。

(三)Ⅲ区指伸肌腱损伤

1.临床表现

表现为掌指关节不能主动伸直;拇指表现为指间关节不能主动伸直。

2.诊断要点

由于指伸肌腱腱联合的存在,同时该区还有示指和小指固有伸肌腱,诊断时要特别注意。特别是在联合腱近端的损伤,仍可有伸指动作,但力量减弱,或伸指不完全,不要漏诊。

3.治疗方案及原则

(1)开放性损伤:均采用手术治疗——肌腱缝合。

(2)闭合性损伤:损伤时间短,肌腱回缩缺损较少者,可采用肌腱缝合术;肌腱缺损较多者,可采用肌腱移植术或肌腱移位术;多条肌腱缺损,肌腱移植选用指长伸肌腱或异体肌腱移植;腱帽滑脱的处理方法以后将叙述。

(四)Ⅳ区指伸肌腱损伤

1.临床表现

表现为掌指关节不能主动伸直;拇指表现为指间关节不能主动伸直。

2.诊断要点

注意肌腱损伤的同时,有无骨纤维鞘管的损伤。

3.治疗方案及原则

(1)新鲜开放性损伤:均采用手术治疗——肌腱缝合。

(2)陈旧性肌腱损伤:常采用肌腱移植术。

(五)Ⅴ区指伸肌腱损伤

1.临床表现

表现为掌指关节不能主动伸直;拇指表现为指间关节不能主动伸直。

2.诊断要点

注意肌腱受损的数目、受损的部位,不要漏诊。

3.治疗方案及原则

(1)新鲜开放性损伤:指伸肌腱腱性部分的损伤应采用一期肌腱缝合术。指伸肌腱腱腹交界部分的损伤,肌腱与肌腹不宜直接缝合者,应采用肌腱移位术。

(2)陈旧性肌腱损伤:肌腱损伤缺损较多,或肌腹纤维化者,可采用肌腱移位术。单一肌腱缺损者,可采用受损肌腱与其他正常动力腱编织缝合。肌腱损伤缺损较少,肌腹的收缩和滑动功能正常者,可采用肌腱移植修复术。

（六）拇长伸肌腱损伤的修复

1.临床表现

表现为拇指指间关节不能充分伸直。

2.诊断要点

由于拇长伸肌腱的解剖特点,损伤肌腱易回缩。注意近断端的位置及肌腱与桡骨 Lister 结节的关系。

3.治疗方案及原则

(1)Ⅰ区肌腱断端回缩不多,一般可直接缝合。如瘢痕连续,可将肌腱重叠缝合。

(2)Ⅱ～Ⅲ区肌腱近断端回缩较多,肌腹常出现挛缩,不可直接缝合。可将拇长伸肌腱从纤维鞘管中抽出置于皮下走直线,克服肌腱长度不足。也可采用示指固有伸肌腱移位重建伸拇功能或肌腱移植术。

(3)Ⅳ～Ⅴ区可行肌腱移位或肌腱移植术。

四、常见指伸肌腱损伤

（一）锤状指畸形

1.伸指肌腱止点切割伤

(1)临床表现:①外伤史。②远侧指间关节背侧皮肤破损。③远侧指间关节不能主动伸直。

(2)治疗方案及原则:清创缝合,肌腱修复,用石膏或支具将患指固定在近侧指间关节屈曲位及远侧指间关节过伸位。远侧指间关节可用细克氏针固定。

2.伸指肌腱止点处撕裂

(1)临床表现:远侧指间关节呈下垂状,不能主动伸直。

(2)诊断要点:①患指戳伤史,或类风湿关节炎、骨性关节炎,累及远侧指间关节。②远侧指间关节呈下垂状,不能主动伸直。③X线检查除外末节基底背侧撕脱骨折。

(3)治疗方案及原则如下。①保守治疗:用于早期新鲜伤,用石膏或支具将患指近侧指间关节屈曲,远侧指间关节于过伸位制动 6 周。②手术治疗:常用于保守治疗失败的晚期修复。远侧指间关节被动背伸良好。在远侧指间关节处将伸肌腱松解,将肌腱瘢痕少量切除或重叠缝合,在过伸位固定。③对于关节病变引起的自发肌腱断裂,或远侧指间关节被动背伸不能,可以直接行远侧指间关节融合。

3.伸指肌腱止点处撕脱骨折

(1)临床表现:①明确外伤史。②患指末节肿胀,皮下淤血,呈下垂状。③关节被动活动剧痛,不能主动伸直。

（2）诊断要点：①患指戳伤史。②局部肿胀，皮下淤血，呈下垂状。③局部触痛，不能主动伸直。④X线检查可见末节基底背侧撕脱骨折。

（3）治疗方案及原则如下。①保守治疗：骨折片较小，占末节指骨基底关节面1/3以下，整复后用石膏或支具将患指固定在近侧指间关节屈曲位及远侧指间关节过伸位。②手术治疗：如果骨折片超过关节面的1/3，且有明显移位，可行切开复位内固定。

（二）纽孔畸形

1.概述

伸指肌腱中央腱束损伤，早期依靠侧腱束的作用，仍可伸直近侧指间关节。如果未予及时修复，随着伤指不断地进行屈伸活动，中央腱束近端逐渐回缩，同时两侧腱束失去与中央腱束的联系，从近侧指间关节背侧逐渐滑向侧方，一旦滑到指关节运动轴的掌侧，侧腱束不再起伸直作用。相反，每当用力伸指时，滑脱的侧腱束会使近侧指间关节屈曲、远侧指间关节过伸。近节指骨头从断裂的中央腱束中钻出，如同从纽孔中钻出一样，称"纽孔畸形"。

2.临床表现

伸指时，近侧指间关节不但不能伸直，反而屈曲，远侧指间关节过伸。

3.诊断要点

（1）手指近侧指间关节背侧损伤史。

（2）损伤的中央腱束未能及时修复。

（3）伸指时，近侧指间关节不但不能伸直，反而屈曲，远侧指间关节过伸。

4.治疗方案及原则

（1）中央腱束修复术：对于损伤时间短，被动伸指时两侧腱束仍可滑动到背侧者，可行中央腱束修复。

（2）侧腱束交叉缝合术：适用于两侧腱束已有轻度短缩，但近、远侧指间关节被动活动尚正常者。

（3）游离肌腱移植术：脱位的侧腱束挛缩较重，或侧腱束已不完整，需做游离肌腱移植修补。

（4）伸指肌腱近止点处切断术：适用于两侧腱束完整，但挛缩严重的病例。

（三）拇长伸肌腱自发性断裂

1.临床表现

（1）原发病史：桡骨远端骨折、类风湿关节炎等。

（2）拇指指间关节突发性不能主动伸直，沿拇长伸肌腱走行区域不能触到肌腱张力。

2.治疗方案及原则

手术治疗，方法包括游离肌腱移植和肌腱移位术，示指固有伸肌腱移位是较常用的方法。

（四）指伸肌腱自发性断裂

中、环、小指指伸肌腱断裂常同时发生，常因类风湿关节炎或滑膜炎而受累。桡骨远端骨折复位不良，也是肌腱磨损时肌腱断裂的原因之一。

1.临床表现

（1）原发病表现：类风湿关节炎病史及腕部骨折史。

（2）中、环指或中、环、小指突发性不能伸直或渐进性伸指活动时伸指动作不完全。

2.治疗方案及原则

（1）滑膜切除。

（2）肌腱重建，行肌腱移植或肌腱移位术。

（3）单独1～2根肌腱在Ⅲ区或Ⅳ区断裂，可以将肌腱远侧断端编到正常的伸指肌腱上。

（五）指伸肌腱腱帽滑脱

1.概述

掌指关节屈曲时，掌指关节背侧，中、环、小指伸指肌腱略向尺侧偏斜。掌指关节处的伸肌腱腱帽，桡侧较尺侧松弛。伸肌腱腱帽容易在此处滑脱，以中、环、小指，特别是环指向尺侧滑脱最为多见。常见病因有外伤和类风湿关节炎。有时无明显的外伤或疾病史，由于解剖与生物力学的特点，该区肌腱也可发生腱帽滑脱。

2.临床表现

（1）多数病例无明显的功能障碍，屈掌指关节时伸肌腱向尺侧滑脱，伸指时又可复位。局部可有轻度疼痛。

（2）少数病例由于肌腱滑脱反复发作产生局部肿痛，严重者会影响伸指功能，屈伸动作不协调。

3.诊断要点

（1）外伤和类风湿关节炎等病史，或无明显的外伤或疾病史。

（2）症状较轻者，屈掌指关节时伸肌腱向尺侧滑脱，伸指时又可复位。

（3）症状较重者，局部肿痛，伸指活动受限。

4.治疗方案及原则

（1）症状较轻者，可行保守治疗。采用伸指位石膏或支具制动3～4周。

（2）症状较重者，需行腱帽修复术。①新鲜腱帽锐器性损伤可直接缝合损伤的腱帽，同时修复损伤的肌腱。②指伸肌腱腱帽尺侧挛缩而桡侧松弛者可行腱帽重叠缝合术。松解挛缩的尺侧腱帽结构，将松弛的桡侧腱帽重叠缝合。③腱帽桡侧组织已撕破或菲薄，局部组织不能利用者可行指伸肌腱腱帽滑脱修复术。

（六）腕背支持带缺损

1.概述

腕背侧开放性损伤时，位于腕背的纤维支持带损伤，尤其是指伸总肌腱的支持带损伤缺损，伸腕屈指时，指伸总肌腱会像弓弦状绷起，从而影响手指功能。严重时应重建腕背支持带系统。

2.临床表现

（1）腕背部有外伤病史。

（2）伸腕屈指时，指伸总肌腱像弓弦状绷起。

（3）屈、伸指活动范围和力量受影响。

3.治疗方案及原则

（1）症状较轻者，可行保守治疗。采用伸指位石膏或支具制动3～4周。

（2）症状较重者，需行腕背支持带修复重建术。

（董汝军）

第九节　下尺桡关节脱位

下尺桡关节脱位又称尺骨头脱位。下尺桡关节是由桡骨下端尺侧和尺骨小头,在桡尺背侧韧带、掌侧韧带和三角纤维软骨连接和维持下组成的。下尺桡关节是前臂的旋转枢纽,也是腕关节尺侧负荷的传导枢纽。由于下尺桡关节主要靠关节盘和桡尺掌、背侧韧带维持稳定,没有像桡尺近侧关节一样有环状韧带环抱桡骨颈,因此在解剖结构上较不稳定。下尺桡关节与腕关节隔开而不相通。下尺桡关节与上尺桡关节联动,是车轴关节,在正常活动时,尺骨不动,仅是桡骨的尺骨切迹围绕尺骨小头,并以其为轴心做 150°左右弧形旋转,其主要功能是使前臂作旋前和旋后运动。

下尺桡关节脱位临床比较多见,患者多为青壮年。

一、病因病理与分类

下尺桡关节脱位可由直接或间接暴力引起,多为间接暴力所致。腕背部尺侧直接遭受暴力时,可造成尺骨头掌侧脱位,又如做转动螺丝刀、扣排球及旋转机器摇把等动作时,患肢前臂遭到过度旋转的直接暴力;或跌倒时腕部在背伸位,遭到间接暴力,即旋转剪切力,或分离外力作用,均可导致三角纤维软骨撕裂,或与桡尺掌、背侧韧带同时破裂,发生尺骨小头脱位。按脱位方向分类,有尺骨远端向尺侧移位、尺骨头向掌侧脱位、尺骨头向背侧脱位、下尺桡关节分离等 4 种类型,一般为 3 个方向的移位同时存在。孤立性下尺桡关节半脱位或脱位在临床上比较少见。最常见的脱位为桡骨远端骨折或者桡骨短缩的长轴脱位,以及在此基础上并发的尺骨远端的背侧脱位。此外,强制桡骨内旋、外旋或长期劳损,可发生下尺桡关节分离或脱位。

二、临床表现与诊断

腕部有外伤史,常有下尺桡关节处疼痛、轻度肿胀,通常无明显畸形。旋前或旋后时腕部疼痛加剧,握力下降,腕关节运动时会产生弹响。患手不能端提重物,自觉无力,握力亦减弱,伸腕、尺偏旋后活动受限。尺骨头向背侧脱位时,尺骨头较正常时更为隆起,向掌侧按压时,弹性感较健侧明显;尺骨头向掌侧脱位时,尺骨头在背侧的隆起消失,甚至有凹窝出现。下尺桡关节分离时,两侧对比,患侧较健侧增宽。摄腕关节正、侧位 X 线片,可明确有否下尺桡关节分离,X 线正位片可见下尺桡关节间隙增大(大于 2.5 mm)(图 4-33),侧位片可见桡、尺骨相对位置的变化,即尺骨头向掌侧或背侧突出,必要时应与健侧比较。也可做 CT、MRI 或腕关节造影及关节镜检查,以进一步明确诊断。若疑诊为三角纤维软骨破裂者,可作腕关节碘剂造影,若 X 线片显示碘剂流入下尺桡关节间隙者,即为三角纤维软骨破裂(图 4-34)。

三、治疗

下尺桡关节脱位临床并不少见,常因认识不足发生诊疗失误,导致腕功能出现障碍和疼痛。其治疗主要以恢复腕关节功能为主。单纯脱位一般考虑保守治疗,如合并桡骨远端骨折或尺骨茎突骨折则不可强求手法复位。

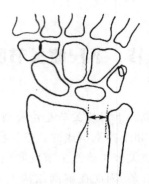

图 4-33　X 线正位片显示下尺桡关节分离

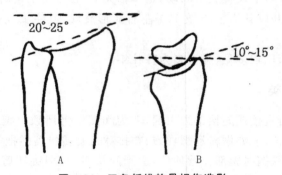

图 4-34　三角纤维软骨损伤造影
A.三角纤维软骨尖破裂；B.三角纤维软骨基底部破裂

（一）手法复位夹板外固定

1.中立位手法复位夹板外固定

以背侧脱位为例。患者坐于凳上或床边，平伸前臂，掌心向下，助手二人，一人双手握其上臂，一人握其腕，行相对拔伸牵引。术者用力将尺骨向桡骨和掌侧推挤按压，并让远端助手屈曲肘关节，手搭其肩，使其复位。复位后持宽 3 cm，厚 1.0～1.5 cm，长可环绕腕部多半圈的纸压垫或硬纸板，用水蘸湿（不能浸透），置放在腕背侧尺侧下尺桡关节处，再用桡骨下端骨折夹板固定，前臂中立位用绷带或三角巾悬挂胸前，手心紧握柱状托板圆柱，不得内倾外翻，减少腕关节旋转，固定 3～4 周。亦可用石膏外固定于旋前位 4～6 周。

2.前臂完全旋后位夹板固定治疗下尺桡关节背侧脱位

将患者前臂极度旋后，同时向掌侧按压尺骨小头即可复位。固定方法：维持复位位置，放置合骨垫，前臂 4 块夹板超腕关节旋后位固定，屈肘 90°悬吊前臂。夹板的远端均要有向外的弧度，其大小必须适合正常的腕关节解剖，一般为桡侧板 35°，尺侧板 15°，掌侧板 15°，背侧板 30°。角度过小会压伤皮肤且达不到治疗效果。在固定期间可做屈伸运动，严禁前臂旋前。

旋后位固定的优点和原理：前臂旋后位，三角软骨盘掌侧和桡尺掌侧韧带紧张，向掌侧拉紧尺骨小头，同时旋前方肌浅头对尺骨小头有压迫，起到支撑和维持作用。上述综合因素不仅阻止尺骨小头向背侧移位，同时有利于桡尺背侧韧带和三角软骨盘背侧缘修复，也减少了下尺桡关节潜在的不稳定因素。

（二）钳夹固定治疗急性下尺桡关节脱位

此法认为以往的夹板、石膏多不能有持续加压作用，保持复位后的位置困难。采用 X 线下整复固定,行常规消毒后,术者维持对位的下尺桡关节,一助手直视下用预先准备好的消毒钳夹从桡骨茎突上1.0 cm处与桡骨冠状面平行经内外侧穿入夹住尺、桡骨。钳尖直接穿过皮肤达骨质,用力加压,同时徐徐上下摇晃,使钳夹进入骨皮质,将钳柄锁死,以防滑脱。对于儿童患者,可在桡骨茎突上2.0 cm处进钳,避开骨骺板,以免损伤。术后掌背侧用夹板固定,前臂悬吊在胸前。定期复查,调整钳夹。固定后可活动手指,2周后可适当活动腕关节,4~6周去除固定。

此法的实质是使下尺桡关节对合紧密,利用钳夹将尺桡骨下端内外侧牢固固定,使韧带、关节囊和骨间膜充分修复,恢复下尺桡关节的生理功能。

（三）经皮穿刺克氏针内固定治疗下尺桡关节脱位

手术方法:臂丛麻醉下手法复位。背侧脱位置于旋后位牵引下向掌侧推压脱位的尺骨头,成功后固定于旋后位。掌侧脱位于旋前位牵引下向背侧推压脱位尺骨头,成功后固定于旋前位。取克氏针,以桡骨茎突处为进针点,垂直进针,通过下尺桡关节平面及下尺桡骨远端骨化中心,以免损伤血管、神经和肌腱,针尖以刚透过尺骨尺侧骨皮质为度(图4-35)。将针尾剪短、折弯埋于皮下。术后用硬纸板外固定,4~5周去除克氏针行腕关节功能锻炼。

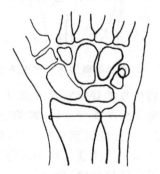

图4-35　经皮穿刺克氏针内固定

此法疗效可靠,术中注意维持原位,选好进针点及掌握好进针方向,以减少损伤,注意进针深度以针尖刚透过尺骨尺侧骨皮质为度。术后不可过早去针,去针后应积极锻炼,以利功能恢复,减少脱位复发率。

（四）手术治疗

对于复位失败、下尺桡关节陈旧性损伤造成习惯性脱位及晚期下尺桡关节脱位者,均需手术治疗。

1.旋前方肌紧缩术治疗下尺桡关节背侧脱位

手术方法:自尺骨茎突向近端做一长约6 cm的纵形切口,切开显露深筋膜,把尺侧腕屈肌腱,指浅、深屈肌腱牵向桡侧,即可显露旋前方肌。沿旋前方肌尺骨附着处的边缘,切开骨膜,行骨膜下剥离,把旋前方肌骨膜瓣轻轻掀起,注意保护血管神经分支。前臂旋前位,按压尺骨小头,使下尺桡关节复位,此时将前臂固定在中立位,直视下经尺桡骨远端固定一克氏针,一端针尾留在皮外,便于拔除。把旋前方肌骨膜瓣从尺骨前缘移到背侧,与尺骨背侧骨膜缝合,然后依次关闭切口。前臂中立位用石膏固定4周。此法要领是依靠旋前方肌的动力修复来维持下尺桡关节的稳定。用新的受力方式,使腕部恢复了新的力量平衡。旋前方肌有血管神经支配,复位后不会引起缺血性肌挛缩或失神经支配而降低疗效。

2.用掌长肌腱修补下尺桡关节脱位

手术方法：从腕背侧入路，避开浅静脉主干，逐层分离，显露尺桡骨远端 2.0～3.5 cm，手持式电钻在距尺骨远端 1 cm 处钻孔，方向尽可能前后垂直，出孔稍偏桡侧。试行复位后，在同一平面的桡骨中线处钻孔，前后垂直，出口稍偏尺侧，冲洗伤口，取同侧掌长肌腱，串通尺桡两孔，在桡侧交叉，充分复位后拉紧肌腱，用 7 号线缝合，两头拉直缝合在附近韧带上，关闭切口（图 4-36）。前臂充分旋后位用石膏固定。术后 3 天开始手指锻炼，3 周后拆除石膏开始屈腕锻炼，随后行旋转功能锻炼。

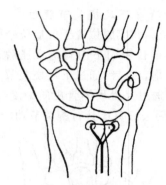

图 4-36　掌长肌腱修补下尺桡关节脱位

传统切除尺骨小头的方法基本可恢复前臂旋转及腕部功能，但外观畸形，患肢承重、稳定性明显偏差，而随着尺骨头的消失，前臂部分单支架旋转，腕关节结构破坏，会产生"内空"感。掌长肌腱修复下尺桡关节脱位，不但能保存完整的解剖结构，且肌腱力量大，穿入骨内而相连，对腕部稳定性和手部承重有着重要的作用。术中应注意保护表浅静脉，注意无菌技术、止血、术后抗感染等环节，以利尽早恢复局部血运，保证掌长肌腱存活。

（五）单边外固定架治疗合并下尺桡关节脱位的桡骨远端粉碎性骨折

手术方法：采用 Bastiani 单平面半针骨外固定架（小号）。臂丛麻醉下，患肢外展置于边台，消毒铺巾。远端两针固定于第 3 掌骨背侧，近端固定于桡骨中下段背侧距桡腕关节 10 cm 处。锐性小口切开皮肤后，钝性分离至骨面，钻头钻孔后，拧入支架钉过对侧皮质。注意支架钉应避开中指伸肌腱，且穿过掌侧皮质 1 个螺纹即可。上外固定架后，于牵引下 X 线透视，下尺桡关节解剖结构基本恢复，拧紧加压杆螺母。或用加压杆在 X 线动态观察下反向撑开，恢复下尺桡关节解剖结构，使桡骨和尺骨关节面水平。调节万向节，固定腕关节于背伸 20°、尺偏 10° 的功能位，手法复位桡骨远端，固定 6 周后拆除外固定架。

本疗法优势：应用外固定架撑开关节间隙，解除对桡骨茎突的压迫；牵拉骨块恢复正常解剖关系，并可直接固定于功能位，便于护理；术后可随时调整；由于固定范围小，患者握拳充分，消肿快，局部血液循环恢复快，有利于骨折愈合，且不影响一般日常生活和工作。

（六）中药治疗

中药在下尺桡关节脱位治疗中，对于消肿止痛、活血化瘀和通利关节有重要的作用。可按不同病程中所出现的病症进行辨证用药。

四、合并症

下尺桡关节脱位在腕部损伤中比较常见，它可单独发生，或并发桡骨头骨折、桡骨远端骨折、前臂尺桡骨双骨折和肘关节脱位等。因此治疗较为复杂,可遗留持续腕痛、腕关节畸形、手和前臂运动受限和桡尺关节不稳。这主要是因为长期以来对这种损伤认识不足,在诊断和治疗上存在一些问题。随着诊断和治疗水平的提高,其后遗症亦将逐渐减少。

(董汝军)

第十节　腕　骨　脱　位

腕骨脱位或骨折脱位是继发于腕骨或韧带损伤后引起的。摔倒后以手撑地是腕骨脱位的常见损伤方式,在跌倒时腕部损伤的机制依靠如下因素:①伤力的大小和特征。②撞击手的位置。③腕骨和韧带的相对强度。患者常有较为典型的手过伸位或过屈位外伤史,表现为腕部疼痛,活动严重受限。在 X 线片上有3 个特征应在正位片上检查:腕弓、关节间的对称性和单个腕骨的形状,尤其是舟骨和月骨。

一、月骨周围脱位

月骨周围脱位是月骨周围的腕骨相对于桡骨远端的背向或掌向移位,周围的腕骨与月骨及桡骨远端的正常关节丧失,而月骨与桡骨的解剖关系正常。月骨周围脱位多为背侧脱位,而且常合并有腕骨或尺、桡骨远端的骨折,如舟骨骨折、头状骨骨折和桡骨茎突骨折。并发舟骨骨折的月骨周围脱位通常称为经舟骨月骨周围脱位,以此来表明损伤的程度与单纯的月骨周围脱位有所不同。如果骨折发生于其他骨骼,名称可依此类推,如经头状骨月骨周围脱位、经三角骨月骨周围脱位、经桡骨茎突月骨周围脱位等。如果为多发骨折,诊断时可将受累骨骼的名称序次列出,如同时并发舟骨和头状骨骨折的月骨周围脱位可称之为经舟骨、头状骨月骨周围脱位。与月骨周围脱位并发的骨折,其近端与月骨、桡骨远端的解剖关系保持不变,而远端则向背侧或掌侧脱位。

（一）损伤机制

月骨周围背侧脱位为月骨周围进行性不稳定Ⅲ期表现,系舟月骨分离后背伸、尺偏暴力向关节尺侧延伸的结果。暴力使桡舟头韧带、头月骨间韧带、头三角韧带、月三角韧带和月三角骨间韧带逐一断裂,或导致头状骨、钩骨和三角骨骨折,头状骨、钩骨和三角骨与月骨分离并与舟骨一起向背侧脱位。头状骨背侧脱位,除了与维持其稳定的桡舟头韧带断裂及其本身的骨折有联系外,也可继发于桡骨茎突骨折(桡舟头韧带附着于此)。头状骨骨折多为腕关节过度背伸时桡骨远端背侧缘与之撞击的结果。

经舟骨月骨周围脱位虽然也为月骨周围进行性不稳定Ⅲ期表现,但损伤机制与上述略有不同,它发生于舟骨骨折之后,为背伸、桡偏暴力作用的延续,骨折近侧段与月骨、桡骨远端的解剖关系不变,而远侧段则与其他腕骨一起向背侧脱位。月骨周围掌侧脱位少见,多为作用于手背侧的掌屈暴力所致。

（二）临床表现与诊断

(1)腕关节有明确的背伸外伤史。关节疼痛、肿胀及压痛的范围较单独骨折广泛,晚期可局限于一较小区域。运动幅度及握力明显下降。

(2)X线正位片可见腕骨弧线中断,头状骨与月骨、桡骨与舟骨影像重叠域加大,腕中关节间隙消失,舟月骨间关节间隙变宽,脱位复位后尤为明显,月骨周围的腕骨及桡、尺骨远端可有骨折线存在。侧位片可见舟骨掌屈,纵轴与桡骨纵轴近乎垂直,近极位于桡骨远端背侧缘或掌侧缘,月骨与桡骨远端解剖关系正常,桡月关节间隙无明显的不对称,其余腕骨向背侧或掌侧脱位,其中头状骨最显著。月骨周围的腕骨如有骨折,远侧段常脱向背侧或掌侧,而近侧段仍滞留在原位,与月骨的解剖关系保持正常。

(三)治疗

首先要矫正脱位及恢复桡骨远端、月骨与周围腕骨间的正常解剖关系;然后矫正骨折移位、舟月骨或月三角骨分离。脱位矫正后,舟月骨分离或月三角骨分离可依然存在并可能变得更加明显,需加以整复,彻底消除妨碍关节功能恢复的不利因素。

1.月骨周围背侧脱位

(1)闭合复位外固定:闭合复位在关节明显肿胀之前容易获得成功。

(2)闭合复位经皮穿针固定:由于外固定不能彻底消除舟月骨分离及骨折移位复发的可能性,因此,在闭合复位成功后可先经皮穿针固定舟头骨和舟月骨及远、近侧骨折段,然后再用石膏托作外固定,以阻止分离及移位的复发。6～8周拔针进行功能锻炼。

(3)切开复位克氏针内固定:适用于复位失败者或陈旧性的脱位、移位骨折和舟月骨分离。月骨周围脱位,通常采用背侧S形或纵向弧形切口,如复位困难或修复韧带还需作掌侧切口。在牵引下矫正脱位、舟月骨分离、DISI和移位骨折,然后穿针于舟月骨、舟头骨及月三角骨作固定,修复切开和撕裂的背侧关节囊及韧带。术后,用长臂石膏托将腕关节固定于屈曲位或中立位,2周后拆线,6～8周拔针开始功能锻炼。经桡骨茎突月骨周围脱位,多采用横形或S形切口。茎突骨折多为粉碎性骨折,但无须特殊处理。如骨折块较大并有移位,可在复位后作克氏针内固定。经舟骨月骨周围脱位,脱位与骨折移位并存者可用背侧入路,如脱位已矫正,仅存移位骨折,可采用掌侧入路。植骨与否,可根据掌侧骨质缺损程度及损伤时限而定。术后固定同闭合复位。就陈旧性脱位/骨折脱位的切开复位而言,复位前彻底清除关节腔内肉芽组织,松解背侧关节囊及瘢痕组织,复位后仔细地修复背侧关节囊(韧带)和腕背伸肌支持带,是获得成功的关键。

(4)腕中关节融合:适用于陈旧性脱位或软骨损伤严重者。术后关节运动幅度虽有所降低,但疼痛消失,腕关节仍可保持原有的高度。

(5)近排腕骨切除:适应证与腕中关节融合相同,术后虽也可保留部分运动度,但关节高度有所减少,手的握力明显降低。此术所需的固定时间较短,因而不能耐受长期固定的老年人宜选用此法。

(6)全腕关节融合:当腕骨或关节软骨广泛破坏时可做全腕关节融合,用牺牲运动来换取疼痛症状的缓解和消失。

2.月骨周围掌侧脱位

闭合复位的难度大于背侧,通常需要做切开复位。

二、月骨脱位

月骨脱位一般分为掌侧和背侧脱位两种,后者较为少见。

(一)损伤机制

月骨外形比较规则,正面观为四方形,侧面观为半月形。近侧凸面与桡骨下面组成关节;远侧凹面与舟骨共同对应头状骨,组成腕中关节的一部分,并有小部分与钩骨构成关节。月骨桡侧与舟骨以前上及后下两关节面接触。月骨与舟骨、桡骨间有坚强的桡舟月间韧带相连,在月骨的掌侧及背侧各有韧带连接于桡骨及周围的腕骨。月骨是腕骨中唯一掌侧宽而背侧窄的腕骨,并且月骨位于腕部的中心,加之桡骨远端关节面具有掌倾的特点,因而在桡腕关节极度背伸暴力作用下,月骨受到头状骨和桡骨的挤压,被迫沿腕的冠状轴急剧向掌侧旋转脱位,脱位时月骨背侧韧带、舟月韧带及三角韧带同时断裂。1902 年比亚利(Bialy)将月骨的掌侧脱位根据月骨旋转情况分成 3 个阶段:第一阶段月骨的远侧凹面向背侧向;第二阶段远侧凹面向掌侧向,月骨旋转90°;第三阶段远侧凹面向近侧向,旋转 180°。按照梅菲尔德(Mayfield)的观点,月骨掌侧脱位为腕关节背伸型损伤发展的最终阶段,即月骨周围进行性不稳定Ⅳ期表现。

月骨脱位机制的分期:①1 期仅限于舟月韧带。②2 期发展至桡舟头韧带腕中部分,或者表现为舟(头状)骨骨折等大弧损伤。③3 期发展至月三角骨间韧带和尺三角骨间韧带断裂。④4 期发展至桡舟月三角韧带断裂,月骨掌侧脱位。

(二)临床表现与诊断

(1)有明确的外伤史。

(2)腕部肿胀,腕关节前后径增粗,局部压痛,有空虚感或腕部活动受限。由于月骨向掌侧脱位,压迫屈指肌腱使之张力增大,手指不能完全伸直,被动伸展或主动屈曲手指均可引发剧烈疼痛。

(3)腕关节掌侧饱满,触诊可感觉到皮下有隆起物体。

(4)脱位的月骨还可能压迫正中神经,出现腕管综合征,正中神经支配的桡侧 3 个半手指感觉麻木,拇对掌功能障碍。

(5)X 线摄片可清楚显示月骨脱位。正位片上月骨由四边形变成三角形,周围的关节间隙不平行或宽窄不等。侧位片上桡骨、月骨、头状骨三者轴线关系发生改变,月骨向掌侧脱离原位,月骨凹形面向掌侧倾斜,呈倾倒的茶杯状或者仍位于桡骨远端的凹面内,但掌屈度加大,桡月关节背侧间隙明显变宽。头状骨已不在月骨凹形面上,而位于月骨的背侧,但头状骨和桡骨的轴线关系正常。

(三)治疗

月骨脱位,即使旋转 180°也未必一定发生缺血性坏死。因为位于掌侧韧带内的滋养血管多保持连续性,月骨仍由此获得血液供应。因此,复位是治疗月骨脱位的首选方案。其治疗原则应先完成复位,恢复月骨与桡骨及周围腕骨的正常解剖关系,然后再矫正腕骨分离和移位骨折。

(1)闭合复位外固定:臂丛麻醉下,助手分别握持患者手指和前臂,使腕关节背伸,同时向远端牵引。术者用双手握其腕部,以拇指用力挤压腕位的月骨凹面的远侧使其复位。如不易将月骨推挤复位,可用细克氏针在无菌操作及 X 线透视下,自掌侧把针刺入月骨凹面的远端,在牵引下向背侧压迫协助复位。

(2)闭合复位经皮穿针固定。

(3)切开复位克氏针内固定。适用于:①闭合复位失败。②陈旧性脱位。③正中神经卡压、肌腱断裂。手术多选掌侧切口,切开屈肌支持带,牵开指屈肌腱,然后将月骨复位。手术过程中,应注意保护附着在月骨掌侧的软组织结构,以免损伤血管导致月骨坏死。对复位有困难的陈旧性脱位,可于背侧再做一切口,以松解腕骨间挛缩的软组织、清除占据月骨原有位置的肉芽组织。

月骨一经复位便需矫正舟月骨分离及移位骨折。正中神经充血、变硬严重者,需做外膜或束间松解。复位后用克氏针做内固定,并修复关节囊及韧带,术后再用石膏托外固定 4～6 周。

(4)月骨切除和肌腱充填:对于掌背侧韧带均断裂、与周围骨骼完全失去连接的月骨脱位及切开也无法复位的月骨脱位,如果桡骨远端关节软骨无明显的损伤,可行月骨切除和带蒂头状骨移位替代月骨,亦可应用豌豆骨或其他假体替代。关节若有不稳定,应加做舟大小多角骨间关节融合,以矫正舟骨旋转半脱位,恢复正常的负荷传导和运动功能。术后用石膏托于腕关节中立位或掌屈位固定 6～8 周。

(5)近排腕骨切除、腕关节融合:用于关节软骨损伤严重的脱位。

三、舟骨脱位

(一)病因及损伤机制

舟骨脱位较为少见,分为旋转半脱位和完全脱位,前者多见。其常由腕关节背伸、桡偏暴力导致舟月骨间韧带断裂引起,一般合并其他的腕关节骨折与脱位。

(二)临床表现与诊断

(1)外伤史。

(2)腕关节肿胀、疼痛、活动受限及握力减低。

(3)X 线表现:旋转半脱位可见舟骨远端向掌侧旋转,近端向桡背侧旋转脱位;舟月间隙大于 3 mm;皮质环征阳性;舟月角加大,桡骨和舟骨掌侧边缘呈 V 字形。完全脱位则可见舟骨近端从桡骨远端关节面舟骨窝中完全向掌侧脱出。

(三)治疗原则

(1)早期可行手法复位,经皮克氏针固定。

(2)手法复位失败或晚期者行切开复位,韧带修复或重建。

(3)如发生腕关节炎,则需行关节融合术。

四、桡腕关节脱位

(一)病因及损伤机制

多合并其他部位的骨折或脱位,往往由直接暴力引起。根据暴力引起桡腕掌侧韧带损伤或背侧韧带损伤的不同,可导致掌侧或背侧桡腕关节脱位。

(二)临床表现与诊断

(1)外伤史。

(2)腕部畸形、肿胀、疼痛、活动受限及握力减低。可伴有正中神经损伤或尺神经损伤。

(3)X 线片显示腕关节结构紊乱。相对于桡骨,近排腕骨以远的腕骨向背侧或掌侧移位,可伴发其他骨折或脱位。

(三)治疗原则

(1)新鲜闭合脱位可行手法复位石膏托外固定。

(2)开放性损伤可行切开复位克氏针内固定,同时可修复损伤的韧带。陈旧性损伤可行切开复位畸形矫正。如有神经受压症状,可同时探查神经,并予以松解。

(董汝军)

第十一节　腕骨骨折

腕骨骨折是腕部损伤中最为常见的一种形式,它可发生于某一单独腕骨,也可同时发生于多块腕骨,甚至合并有腕部关节的脱位或韧带等软组织的损伤。虽然国内外学者对腕骨骨折发生率的统计不甚一致,但普遍认为舟骨骨折发生率最高,其次依次为三角骨、大多角骨、月骨、头状骨、钩骨、豌豆骨和小多角骨。

一、舟骨骨折

在腕骨骨折中,以舟骨骨折最为多见,占全身骨折的 2%～7%,占腕骨骨折的 70%左右。由于舟骨血供特点和在腕骨排列中独特的解剖位置与功能,以及目前诊断技术、治疗方法的不规范,在临床诊断和治疗上国内尚存在很多问题,如新鲜舟骨骨折的漏诊率高和晚期舟骨骨不连、骨坏死及多并发腕关节不稳定等,导致临床治疗的困难和治疗时间过长,常遗留腕关节的疼痛和不同程度的腕关节功能丧失,甚至发生创伤性关节炎,是临床亟待解决的重要课题。

（一）损伤机制

舟骨是近排腕骨之一,但排列于远、近两排腕骨间,在功能解剖上发挥桥接作用,控制和协调桡腕和腕中关节的运动。因此,在腕关节外伤时易发生骨折。舟骨骨折多为间接暴力所致,因体育运动或交通事故等造成腕关节的非生理性过伸及内收(尺偏),舟骨背伸,舟月间韧带断裂,舟骨呈水平位嵌于桡骨茎突与大、小多角骨之间,受嵌压应力和桡骨茎突背侧缘的挤压应力而发生骨折。由于舟骨中部细小,对暴力抗折性小,所以舟骨骨折以腰部最为多见,占 70%,结节部及近端骨折相对少见,分别占 15%。

（二）分类

舟骨骨折的分类应以治疗为目的,从而决定不同的手术适应证。一般根据部位、时间、骨折线的走行和骨折的稳定性进行分类,而目前国外的 Herbert 分类法则是依据以上因素制定而成,更具有临床的实用性。

(1)按部位分为结节部、腰部和近端骨折。

(2)按时间分为新鲜、陈旧性骨折和骨不连。

(3)按骨折线分为水平型、横形、垂直型、撕脱性和粉碎性骨折。

(4)按骨折的稳定性分为稳定型和不稳定型骨折。稳定型骨折:包括舟骨结节部、腰部和近端的横形骨折,并且无移位,可保守治疗。不稳定型骨折:①4 种不同体位的 X 线片(腕关节正位、侧位、旋前 45°位和舟骨轴位)示有骨皮质的不连续,且骨折端移位大于或等于 1 mm。②近 1/3 部的骨折。③伴有 DISI 的骨折,在侧位 X 线片上桡月角大于健侧10°。④腕高指数较健侧降低 0.03 以上的骨折。⑤舟骨长度较健侧缩短 1 mm 以上的骨折。⑥有游离骨折块或粉碎性骨折。⑦纵形骨折。⑧骨不连。⑨伴有月骨周围脱位的骨折。这些骨折有移位或骨不连,稳定性差,难以手法整复和外固定,必须手术治疗。

（三）诊断

早期正确的诊断,取决于以下几个方面:①理学检查方法的改善和开发。②X 线摄影方法的改进和计测等的进展。③CT、MRI、骨扫描、腕关节镜和关节造影等先进诊断技术的应用。

1.临床表现

(1)鼻烟窝的肿胀、疼痛和压痛是新鲜舟骨骨折最典型的症状和体征。由于鼻烟窝的底为舟骨腰部,此体征较特异,可同时伴有舟骨结节的压痛。但在陈旧性骨折病例中,该体征往往不典型,新鲜骨折亦有体征轻微者,应行双侧对比检查,以免漏诊。

(2)舟骨的纵向叩击痛:沿第1、2掌骨的纵向叩击痛是诊断新鲜舟骨骨折的又一特有体征。其优点是在腕关节石膏托外固定后仍可检查,但陈旧性骨折多表现阴性。

(3)腕关节功能障碍:以桡偏和掌屈受限为主,是新鲜舟骨骨折的非特异体征。

(4)舟骨漂浮实验(Watson试验):用于诊断不稳定型舟骨骨折和舟月骨分离。将患者腕关节被动尺偏,检查者用一只手握住患者手掌被动使腕关节桡偏。正常时检查者拇指可明显感觉到舟骨结节向掌侧突出,似有压迫拇指的感觉;异常时无此感觉,而产生剧烈的疼痛或弹响。

2.辅助检查

(1)X线检查:现常规采用4个体位摄影:腕关节正位、侧位、旋前45°斜位和舟骨轴位像。为了提高腕关节X线片的再现性和诊断的准确率,应采用由帕尔默(Palmer)和埃普纳(Epner)所提倡的标准正侧位像,即在肩外展90°、肘关节屈曲90°、腕伸直、手掌触片时进行正位拍摄,在肩关节0°位、肘屈90°位、前臂中立位拍摄侧位片。旋前45°斜位像和舟骨轴位像,可最大限度显示舟骨轴长,便于观察有无骨折,判断其与周围腕骨的关系。①正位:两侧对比判断舟骨的形状是否有短缩,有无骨折线、骨吸收、骨硬化,舟月间隙的大小和近排腕骨弧形连线有无异常。舟骨骨折可见骨折线和舟骨的短缩。舟月骨分离时,可见舟月间隙超过3 mm和舟、月骨近端连线出现段差。②侧位:观察舟骨有无骨折、移位、驼背畸形(humpback deformity)和DISI。在侧位像,舟骨与月骨、三角骨和头状骨相重叠,判断舟骨骨折较困难,应在熟悉正常X线片后两侧对比阅读。在合并DISI时,可见月骨与舟骨近侧骨折背伸,舟骨结节则掌屈,向背侧成角畸形,测量桡月角在0°以下,舟月角在70°以上。③旋前45°斜位像:矫正了舟骨生理性的向掌侧45°、向桡侧30°的倾斜角,最大限度地展现了舟骨全长,可清除重叠所致的骨折线不清。④舟骨轴位像:通过腕关节背伸和尺偏,以矫正舟骨在正位像向下、前、外的倾斜角,较大程度显示舟骨的轴长,同时可避免腕骨的重叠,以利观察骨折线及判断有无移位。

在X线诊断上,只要能正确而熟练地阅片,则上述4种体位可诊断97%的舟骨骨折。对疑有而X线片不明确的,应在3周后重复拍片,可因骨折端骨质坏死吸收、骨萎缩而间距增大,从而显示清晰的骨折线,以明确诊断。

(2)腕关节造影:通过腕关节造影,可直接观察舟骨骨折的骨折线及有无连接,软骨有无损伤,舟骨与其他腕骨间韧带是否断裂,是否有滑膜炎及其程度与范围等。

(3)腕关节镜:在镜下可直接观察舟骨的骨折线,是否有移位和缺损,关节软骨及骨间韧带有无损伤等,是一种有价值的诊断方法。

(4)CT:由于CT能得到腕关节的不同横断面图像,对于舟骨骨折、移位和骨不连是一种有决定意义的诊断方法,在国外已作为常规进行的术前、术后检查。CT的最大优点是可在横断面观察舟骨,观察范围广,1 mm的骨折线或骨分离均可良好的图像显示,并可沿舟骨长轴做横断像观察。

(5)MRI:MRI对腕骨的缺血性变化显示了非常敏感的反应,这种性质对舟骨骨折、骨坏死的临床诊断是非常有用的。在T_1加权像骨折线表现为低信号区,舟骨的缺血性改变亦为低信号区。而在 T_2 加权像远位骨折端表现为高信号时，表示为骨折的愈合期；近位骨折端的低信号表示骨的缺血性改变；点状信号存在于等信号区域表示缺血性改变有明显恢复。这些变化突破了 X 线诊断的界限，对舟骨骨折的早期诊断和骨折的转归判定有重要意义。

虽然目前在舟骨骨折的辅助诊断上主要依据 X 线片，但应用腕关节镜、CT、MRI 等先进的诊断技术，可提高舟骨骨折的早期诊断率，对判定预后、防止漏诊和并发症的发生有重要意义。

（四）治疗

1.新鲜无移位的舟骨骨折的治疗

对于新鲜无移位的舟骨骨折，采取石膏外固定的治疗。只要固定可靠、时间充足，骨折基本都可以愈合。对此，国内外学者达成了共识，但对于石膏外固定的类型、固定的长度与时间、体位及有无必要固定腕关节以外的其他关节的意见不一。

2.不稳定型舟骨骨折的治疗

新鲜舟骨骨折保守治疗发生骨不连的概率是比较高的，迪亚斯（Dias）对 82 例患者随访，骨不连的发生率是 12.3%；赫伯特（Herbert）报道骨不连发生率是 50%，其主要原因是骨折的移位、DISI 等不稳定骨折的存在。因此，对舟骨不稳定型骨折、晚期的骨不连和骨坏死均采用手术治疗。治疗方法大致有以下几种。

（1）单纯切开复位内固定：如克氏针、螺钉、骨栓内固定等，适用于新鲜的不稳定型骨折。

（2）内固定加游离骨移植技术：用于治疗骨不连。

（3）带蒂骨瓣移植术：适用于晚期的骨延迟愈合、骨不连和近侧骨折端的缺血性坏死。

（4）桡骨茎突切除术：适用于腰部骨折，切除桡骨茎突的 1/4 左右，以消除腰部的剪力。

（5）加压螺栓（Herbert 螺钉）内固定术：1984 年，由 Herbert 和费希尔（Fisher）首先报道，螺栓前后带有螺纹，材料选用钛合金。头端螺纹的螺距较宽，而尾端螺纹的螺距较窄。此方法具有内固定确切可靠、对骨折端有加压作用、可矫正舟骨骨折的畸形和移位等优点，从而可以促进骨折愈合、缩短治疗时间，有利于早期恢复功能和工作，临床治愈率达 90% 以上。近 10 余年来在国外推广应用，已成为舟骨骨折的主要治疗手段。

二、月骨骨折

月骨骨折在腕骨中较为少见，这与月骨的解剖特点、位置、功能密切相关。月骨位于由桡骨、月骨和头状骨组成的关节链的中央，在协调腕关节运动和维持腕关节稳定上均起到重要的作用，其活动度及所承受的剪力均很大。由于约有 20% 的月骨是单一由掌侧或背侧供血的，这类单侧主干型供血的月骨，易发生骨折后的缺血坏死。

（一）损伤机制

月骨骨折可来自外力的直接打击，造成月骨的纵形劈裂、碎裂或部分骨小梁断裂。但多数患者为间接外力所致，均有腕关节过度背伸的外伤史，如滑倒坠落时以手掌支撑地面等。在腕关节过度背伸的过程中，头状骨与月骨发生撞击，从而发生月骨冠状面横断骨折，骨折线多位于月骨体的掌侧。在尺骨负向变异时，月骨内、外侧面因受力不均匀而出现矢状面骨折。腕关节过度屈伸时，起止于月骨的韧带受到紧张牵拉，易发生月骨的掌、背侧极撕脱骨折。月骨背侧极骨折，亦可因桡骨远端背侧关节缘的撞击所致。同时，月骨在轻微外力的长期作用下，受到桡骨与头状骨的不断挤压，亦可发生月骨疲劳性骨折及骨内微血管网损伤。由于症状轻微，易被忽视，进而发生月骨的缺血性坏死。

（二）临床表现

患者均有明显的腕部外伤史。腕部疼痛，月骨区有明显的肿胀、压痛，腕关节屈伸运动受限，甚至影响手指的屈伸运动。疲劳性骨折多无外伤史，而且症状轻微。

（三）辅助检查

1.X 线片

正、侧位像均可见断裂的骨小梁和骨折线。侧位像因月骨和其他腕骨的重叠，有时难以诊断，需要加摄断层片。

2.CT

尤其是三维重建 CT，可以观察到月骨的 3 个断面，有利于明确诊断。

3.MRI

对月骨骨折后发生的缺血性坏死可早期诊断。

（四）治疗

月骨骨折可用短拇人字管形石膏外固定 4～6 周，掌侧极骨折固定腕关节于屈曲位，背侧极骨折固定在腕背伸位，无移位的月骨体骨折固定在功能位。有移位的月骨体骨折应行切开复位克氏针内固定，在骨折固定期间应定期复查断层 X 线片或 CT，判断有无缺血性坏死的发生，以便及时更改治疗方案。月骨背侧极骨折可发生骨折不愈合，出现持续性腕部疼痛，将骨折片切除后，可缓解症状。

三、三角骨骨折

三角骨骨折是继舟骨骨折之后最常见的腕骨骨折，多合并有其他腕关节损伤。三角骨是腕关节中韧带附着最多的腕骨，在维持腕关节稳定与功能及传递轴向外力时具有重要作用。

（一）损伤机制

三角骨骨折多由腕关节过度背伸、尺偏和旋前位时遭受暴力所致，为月骨周围进行性不稳定的 I 期表现。远侧骨折段与月骨周围的腕骨一起向背侧移位，近侧段与月骨的对应关系不变，称经三角骨月骨周围脱位。在腕关节过伸和尺偏时，可发生钩骨或尺骨茎突与三角骨撞击，导致三角骨背侧部骨折，或因韧带牵拉导致三角骨掌、背侧的撕脱骨折。直接暴力亦可导致三角骨体部的骨折。

（二）临床表现与诊断

（1）临床上患者多表现为腕关节尺侧半肿胀、疼痛、压痛，伴有挤压痛，腕关节运动明显障碍。

（2）X 线片：腕关节正位像可清晰见到三角骨的骨折线和其与周围腕骨的关系；侧位像可明确背侧皮质骨折；旋后 30°斜位像可观察到三角骨掌侧面骨折线及与豌豆骨的对应关系，以及有无脱位。

（3）CT：临床症状明显、疑有三角骨骨折而普通 X 线片无异常时，可行 CT 或断层检查，以消除其他腕骨遮盖效应的影响，进一步明确诊断。

（三）治疗

无移位的横断骨折，可采用短拇人字管形石膏外固定 4～6 周即可。并发移位或脱位的骨折，先行手法复位、石膏外固定，手法复位失败者可行切开复位内固定。撕脱骨折虽常有骨折不愈合的发生，但只要无不适可不需特殊处理；如有症状可行撕脱骨折片切除术，同时修补损伤的韧带。

四、豌豆骨骨折

豌豆骨是 8 块腕骨中最小的一块，多被认为是一个籽骨，骨折的发生率并不多见。豌豆骨位于三角骨的掌侧，与三角骨构成豆三角关节，也是尺侧腕屈肌的止点，参与腕关节的屈伸运动。同时豌豆骨又与远排腕骨的钩骨钩构成腕尺管，是尺神经和尺动、静脉的通道。

（一）损伤机制

直接暴力是骨折的主要原因，系滑倒、坠落时腕关节呈背伸位，豌豆骨直接接触地面所致，分为线状和粉碎性骨折。多有腕部复合性损伤，如腕关节的突然强力背伸，尺侧腕屈肌会剧烈收缩以抗衡暴力作用，维持关节稳定，这种间接暴力可致豌豆骨的撕脱骨折。直接或间接暴力均可致豆三角关节发生脱位或半脱位。

（二）临床表现与诊断

1.临床表现

腕尺侧部疼痛、肿胀，豌豆骨处压痛明显，伴有屈腕功能障碍和牵拉痛。有时出现尺神经卡压症状，如环、小指的刺痛及感觉过敏等。

2.辅助检查

旋后 30°斜位像和腕管切位像可清晰显示骨折线，亦可判断豌豆骨与三角骨的对应关系。同时腕关节正、侧位像可明确腕关节有无并发损伤。腕关节中立位时，豆三角关节间隙正常宽 2～4 mm，豌豆骨与三角骨关节面近乎平行，其夹角小于 15°。若怀疑豆三角关节半脱位，应做双腕对比检查，患侧可见豆三角间隙大于 4 mm；豆三角关节面不平行，夹角大于 20°；豌豆骨远侧部或近侧部与三角骨重叠区超过关节面的 15%。

（三）治疗

用石膏托将腕关节固定在微屈曲位 4～5 周，以减少尺侧腕屈肌对骨折端的牵拉，直至骨折愈合。对少数骨折未愈合，遗留有局部疼痛和压痛，影响腕关节功能或骨折畸形愈合，合并有尺神经刺激症状者，可切除豌豆骨，但必须仔细修复软组织结构，重建尺侧腕屈肌腱的止点。4 周后开始功能练习。

五、大多角骨骨折

大多角骨介于舟骨与第 1 掌骨之间，在轴向压力的传导上具有重要作用，分别与舟骨、小多角骨构成关节，尤以第 1 腕掌关节的鞍状关节至关重要，具有双轴运动，为完善拇指的重要功能奠定了解剖学基础。

（一）损伤机制

拇指遭受外力时，轴向暴力经第 1 掌骨向近侧直接撞击大多角骨而发生体部骨折。间接暴力亦可迫使腕关节背伸和桡偏，大多角骨在第 1 掌骨和桡骨茎突下发生骨折。结节部骨折既可来自直接暴力，如腕背伸滑倒、大多角骨与地面直接撞击；又可来自间接暴力，如腕屈肌支持带的强力牵拉等。

（二）临床表现与诊断

1.临床表现

临床上多表现为腕桡侧疼痛和压痛，纵向挤压拇指可诱发骨折处疼痛。

2.辅助检查

（1）X线片：腕关节正位、斜位、腕管位平片检查可见骨折线存在。

（2）CT：对结节部骨折可明确诊断。

（三）治疗

对无移位的体部和结节部骨折，用短拇人字管形石膏外固定4～6周；对移位的体部骨折，可行切开复位克氏针内固定，以恢复鞍状关节面的光滑和平整；对有明显移位的结节部骨折，应做骨折块切除，以避免诱发腕管综合征。

六、小多角骨骨折

小多角骨体积小，四周有其他骨骼保护，内外介于大多角骨和头状骨之间，远近介于舟骨与第2掌骨之间。又因其位置隐蔽，与其他腕骨相比，鲜有骨折发生。并且小多角骨是远排腕骨中唯一与单一掌骨底形成关节的腕骨，由第2掌骨传递的轴向压力经小多角骨传向舟骨。由于其掌侧面狭窄、背侧面宽阔，轴向压力下易发生背侧脱位。

（一）损伤机制

小多角骨骨折极少发生，多并发第2、3掌骨基底骨折或脱位。在轴向暴力作用下，第2掌骨向近侧移位并与小多角骨相互撞击，导致骨折或小多角骨背侧脱位。陈旧性小多角骨脱位，因合并附着韧带及滋养动脉的撕裂，易发生缺血性坏死。

（二）临床表现与诊断

1.临床表现

临床上患者多有腕背小多角骨处的肿胀、疼痛和压痛，腕关节运动有轻度障碍，伴有活动痛。如骨折块向掌侧移位，可诱发腕管综合征。

2.辅助检查

X线片上通常可显示骨折线的存在，对可疑的骨折可通过CT明确诊断。

（三）治疗

无移位的小多角骨骨折采用石膏外固定4～6周。对有骨折移位或并发第2、3掌骨底骨折及脱位的小多角骨骨折，需切开复位克氏针内固定，必要时做植骨、第2腕掌关节融合，以求得到一个稳定和无症状的第2腕掌关节。

七、头状骨骨折

头状骨骨折可单独发生，亦可与其他结构损伤同时存在。头状骨头部无滋养动脉进入，其血供来源与舟骨近端相似，由该骨体部的滋养动脉逆行分支供血。因此，头状骨头部和颈部的骨折易损伤此逆行供血系统，一旦治疗不当，可造成头状骨骨折不愈合或头部的缺血性坏死，进而导致腕关节运动障碍。

（一）损伤机制

腕关节在掌屈位时，外力直接作用于头状骨，可造成头状骨体部的横折或粉碎性骨折。间接暴力多发生在腕关节桡侧损伤、舟月骨分离或舟骨骨折后，系腕关节过度背伸、头状骨与桡骨远端关节面背侧缘相互撞击的结果，多见于颈部骨折。骨折后的腕关节继续背伸，可导致骨折远、近侧段分离，无韧带附着的近侧段相对于远侧段约呈90°的旋转移位。暴力作用消失后，腕关节由过度背伸恢复到自然状态下的屈、伸体位，会加剧近侧端的旋转，使之呈180°旋转移位。因此间接暴力所致的头状骨颈部骨折为不稳定型骨折,且移位的近侧端(头部)易发生缺血性坏死。

（二）临床表现与诊断

（1）临床上表现为头状骨背侧疼痛、肿胀及压痛,腕关节功能受限,伴有活动痛、畸形、异常活动,骨擦音不明显。

（2）常规腕关节正、侧位 X 线片上可清晰显示骨折线和骨折端的移位。少数无移位的骨折 X 线平片难以显示,需通过 CT 确诊。

（三）治疗

治疗单纯无移位的骨折可采用石膏外固定 6 周。有移位的新鲜骨折,需行切开复位克氏针内固定;有移位的陈旧性骨折,在切开复位的同时,需切取桡骨瓣游离植骨。骨折近侧端(头部)发生缺血性坏死或创伤性关节炎时,可切除头部,做腕中关节融合术。

八、钩骨骨折

钩骨呈楔形,介于头状骨与三角骨之间,分别与其构成有关,有坚强的骨间韧带相连。钩骨钩介于腕管与腕尺管之间,分别有屈肌支持带、豆钩韧带及小鱼际肌附着,钩的桡侧是屈肌腱,尺侧是尺神经血管束,尺神经深支绕过钩的底部进入掌深间隙,因此钩骨钩一旦骨折、移位,易造成屈肌腱断裂和尺神经卡压。由于钩骨供血来源多样、供血充分、骨内供血多极化,故不易发生缺血性坏死。

（一）损伤机制

钩骨体部骨折多见间接暴力,偶尔由直接暴力所致,可分为远侧部和近侧部骨折两类,以远侧部骨折较多见。钩骨钩骨折多见于运动性损伤,直接暴力可发生于球拍对钩骨钩的撞击,从而导致钩骨钩基底的骨折。间接暴力为腕关节过度背伸时,屈肌支持带和豆钩韧带对钩骨钩的牵拉所致钩骨钩尖端的骨折。

（二）临床表现与诊断

1.临床表现

腕掌尺侧肿痛,握拳时加重,局部压痛明显,将小指外展时疼痛加重。钩骨钩骨折时压痛明显,并有轻度异常活动。有 50％以上患者可出现腕尺管综合征。陈旧性钩骨钩骨折,亦可出现环、小指屈肌腱自发性断裂。移位骨折及环、小指腕掌关节背侧脱位可导致腕关节尺背侧隆凸畸形、局部肿胀和压痛。

2.X 线片

钩骨体部骨折拍摄腕关节正位平片即可明确诊断,但钩骨钩骨折在腕关节正、侧位 X 线片上难于诊断,需采用特殊体位摄影。

3.CT

通过观察腕骨的不同横截面,可直接显示出钩骨钩骨折的部位及移位程度。因此,在临床上怀疑钩骨钩骨折而单纯 X 线片不能明确诊断时,应常规做 CT 检查。特别是三维 CT 可消除重叠腕骨的影响,从立体上判断移位骨折的方向性,因而具有很高的诊断价值。

（三）治疗

（1）无移位的钩骨体部骨折,因其较稳定,也无并发症,采用石膏托外固定 4～6 周即可。

（2）体部骨折有移位或并发腕掌关节脱位,早期可行切开复位克氏针内固定,晚期则在复位后做腕掌关节融合术,以消除持续存在的疼痛等症状。钩骨钩骨折对手的功能影响较大,并发症多,骨折片较小并且垂直于手掌,很难复位和外固定,因此一旦确诊,即应手术治疗,可行切开复位克氏针内固定或钩骨钩切除术。前者因内固定较困难,易并发尺神经卡压和屈肌腱损伤,而较少应用;后者手术操作简单,不破坏腕关节的稳定,术后无并发症,腕关节功能得以迅速恢复。术中应修复钩骨钩骨折断面、豆钩韧带,将屈肌支持带的止点与骨膜一起缝合。合并尺神经卡压时应同时行尺神经松解术,屈肌肌腱断裂时也应修复。

(陈德强)

第十二节　桡骨远端骨折

桡骨远端骨折是指距桡骨远端关节面 3 cm 以内的骨折,这个部分是松质骨和密质骨交界处,是解剖薄弱的区,较易发生骨折。桡骨远端骨折常见,约占全身骨折总数的 1/6。骨折无人种差异,年龄呈双峰分布,5～14 岁为关节内骨折,60～69 岁为关节外骨折,老年人性别比为男：女＝1：4。

尺桡骨远端三柱理论:桡侧柱为桡骨远端外侧半,包括舟骨窝和桡骨茎突,对于桡侧的腕骨具有支撑作用,一些稳定腕关节的韧带也起自于此。中柱为桡骨远端的内侧半,包括关节面的月状窝(与月骨相关节)和乙状切迹(与尺骨远端相关节)。通常情况下,来自月骨的负荷经由月骨窝传递到桡骨。尺侧柱包括尺骨远端、三角纤维软骨和下尺桡关节,承载来自尺侧腕骨及下尺桡关节的负荷,具有稳定作用。

一、致伤机制

多为间接暴力引起。跌倒时,手部着地,暴力向上传导,发生桡骨远端骨折。多发于中、老年人,与骨质量下降因素有关。而年龄大于 60 岁的老年人常合并骨质疏松,因此桡骨远端骨折多继发于摔伤等低能量损伤。年轻患者则多继发于交通事故、运动损伤等高能量损伤。

二、临床表现

(1)外伤史明确。

(2)患者伤后出现腕关节疼痛、活动受限。骨折移位明显时,桡骨远端骨折可出现典型的餐叉样、枪刺刀畸形。

(3)检查腕部肿胀,有明显压痛,腕关节活动明显受限,皮下可出现瘀斑,尺桡骨茎突关系异常,则提示桡骨远端骨折。如果腕部有骨擦音、异常活动,不要反复尝试诱发骨擦音,以免引起神经和血管损伤。

(4)腕部神经、血管肌腱损伤发生率不高,但需充分重视。骨折向掌侧移位可能导致正中神经、桡动脉等损伤。骨折向背侧移位可能导致伸肌腱卡压。

(5)注意患者的全身情况及其他合并伤。

三、检查

(一)X 线表现

评估桡骨远端损伤的首选检查。多数骨折、脱位、力线不良、静态不稳定等,都很容易从标准的 X 线检查鉴别出来。标准的前后位及侧位 X 线可测量出桡骨远端的掌倾角、尺偏角和桡骨高度等重要参数。

（二）CT 平扫及三维成像

可以明确骨折块的移位方向、角度，明确关节面的塌陷程度，发现隐蔽的腕骨骨折，特别是普通 X 线难以诊断的涉及舟骨窝、月骨窝的桡骨远端骨折，对于桡骨远端骨折的诊断起着重要作用，可以提高诊断的准确率。而且 CT 检查对于尺桡骨远端三柱理论的应用，尤其是传统 X 线检查容易疏漏的中间柱损伤，包括月骨关节面损伤的诊断具有重要意义。

（三）MRI

MRI 在桡骨远端骨折的应用中也不可替代。MRI 检查是评估桡腕骨间韧带撕裂、TFCC 损伤、软骨损伤及肌腱损伤的最准确评估手段。此外，MRI 还对于腕关节创伤性或非创伤性疼痛、炎症性疾病、腕骨骨折、缺血性坏死等伤病的诊断均起到至关重要的作用。

四、骨折诊断与分类

（一）Melone 分类法（按冲模损伤机理）

1984 年梅隆（Melone）认为与 Neer 的肱骨近端骨折分型相似，根据桡骨远端的骨干、桡骨茎突、背侧中部关节面及掌侧中部关节面这四个部分的损伤情况，将桡骨远端骨折分为 5 型；这一分型较好地体现了桡骨远端关节面的月骨窝完整状态。

Ⅰ型：关节内骨折，无移位或轻度粉碎性，复位后稳定。

Ⅱ型：内侧复合部呈整体明显移位，伴干骺端粉碎和不稳定（冲模骨折）；ⅡA 型：可复位；ⅡB 型：不可复位（中央嵌入骨折）。

Ⅲ型：同Ⅱ型，伴有桡骨干蝶形骨折。

Ⅳ型：关节面呈横向劈裂伴旋转，常见严重软组织及神经损伤。

Ⅴ型：爆裂骨折，常延伸至桡骨干。

（二）Cooney 分类法

库尼（Cooney）按 Gartland 和 Werley 分类法结合骨折发生于关节外或关节内、稳定或不稳定，将桡骨远端骨折分为 4 型。

Ⅰ型：关节外骨折，无移位。

Ⅱ型：关节外骨折，移位；ⅡA 型：可整复，稳定；ⅡB 型：可整复，不稳定；ⅡC 型：不能整复。

Ⅲ型：关节内骨折，无移位。

Ⅳ型：关节内骨折，移位；ⅣA 型：可整复，稳定；ⅣB 型：可整复，不稳定；ⅣC 型：不能整复；ⅣD 型：复杂性骨折。

（三）Frykman 分类法

1967 年弗莱克曼（Frykman）根据桡骨远端骨折是在关节内还是关节外、是否伴有尺骨茎突骨折将其分为 8 型。

Ⅰ型：关节外骨折。

Ⅱ型：关节外骨折伴尺骨茎突骨折。

Ⅲ型：桡腕关节受累。

Ⅳ型：桡腕关节受累伴尺骨茎突骨折。

Ⅴ型：下尺桡关节受累。

Ⅵ型：下尺桡关节受累伴尺骨茎突骨折。

Ⅶ型：下尺桡、桡腕关节受累。

Ⅷ型：下尺桡、桡腕关节受累伴尺骨茎突骨折。

将桡腕关节和桡尺关节各自受累情况结合起来分类，其型数越高，骨折越复杂，功能恢复越困难。由于该分型缺乏显示骨折移位程度或方向、背侧粉碎程度及桡骨短缩，对预后并无帮助。

（四）Fernandez 分类法（按损伤机理）

1993 年，费尔南德斯（Fernandez）提出了基于力学特点的分类系统，这有利于发现潜在的韧带损伤。

Ⅰ型：屈曲损伤，张应力引起干骺端屈曲型骨折（Colles 和 Smith 骨折），伴掌倾角丢失和桡骨短缩（DRUJ 损伤）。

Ⅱ型：剪切损伤，引起下尺桡关节面骨折（Barton 骨折、桡骨茎突骨折）。

Ⅲ型：压缩损伤，关节面压缩，不伴有明显的碎裂，包括有明显骨间韧带损伤的可能性。

Ⅳ型：撕脱损伤，由韧带附着引起的骨折（桡骨和尺骨茎突骨折）。

Ⅴ型：高能量损伤所致Ⅰ～Ⅳ型骨折伴明显软组织复合伤。

（五）人名分类法

以人名命名的骨折目前仍在使用，但不能包含桡骨远端的各种骨折类型，易引起混淆。

Colles 骨折：最常见的骨折，桡骨远端、距关节面 2.5 cm 以内的骨折，伴远侧骨折断端向背侧移位和向掌倾成角。1814 年由亚伯拉罕·柯莱斯（Abraham Colles）详细描述，因此以他的名字命名为 Colles 骨折。骨折常涉及桡腕关节和下尺桡关节，常合并尺骨茎突骨折。

Smith 骨折：1847 年 Smith 首先详细描述了与 Colles 骨折有不同特点的桡骨远端屈曲型骨折，又称 Smith 骨折，也称反 Colles 骨折。

Barton 骨折：指桡骨远端关节面骨折，常伴有脱位或半脱位，1938 年由巴顿（Barton）首先描述，故又称 Barton 骨折。

Barton 骨折与 Colles 骨折、Smith 骨折的不同点在于脱位是最多见的。也有学者将 Barton 骨折归入 Colles 骨折，将反 Barton 骨折归入 Smith 骨折中的 Thomas Ⅲ型。

（六）AO 分类、分型

桡骨远端骨折共分 A、B、C 三大类，每类有 3 个组，每组又分 3 个亚组。

关节外骨折 A 型，包括 A1 型：孤立的尺骨远端骨折；A2 型：桡骨远端骨折，无粉碎、无嵌插；A3 型：桡骨远端骨折，粉碎、嵌插。

简单关节内骨折 B 型，包括 B1 型：桡骨远端矢状面骨折；B2 型：桡骨远端背侧缘骨折；B3 型：桡骨远端掌侧缘骨折。

复杂关节内骨折 C 型，包括 C1 型：关节内简单骨折（2 块），无干骺端粉碎；C2 型：关节内简单骨折（2 块），合并干骺端粉碎；C3 型：粉碎的关节内骨折。

五、并发症

桡骨远端骨折可累及位于腕关节周围的正中神经、尺神经和桡神经感觉支，引起相应的症状，有时会引起反射性交感神经营养不良（创伤后骨萎缩）。部分患者可出现肌腱的原始或继发损伤，其中以拇长伸肌腱发生率最高。老年患者长时间外固定后可出现肩-手综合征。晚期各种原因造成复位不良或复位后再移位未能纠正，常导致腕关节创伤性关节炎。

不稳定的桡骨远端骨折还常出现畸形愈合,如果影响腕关节活动并导致疼痛,则需要手术治疗。手术方法包括桡骨远端截骨楔形植骨矫形术、尺骨小头切除术、尺骨短缩术等。

六、治疗

(一)非手术治疗

手法复位外固定为主要的治疗方法。桡骨远端屈曲型骨折复位手法与伸直型骨折相反。由于复位后维持复位位置较困难,因此宜在前臂旋后位用长臂石膏屈肘 90°固定 5～6 周。复位后若极不稳定,外固定不能维持复位者,则需行切开复位接骨板或克氏针内固定。

(二)手术治疗

对于复杂骨折类型且对功能要求较高的患者建议手术治疗。行关节镜辅助复位＋外固定或内固定、切开复位内固定术。手术治疗的目的是恢复下尺桡关节的正常解剖关系,恢复桡骨下端关节面的完整性。

(三)手术适应证

(1)严重粉碎性骨折,移位明显,桡骨远端关节面破坏。

(2)不稳定骨折:手法复位失败,或复位成功,外固定不能维持复位及嵌插骨折,导致尺、桡骨远端关节面显著不平衡者。

(四)内固定手术方式的选择

钉板系统内固定术,于桡骨掌侧置入单接骨板或掌背两侧置入双板或三板(附加桡骨茎突的单独板钉固定)固定骨折,尤其是对于 C 3 型复杂的粉碎性骨折,单板虽然能固定干骺端的骨折,但缺少对关节骨块的有效把持,骨块易发生向板对侧的移位。掌背侧联合固定,能通过对板加强对关节骨块的固定。

有限切开复位克氏针联合外固定支架固定术的指征:①开放的桡骨远端骨折。②极度粉碎,内固定无法达到稳定固定的骨折。③临时固定。

七、康复治疗

无论手法复位或切开复位,术后均应早期进行手指屈伸活动。保守治疗者外固定后,每 1～2 周需复查 X 线片了解骨折是否再发生移位。如果未再移位,则继续石膏外固定;如果出现移位,则需要再次手法复位或进行手术复位。4～6 周可去除外固定后再复查 X 线片,逐渐开始腕关节活动。手术内固定稳妥者术后可不必再行外固定,早期进行腕关节的主动屈伸活动训练。骨折愈合后,桡骨远端因骨痂生长,或由于骨折对位不良,使桡骨背侧面变得不平滑,拇长伸肌腱在不平滑的骨面反复摩擦,导致慢性损伤,可发生自发性肌腱断裂,需行肌腱转移术修复。若骨折短缩畸形未能纠正,使尺骨长度相对增加,尺、桡下端关节面不平衡,常是后期腕关节疼痛及旋转障碍的原因,可行尺骨短缩术。

八、预后

功能评定 4 个 90°(旋前、旋后、伸腕、屈腕各达 90°)。一般病例预后较好,但少数损伤较重,且因治疗不当而引起骨骺早期闭合者,数年后可出现尺骨长、桡骨短、手腕桡偏的马德隆畸形。此种畸形给患者带来不便和痛苦,可行尺骨茎突切除术矫正。

(陈德强)

第五章

脊柱损伤

第一节　上颈椎骨折与脱位

一、寰枕脱位

（一）概述

寰枕关节是枕骨大孔两侧各具一枕髁，其表面隆凸与寰椎侧块的上关节凹面互相咬合，构成的联合关节。寰枕关节脱位在临床上极为罕见，据推测，该部发生脱位而能存活者甚少，可能在遭受损伤的同时毙命。

（二）病因

高速行进的车辆和高处坠落伤是寰枕脱位的主要致伤原因。

（三）病理

就其解剖特点而言，它属于椭圆关节，头部可借助此关节作俯、仰和侧屈活动。寰枕关节借助于寰枕前、后膜及关节囊韧带加强其稳定性，由于该部位置深在，又有诸多骨和肌肉保护，不易招致外伤。在遭受外力作用时，如头、面部遭受突然打击，而颈和躯干的惯性继续向前，可能在枕骨和寰椎联结处造成剪切作用，导致寰枕关节脱位。临床上寰枕关节脱位不多见，可因暴力骤停后肌肉猛烈收缩而复位，致临床上 X 片查不出。

新生儿分娩创伤性寰枕脱位的重要原因，多见于臀位产或暴力器械引产致颈椎在产程中屈伸、旋转等致伤。

（四）临床症状

绝大多数患者伤后立即死亡，有幸存者多有极为严重的高位颈髓损伤征象。四肢瘫痪和呼吸困难是主要临床表现。

（五）体征

寰枕脱位幸存者多有极为严重的高位颈髓损伤征象。四肢瘫痪和呼吸困难是主要临床表现。Bohlman报告 2 例，均因呼吸困难致呼吸衰竭在创伤发生后短期内死亡。经过尸检发现枕骨和寰椎完全分离，颈脊髓完全横断。

（六）诊断

(1)有明确外伤史，如高处坠落、交通事故致伤史。

（2）临床症状与体征。

（3）影像学检查（X 颈椎光片及 CT 扫描）。

根据外伤史、临床表现、体格检查及影像学等辅助检查可确诊。

（七）治疗

病例罕见，尚无统一治疗程序和方法。根据一些学者报告，采用非手术治疗可获成功。损伤初期，必须采用一系列改善呼吸功能的措施，同时处理寰枕脱位，例如气管切开及颈椎牵引复位，但必须密切观察复位情况和全身状况的变化。对于复位后仍不稳定者可进行枕颈融合，以达到永久性稳定。

（八）预防

避免交通损伤及其他意外损伤。

二、寰椎骨折

（一）病因

因高处重物落下打击头顶，暴力由头颅传至枕骨孔，穿过寰椎，使寰椎两个脆弱部前弓与后弓断裂。

（二）临床表现

急症病员往往用双手托住头部，欲将头部固定，不使其转动。

（三）诊断

（1）有典型的外伤史。

（2）颈部压痛、颈肌痉挛、头部旋转屈伸活动受限。

（3）击顶试验阳性，枕大神经分布区可有感觉障碍。

（4）特殊检查，X 线摄片可发现骨折的移位方向，特别是颏下颅顶位的投照，显示更为清楚。

（四）治疗

1.非手术疗法

（1）无神经症状者，可采用牵引复位，用头颈胸石膏固定。

（2）有神经症状者，可行颅骨牵引，用头颈胸石膏固定。

2.手术疗法

复位不满意者，晚期应行枕骨与枢椎融合术。

三、齿状突骨折

（一）概述

枢椎齿状突骨折常容易累及寰枢椎区域稳定性，是一种严重的损伤，发生率约为颈椎损伤的10%。由于具有特殊的解剖学结构，其不愈合发生率也较高。因有不稳定性因素的存在，有可能导致急性或延迟性颈椎脊髓压迫并危及患者的生命。

（二）病因

齿状突骨折多因头颈屈曲性损伤所引起。

（三）病理

枢椎上接寰椎，下连第三颈椎，无典型椎体，只是与第三颈椎椎体连接部呈椎体形态，其上部为一骨性柱状突起，形若牙齿状，故称齿状突，长约 1.5 cm。与寰椎前弓内侧形成关节，借助坚强的横韧带及翼状韧带等维持其稳定,并限制齿状突的活动范围。

当外力突然作用头部屈曲时,齿状突与寰椎前弓和横韧带组成的牢固解剖结构向前冲击,齿状突即可与椎体分离造成骨折。外力也可能是剪切和撕脱联合作用,造成不同类型骨折。

Anderson 根据齿状突骨折的 X 线解剖部位将其分为三种类型。

Ⅰ型:属于齿状突尖部斜形骨折,有时也表现为撕脱骨折。这是由于附着在其尖部的翼状韧带牵拉后引起的齿状突尖端一侧性骨折。

Ⅱ型:齿状突与枢椎椎体连接部骨折。

Ⅲ型:骨折线波及枢椎椎体的松质骨,是一种通过椎体的骨折。

横韧带和翼状韧带分别从齿状突的顶部和尾部的两侧呈扇形分散,前面与寰枕前膜混合在一起,翼状韧带的后面附着在枕骨大孔的前缘及枕骨髁部,横韧带的两端附着在寰椎两侧块内侧缘并自齿状突后面绕过,二者被一个小滑液囊分开并形成关节。当齿状突根部骨折时,这些韧带都附着或绕过近侧骨段上,如果采用颅骨牵引,将使寰椎和齿状突二者因韧带联结成一体,因寰枢关节囊和颈部肌肉限制,故可使枢椎椎体与寰椎齿突分离。翼状韧带主要是传导扭曲外力并引起Ⅰ型头端骨片的旋转移位。Ⅲ型骨折后虽也有韧带牵拉作用,但骨折的接触面积较大,引起损伤如是屈曲外力,骨质段具有互相嵌压作用,故认为它是稳定骨折。因此,这些韧带附着和牵拉作用说明了Ⅰ型骨折具有内在稳定作用,Ⅱ型是不稳定骨折的原因。

寰枢区椎管的前后内径约 30 mm,颈髓和齿状突的直径各约 10 mm。因此,在寰枢区的脊髓有一定自由活动的缓冲间隙,即寰枢间有不超过 10 mm 的前后移位变化范围,如果超过 10 mm 就有可能引起脊髓压迫。但对各病例也不都如此。寰枢不稳定时脊髓有潜在危险,但是如果齿状突骨折并与寰椎椎弓一并向前移位,则这种危险大为减少;相反,如齿状突没有骨折而寰椎向前移位,则齿状突或寰椎后弓可能对脊髓造成压迫。

(四)临床症状

颈项部(上颈椎)疼痛。四肢无力,神经症状早期有四肢无力,枕部感觉减退或疼痛。

(五)体征

上颈椎压痛,头颈活动受限,以旋转运动受限最明显。肢体腱反射活跃,枕部感觉减退。严重者四肢瘫痪和呼吸困难,可在短期内死亡。迟发性脊髓病多见。损伤后不立即发病,若未获治疗或治疗不当,则寰枢椎逐渐移位。相对而言,缓慢减少缓冲间隙,在一定限度内,脊髓有一定适应能力,但超出了脊髓的适应极限就会出现相关的脊髓受压迫症状。包括痉挛性瘫痪、大小便失禁、布朗-塞卡综合征、单肢瘫、四肢瘫、吞咽困难和枕大神经痛。神经损害症状可表现为渐进性加重或间歇性发作,有些病例于伤后数年、数十年后出现症状与体征。

(六)诊断

(1)有明确外伤史、致伤史。

(2)临床症状与体征。

(3)影像学检查(X 颈椎光片及 CT 扫描)。

清晰的张口位片可显示齿状突骨折及其骨折的类型,侧位片看齿突和寰椎前弓的距离能够提示寰枢椎是否脱位。必须注意齿状突骨折可能合并寰椎骨折。有时由于开口及拍片角度不合适,齿状突骨折处显示不清或多重骨影掩盖。必要时,多次拍开 1:3 片,或侧位伸屈位片,对可疑者,必要时还可做 CT 扫描检查。根据外伤史、临床表现、体格检查及影像学等辅助检查可确诊。

（七）治疗

1.保守治疗

治疗方法包括牵引复位、持续牵引或外固定。

（1）牵引复位：牵引方法应用枕颌牵引，取正中位，牵引重量为3～4 kg。时间为1～3周，直到骨折已经复位，即行头颈胸石膏固定，固定时间为3～4个月。

（2）颅骨牵引：通常不宜采用，只有在移位严重，或伴有下颈骨折脱位时方可采用。但牵引重量也不宜太大，以避免牵引过大引起齿状突骨折部分离影响愈合。

（3）头环石膏固定：它既可调节复位又具有能够保持高度的稳定作用，但这种装置的安装会给患者带来一定不便。由于穿钉和固定，并发症不少见，且这种装置和技术也比较复杂。

2.手术治疗

目的是稳定寰枢椎，防止因不稳定造成迟缓性脊髓压迫。适应证为齿状突骨折不愈合合并寰枢椎不稳定者。

手术方法有寰枢椎固定术和枕颈固定术，对合并神经损伤者行寰椎后弓减压并寰枢椎固定，必要时还应将枕骨大孔后缘压迫脊髓部分切除，再施行枕颈融合。

3.功能锻炼

牵引固定期间，应鼓励患者加强四肢关节的屈伸活动。解除牵引和固定后，逐渐进行颈部屈伸、侧屈及旋转活动。早期应避免做与受伤暴力相同方向的运动，以防止骨折愈合不坚固而发生再次骨折等损伤。

（八）预防

避免外伤，积极预防，避免并发症的发生。

四、枢椎椎弓骨折

（一）历史发展

自公元10世纪开始，绞刑进入西方社会，是理想的处死犯人的刑法。经过一系列的改进，绞刑终于可以使犯人在不发生挣扎的情况下死亡，但是也有不满意的情况。1866年里维尔（Reveren）和霍顿（Haughton）在医学书刊中最早描述Hangman骨折发生脊髓损伤的机制，并给出根据犯人身高计算下落高度的方法，既恰好造成颈椎骨折，而又不会发生头颅躯体分离的严重后果。最终英联邦国家根据犯人的体质量，决定罪犯需要下落的高度，以达到人道处死犯人的目的。

1888年，马歇尔（Marshell）研究发现头颈部过伸所致分离是致死的原因，他指出颌下绳结是保证过伸的重要机制。

在解剖标本时发现死者双侧椎弓有骨折、关节脱位、脊髓横断，所以又称枢椎双侧椎弓根骨折、神经弓骨折。发生交通事故时汽车突然减速可能发生这种过伸分离性颈椎骨折脱位，通常情况下立即致死。

（二）临床分型

1.Effendi分型

Effendi分型（图5-1）可分为3型。其强调稳定性概念。

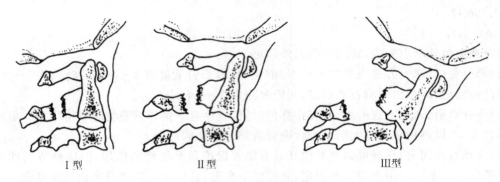

图 5-1　Effendi 分型

（1）Ⅰ型：稳定骨折，骨折线可在椎弓任何部位，$C_{2\sim3}$ 椎体间结构是正常的。

（2）Ⅱ型：不稳定骨折，枢椎椎体显示屈曲或伸展的成角或明显向前滑脱，$C_{2\sim3}$ 椎体间结构已有损伤。

（3）Ⅲ型：移位的骨折，枢椎椎体向前移位并有屈曲，$C_{2\sim3}$ 小关节突发生脱位或者交锁。

2.Levine-Edwards 分型

Levine-Edwards 分型（图 5-2）可分为 4 型。

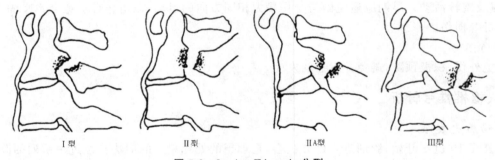

图 5-2　Levine-Edwards 分型

（1）Ⅰ型：骨折有轻微的移位（小于 3 mm），韧带损伤轻微，是稳定骨折，占 28.8%。

（2）Ⅱ型：骨折有超过 3 mm 的前移和不显著的成角，是不稳定骨折，占 55.8%。枢椎椎体显示屈曲或伸展的成角或明显向前滑脱，$C_{2\sim3}$ 椎体间结构已有损伤。

（3）Ⅱ A 型：有明显成角而无移位，$C_{2\sim3}$ 椎体间结构已有损伤，是不稳定骨折。

（4）Ⅲ型：双侧椎弓根骨折伴小关节突损伤，通常移位严重，枢椎椎体向前移位并有屈曲，$C_{2\sim3}$ 小关节突发生脱位或者交锁，占 9.6%。

（三）诊断

（1）诊断包括：①骨折属何种类别。②有无神经损伤。③有无伴随损伤。④是否为多发损伤。在整个颈椎骨折脱位中，创伤性枢椎前滑脱占 4%～7%，如果缺乏准确的外伤史或对该损伤特点认识不足，会导致漏诊。

（2）常规检查：X 线平片、CT 扫描三维重建和磁共振检查。

（3）创伤性枢椎前滑脱：常见于车祸，多无神经系统症状，这不同于"绞刑者"骨折，后者常常因绞榨、窒息或脊髓损伤而立即死亡。Fanics 评价大宗病例，仅 6.3% 患者有神经系统并发症。在不同骨折类型中，Ⅲ型骨折中出现神经系统损伤最多。

（四）治疗

1.治疗前准备工作

在治疗前应该充分认识创伤性枢椎前滑脱的损伤机制,正确评估骨折后的稳定性,因此应该对创伤进行正确的分型。对于Ⅰ、Ⅱ型骨折,通过影像学检查,动态评估其稳定性;Ⅲ型骨折是不稳定、不可复性骨折,必须手术复位。

2.治疗过程

治疗过程应该分为急诊处理和后续治疗两个阶段。

（1）急诊处理内容。

如果无神经系统症状,无论脱位程度如何,急救时应给患者佩戴颈围,或者临时用枕颌带持续牵引,等待后续治疗。

如果有神经系统症状,且合并齿状突骨折等情况,确诊后必须立即进行颅骨牵引术,等待后续治疗。

（2）后续治疗内容。

非手术治疗:包括颈围固定、颅骨牵引和Halo支架固定。通常建议卧床牵引3～6周后改行外固定（石膏、Halo支架）3个月。对于没有移位或者移位非常轻微的Ⅰ型骨折,也有建议短时间牵引1周后选择外固定3个月。非手术治疗的骨融合率达95%。

手术治疗:具体方法详见下文。

3.手术方式及其适应证选择

（1）后路C_2椎弓根松质骨螺钉固定术。

适应证:主要适用于Hangman骨折Ⅰ型与ⅡA型,$C_{2\sim3}$椎间盘前半部和前纵韧带基本完好（通过MRI片判断）。

禁忌证:①伴有$C_{2\sim3}$椎间盘和前后纵韧带损伤,$C_{2\sim3}$小关节脱位和C_2椎体骨折等的Hangman骨折。②牵引无法复位或维持复位有困难的Hangman骨折。③C_2椎弓根发育畸形或结构破坏者。

优点:①采用半螺纹松质骨螺钉固定技术,同时具有复位固定作用,可达到骨折解剖复位;螺钉有加压固定牢固,有利于骨折愈合。②不破坏关节,不累及椎体,避免后路融合术后颈椎活动功能的丢失。③术后无须长期卧床休息或外固定。

（2）后路C_2椎弓根钉棒＋后路短节段固定融合术。

适应证:伴有明显成角及移位的Hangman骨折Ⅱ型、Hangman骨折Ⅲ型。

（3）后路C_2椎弓根螺钉固定术＋前路$C_{2\sim3}$椎体间固定融合术（常用方法）。

适应证:适用于Hangman骨折Ⅲ型,这是因为Ⅲ型骨折常伴有$C_{2\sim3}$椎间盘纤维环的破裂和前后纵韧带的断裂等。治疗上不仅应考虑骨折的复位、固定,还应考虑椎间盘等软组织对脊髓的压迫。这种前后路手术可以实现颈椎牢固的固定,同时减除脊髓前方的压迫。

缺点:手术难度大,技术要求高,具有损伤面神经、舌下神经、喉上神经、颈外动脉分支和颈动脉鞘的风险。

（五）预后

Ⅰ型骨折并发症少,治疗较容易,愈合率接近100%,约10%患者远期出现局部椎间关节创伤性关节炎。Ⅱ、Ⅲ型骨折治疗后如果术后遗留有10°以上畸形,患者将有颈部的长期疼痛。

五、创伤性寰枢关节脱位

（一）定义和临床解剖要点

1.定义

寰枢关节在外伤或者其他因素的作用下出现骨或韧带结构断裂，使关节的活动范围超过正常限度，即为寰枢关节脱位。绝大多数病例由外伤造成，少部分由先天性畸形（如游离齿突）、炎症（如类风湿关节炎）、结核等引起。

2.解剖要点

寰椎和枢椎构成的寰枢关节具有独特的解剖功能，是脊柱诸关节中旋转活动范围最大的关节，因而也是稳定性相对薄弱的关节。

主要稳定韧带：寰椎横韧带、寰枢侧块关节囊韧带、翼状韧带、齿突尖韧带、黄韧带。其中寰椎横韧带最粗大、最坚韧，是起最主要作用的韧带。

3.局部解剖的临床意义

寰枢关节脱位有 3 种情况：前脱位、后脱位和旋转脱位。

当寰椎横韧带断裂，横韧带失去限制齿突后移的作用，会出现寰椎前脱位。当寰弓两端骨折，前弓失去对齿突的约束，会出现寰椎后脱位。当齿突骨折后，寰椎可以出现前脱位，也可以出现后脱位。当寰椎在枢椎上旋转超过正常范围时，损伤翼状韧带和寰枢关节囊韧带，使得寰枢椎关节旋转固定于正常范围外即为旋转脱位。

严重或者完全的急性寰枢椎前后脱位，会使患者因高位颈髓损伤而出现呼吸肌麻痹，来不及抢救而立即死亡。

临床上见到的外伤后寰枢椎脱位均为半脱位，多没有脊髓神经症状或者仅有极其轻微的神经症状。如果脱位程度是缓慢而逐渐加重的，则会出现慢性脊髓压迫症状。在这种情况下，如果是横韧带断裂导致的脱位，压迫脊髓的是枢椎齿突；如果是齿突骨折导致的脱位，压迫脊髓的是枢椎椎体的后上缘。故对寰枢椎前脱位病例行寰椎后弓切除＋颈枕融合术并不能起到椎管减压的目的。

（二）临床表现和诊断

寰枢关节脱位后可以仅表现为颈痛、活动受限而没有或少有任何髓神经损伤症状，也可以有严重脊髓损伤呈现四肢瘫痪，但是临床常见的脊髓损伤症状以脊髓中央综合征等不全瘫表现最为多见，更加严重的脊髓损伤常导致患者立即死亡。

对于有头颈部外伤病例首先应该拍摄颈椎 X 线片，包括颈椎正侧位、动力位和张口位片。侧位片观察寰齿前间隙，张口位片观察齿突根部骨的连续性，以排除寰椎横韧带断裂和齿突骨折。

CT 三维重建可以更清晰地观察到脱位程度和是否有横韧带附着区撕脱骨折碎片，MRI 扫描可以显示局部关节囊等韧带损伤情况。上述全面检查有助于明确诊断和制定正确的治疗方案。

（三）可复性寰枢关节脱位治疗原则

（1）原则上寰枢关节脱位大多数需要手术治疗，只有一部分新鲜齿突骨折（Anderson Ⅲ 型）可以在头颈胸外固定下自然愈合。

（2）后路寰枢椎关节融合术是必要的治疗手段，新鲜齿突骨折（Anderson Ⅱ 型）可以选择前路手术方式。

（四）后路手术方式

1.寰枢椎后弓钢丝固定植骨融合术

寰枢椎后弓钢丝固定植骨融合术即传统的燕尾法。

2.后路经关节突螺钉寰枢椎固定融合术

后路经关节突螺钉寰枢椎固定融合术即 Magerl 螺钉技术。

适应证：①适用于急性或慢性寰枢椎不稳者，不要求后弓完整。②术前要求复位良好，手术相对简单。

3.寰枢椎弓根螺钉系统内固定技术

（1）1994 年，戈尔（Goel）采用寰椎侧块螺钉＋枢椎椎弓根螺钉内固定；国内党耕町等（2003 年）有临床报道，谭明生等（2002 年）有 5 例临床和 CT 研究报道，马向阳等（2003 年）有临床和进钉位置研究报道。

（2）关于枢椎椎弓根螺钉内固定术：1964 年，勒孔特（LeconLe）首先应用枢椎椎弓根螺钉治疗创伤性枢椎滑脱。1984 年，博姆（Bome）应用枢椎椎弓根螺钉内固定治疗 18 例枢椎椎弓根骨折。谭军等（2002 年）应用枢椎椎弓根螺钉治疗 Hangman 骨折。

4.寰枢椎椎弓根技术

寰枢椎椎弓根技术临床应用定位标识、角度和螺钉长度。

（五）目前寰枢椎内固定发展趋势

（1）短节段融合、坚韧内固定及一期完成复位和内固定是寰枢椎手术发展的趋势。

（2）在选择各种内固定方式的同时，还要注意到即时稳定性和永久稳定性的关系，因为生物力学测试结果都代表即时稳定性，而永久稳定性是靠术后植骨块爬行替代来完成的。

（3）如后路 Brooks、Apofix 等，其植骨块在爬行替代过程中，死骨吸收和新骨形成过程必然会出现一时性不稳定因素，所以临床外固定不可废除。

（4）同时还要强调，植入物和植骨融合技术均不可偏废，植骨床的设计、植骨量要足够是永久稳定性的保证。

（六）各种寰枢椎后路内固定方法生物力学评价

（1）由于上颈段运动功能强大（寰枕关节和寰枢关节占整个颈椎屈伸和旋转的 1/2），过多的融合一方面明显减少了颈椎的运动范围，造成患者术后明显不便；另一方面导致相邻关节退变失稳。

（2）强弱依次为 Magerl 螺钉、寰枢椎椎弓根螺钉钢板、Brooks 钢丝、Halifax 或 Apofix 椎板夹和Gallie钢丝。

（3）采用螺钉固定（Magerl 螺钉或寰枢椎椎弓根螺钉内固定技术），术后无外固定或仅需简单的外固定，而其他则必须有坚强的外固定。因此，寰枢椎椎弓根螺钉系统内固定术固定融合效果最高，预后良好。

六、难复性寰枢关节脱位

（一）定义

创伤造成的寰枢关节脱位如果病程很长，在关节脱位的位置上软组织挛缩，此时即使采用大重量颅骨牵引也不能复位，即成为难复性寰枢关节脱位。绝大多数难复性寰枢关节脱位都是寰椎前脱位。

（二）处理原则和适应证选择

（1）术前 CT 重建显示寰枢侧块关节有骨性融合和齿状突严重畸形、动力位 X 线片不能复位病例，需要进行前路松解复位术（包括软组织松解和骨性松解），成功后再进行后路固定融合术。由于松解后仍然有一些不能横断的挛缩肌肉软组织，寰椎存在很大的弹性回缩力，最好选择具有三维稳定性的牢固内固定方式，如寰枢椎椎弓根螺钉内固定系统固定方式。钢丝和椎板夹固定术均不能满足这种要求。

（2）术前动力位 X 线片和术中大重量颅骨牵引可以部分复位病例，条件允许时可选择后路寰枢椎椎弓根钉板系统复位内固定术。

（3）如果前路松解失败或者后路复位固定失败，宜选择寰椎后弓切除减压＋枕颈融合术或选择前路经口齿状突切除减压＋后路枕颈固定融合术。

（三）预后

（1）据研究，绝大多数难复性寰枢关节脱位经过前路松解（经过口腔或者颌下切口术式）复位术后再进行后路寰枢椎椎弓根螺钉内固定术而达到满意复位固定效果。

根据一些学者的临床经验，对于绝大多数难复性寰枢关节脱位，采用后路寰枢椎椎弓根钉板系统能够达到有效复位。

（2）选择后路枕颈融合术病例术后恢复差，头颈活动受到严重限制。目前这种手术方式已经极少被脊柱外科医师所选择。

八、寰枢关节旋转脱位

1968 年沃兹曼（Wortzman）首先报道此病，并将其命名为"寰枢关节旋转脱位与固定"。目前认为寰枢椎旋转半脱位是陈旧性脱位。

（一）发病机制

1.解剖基础

侧块关节的上下关节面均为凸面，这使得寰枢关节的轴向旋转范围在脊柱所有关节中最大（80°），整个颈椎大约 55％的旋转动作发生在寰枢关节。在正常情况下侧块关节韧带起到限制活动的作用，当过度活动时，翼状韧带和关节囊韧带发生断裂损伤，导致寰枢侧块关节旋转脱位。寰枢椎关节以齿状突为轴心旋转，在旋转过程中颈椎管变窄，有脊髓损伤的可能。然而临床上极少有脊髓损伤病例，原因是寰枢椎的椎管矢状径分别为 22 mm 和 20 mm，明显大于下颈椎矢状径 12 mm，脊髓组织不容易受到寰枢椎脱位压迫。

2.发生原因

有多种学说，其中以感染和创伤学说为多数学者认同。上呼吸道感染可发生寰枢关节充血炎症，导致其附着的韧带松脱，从而造成关节脱位。外伤可以引起脱位，但临床多见的是轻微创伤，少见骨性损伤。如果长时间不能恢复正常解剖位置，导致韧带和关节囊在异常位置上发生挛缩，就会形成旋转脱位与固定。

（二）临床表现及诊断要点

（1）头颈部轻微外伤史或者扭伤史，主要发生于少年儿童，成人通常发生于交通事故。

（2）典型表现是特发性斜颈、颈部僵硬、头痛及活动受限，患者头颈旋转功能受限最明显。具体表现为下颌转向一侧，头向对侧倾斜 20°，并有轻度屈曲，主动或者被动活动困难（转头不能超过中线）。

（3）极少伴有脊髓和神经根损伤。

（4）影像学及其分型：X线张口位片可以发现齿突两侧不对称，CT三维重建可清晰显示旋转脱位。

（三）临床分型

菲尔丁（Fielding）将寰枢关节旋转与固定分为4型（图5-3）。

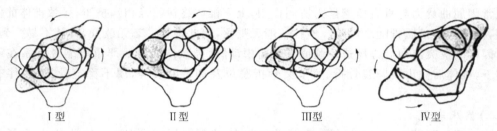

Ⅰ型　　　　　　Ⅱ型　　　　　　Ⅲ型　　　　　　Ⅳ型

图5-3　Fielding将寰枢关节旋转与固定分型

（1）Ⅰ型：不伴有寰枢前脱位的旋转与固定（移位距离不超过3 mm），表示横韧带没有损伤，寰枢椎旋转运动范围正常。

（2）Ⅱ型：旋转固定移位在3～5 mm，可能合并横韧带损伤，一侧的侧块有移位，而对应的侧块无变化，寰枢椎运动超出正常范围。

（3）Ⅲ型：严重移位，为加重的Ⅱ型，双侧侧块关节移位明显，寰齿前间隙超过5 mm。

（4）Ⅳ型：为一侧寰椎侧块向后旋转移位，通常伴有齿状突骨折，临床少见。

（四）治疗原则及其方法

发病初期可以试行手法复位，但有一定的风险，卧床休息或者牵引复位治疗是安全有效的方法。绝大多数病例随着炎症的消退而疼痛缓解，旋转固定会自然恢复。

如果发生在1周以内可以适当固定颈椎或者卧床休息即可复位；如果发病在1周以上，1个月以内，就应该住院牵引治疗，复位后应制动4～6周；如果持续3周以上则可能牵引也不能复位，即使复位后也容易再发生脱位；如果牵引也不能复位，则需要手术切口复位。

综上所述，治疗原则如下。

（1）急性期均以牵引复位及石膏固定为主。枕颌带牵引足以达到复位目的，只有失败者方考虑颅骨牵引术。

（2）经过牵引复位失败而又有不稳者需要行寰枢椎融合术。

（五）预后

少年儿童患者基本上都可以通过牵引复位，预后好；成人患者有部分病例需要手术。

（李犇武）

第二节　下颈椎骨折与脱位

下颈椎损伤在颈椎损伤中最多见，各种暴力，包括屈曲、伸展、旋转、压缩、侧屈等都可导致下颈椎的骨折与脱位,通常合并不同程度的脊髓损伤。

一、单纯颈椎椎体压缩骨折

单纯颈椎椎体压缩骨折常因屈曲暴力与垂直压缩暴力相互作用,导致受力节段椎体前柱压缩而成楔形变,好发于 $C_{4\sim6}$ 椎体,大都为稳定性骨折。

(一)发生机制

通常因屈曲暴力与垂直压缩暴力协同作用,上下椎体终板前缘相互挤压,导致椎体前侧骨皮质碎裂,椎体前柱松质骨随之塌陷。中柱一般无受累,因此椎管形态无改变,脊髓不易受到压迫,但有时因椎间盘突出向后方压迫颈髓或脊髓前中动脉,导致四肢瘫。严重压缩骨折系在屈曲暴力作用下,椎体后柱出现撕裂骨折、关节突骨折脱位及韧带断裂等,属不稳定骨折,多伴有神经症状。

(二)临床表现

主要表现为颈部疼痛、运动受限,颈呈前屈状态,脊髓受压时出现四肢感觉、运动和括约肌功能障碍;脊髓前中动脉受压导致脊髓前 2/3 缺血,出现四肢瘫,具有上肢瘫痪重于下肢、感觉功能障碍轻等特点;颈神经根受压时出现上肢相应支配节段感觉、运动障碍等。

(三)诊断要点

颈椎侧位 X 线片可明确椎体是否呈楔形变、颈椎生理屈度是否正常、椎管前后壁是否连续等,颈椎斜位片可了解后方关节突是否有骨折、脱位,神经管是否有骨性狭窄等;CT 平扫可判断椎体中后柱是否受累,椎管容积是否有改变等;MRI 可了解是否合并椎间盘突出、脊髓是否受压、脊髓信号是否有改变等;

(四)治疗选择

1.非手术治疗

轻度压缩骨折行头颈胸石膏外固定 3 个月,严重压缩骨折无神经症状者行枕颌带或颅骨牵引,利用椎体前后纵韧带张力牵拉复位,床旁 X 线复查,牵引 3 周后改用头颈胸石膏外固定 3 个月。

(1)优点:治疗方法简单易行,可在基层医院广泛开展。

(2)缺点:外固定时间长,患者难以坚持;因外固定时间过长而引发精神行为异常等疾病。

2.手术治疗

严重压缩骨折经非手术治疗后仍有颈椎不稳者,有神经症状、影像学检查脊髓有明确压迫者需行手术减压和固定,通常采用颈前路减压、植骨融合、钢板内固定。

(1)优点:减压直接、彻底,可防止脊髓迟发性损伤的出现,有利于脊髓损伤的恢复;内固定牢靠,有利于行早期功能锻炼,可防止并发症的出现;缩短住院时间。

(2)缺点:手术相关风险及手术创伤。

(五)康复指导

非手术治疗患者早期开展四肢抗阻力锻炼,瘫痪者勤翻身防压疮、辅助排尿、四肢被动活动等;手术治疗患者,早期戴颈托下床活动,瘫痪者开展四肢被动活动。3 个月后 X 线观察骨折愈合情况。

(六)预后

稳定性骨折常无脊髓损伤,预后好;严重压缩性骨折出现脊髓损伤症状者预后不一定,与其损伤程度、时间及损伤性质有密切关系，MRI脊髓信号是否改变不能作为判断预后的唯一依据。骨折后颈椎后凸畸形可引起颈部及双上肢疼痛。

（七）研究进展

自Denis脊柱三柱理论创立以来，颈椎压缩性骨折的概念更趋清晰，与椎体爆裂骨折的区别就在于椎体中柱是否有受累。克洛尔德（Cloward）首创颈前路椎间盘摘除植骨融合术后，颈前路技术取得了飞速发展，适合不同人种体格的颈前路钢板的研制工作如雨后春笋般出现，其在生物力学、人体组织相容性及颈部器官匹配性能方面都取得了满意效果。在手术技术方面，普遍的观点认为直接减压是颈椎手术的金指标，前方的压迫主张前路减压，后方的压迫主张后路减压。前路切开内固定植骨技术已在国内推广数十年，取得了良好疗效，为广大脊柱外科、骨科医师广泛接受。周跃等应用椎间盘镜手术系统（MED）实施微创颈前路椎间盘摘除、植骨及内固定，取得了初步成果，为颈前路手术微创化积累了宝贵经验。颈椎骨折后后凸畸形的治疗引起了许多学者的关注，颈椎前柱压缩后不能很好复位，生理前凸较少，甚至形成后凸，形成的病理改变主要体现在以下几个方面。

（1）运动节段蜕变加速，椎间盘突出或颈椎不稳。

（2）原有先天性或退变性椎管狭窄者，后凸畸形可导致脊髓受压。

（3）椎间孔变窄，椎后小关节创伤性关节炎导致难以忍受的颈痛和上肢疼痛。因此，多数学者主张对后凸畸形行积极的外科干预。椎间撑开植骨内固定是当前采用较多的术式，且有满意的中远期疗效。

二、颈椎椎体爆裂骨折

颈椎椎体爆裂骨折是一种少见而严重的骨折，CT扫描技术的应用大大提高了该型骨折的诊断水平。

（一）发生机制

颈椎中立位时，垂直暴力自头顶向下经椎间盘传导至椎体，导致前后纵韧带破裂，骨折块自椎体中央向四周分离移位。与单纯椎体骨折损伤病理不同的是前、中柱同时受累，骨折碎块突入椎管或椎间孔，引起脊髓和神经根损伤。椎体高度变低或后突过度时后柱也会发生骨折脱位。

（二）临床表现

颈部疼痛、活动受限，压痛广泛，以损伤节段的棘突压痛明显，脊髓损伤时导致完全或不完全性四肢瘫，损伤平面以下出现感觉、运动和括约肌功能障碍，在C_2损伤则表现为呼吸困难。

（三）诊断要点

颈部外伤后疼痛、活动受限，伴有完全或不完全性四肢瘫时可考虑颈椎椎体爆裂骨折。X线片是诊断的重要依据，侧位X线片可显示椎体高度、颈椎生理曲线改变，正位X线片显示椎体变低、增宽；CT扫描可清楚显示椎体爆裂骨折，中柱结构严重破坏，椎管容积变小；MRI可明确颈髓损伤的程度、性质，对预后的判断有指导作用。

（四）治疗选择

1.颅骨牵引

此型损伤多伴有脊髓损伤，经急救和处理危及生命的合并损伤后，应立即行颅骨牵引以纠正成角畸形，恢复颈椎的正常序列。牵引重量通常为2～3 kg，不可过大，以免加重颈髓损伤。持续牵引期间，每天床旁X线检查颈椎畸形的恢复程度。颅骨牵引仅仅作为颈椎椎体爆裂骨折治疗的一个步骤,不应单独应用。

(1)优点:操作简单、便捷,有一定作用。

(2)缺点:不可能达到解剖对位甚或解决根本问题。

2.手术治疗

多数学者主张在患者全身情况允许的条件下,应行手术治疗。根据此类损伤的脊髓压迫来自椎管前方的骨块,应行颈前路途径,清除粉碎的椎体骨块,彻底减压,骨折椎体上下的椎间盘必须一一清除,取自体髂骨条植骨,髂骨条的长度必须略长于减压区域的高度,置入减压区后起一定支撑和固定作用,术后用头颈胸石膏固定3个月以上。学者主张在植骨的同时采用前路钢板内固定,术后仅需颈托制动3个月。国内外学者的研究表明,颈前路内固定对提高植骨融合率和术后生活质量、减轻早期颈部不适、预防损伤后并发症等具有积极的作用。

(1)优点:有利于尽早解除压迫,挽救、恢复脊髓功能。

(2)缺点:手术风险大,病死率较高。

对于颈椎椎体爆裂骨折的手术时机的选择一直存在争议,同意急诊手术的观点认为骨折块直接压迫脊髓,早期手术能在脊髓各种病理变化出现之前减压,有利于最大限度地挽救和恢复脊髓功能,防止脊髓继发性损伤的出现;反对急诊手术的观点认为在脊髓损伤出现相应病理改变之前,脊髓损伤自发性加重,此期间实施手术有加重损伤之嫌,且早期手术的合并症和病死率较高,易激发医疗纠纷。目前,已有较多的文献支持晚期手术后脊髓功能恢复较早期手术无显著性差异。

(五)康复指导

颈前路手术内固定后早期进行四肢主动功能锻炼,鼓励排痰,早期如有明显颈部不适,多因颈部手术牵拉所致,可行雾化吸入,一般数天后即可恢复。完全性四肢瘫患者应在家属帮助下进行四肢关节被动锻炼,鼓励早期采用半坐卧位。

(六)预后

预后与颈髓损伤的程度及性质关系密切,颈段MRI可初步判断脊髓损伤的程度与性质。一般不完全性四肢瘫在早期手术后往往有不同程度的脊髓功能恢复;完全性四肢瘫恢复的可能性不确定;部分病例因脊髓损伤平面上移导致呼吸抑制,需人工辅助呼吸。

(七)研究进展

自Cloward首创颈前路减压术以来,颈椎椎体爆裂骨折的治疗措施发展已相当成熟,近10年以来的研究成果体现在以下几个方面。

(1)颈前路低切迹内置物的研究发展迅速,置入物的材料由不锈钢发展至钛合金,组织相容性与细胞相容性更好;医学的研究成果使内置物形态与生物力学越来越适应不同人种,术后对吞咽的影响越来越小。

(2)组织工程与基因工程的研究成果使植骨融合率大大提高,传统的自体髂骨条与腓骨条植骨在内固定辅助下可分别达到90%以上,但毕竟是一种有创的植骨材料准备方法。组织工程型植骨材料包括骨传导载体与骨生长因子复合体植入、转基因型细胞与载体复合体植入的研究方兴未艾,已有诸多报道显示其融合率相当可靠;国内外较多学者采用钛网填塞原位碎骨块的方法融合取得良好融合率,从而避免了有创取骨法带来的取骨区并发症。

三、颈椎过伸性损伤

颈椎过度伸展暴力造成的颈髓损伤往往较隐匿,最常见的如挥鞭样损伤,为乘车者在紧急刹车时,颈椎在惯性作用下屈曲后猛烈反弹造成过伸性损伤,X线检查往往无明显骨折脱位,易漏诊,影响治疗。此类损伤常见于高处坠落、交通事故、头面部撞击障碍物产生过伸性暴力致伤。

（一）发生机制

颈椎过伸性暴力作用下,后柱结构作为支点承受压力,前部结构受到张力作用,椎间盘与前纵韧带可被撕裂。损伤发生的瞬间,在遭受外力最强的平面,同时伴有向后的剪切外力发生,使上位颈椎向后移位,下位颈椎相对向前移位,黄韧带皱褶内陷入椎管,椎体下缘因前纵韧带的牵拉造成撕脱骨折。颈髓在移位的瞬间,损伤即已形成,脱位在颈部肌肉作用下自行复位,但突出的椎间盘往往无法自行复位,因而大部分病例因移位后椎间盘突出持续压迫颈髓造成损伤。颈髓在前部椎体后缘与椎间盘、后部黄韧带皱褶的压迫下,以脊髓中央管与脊髓前部损伤多见,相应的临床表现称之为脊髓中央综合征和前脊髓综合征。

（二）临床表现

颈椎过伸性损伤的临床表现根据损伤严重程度的不同差异较大,额面部、鼻部皮肤擦裂伤常提示颈椎遭受过伸性暴力作用,对诊断具有较高价值。损伤节段后部偶有压痛及活动受限,较多见的症状是颈前部疼痛,吞咽时加重,部分可有吞咽困难。神经损伤多表现为脊髓中央综合征和前脊髓综合征,极少数表现为完全性损伤或布朗-塞卡综合征。脊髓中央综合征的典型表现为上肢瘫痪重于下肢,手部重于臂部,触痛觉重于深感觉;前脊髓综合征表现为损伤平面以下运动功能丧失,括约肌功能障碍,浅感觉减退或消失,深感觉存在,$C_7 \sim T_1$ 节段损伤时通常会出现上睑下垂、眼裂变窄、瞳孔变小等症状,少数患者伴有喉返神经损伤,出现发声困难。

（三）诊断要点

根据损伤机制及临床表现可初步诊断,X线表现不显著,常易于漏诊,侧位片显示颈前部软组织肿胀、椎体前下缘撕脱骨折提示颈椎过伸性损伤的存在,陈旧性损伤颈椎动力位X线片显示颈椎不稳;颈段MRI是诊断该型损伤最有力的手段,T_1 像可见前纵韧带断裂、颈椎间盘突出,压迫脊髓,T_2 像显示脊髓高信号改变,提示脊髓挫伤出血或水肿。

（四）治疗选择

颈椎过伸性损伤的机制及伤后病理变化提示该损伤并不存在需复位的明显骨折脱位,治疗方法的选择依赖于患者的临床表现及其进展和影像学检查结果。

1.非手术治疗

非手术治疗为采用较多的治疗方法,主要适用于神经症状无明显进展、影像学检查显示无明确致压物及颈椎无明显不稳的病例,一经确诊,即采用枕颌带牵引,重量为 1.5～2.5 kg。牵引位置取颈椎略屈曲位,也可采取中立位,持续牵引 2～3 周,后改用头颈胸石膏外固定。损伤较轻者也可采用颈托制动2～3 个月,牵引期间,配合静脉给予脱水剂及激素以减轻脊髓水肿,促进恢复。

（1）优点:方法简单,有一定的效果。

（2）缺点:难以解剖对位,而且需持续牵引,时间较长。

2.手术治疗

颈椎损伤后神经症状进行性加重、影像学检查提示有明显致压物存在或明显颈椎不稳者采用手术治疗,治疗的目的在于减压、重建脊柱稳定性。通常采用颈前路减压、植骨、内固定的方法,术后同样需配合脱水剂及激素治疗以促进脊髓水肿消退及恢复。尚需辅助颈托制动3 个月。

（1）优点:可快速解除脊髓压迫,为恢复功能创造条件。

（2）缺点：手术风险大、技术要求高，成功与否取决于脊髓损伤的程度。

（五）康复指导

颈椎过伸性损伤患者很少出现脊髓完全性损伤，治疗早期应积极开展四肢大关节的主动锻炼，辅助手部功能锻炼；手术患者应早期下床活动，括约肌功能锻炼也应早期开展，鼓励自主排尿或间歇导尿。

（六）预后

过伸性损伤导致的脊髓中央综合征预后通常较好，症状越轻恢复越快，通常下肢症状在伤后3小时即开始恢复。其次为膀胱功能恢复较快，上肢症状恢复较慢，最迟恢复的是手部功能，常因脊髓前角运动神经元损伤致手内在肌萎缩，残留功能障碍。

（七）研究进展

近年来人们对颈椎过伸性损伤的认识逐步深入，MRI的应用使其诊断变得相对容易。治疗方面的进展源于对脊髓损伤机制的认识，多数学者认为过伸性损伤的机制在于暴力作用瞬间，上下位椎体位置的相对改变使脊髓挫伤。因此，有文献支持采用颈前路减压、植骨、内固定来稳定脊柱，为脊髓损伤的修复创造条件，且采用非手术治疗需长时间行头颈胸石膏固定，对患者生活质量的影响太大，故持积极手术治疗观点的文献近年来较多；亦有文献进行了非手术治疗与手术治疗的疗效比较，发现二者在促进神经症状的恢复方面无显著性差异，且手术治疗的成本高，因此主张应以非手术治疗为主。争议并不意味着矛盾，大多数学者在非手术治疗与手术治疗的适应证是一致的，即对损伤后节段不稳、症状进行性加重、影像学显示明确压迫的病例应采用手术治疗。

四、颈椎骨折脱位

颈椎骨折脱位是一种较严重的下颈椎损伤，指椎体骨折与小关节脱位同时发生，多伴有颈髓损伤，常见于颈部。

（一）发生机制

颈椎骨折脱位系屈曲暴力致伤，在强烈屈曲暴力作用下，垂直分力足以导致椎体骨折，椎管形态发生改变，水平剪力导致小关节完全脱位，椎管容积进一步减小。除少数病例外，大多数患者发生不完全或完全性四肢瘫，损伤平面在 C_2 以上时导致呼吸中枢受损。

（二）临床表现

损伤局部疼痛剧烈，椎前及后部结构均有明显压痛，此外还出现不同程度的神经损伤症状，如四肢瘫、呼吸困难、大小便失禁等。

（三）诊断要点

依据临床表现与影像学检查可确诊。X线侧位片可显示颈椎椎体骨折、小关节脱位、颈椎排列异常；CT扫描可明确椎体骨折的类型、移位程度与方向、小关节交锁的状况及椎管容积的改变等；MRI检查有助于了解脊髓损伤程度、性质等，且对预后的判断具有指导意义。

（四）治疗选择

此类损伤系严重颈椎损伤，多数伴有颈髓的压迫与损伤，颈椎前、中、后三柱均受累，为不稳定性骨折，治疗以手术减压、内固定为主。但手术治疗只是治疗过程的一个组成部分，术前的牵引、药物治疗也是重要的组成部分。

1.非手术治疗

一经确诊,需行颅骨牵引,牵引的目的是复位,通常采用的方法有两种:一种为持续牵引,牵引重量为 2～3 kg,持续牵引 2～3 周,其间反复床旁 X 线检查复位情况,此法适用于脱位较轻者;另一种为大重量牵引法,克拉奇菲尔德(Crutchfield)建议在第 1 颈椎用 4～5 kg 的牵引重量,每向下增加一个节段,牵引重量增加 2.0～2.5 kg,第 7 颈椎脱位时,最大重量可达到 15～18 kg。与持续牵引法不同的是,此种方法风险较大,床旁需医护人员看护,持续心电、血氧饱和度监测,备气管切开包、呼吸机等,每半小时床旁摄片 1 次,一旦复位就改用维持重量牵引。牵引期间,配合使用脱水剂与激素治疗,以减轻脊髓水肿,促进修复。部分关节突交锁严重。牵引无法复位者应果断采用手术复位、减压。

(1)优点:方法简单,有一定的效果。

(2)缺点:难以解剖对位,而且需持续牵引,时间较长。

2.手术治疗

术前 CT 及 MRI 明确致压物与颈椎三柱损伤状况,根据颈髓受压来源与颈椎的稳定状况决定手术方案。

颈髓致压物来源于椎体粉碎骨块或椎间盘,应行颈前路骨折椎体次全切、椎间盘摘除、植骨、前路钢板内固定;严重骨折脱位,前方骨折块压迫伴后方关节突交锁无法牵引复位,或伴后方椎板骨折压迫颈髓者,应行前后路联合手术,单纯前路内固定辅助头颈胸石膏固定 3 个月或直接采用前后路联合内固定,可获得良好的稳定性重建;单纯后方关节突交锁无法牵引复位者,采用后路关节突切除复位、后路内固定、椎板间植骨融合术。

(1)优点:可快速解除脊髓压迫,为恢复功能创造条件。

(2)缺点:手术风险大、技术要求高,成功与否取决于脊髓损伤的程度。

(五)康复指导

颈椎骨折脱位除少数"幸运性损伤"外,大多数伴有脊髓损伤,康复治疗应在外科处理的同时进行。损伤早期即开始四肢主动功能锻炼,完全性四肢瘫者应进行被动四肢大关节功能锻炼,膀胱功能的锻炼也应早期开始,通常采用排尿训练或间歇导尿的方法。鼓励早期咳嗽、排痰,防止肺部并发症。

(六)现场急救

颈椎骨折脱位是一类较严重的损伤,现场的急救处理相当重要,早制动、早运送是救治的基本原则。要重视的是需快速采用气管切开、呼吸机辅助通气。

(七)预后

此类损伤多数伴有严重脊髓损伤,少数幸运者可无神经症状。颈椎 MRI 对判断预后有指导意义,脊髓挫裂严重、完全性四肢瘫者恢复的可能性相当小;不完全性脊髓损伤有望恢复部分脊髓功能。颈 4 平面损伤或严重骨折脱位有引起瘫痪平面上升的可能,有呼吸抑制的风险,长时间卧床可导致坠积性肺炎、压疮等并发症。积极的外科处理是防止并发症出现的基本保证,正确的康复治疗可显著改善患者生活质量、杜绝各种并发症的发生。

(八)研究进展

下颈椎骨折脱位的诊断相对容易,近年来该领域的研究进展主要体现在治疗方面。传统的观点认为颅骨牵引复位、外固定是安全有效的治疗手段,毛兆光等通过观察单纯颅骨牵引治疗下颈椎骨折脱位的远期疗效,发现疗效不佳的比率达到 47.5%,分析其原因与外伤性颈椎间盘突出、退变性椎管狭窄、颈椎不稳及硬膜神经根粘连有关,因此主张更积极的颅骨牵引复位和手术减压、内固定。对于颈椎椎体爆裂骨折及外伤性椎间盘突出,脊柱中柱的损伤及脱位椎体后上缘的压迫是造成损伤的主要病因,大多数学者主张采用前路减压、植骨、钢板内固定,手术技术的好坏与疗效密切相关。对颈椎中后柱损伤伴脊髓后方受压者及前后柱均有损伤、脊髓前后受压者宜采用后路减压,行侧块钢板螺钉内固定。AXIS颈椎侧块钢板螺钉系统能较好地重建下颈椎稳定性,且不影响椎板减压,是一种安全有效的后路手术方法。

(李犇武)

第三节 胸腰椎骨折与脱位

一、概述

胸腰椎骨折与脱位占脊柱损伤的首位,伤情严重,治疗比较复杂,严重者常造成残废。胸椎遭受损伤的机会相对较少,胸廓的支撑、固定作用,将胸椎联合成一个整体。较小的暴力,由于胸廓的吸收作用而衰减,不至于引起明显损伤,因此临床所见的胸椎骨折,多由严重的直接暴力所致。巨大的暴力,往往同时造成胸廓损伤,治疗比较复杂,应首先处理直接威胁患者生命的合并伤,病情稳定后,再着手胸椎骨折的治疗。胸椎椎管较小,其内容纳脊髓,骨折块突入椎管或发生骨折脱位,脊髓缓冲空间有限,容易损伤,加之胸段脊髓血供不丰富,伤后神经功能的恢复可能性极小。腰椎椎管较胸椎椎管大得多,加之其容纳的主要为马尾神经,因而腰以下的腰椎骨折发生完全性截瘫者少见,多保留下肢部分神经功能,早期减压复位,有望取得明显的手术效果。胸腰椎损伤最常发生在胸椎和腰椎交界处,因此临床上把 $T_{11} \sim L_2$ 称为脊椎的胸腰段。胸腰段具有较大的活动度,又是胸椎后凸和腰椎前凸的转折点,在脊柱屈曲时以胸腰段为弯曲的顶点,因此最易由传导暴力造成脊椎骨折。胸段骨折合并截瘫通常是脊髓圆锥与马尾神经混合伤,伤后主要神经症状表现为双下肢瘫痪、括约肌功能障碍。

二、胸椎骨折

(一)发生机制

造成胸椎骨折的主要暴力包括间接暴力和直接暴力,常见于坠落伤、车祸和重物打击伤后。根据暴力的类型、方式和体位,损伤各不相同,常见的暴力类型有以下数种。

1.屈曲暴力

屈曲暴力致伤,脊柱的前部承受压应力,脊柱后部承受张应力,主要造成椎体的前缘压缩骨折,当暴力很大时椎体前缘压缩超过其高度的1/2,常伴有椎体后上缘骨折块突入椎管。椎体后缘高度往往无明显改变。

2.压缩暴力

在轴向压缩载荷的作用下椎体产生爆裂骨折,横断面上整个椎体的各径线均增大。骨折块向椎体左右和前后碎裂,椎体后部碎骨块突出进入椎管,造成脊髓神经不同程度的损伤。

3.屈曲分离暴力

屈曲分离暴力常见于车祸中,又名安全带损伤。高速行驶的汽车发生车祸时,由于安全带的作用,下肢和躯干下部保持不动,上半身高速前移,造成以安全带附近脊椎为支点,脊柱后部结构因张应力过大而撕裂,受累的结构以后柱和中柱为主。

4.屈曲扭转暴力

屈曲和扭转两种暴力同时作用于脊柱,损伤严重,椎体旋转,前中柱骨折,单侧或双侧小关节突交锁。

5.水平暴力

这种暴力往往较大,造成上下位椎体前后脱位,对脊髓和马尾神经的损伤严重,预后差。

6.伸展分离暴力

在胸腰椎比较少见,此种暴力主要造成脊柱前部张力性破坏,黄韧带皱褶突入椎管,压迫脊髓。

(二)分类

根据 Denis 的脊柱三柱理论,脊柱的稳定性依赖于中柱的形态,而不是后方的韧带复合结构。三柱理论的基本概念是:前纵韧带、椎体及椎间盘的前半为前柱;后纵韧带、椎体和椎间盘的后半构成中柱;而后柱则包括椎弓,黄韧带,关节突,关节囊和棘间、棘上韧带。椎体单纯性楔形压缩骨折不破坏中柱,仅前柱受累,为稳定性骨折;爆裂性骨折,前、中柱均受累,为不稳定性骨折;屈曲牵张性的损伤引起的安全带骨折,中柱和后柱均破坏,亦为不稳定性骨折;而骨折脱位,由于前、中、后三柱均破坏,自然属于不稳定性骨折。

1.根据暴力类型分类

(1)爆裂骨折:以纵向垂直压缩暴力为主,根据暴力垂直程度分下列几个类型。①非完全纵向垂直暴力;②椎体上/下方终板破裂;③椎体上方终板破裂;④椎体下方终板破裂;⑤合并旋转移位;⑥椎体一侧严重压缩粉碎性骨折。

非完全纵向垂直暴力分为以下几个类型。

A 型:一般上、下方终板均破裂。

B 型:略前屈终板损伤,多见。

C 型:略前屈终板损伤,少见。

D 型:伴旋转损伤。

E 型:略带侧弯伴一侧压缩。

爆裂骨折特点:两椎弓根间距增宽;椎板纵裂;CT 示突入椎管的骨块往往比较大,多数病例之椎体后上骨块突入椎管,椎管受压较重。严重爆裂骨折,脊柱三柱损伤,椎管狭窄严重,截瘫发生率高。

(2)压缩骨折:根据压缩暴力的作用方向,可分为屈曲压缩性骨折和侧向压缩性骨折,前者椎体前柱压缩,中柱无变化或轻度压缩,椎弓根间距正常,棘突无分离,属稳定性骨折,可用非手术方法治疗;后者造成椎体一侧压缩骨折,多伴有明显脊柱侧弯,临床比较少见。

(3)分离骨折:常见的主要有 Chance 骨折,椎体楔形变,椎后韧带复合结构破坏,棘突间距离增宽,关节突骨折或半脱位,而椎弓根间距正常。不论损伤是经骨-骨、骨-软组织,还是软组织,此种损伤均为三柱破坏,属不稳定性骨折,需行手术内固定。受压往往较轻,且不伴脱位的病例,截瘫发生率较低。过伸分离骨折比较少见,由过伸暴力作用引起,严重者可因后方黄韧带皱褶突入椎管压迫脊髓造成不完全性截瘫。

（4）水平移位型骨折：引起本类骨折的暴力有水平暴力与旋转暴力。暴力主要集中于椎间盘，故多数为椎间盘损伤，椎体之间的联结破坏，极易发生脱位，截瘫发生率高。根据暴力的特点，本类骨折又可分为两种类型。

剪力型：由水平暴力引起。水平移位型骨折脱位发生率高，多经椎间隙发生，椎体无压缩骨折，有时可伴有椎体前上缘分离骨折，棘突间距不增宽，后凸畸形较轻，如伴有旋转脱位，往往有旋转移位、横突、肋骨和关节突骨折，脱位纠正后，损伤椎间隙变窄，截瘫恢复差。

旋转型：椎间隙变窄，可合并肋骨、横突骨折，并伴有脊椎骨折和关节突骨折，有时在脱位部位下一椎体的上缘发生薄片骨折，此骨折片随上一椎体移位。多数骨折伴有一侧关节突交锁。

2.根据脊柱骨折稳定程度分类

（1）稳定性脊柱骨折：骨折比较单纯，多不伴有中柱和后部韧带复合结构的损伤。骨折发生后，无论是现场急救搬运或是伤员自身活动，脊柱均无移位倾向，见于单纯屈曲压缩性骨折。椎体的前部压缩，而中柱高度不变，后柱完整，此种骨折多不伴有脊髓或马尾神经的损伤。

（2）不稳定性脊柱骨折：脊柱遭受严重暴力后发生骨折或骨折脱位，并伴有韧带复合结构的严重损伤。由于参与脊柱稳定的结构大多被破坏，因而在伤员的搬运或脊柱活动时，骨折损伤部位不稳定，若同时伴有后纵韧带和纤维环后半损伤，则更加不稳。根据 Denis 三柱理论，单纯前柱损伤为稳定性骨折，如单纯椎体压缩骨折；中柱在脊柱稳定方面发挥重要作用，前柱合并中柱损伤，如椎体爆裂骨折，为不稳定性骨折；前、中、后三柱同时受累的 Chance 骨折，伴后柱损伤的爆裂骨折及骨折脱位，均为极度不稳定性骨折。

（三）病理变化

1.成角畸形

胸腰椎骨折大部分病例为屈曲损伤，椎体的前部压缩骨折，脊柱的中、后柱高度不变，前柱缩短，形成脊柱后凸畸形，前柱压缩的程度越严重，后凸畸形越明显。当椎体前部压缩超过 1/2 时，后柱的韧带复合结构会受到牵张力。较轻者深筋膜，棘上、棘间韧带纤维牵拉变长，韧带变薄，肉眼观察，韧带的连续性尚存在前柱继续压缩，后柱复合结构承受的牵张力超过生理负荷，纤维发生部分断裂；严重者韧带撕裂，裂隙内充满积血，黄韧带和小关节囊撕裂，小关节可发生骨折或关节突交锁，骨折和软组织损伤出血，渗透到肌组织内形成血肿，血肿机化后产生瘢痕，出现萎缩和粘连，影响肌纤维的功能，妨碍脊柱的正常活动功能并引起腰背疼痛。在椎体的前部，前纵韧带皱褶，在前纵韧带和椎体之间形成血肿，血肿压迫和刺激自主神经，使胃肠蠕动减弱，致患者伤后腹胀和便秘。

2.椎体后缘骨折块对脊髓神经的压迫

垂直压缩暴力造成椎体爆裂骨折，骨折的椎体厚度变小而周径增加，骨折的碎块向四周裂开并发生移位。X 线片显示椎体左右径与前后径显著增宽，向前移位的骨块，由于前纵韧带的拉拢，除产生血肿刺激神经引起患者胃肠功能紊乱外，无大的危害性。而在椎体的后缘，暴力瞬间，后纵韧带处于牵张状态，破裂的椎体后上部骨块向椎管内移位仅受后纵韧带的张力阻拦，易突破后纵韧带移入椎管内，碎骨块所携带的功能，足以将脊髓摧毁，造成脊髓圆锥和马尾神经的损伤。

3.椎间盘对脊髓的压迫

屈曲压缩和爆裂骨折占椎体骨折的绝大部分，而此种损伤都伴有椎体的屈曲压缩性改变。前柱的高度丧失均大于中柱，椎间隙呈前窄后宽形态，间隙内压力增高，髓核向张力较低的后方突出。当屈曲压缩的力量大于后纵韧带和纤维环的抗张强度,后纵韧带和纤维环相继破裂,椎间盘进入椎管内,使属于脊髓的有限空间被椎间盘所占据,加重脊髓的损伤。

4.来自脊髓后方的压迫

Chance 骨折或爆裂骨折对脊柱的破坏相当严重,黄韧带断端随同骨折的椎板,由后向前压迫脊髓的后部,未发生断裂的黄韧带张于两椎板之间,有如绷紧的弓弦,在挤压硬膜囊。在过伸性损伤中,黄韧带形成皱缩,凸向椎管,同样会构成脊髓后部的压迫。

5.骨折脱位,椎管容积丧失

水平移位性损伤产生的骨折脱位,对脊髓的损伤最为严重。在此种损伤中,暴力一般都比较大,脊柱的三柱均遭到严重破坏,脊柱稳定功能完全丧失。上位椎体向一个方向移位1 mm,相应的下位椎体向相反的方向移动 1 mm。脊髓的上、下部分别受到来自相反方向的压迫,脊髓内部的压力急剧增加,血供迅速破坏,伤后脊髓功能恢复的可能性极小。

6.脊柱成角、脱位导致脊柱损伤

慢性不稳定脊柱骨折脱位或成角,破坏了脊柱正常的负重力线,长期非生理情况下的负荷,导致成角畸形缓慢加重,引起慢性不稳定,对于那些骨折早期无神经压迫症状的患者,后期由于脊柱不稳定产生的异常活动可造成迟发性脊髓损伤。此外脊柱成角本身可造成椎管狭窄,脊髓的血供发生障碍。

(四)临床表现

有明确的外伤史,严重者常合并脑外伤或其他内脏损伤,神志清醒者主诉伤区疼痛,肢体麻木,活动无力或损伤平面以下感觉消失。检查见伤区皮下淤血、脊柱后凸畸形。严重骨折脱位者,脱位局部有明显的空虚感,局部触痛,常可触及棘突有漂浮感。由于损伤的部位及损伤程度不一,故神经功能可以是双下肢活动正常,亦可表现双下肢完全性瘫痪。神经功能检查,临床常用 Frankel 分级法。括约肌功能障碍,如表现为排便无力、尿潴留、便秘或大小便完全失禁。男性患者阴茎不能有意识地勃起,被动刺激会阴或阴茎表现为不自主勃起,如脊髓颈胸段损伤而圆锥功能仍存在者。如为脊髓圆锥部的骨折脱位,脊髓低级性中枢遭到摧毁,勃起功能完全丧失。

(五)诊断要点

根据外伤史及外伤后的症状、体征可初步确定为胸腰椎骨折或脱位,并可依据感觉、运动功能丧失而初步确定损伤节段,便于进一步选择影像学检查部位。X 线平片是胸腰椎骨折的最基本的影像学检查手段,应常规应用。通常拍正侧位片,根据病情需要可加照斜位或其他位置。单纯压缩骨折正位片可见椎体高度变扁,左右横径增宽;侧位片可见椎体楔形变,脊柱后凸畸形,椎体后上缘骨折块向后上移位,处于椎间水平。爆裂骨折侧位片显示椎体后上缘有大块骨块后移,致伤椎椎体后上部弧形突向椎管内,小关节正常解剖关系被破坏;骨折脱位者侧位片显示两椎体相对位置发生明显变化,以上位脊椎向前方或前方偏一侧移位常见。CT 扫描比普通 X 线检查能提供更多有关病变组织的信息,因而优越性极大,有条件者应该常规应用。CT 片可以显示骨折的类型和损伤的范围,用于单纯椎体压缩骨折,可以显示椎体后缘有无撕脱骨块,骨块是否对硬膜囊形成压迫,有助于决定治疗方法。爆裂骨折 CT 扫描可以观察爆裂的椎体占据椎管的程度,有助于决定采用何种手术方法减压,并为术中准确解除压迫提供依据。MRI 能够较清楚地显示椎管内部软组织的病损情况,在观察脊髓损伤的程度(水肿、压迫、血肿、萎缩)和范围方面较CT 优越,对脊柱后柱结构的损伤亦有良好显示,有助于判断脊柱稳定性。

（六）治疗原则

根据脊柱的稳定程度可以采用非手术治疗或手术治疗。非手术治疗主要用于稳定性脊柱骨折，目的在于通过缓慢的逐步复位恢复伤椎的解剖关系，通过脊柱肌肉的功能训练，为脊柱提供外源性稳定，从而避免患者晚期常见的损伤后背痛。手术治疗脊柱损伤的目的在于解除脊髓神经压迫，纠正畸形并恢复脊柱的稳定性。手术早期稳定性由内固定材料提供，坚强的内固定可以保证患者早下地活动，防止长期卧床导致的各种并发症，加速创伤愈合，恢复机体的生理功能。脊柱稳定性的远期重建，依赖于正规的植骨融合。

（七）治疗选择

1.非手术治疗

（1）适应证：用于稳定性脊柱骨折，如椎体前部压缩小于50％，且不伴神经症状的屈曲压缩骨折、脊柱附件单纯骨折。

（2）方法：伤后仰卧于硬板床，腰背后伸，在伤椎的后侧背部垫软垫。根据椎体压缩和脊柱后凸成角的程度及患者耐受程度，逐步增加枕头的厚度，于12周内恢复椎体前部高度。X线片证实后凸畸形已纠正，继续卧床3周，然后床上行腰背肌锻炼。床上腰背肌锻炼为目前临床上较常用的功能疗法，腰背肌锻炼的目的是恢复肌力，为后期脊柱稳定性重建提供动力基础，预防后期腰背痛与骨质疏松症的出现。过早下地负重的做法不宜提倡，因为有畸形复发可能，尤其是老年性骨质疏松症患者。临床上出现慢性不稳定者，大多源于此。

（3）优点：治疗方法简单，无须长时间住院，治疗费用较低。

（4）缺点：卧床时间长，老年患者易出现肺部并发症和压疮，部分病例遗留晚期腰背痛和骨质疏松症，适应证较局限等。

2.手术治疗的目标和适应证

（1）手术治疗的目标：为损伤脊髓恢复功能创造条件（减压和避免再损伤）；尽快恢复脊柱的稳定性，使患者能尽早起床活动，减少卧床并发症；植骨融合后提供长期稳定性，预防顽固性腰背痛的发生。

（2）适应证：适用于多数不稳定性骨折与伴脊髓有明显压迫的骨折、陈旧性骨折椎管狭窄、后凸或侧凸畸形者。近年来，随着微创脊柱外科技术的发展，适应证已进一步扩大，包括单纯压缩骨折、骨质疏松症所致压缩骨折等。

3.手术方法

（1）对有神经症状者应行脊髓神经减压术：脊柱骨折，脊髓压迫的因素主要来自硬膜的前方，包括脊柱脱位，伤椎椎体后上缘压迫脊髓前方；压缩骨折，椎体后上角突入椎管压迫脊髓；爆裂骨折，骨折块向后移位压迫脊髓；单纯椎间盘突出压迫脊髓；脊柱呈锐弧后凸或侧凸畸大于20°，椎管受到压迫性和张力性两种损伤。故应采用硬膜前方减压，经一侧椎弓根的侧前方减压或经两侧椎弓根的环形减压或侧前方入路下直接减压。

（2）内固定：以短节段为主，用Luque棒或Harrington器械固定。由于节段过长，有一定的缺点，目前应用较少。减压完成后，应使患者维持于脊柱过伸位，在此基础上行内固定，有望使椎体达到良好的复位要求。目前应用的内固定器械包括后路与前路两大类，后路多采用短节段椎弓根螺钉系列，前路多采用短节段椎体螺钉钢板系列或椎体螺钉棒系列。

（3）植骨融合内固定只能提供早期稳定，后期的永久性稳定需依赖于植骨融合，因而植骨是处理胸腰椎骨折的一个常规手段，必须保证正规、确实的植骨操作。植骨数量要足够，由于植骨是在非生理情况下的骨性融合,因而骨量少,骨痂生成少,有限的骨痂难以承受生理活动所施加的载荷;植骨的质量要保证,异体骨应避免单独应用于脊柱融合,有不少失败的报道,有的后果相当严重,但在前路大量植骨时,自体骨量不够,可混合少量异体骨或骨传导活性载体。大块髂骨植骨质量可靠,并可起到支撑和承载作用,而火柴棒样植骨增加了生骨面积,能较早发生骨性融合,两者可联合应用。究竟是采用前路椎体间融合还是采用后路椎板、横突间融合,应根据具体情况决定,决定因素取决于骨折类型、脊髓损伤程度、骨折时间、脊髓受压的主要来源及患者的一般状况等。通常后路张力侧能同时做到固定与减压,但在脊柱稳定性方面远不如前路椎体间植骨。

三、单纯椎体压缩骨折

单纯椎体压缩骨折为稳定性骨折,临床比较常见,一般不伴有神经损伤,个别患者有一过性肢体麻木乏力,多能在短时间自行恢复,非手术方法治疗能取得良好的效果。

（一）发生机制

单纯椎体压缩骨折多为遭受较轻微的屈曲暴力作用,老年者骨质疏松多由摔倒时臀部着地引起,临床病理改变主要体现为脊柱前柱压缩呈楔形变,不伴有中柱的损伤,后柱棘间韧带部分损伤,少有韧带断裂及关节突骨折与交锁者。因中柱结构完整,椎管形态无改变,脊髓除少数因冲击作用造成直接损伤外,一般无明显骨性压迫损伤。如椎体压缩不超过 50%,脊柱稳定性无破坏。

（二）临床表现

伤后腰背部疼痛,脊柱活动受限。伤区触痛和叩击痛,少数患者可见轻度脊柱后凸畸形,早期双下肢主动抬腿肌力减弱,这是由于髂腰肌、腰大肌痉挛,伤区疼痛等间接原因所致,不应与神经损伤相混淆。

（三）诊断要点

（1）明确外伤史及伤后腰背部疼痛、伤区触痛及叩击痛。

（2）X 线检查:正位片显示伤椎椎体变扁,侧位片显示椎体方形外观消失,代之以伤椎前低后高呈楔形变。测量伤椎前缘的高度,一般不低于后缘高度的 50%,个别患者在伤椎后上缘可见小的撕脱骨块,骨块稍向上后移位,脊柱中柱、后柱完整性多无破坏。

（3）CT 扫描:可见椎体前上部骨折,椎体后部多数正常,椎管各径线无变化。

（4）MRI 示骨折区附近硬膜前方有局限性高密度改变,为伤区水肿、充血所致,脊髓本身无异常;后凸严重时可显示椎后软组织区水肿,甚至韧带断裂。

（5）青少年患者,与 Scheuermann 病相鉴别,后者又称青少年性驼背、少年性椎体骨软骨病,其特点为胸椎长节段、均匀的后凸,相邻多个椎体楔形变。老年患者,尤其是老年妇女,应与骨质疏松胸腰椎楔形变相鉴别。后者无外伤史,骨质疏松明显,亦为多个椎体楔形变。MRI 检查椎体或椎后软组织的信号改变可鉴别。

（四）治疗选择

1.非手术治疗

（1）适应证:单纯椎体压缩骨折。

（2）方法:伤后立即卧硬板床,腰下垫枕,使伤区脊柱前凸以达复位之目的。腰背部垫枕厚度应逐步增加,应以患者能够耐受为度,不可操之过急,尤其是高龄患者,复位过于急促,可导致严重的消化道症状。开始垫枕时,厚度为 5~8 cm,适应数天后再增加高度,1 周后达 15~20 cm。

（3）优点:方法简单,有一定效果。

（4）缺点:不可能达到解剖复位,卧床时间相对较长。

2.手术治疗

少数骨折后腰背部疼痛严重,长时间不能缓解或老年患者不能耐受伤后疼痛和长期卧床者,可采用手术治疗行椎体成形或后凸成形术。

（1）优点:缓解疼痛快,卧床时间短。

（2）缺点:手术有风险,费用开支大。

（五）康复指导

患者伤后 1~2 周疼痛症状基本消失,此时即应积极行腰背肌功能锻炼。具体做法:开始时采用俯卧位抬高上半躯体和双下肢(燕子背飞)的方法;腰部力量有所恢复后采用双肩(力量较强者头顶)顶住垫在床头板的枕头上,双手扶床,膝关节屈曲,双足着床,挺腹,将躯干中部上举,以获脊柱过伸,使压缩的椎体前部在前纵韧带、椎间盘组织的牵拉下复位,每天 3 次,每次 5~10 下,开始次数和高度要求不要过于勉强,循序渐进,并定期摄片,观察骨折复位情况。一般 1 周后多能获得满意的复位结果。练习间歇期间应坚持腰背部垫枕,维持脊柱过伸位。3 个月后可下地练习行走。过早下地活动的做法极易造成患者畸形加重并导致远期顽固性腰背疼痛。

（六）预后

单纯胸腰椎椎体压缩骨折无脊髓、神经损伤,且属稳定性骨折,预后较好;但少数患者,特别是老年性骨质疏松症患者,可能遗留后凸畸形及晚期顽固性腰背痛。

（七）研究进展

多年来,胸腰椎椎体单纯压缩骨折的治疗一直主张以非手术治疗、卧床为主,但随着人们生活水平的提高,生活质量的要求亦随之提高。近年来,压缩骨折后顽固性腰背痛的报道较多,过去较容易忽略的问题摆上了脊柱外科医师的工作日程。传统手术治疗因其较大创伤难以取得理想的疗效/代价比,微创脊柱外科技术的发展使单纯压缩骨折后期腰背痛的解决成为可能,经皮椎体成形强化、经皮椎体后凸成形等技术较好地解决了晚期后凸畸形和顽固性腰背痛的问题,使早期能够下床活动、防止肺部并发症的出现成为现实。

四、椎体爆裂骨折

椎体爆裂骨折是一类较严重的胸腰椎骨折,因骨折块占据椎管容积,腰以上节段损伤时,通常易出现完全性或不完全性截瘫,腰以下则多数无神经症状,部分出现不同程度的马尾损伤和神经根损伤。

（一）发生机制

椎体爆裂骨折多为垂直压缩暴力致伤,病理改变表现为除前柱骨折外,中柱亦遭受破坏,椎体碎裂,向前后、左右移位,向后方椎管内移位的骨块造成脊髓或神经的损伤。

（二）临床表现

损伤部位疼痛剧烈,就诊超过 24 小时者伤区明显肿胀。体查见棘突周围皮下大面积淤血、肿胀,棘突后凸畸形,伤区触痛剧烈。损伤平面以下感觉、运动和括约肌功能不同程度发生障碍。

（三）诊断要点

有严重外伤史及伤后腰背部疼痛、肿胀伴有损伤平面以下感觉、运动和括约肌功能障碍者应考虑胸腰椎爆裂骨折的可能。

1.正位 X 线片

正位 X 线片显示伤椎椎体高度降低，椎体横径增宽，椎板骨折，弓根间距增宽，椎体正常的解剖征象破坏。侧位片见椎体高度降低，以前方压缩尤为明显，伤椎上方之椎体向前下滑脱，椎间隙变窄，伤椎椎体后方向椎管突入，尤以后上方最剧，并常见有骨折块进入椎管内。可能有棘突骨折或关节突骨折，少数患者关节突骨折累及椎弓根。

2.CT 片

CT 片可清晰显示椎体爆裂，骨折块向四周散开，椎体的后缘骨折块向后移位，进入椎管。骨块向后移位严重的一侧，患者神经损伤症状亦重于对侧，如骨块完全占据椎管空间，脊髓神经多为完全性损伤。CT 扫描时应考虑手术治疗的需要，扫描范围应包括上位和下位椎体、椎弓根，以确定是否适合后路短节段内固定物的置入。

3.MRI

MRI 显示脊髓正常结构破坏，损伤区上下明显水肿，对判断预后有指导性意义。

(四)治疗选择

根据胸腰椎爆裂骨折的病理机制：脊柱的前、中柱均受累，稳定性破坏，中柱的骨折碎块对脊髓造成直接损伤而导致完全性或不完全性截瘫。治疗目的应是重建脊柱稳定性，去除脊髓压迫，防止进一步及迟发性损伤，为脊髓损伤的康复和患者行早期功能锻炼创造条件。治疗方法首选手术治疗，不能因完全性截瘫无恢复可能而放弃手术。

手术方法可以根据患者的情况、医院的条件和术者的经验，分别采用后路经椎弓根减压、椎弓根螺钉系统短节段固定和前路减压内固定。不论采取何种方法均应同时植骨行脊柱融合，以获远期稳定。

1.后路经椎弓根减压、椎弓根螺钉系统内固定

常规后正中显露，显露伤椎横突，于上关节突、椎板、横突连接处行横突截骨。咬除椎弓根后侧骨皮质，以椎弓根探子探清椎弓根走向，辨清外侧皮质后咬除，仅保留椎弓根内侧及下方皮质。术中尽量保留上关节突，经扩大椎弓根入口进入椎体，以各种角度刮匙行环形刮除椎体碎骨块及上下间隙椎间盘，自椎体后侧采用特殊的冲击器将椎管内碎骨块挤入椎体，减压完成，行椎弓根螺钉固定，并取松质骨泥行椎间隙植骨，融合的范围应包括上、下正常椎的椎板、小关节和横突。

(1)缺点：受减压通道的限制，减压操作较复杂，尤其是上下两个椎间盘的减压更难完成；植骨面的准备也不如前路充分。因此椎体间植骨的效果不如前路直接减压。

(2)优点：手术创伤小、时间短，尤适用于多处严重创伤的病例，同样能达到前路直接减压的目的。

2.前路减压植骨、内固定术

(1)适应证：胸腰椎骨折或骨折脱位不全瘫痪，影像学检查(CT、MRI、造影)证实硬膜前方有压迫存在，就骨折类型来说，最适用于爆裂骨折。陈旧性胸腰椎骨折，行后路减压术后仍残留明显的神经功能障碍且有压迫存在者。胸腰段骨折全瘫者可酌情采用。

(2)禁忌证：①连续 2 个椎体骨折。②心肺情况差或伴有严重合并不能耐受手术打击者。③陈旧性骨折脱位成角畸形严重者。④胸椎骨折完全性截瘫且证实脊髓横贯伤损伤者。⑤手术区大血管有严重损伤者。

(3)手术要点如下。①全麻：患者取侧卧位，手术区对准手术台腰桥，两侧垫枕，通常从左侧

进入。②手术步骤:经胸腹膜后途径切除第10或11肋,自膈肌止点1 cm处弧形切开膈肌和内侧的弓状韧带,到达伤椎椎体,结扎上下椎体之节段血管,推开腰大肌,可见白色隆起的椎间盘,压之有柔韧感,与之相对应的椎体则稍向下凹陷,触之坚硬。仔细辨认病椎、椎弓根和椎间隙,勿损伤走行于椎间隙的神经根和根动静脉。在椎体后缘椎弓根和椎间隙前部,纵行切开骨膜,骨膜下电刀切剥,将椎体骨膜及其前部的椎前组织一并向前方推开。在椎体切骨之前宜先切除病椎上、下位的椎间盘,用锐刀顺纤维环的上下缘切开手术侧显露的椎间盘,以尖头咬骨钳切除手术侧纤维环及髓核组织,显露病椎的上下壁。以小骨刀切除大部分病椎,超薄枪钳将椎弓根及病椎后侧皮质、碎骨块一一咬除。减压完成后,用锐利骨刀切除病椎上、下及其相对应椎间盘的终板软骨,以利植骨融合。放下腰桥,必要时行人工牵引以保证无侧凸畸形,用撑开器撑开椎体的前部以纠正后凸畸形,撑开器着力点位于椎体前半部,不可使撑开器发生弹跳,避免误伤周围重要解剖结构。后凸畸形纠正满意后,在撑开情况下确定植骨块的长度及钢板(棒)长度,以不影响上下位椎间关节的活动为准,取自体三面皮质骨、髂骨块植骨,松开撑开器,拧入椎体钉,安放动力加压钢板或棒,如Kaneda器械。冲洗伤口后常规鼓肺检查有无胸膜破裂,再次检查植骨块位置,并在植骨块前方和侧方补充植入松质骨碎块、壁胸膜,牵回腰大肌。放置负压引流,伤口缝合如切开膈肌,应将膈肌原位缝合。术毕严格观察患者呼吸和口唇颜色,并连续监测血氧饱和度。必要时,患者未出手术室前即行胸腔闭式引流术,以防不测。术后卧床时间根据脊柱损伤程度而定,一般为2~3个月,并定期拍X线片,观察植骨融合情况。

(4)优点:直视下前路椎管减压,操作相对容易;前路内固定更符合植骨的生物力学要求,融合率较高。

(5)缺点:手术创伤较大,伴多处严重创伤者,特别是严重胸腔脏器损伤患者难以耐受手术。

(五)康复指导

胸腰椎椎体爆裂骨折多伴有完全性或不完全性截瘫,康复治疗不应局限于手术恢复后,早期的主动功能锻炼及水疗、高压氧治疗、药物治疗及针灸均占据重要地位。鼓励咳嗽排痰,勤翻身防压疮。

(六)预后

无论是前路手术还是后路手术,减压、植骨融合的效果都是可以肯定的,脊柱的稳定性不难重建。预后与原发脊髓损伤的程度及继发病理改变的程度密切相关。通常不完全性脊髓损伤的恢复较好,完全性脊髓损伤较难恢复,圆锥部位的损伤引起的大小便失禁较难恢复。

(七)研究进展

胸腰椎爆裂骨折的诊断不难,治疗方法较统一,大多数学者一致认为首选手术治疗,但在术式的选择上争议较多。后路椎弓根螺钉系统的出现解决了脊柱三柱稳定性重建的问题,术后短期稳定性由坚强内固定提供,虽然通过后路椎弓根途径行椎体减压已不再是问题,但后路内固定的植骨融合效果不确切。有学者认为前路内固定更能满足椎间融合的生物力学要求,传统的侧前方减压植骨内固定创伤较大,采用胸腔镜或腹腔镜下辅助或不辅助小切口技术行侧前方减压、植骨、内固定取得良好疗效,且创伤较小。谭军等认为使用后路椎弓根螺钉系统仅仅能撑开爆裂骨折椎体的周围皮质骨,椎体中央塌陷的松质骨不可能复位,残留的骨缺损将由纤维组织替代,在生物力学性能上无法满足要求。他们主张在后路椎弓根螺钉撑开复位的基础上,后路病椎经椎弓根减压,运用自固化磷酸三钙骨水泥行伤椎加强。迟永龙等则采用后路微创技术行经皮椎弓根螺钉系统内固定,利用后路撑开技术使椎体高度在韧带张力作用下恢复,病椎以磷酸钙骨水泥加强；或采用经椎弓根椎体环形减压、椎体加强以重建脊柱稳定性。

总之，胸腰椎爆裂骨折的治疗进展相当快，从脊柱三柱理论的创立、椎弓根螺钉系统的发明到微创技术的具体应用，国内外学者做出了不懈的努力，使得手术过程逐渐向微创、快速化发展，术后疗效更理想。

五、胸腰椎骨折脱位

（一）发生机制

胸腰椎骨折脱位见于严重平移暴力致伤，多合并脊髓完全性损伤，脊柱严重不稳，术后脊髓功能恢复较差。

（二）临床表现

损伤部位疼痛剧烈，就诊超过 24 小时者伤区明显肿胀。体查见棘突周围皮下大面积淤血、肿胀，棘突排列有阶梯感，伤区触痛剧烈。损伤平面以下感觉、运动和括约肌功能不同程度发生障碍，部分患者合并椎前或腹膜后血肿，刺激胸膜或腹膜，引起呼吸困难或腹胀、腹痛等症状。

（三）诊断要点

根据患者的临床症状、体征及影像学检查可确诊。X 线检查正侧位片可发现脱位椎体向左右或前后移位，正常脊柱序列严重破坏，伴有小关节、椎板或棘突骨折，有时可见椎体向前严重脱位而后部附件留在原位，伤椎的椎弓部可见很宽的裂隙。脱位超过Ⅱ度者，损伤平面的韧带复合结构均遭完全性破坏。MRI 可见脊髓连续性中断，部分脊髓或马尾神经嵌于椎板间隙间加权显示的高信号狭窄区为脊髓损伤水肿、出血所致。

（四）治疗选择

1.非手术治疗

脊柱稳定性完全破坏，非手术治疗很难重建稳定，不利于康复及损伤并发症的预防。伤后卧硬板床，腰下垫软枕复位或在伤后 4～8 小时行手法复位，以利术中在正常的解剖序列下操作。前后移位可通过手术器械复位，左右移位术中复位较难，应在术前解决。

2.手术治疗

手术应尽早施行，如拖延时间过长，损伤区血肿机化、粘连形成，复位有一定困难，如反复应用暴力，有误伤血管的可能性。通常采用椎弓根螺钉系统复位内固定术：手术采用全麻，先取大块髂骨条，留作植骨。常规显露并行椎板减压，显露椎板过程中需防损伤暴露于椎板后方的散乱马尾神经，如发现硬膜有破裂应当缝合，不能缝合者，用带蒂骶棘肌瓣覆盖，术中清除椎管内的血肿、骨折块及卷入的韧带组织，切开硬膜，探查脊髓。准确置入椎弓根螺钉，不可完全依靠 RF 或 AF 器械固定，必须依靠体位、重力和手术组医师手法协助才能完全复位。复位时，将手术床头端升高30°～40°，助手根据脱位的方向，用狮牙钳夹持脱位平面上、下椎节棘突，施加外力，协助术者纠正脱位、恢复脊柱的正常排列。将切取的大块髂骨条修整，分别植于两侧椎板关节和横突间。

（1）优点：能及时加强脊柱的稳定性，解除对脊髓的压迫，有利于神经的恢复。

（2）缺点：手术有风险，技术要求较高，费用开支较大。

（五）康复指导

术后早期活动，2 小时翻身 1 次，防止并发症，1 周后半坐位，鼓励咳嗽排痰，同时加强四肢功能锻炼，尽早使用轮椅。

（六）预后

胸腰椎骨折脱位多伴有严重脊髓损伤，MRI 显示脊髓完全横断的病例，即使经过早期手术减压、固定，神经症状也基本无恢复。手术内固定后，患者生活质量得到保证，早期可借助轮椅或功能康复器参加一般活动。长期卧床患者，因多种并发症的影响预后不佳。对于脊髓圆锥部位的损伤，最难恢复的是括约肌功能，马尾神经损伤多引起下肢的不完全性感觉、运动障碍。

（七）研究进展

胸腰椎骨折脱位是一种较严重的损伤，治疗难度高，单纯后路短节段椎弓根螺钉系统复位内固定往往难以达到重建脊柱稳定性的目的。传统的方法是借助手法或体位复位使用椎弓根螺钉短节段固定，早期重建脊柱稳定性不成问题，但后期矫正度丢失、迟发性脊髓损伤的不良后果屡有报道。有学者使用后路钉钩系统联合复位内固定，取得较好的早期和远期疗效，解决了短节段固定脊柱骨折脱位力学强度不足的问题。与胸腰椎单纯骨折不同的是，本类型损伤脊柱三柱均严重损伤，无论内固定的强度多高，远期疲劳无法避免。因此，植骨融合显得尤为重要，远期骨性融合是骨折节段稳定的根本保障。融合的方法包括后外侧横突、关节突、椎板间融合，融合的材料以自体颗粒状或火柴棒式松质骨最好，也可采用大块 H 形单面皮质骨材料。

（王素凯）

第四节　胸椎小关节错缝

胸椎小关节错缝是指胸椎小关节的解剖位置改变，以至胸部脊柱机能失常所引起的一系列临床表现，属于脊柱小关节机能紊乱的范畴。本节主要讨论胸椎小关节滑膜嵌顿和因部分韧带、关节囊紧张引起反射性肌肉痉挛，致使关节面交锁在不正常或扭转的位置上而引起的一系列病变。胸椎小关节错缝多发生在胸椎第 3～7 节段，女性发生率多于男性。以青壮年较常见，老人则很少发生。

一、病因病理

脊柱关节为三点承重负荷关节，即椎体及椎体两侧的上、下关节突组成的小关节，构成三点承重，小关节为关节囊关节。其具有稳定脊椎，引导脊椎运动方向的功能。胸椎间关节面呈额状位，故胸部脊柱只能做侧屈运动而不能伸屈，一般不易发生小关节序列紊乱。但是，当突然的外力牵拉、扭转，使小关节不能承受所分担的拉应力和压应力时，则可引起胸椎小关节急性错缝病变。

因姿势不良或突然改变体位引起胸背部肌肉损伤或胸椎小关节错位，使关节滑膜嵌顿其间，从而破坏了脊柱力学平衡和运动的协调性，引起活动障碍和疼痛。同时，损伤及炎性反应可刺激感觉神经末梢而加剧疼痛，并反射性地引起肌肉痉挛，也可引起关节解剖位置的改变，发生交锁。日久可导致小关节粘连而影响其功能。典型胸椎小关节错缝在发病时可闻及胸椎后关节突然错缝时的"咔嗒"声响，错缝局部疼痛明显。

本病属中医"骨错缝"范畴。常因姿势不当，或不慎闪挫，以致骨缝错开，局部气血瘀滞，经脉受阻，发为肿痛。

二、诊断

（一）症状

（1）一般有牵拉、过度扭转外伤史。

（2）局部疼痛剧烈，甚则牵掣肩背作痛，俯仰转侧困难，常固定于某一体位，不能随意转动，疼痛随脊柱运动增强而加重，且感胸闷不舒，呼吸不畅，入夜翻身困难，重者可有心烦不安、食欲减退。

（3）部分患者可出现脊柱水平面有关脏腑反射性疼痛，如胆囊、胃区等疼痛。

（二）体征

1.棘突偏歪

脊柱病变节段可触及偏歪的棘突。表现为一侧偏突，而对侧有空虚感。

2.压痛

脊柱病变节段小关节处有明显压痛，多数为一侧，少数为两侧。

3.肌痉挛

根据病变节段的不同，菱形肌、斜方肌可呈条索状痉挛，亦有明显压痛。

4.功能障碍

多数无明显障碍，少数可因疼痛导致前屈或转侧时活动幅度减小，牵拉疼痛。

（三）辅助检查

胸椎小关节错缝属解剖位置上的细微变化，故 X 线摄片常不易显示。严重者可见脊柱侧弯、棘突偏歪等改变。

三、治疗

（一）治疗原则

舒筋通络，理筋整复。

（二）手法

㨰法、按法、揉法、弹拨法、擦法、拔伸牵引、扳法等。

（三）取穴与部位

局部压痛点、胸段华佗夹脊穴及膀胱经等部位。

（四）操作

（1）患者取俯卧位，术者立于其一侧，以㨰法、按法、揉法在胸背部交替操作，时间为5～8 分钟。

（2）继上势，沿脊柱两侧竖脊肌用按揉法、弹拨法操作，以松解肌痉挛，时间为 3～5 分钟。暴露背部皮肤，涂上介质，沿两侧膀胱经行侧擦法，以透热为度。

（3）俯卧扳压法。患者俯卧，术者站立在患侧，一手向上拨动一侧肩部，另一手掌抵压患处棘突，两手同时相对用力扳压。操作时可闻及弹响。

（4）患者取坐位，术者立于其身后，采用胸椎对抗复位扳法，或采用抱颈提升法操作，以整复关节错缝。

四、注意事项

（1）整复关节错缝手法宜轻、快、稳、准，勿以关节有无声响为标准。当一种复位法未能整复时可改用其他复位法。

(2)治疗期间应卧硬板床。

(3)适当休息,避免劳累,慎防风寒侵袭。

(王荣林)

第五节 陈旧性胸腰椎骨折

一、概述

由于胸腰椎骨折的非手术治疗和不恰当的手术治疗常继发晚期(陈旧性)脊柱后凸畸形,从而导致重力线前移及脊柱不稳,引起局部疼痛、畸形和神经功能障碍。因而后凸畸形的手术治疗是脊柱外科医师面临的一个比较棘手和富有挑战性的问题。

二、解剖与生物力学特点

椎体矢状位的正常排列顺序对人至关重要,由于后凸畸形的力学改变将导致楔形变,椎体至身体重力线的杠杆力臂延长,造成偏心载荷的增加、椎体楔形变和畸形的加重。随着畸形的加重,出现疼痛和神经症状加剧。陈旧性胸腰椎骨折继发后凸畸形可直接压迫脊髓或神经根,同时后凸状态下脊髓或神经根受到牵张,也可造成损伤,从而导致脊髓、神经根损伤。胸腰段后凸会导致腰椎持续过度前凸,腰椎负重线后移,矢状面失平衡,引起小关节突关节的运动改变、椎体间剪力加大和潜在的不稳定,从而加速退变。相邻椎间关节慢性损伤、腰背肌过度牵张疲劳、椎间盘损伤等原因可引发严重腰背痛。

三、病理改变与临床表现

脊柱后凸畸形所引起的病理改变主要由畸形压迫并影响胸腹腔脏器功能和畸形局部不稳定,以及可能发生的进行性椎管狭窄等引起一系列变化。

(1)胸椎后凸导致胸廓畸形,限制肺功能而引起限制性通气障碍,甚至引起肺源性心脏病,多数患者活动时即出现心悸、气短等心肺功能不全的症状体征;胸腰椎后凸导致腹腔容积变小,使胃肠道受压和肠道蠕动减慢,从而导致消化吸收不良,食欲减退,形体消瘦。

(2)脊柱的失衡与代偿:脊柱后凸导致脊柱重力线移位,躯体前倾,人体为了克服前倾趋势,颈椎和腰椎前凸必然增大,以保护整个躯干平衡。当后凸严重、胸腰椎前凸代偿不完全时,还会继发髋、膝关节屈曲,引起一系列退变症状。此类患者常常合并下腰椎退变性滑脱或不稳即是典型后果。由于脊柱重力线前移,腹部肌肉软组织广泛挛缩,进一步加重后凸,同时也是导致脊柱动力性不稳的主要原因。此类患者常有慢性腰背酸痛,易疲劳,长时间站立、坐着和行走活动后疼痛加重,并且随着病情加重逐渐出现继发性腰椎退变、椎管狭窄等表现。

(3)脊髓神经系统表现:特别好发于角状后凸畸形病例,脊髓马尾受压时出现大小便无力、会阴部麻木等症状体征。

(4)外观局部后凸畸形,胸腰段局部压痛等。

四、主要检查

（1）X 线片：包括正侧位片和过伸、过屈侧位片及前屈正位片。

（2）CT：包括平扫及三维重建。

（3）MRI：全面了解脊髓神经和周围软组织损伤程度和范围。

五、诊断依据

（1）凡既往有典型的外伤史及手术史。

（2）局部有压痛及后凸畸形者。

（3）有上述症状体征。

（4）明确的影像学检查。

六、治疗原则与适应证

治疗目的是矫正畸形、稳定脊柱、减轻疼痛和改善神经功能。保守治疗大多疗效欠佳。

（一）手术适应证

（1）长期慢性腰背痛。

（2）后凸畸形大于 30°（也有人认为大于 20°）。

（3）有逐渐加重的神经症状，影像学显示椎管有狭窄或明显骨性压迫。

（二）手术方式

根据畸形和症状的严重性，陈旧性骨折后凸畸形的外科治疗主要分为原位固定和畸形矫正两类手术。

（1）原位固定融合：一般采用单一后路固定融合，由于其没有恢复脊柱正常的矢状面形态，脊柱后部仍然承受过度的负荷，融合的效果不佳，同时后凸畸形还会继续进展，这种术式已逐渐被淘汰。

（2）畸形矫正手术：根据入路可分为前路、后路和前后联合入路。目前针对不同角度的后凸应该采取何种术式尚无定论。

七、手术方式选择

胸腰椎陈旧性骨折后凸畸形的手术治疗方式目前有以下 3 种。

（一）单纯前路手术

手术内容包括前路椎间松解，有椎管骨性压迫者需行椎体次全切除椎管减压、椎间撑开矫形植骨融合钢板内固定。

优点：绝大多数没有脊髓神经症状病例仅仅通过椎间松解矫形即可达到有效矫形目的，手术简单安全、效果好；少数有骨性椎管压迫患者需要行椎体部分切除椎管减压。

适应证：脊柱后凸成角大于等于 40°，T_{12} 或 L_1 以下节段无骨质疏松，后方小关节无骨性融合病例。

此手术最大的缺点是后凸矫形效果有限。对于 T_{10} 以上椎间隙松解效果差，前路椎间隙撑开矫形能力有限，故不适宜选择此手术方式。

有学者行单纯前路手术，手术时间 140～210 分钟，平均 170 分钟，失血量 400～1 200 mL，平均

650 mL；后凸矫正情况由术前平均后凸 43°（35°～60°），矫正至术后 13°（0°～22°），矫正率为 72%。

（二）单纯后路矫形术

单纯后路矫形术主要有 3 种手术方式：①经椎弓根后路截骨矫形。②后入路椎体间张开-后方闭合矫形。③后路脊柱节段切除矫形。

1.经椎弓根后路截骨矫形术式

经椎弓根后路截骨矫形术式可经椎体截骨或经椎间隙截骨，前者不需处理终板，手术相对简单，同时保留了椎间盘的生理功能，不减少椎间孔面积，对神经干扰少，但经椎体截骨矫正度数 1 个椎体只能矫正 30°左右。一般脊柱骨折易伤及椎间盘上终板，截骨同时处理椎间盘及骨折的上终板，增加了融合的机会。椎间隙松解或者截骨其矫正度数较椎体截骨更大，可达 40°以上，但该术式减少了椎间孔面积，增加了神经卡压受伤可能。

此术式的优点是只需一次手术，不需要开胸，对患者肺功能无干扰；截骨面或松解椎间隙张口后植入骨块，易于融合；一般短节段固定即可获得良好的畸形矫正，特别适用于胸腰段陈旧性骨折合并中度后凸畸形患者。其缺点是术中在脊髓周围的操作多，二次手术的患者局部瘢痕粘连严重，增加了脊髓损失风险；脊髓侧方及前方的止血相对困难，出血可能较多；矫形程度有限制。格茨拜因（Gertzbein）认为后路截骨矫形应限制在 30°～40°。有学者行单纯后路截骨矫形平均手术时间230 分钟，出血量为 1 780 mL。

2.后入路椎体间张开-后方闭合矫形术式

后入路椎体间张开-后方闭合矫形术式即采用后路松解（包括椎板、双侧神经根管）、侧入路完成 1～2 个椎间隙松解，通过后路钉棒系统内固定矫形，最后行椎间隙植骨融合。

其优点是只需后路一次手术，不需要开胸，对肺功能无干扰，适用于胸椎陈旧性骨折合并轻中度后凸畸形的患者，特别是中老年患者；能恢复脊柱前柱的高度，避免了截骨面闭合时脊髓出现过度短缩、堆积的现象，大大提高了单纯后路矫正严重的后凸畸形效率，椎间融合较为确实。其缺点是手术技术要求高、难度大，对脊髓干扰大，故手术风险高，出血相对较多。有学者采用此法平均后凸矫正 64.7°，最大矫正 82°，总体矫正率达到 88.6%；平均手术时间 4.5 小时，平均出血量为 2 280 mL。

3.后路脊柱节段切除矫形术式

对于严重的后凸畸形，尤其是角度大于 90°的畸形及后凸并严重侧凸的病例，畸形局部由多个畸形节段组成，为达到神经彻底减压及畸形矫正，常需切除 1～2 个畸形节段。后路脊柱节段切除矫形术式在单一后方入路的前提下完成了脊髓前方多节段的截骨矫形，避免了前后路联合手术造成的二次创伤，但手术要求高、风险大。有学者采用此法治疗中重度后凸成角畸形，术前平均后凸角度为89.7°，术后平均为 26.2°，矫正率为 71.8%；平均手术时间 6 小时，平均出血量 2 710 mL。有国外报道平均出血量可达 7 000 mL。

（三）前后路联合矫形手术

前后路联合矫形手术的方法是首先进行前路椎间隙松解、椎管减压，再进行后路小切口松解（必须包括棘突间、椎板间及伤椎上下小关节间和神经根管），最后进行前路撑开矫形植骨融合内固定术。

适应证：前后路联合手术适用于不同程度的后凸畸形，尤其是后凸大于 45°或再次手术的病例。

优点:前后路脊柱松解彻底,直视下操作相对安全简单,出血少,对脊髓神经组织干扰小,可显著矫正不同程度的后凸畸形;通过前方有效伸展脊柱,达到脊柱矫形椎管减压目的,而不会出现因单纯后方压缩造成的脊髓堆积、皱褶。其缺点是前后同时入路,需做 2 个手术切口,手术创伤大、时间长。陈仲强等行前后路手术治疗后凸畸形患者,平均手术时间 5 小时,平均出血量为 1 500 mL。

总之,后凸畸形矫形的原理是后方短缩或前方结构撑开,在矫形中避免过度的脊柱短缩或椎管延长,防止脊髓神经受损。在临床实践中,要根据患者的临床症状、手术耐受程度、畸形的程度等选择最合适的治疗方案。有学者的体会:①对于后凸角度不大(小于 40°)和/或后凸为非僵硬性后凸的患者,尤其后凸顶椎为 $L_{1\sim2}$ 节段病例,适宜选择单纯前路手术。对于后凸顶椎为 T_1、T_2 的患者,选择后路矫形术可避免干扰胸腔,降低术后肺部并发症的发生。②对于后凸角度较大的患者(大于 40°且小于 60°),单纯后路手术操作技术要求较高,手术时间长,出血量往往较大,此时选择前后路(小切口松解)联合手术、前路短节段融合固定,只要技术应用得当,不仅操作简单,而且创伤小、手术风险低,能达到理想的矫形效果。③对于僵硬性后凸且后凸角度大的患者,应列为高危手术,其发生并发症的风险较大,后凸角度越大,手术风险越高,矫形效果也相对欠佳。此类手术需制订详尽的术前计划,尽量选择前后路联合手术松解、后路长节段内固定。前路显露困难病例,则必须选择后路全脊柱截骨矫形内固定术式。

八、预后

合适的手术治疗常可取得理想的临床效果,腰背痛及后凸畸形可得到明显的改善,脊髓神经功能障碍也可得到不同程度的恢复。

(马海全)

第六节　胸腰椎骨质疏松性骨折

一、胸腰椎骨质疏松性骨折概念与分类

(一)定义

骨质疏松症是以骨矿物质和骨基质等比例减少,以及骨组织微观结构退化为特征,致使骨脆性和骨折危险性增加的一种全身性骨病,好发于绝经后妇女。脊柱胸腰段椎体是骨质疏松性骨折最常见的部位,往往外伤较轻,或无明显外伤史,其中约 85% 有疼痛症状,其余 15% 可无症状,易漏诊或误诊。

(二)分类

目前国外常用的胸腰椎骨质疏松性骨折有 Genant 半定量法、Heini 分型和 AO 分型。Genant 半定量法单纯依靠标准侧位 X 线片进行分级,而同等程度的压缩骨折合并的临床症状可能各不相同,因此临床治疗方法的选择意义不大。Heini 分型虽然结合骨质疏松性患者的临床特征及影像学表现进行了分型,但是并没有提出每一种类型相应的治疗手段,因此仍未被广泛接受。AO 组织则将椎体骨质疏松性骨折笼统地归纳到 AO 分型中。国内中华医学会骨科分会则

仅将胸腰椎骨质疏松性骨折分为压缩骨折和爆裂骨折两种类型。这些分型方法主要侧重于椎体的形态学改变和脊柱局部的稳定性，均没有结合骨质疏松症患者的自身特点对骨折的严重程度进行系统、全面的评估，因此无法有效地指导临床治疗。

有学者提出了胸腰椎骨质疏松性骨折评分分型系统（见表5-1）。从伤椎形态学改变、MRI检查、骨密度检查、临床表现（疼痛和神经症状）4个指标进行综合评分，综合考虑了脊柱局部稳定性、临床症状、骨质疏松的严重程度，以及神经功能情况，根据不同的分值选择相应治疗方式，为胸腰段椎体骨质疏松性骨折治疗方法的选择确立客观、科学的判定标准。

表 5-1　胸腰椎骨质疏松性骨折评分分型系统

评估项目	分值
形态学改变	
正常	0
压缩骨折（单凹改变或者双凹改变）	1
爆裂骨折	2
MRI 检查	
正常	0
长 T_1 长 T_2 信号改变	1
椎体内真空现象或者积液征	2
骨密度	
T 值＞－2.5	0
－2.5＞T 值＞－3.5	1
T 值＜－3.5	2
临床表现	
无明显痛	0
腰背痛（体位改变诱发痛）	1
持续明显痛/脊髓损伤	2
总分	0～8

注：总分低于4分者可采用保守治疗：正规抗骨质疏松＋卧床＋支具保护；总分等于4分者应首先根据患者生命体征能否耐受手术，其次根据患者对手术的意愿和对生活质量的要求，采用保守治疗，或者手术治疗（椎体成形术或椎体后凸成形术）；总分高于或等于5分者建议采用手术治疗（椎体成形术、椎体后凸成形术，或开放手术即骨水泥钉道强化附加伤椎骨水泥成形术）。

二、胸腰椎骨质疏松性骨折诊断

诊断标准：①腰背痛病史；②腰部活动受限；③X线与CT表现：椎体楔形压缩（包括上、下终板双凹塌陷），椎体爆裂骨折（以椎体前中柱崩裂、椎体后壁骨折为特征）；④MRI检查：提示椎体内信号改变；⑤骨密度 T 值＜－2.5。

三、胸腰椎骨质疏松性骨折治疗

（一）椎体成形术

据国内外研究报道，椎体成形术或椎体后凸成形术是治疗胸腰椎骨质疏松性骨折切实、可靠的方法,其创伤小,能有效地恢复椎体高度,增强伤椎强度,具有明显的止痛效果,患者可以早日下地,生活质量明显提高。但是该术式的并发症也不容忽视,主要包括肺栓塞、骨水泥热损伤、骨水泥渗漏(椎管内渗漏、椎旁渗漏和硬脊膜渗漏)及神经损伤。骨水泥渗漏是最常见的并发症,发生率为4％～65％;神经损伤是最严重的并发症,发生率为2.52％。目前大部分学者认为骨水泥的注入量和术后并发症关系较为密切,胸腰段椎体建议注入量为5～8 mL,有学者建议骨水泥的注入量达到伤椎体积的25％,效果最佳。

(二)固定融合

对于椎体严重变形,或者伴有明显的神经症状,或存在潜在神经损伤可能的时候,椎体成形术可能无法满足临床的需要,此时,需行后路固定融合术。为了增加螺钉的把持力,有学者建议植钉内倾角度应适当增大,行双皮质固定,固定节段最好包括伤椎上下各两个节段。

(三)常规方法

对于胸腰椎骨质疏松性骨折,传统常采用后路切开复位融合内固定术,由于骨质条件差,往往固定节段长,术中出血多、创伤大,术后内固定松动、移位发生率高。

(四)骨水泥钉道强化

研究表明,骨水泥钉道强化能有效改善固定界面,增加螺钉的把持力,维持术后脊柱的稳定性。实际操作中为了获得良好的骨水泥弥散,应该在钉道的不同部位进行注入,保证骨水泥尽量弥散在钉道周围。制备钉道时,尽量保证一次成功,避免多次反复穿刺,破坏局部的骨性结构。

(五)膨胀螺钉

椎体骨质疏松已成为导致椎弓根螺钉固定能力下降、螺钉松动,从而导致融合失败的一个重要原因。有学者提出,膨胀式椎弓根螺钉的设计在膨胀后其纵轴切面成三角形,不增加椎弓根螺钉的基础上,使椎体内的螺钉直径增大,抗拔出能力增加。特别是其膨胀后产生张开的"爪"状鳍,潜入周围的骨质,可以有效地对抗轴向拔出负荷产生的旋出扭矩,达到螺钉固定稳定的效果。膨胀式椎弓根螺钉能在不断增加螺钉长度和在椎弓根内的直径、降低椎弓根处骨折风险的前提下,提供更加可靠的固定强度,是老年骨质疏松性胸腰椎骨折的较理想的固定器,但是不能耐受手术或严重的骨质疏松患者不适用。

(六)前路手术

有学者提出,后路椎弓根钉复位、融合固定是治疗胸腰段脊柱骨折的常用方法,但对于骨质疏松患者往往复位不理想,固定不牢,后期常有假关节形成,矫正度丢失。采用前路空心螺钉固定也是一种较好的选择。该方法采用左侧前外侧入路,用自体髂骨植于上下椎间隙,融合上下椎体,在骨折椎体的上下位椎体中心定点插入定位针,安装2枚装有自体骨的空心螺钉,进行复位固定。手术资料显示,此方法并发症少,内固定良好,患者恢复情况好,效果满意。

(吴　炜)

第七节　骶骨骨折

一、损伤机制及特征

骶骨骨折常与骨盆骨折伴发,单纯骶骨骨折很少见。骨盆骨折患者中骶骨骨折的发病率约为 35％(4％～74％)。正常情况下骶骨抗压缩应力很强,抗剪力和张力较弱;而在骨盆环完整时,除了直接暴力外骶骨只能受到压缩应力作用,所以骶骨骨折常伴发骨盆骨折。骶骨骨折常常由单侧下肢或者单侧躯体的暴力沿髂骨间接作用于骶骨所致,最常见的应力是张力和剪力。

（一）旋转力

伴发耻骨联合分离或者耻坐骨支骨折的严重暴力。作用于下肢的强大的过伸张力导致髂骨沿骶髂关节的水平轴旋转,如果骶髂关节不旋转(骶髂关节抗这种应力的能力很强),就会发生经 $S_{1\sim2}$ 的骶孔骨折。骨折后髂后上棘上移而髋骨不上移。反方向的髂骨旋转可见耻骨联合端上移,这种损伤相对少见。

（二）杠杆作用

一旦骨盆环的前方被破坏,骨盆的两个半环就会产生明显分离,常见于碾压伤或者下肢极度外展。骶髂关节张开到极限,就会产生经骶骨翼的骨折,骨折常常介于第 1、2 骶孔水平之间。其机制类似于完全张开的合页将固定螺钉拔出。反方向的损伤会导致耻骨联合端相互重叠,相对少见。

（三）剪切力

坐位时暴力作用于膝部,使半侧骨盆直接向后移位。这种暴力更容易导致髋关节后脱位。但是如果受伤时髋关节轻度外展,就可能导致半侧骨盆向后向上移位,导致骶椎侧块承受剪切力而骨折。

具体到某一例患者各种应力结合到一起并占不同的比例,因此不可能精确地分析某种应力的作用。例如在坠落伤时,身体的重力和下肢、骨盆传导地面的抵抗力共同作用于骶骨水平,使骨盆沿水平轴旋转,同时骶骨则受到来自身体重力的作用而产生垂直向尾侧移位的倾向,从而导致骶骨的横形骨折。

二、骶骨骨折诊断

（一）骶骨骨折的分类

目前尚无统一的骶骨骨折分类方法。骶骨骨折分类总体而言可以分为 3 种。

第一种分类方法是将骶骨骨折作为骨盆环损伤的一部分。莱图内尔(Letournel)、蒂勒(Tile)等将骨盆骨折按照损伤机制和骨盆的稳定程度分为 3 种类型,在此基础上发展为 AO/ASIF 分类。①A 型骨折:单纯骶骨骨折或骶尾骨骨折,由于骨盆后弓仍保持完整,骨盆稳定性不受影响。②B 型骨折:由旋转暴力而致伤,骨盆环的完整性受到不完全破坏,骨折表现为旋转不稳。B1 型为单侧"翻书样"外旋损伤;B2 型为侧方挤压性内旋损伤,骶骨前方受到撞击而发生压缩骨折,同时合并对侧或双侧的耻骨支骨折;B3 型则损伤更为严重,表现为双侧的"翻书样"损伤或内旋损伤。③C型骨折:一侧或双侧骨盆环的完全性断裂,不仅表现为旋转不稳,而且存在后方及垂直不稳。此时骶骨骨折已不应被作为孤立性损伤来对待,而是应将其作为不稳定性骨盆骨折的一部分来处理。

　　第二种骶骨骨折分类方法针对累及腰骶交界的骨折,这类骨折非常不容易诊断。腰骶韧带非常坚强,除非有骨质疏松,否则这个节段的损伤通常只发生于高能量外伤。艾斯勒(Isler)根据主要骨折线相对于 $L_5 \sim S_1$ 椎小关节的位置,以及腰骶交界稳定性将这种损伤分为 3 种类型(图 5-4)。Ⅰ型: $L_5 \sim S_1$ 椎小关节外侧的经骶骨翼的骨折,这种骨折不影响腰骶的稳定性,但是可能影响骨盆环稳定性;Ⅱ型:经 $L_5 \sim S_1$ 椎小关节的骨折,这种骨折可能会影响腰骶稳定性及骨盆的稳定性,可伴有不同程度移位和神经损伤;Ⅲ型:累及椎管的骨折,这类骨折都不稳定,如果是双侧骨折则可以导致骨盆分离,需要予以固定。

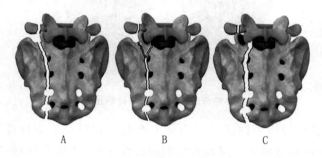

图 5-4　骶骨骨折的 Isler 分型

　　最后一种骶骨骨折分型强调骶骨的内在特征。根据 Denis 分区对骶骨骨折进行分类,即Ⅰ区(骶孔外侧)骨折、Ⅱ区(累及骶孔但未累及骶管)骨折和Ⅲ区(累及骶管)骨折。

　　罗伊-卡米尔(Roy-Camille)、斯特兰奇-沃格森(Strange-Vognsen)等将 DenisⅢ区的横形骨折进一步进行了分类(图 5-5)。Ⅰ型损伤最轻,表现为后凸畸形而没有移位或者轻度移位;Ⅱ型骨折表现为后凸畸形,骶骨不完全向前脱位;Ⅲ型表现为骶骨完全脱位;Ⅳ型骨折包含的范围比较大,包括伴有 S_1 椎体粉碎性骨折的全部上述 3 个类型的骨折,这种类型的骶骨骨折非常少见。Roy-Camille 的骨折分型仅考虑到发生于 $S_{1 \sim 2}$ 的横形骨折,但是在少数情况下,横形骨折也可以发生于 S_3 以下。根据横形骨折发生的位置,又将发生于 $S_{1 \sim 2}$ 的骨折称为高位骶骨骨折,发生于 S_3 以下的骨折称为低位骶骨骨折。

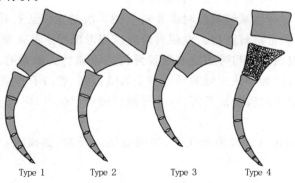

Type 1　　　　Type 2　　　　Type 3　　　　Type 4

图 5-5　骶骨骨折的 Roy-Camille 分型

而吉本斯(Gibbons)等则将 Denis Ⅲ 型骨折又分为两型:纵形骨折和横形骨折。纵形骨折常伴有严重的骨盆损伤;横形骨折常见于高处坠落伤和交通伤,常伴有严重的神经损伤,又称为跳跃者骨折或自杀者骨折。当横形骨折同时伴有纵形骨折时,根据骨折线的形状,可以将骶骨骨折分成 H、U、L 及 T 型骨折(图 5-6)。

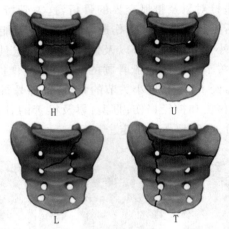

图 5-6　按骨折线形状对骶骨骨折进行分型

此外,根据骶骨骨折的原因不同还可分为暴力性骨折和骶骨不全骨折(SIF)。骶骨不全骨折是指非肿瘤因素引起的骶骨强度下降而发生的应力性骨折,好发于 60 岁以上的女性。

(二)物理检查

据报道,有 24%～70% 的骶骨骨折患者在首诊时被漏诊。骶骨骨折的延误诊断可能会对患者的预后产生不良影响。骶骨骨折的患者常常有多发损伤。对于高能量钝性损伤的患者必须进行全面的物理检查,尤其是对于有骨盆周围疼痛的患者更应该高度警惕骶骨损伤,应全面检查骨盆环的稳定性。

除了检查患者的运动和感觉功能及下肢的反射,神经系统检查还应当包括肛门指诊,并记录肛门括约肌的自发收缩和最大主动收缩的力量,肛周 $S_{2\sim5}$ 支配区轻触觉和针刺觉的情况,以及肛周刺激收缩反射、球海绵体反射和提睾反射的情况。女性患者怀疑有骶骨骨折时应当考虑进行阴道检查。除了支配膀胱和直肠的神经受损外,外伤和骨折移位也可能会损伤支配生殖系统功能的神经。必要时需要请泌尿外科及妇科医师会诊。

骶骨骨折,尤其是伴有神经系统损伤时需要对双侧下肢的血供进行检查。除了评估远端的动脉搏动情况外,还应当测量踝臂指数。发现异常时应当考虑行下肢血管造影。

骨盆周围有软组织损伤时应当考虑到有骶骨骨折的可能性。如果有皮下积液,提示腰骶筋膜脱套伤,应当特别重视,因为经该区域的手术感染风险很高、切口不易愈合。

骶骨骨折的患者常常伴发胸腰椎骨折,在进行神经损伤评估时,应当全面地检查分析。

(三)影像学检查

常规的骨盆 X 线正侧位片表现为骶孔线、椎间盘线的异常,如模糊、中断、消失、结构紊乱、硬化、左右不对称等征象。

1.脊髓造影检查

脊髓造影解决了脊神经根不能显影的困难,同时理想的脊髓造影片也可对 S_1、S_2 以上脊神经根袖内的部分神经显影,而对于 S_2 以下骶神经根、硬脊膜外神经根、骶丛神经、坐骨神经均不能显影。

2.CT 检查

CT 检查能很好地显示骨结构,确定骨折部位,显示椎管形态及椎管内有无骨折块。

3.MRI 检查

MRI 较其他影像技术对神经、软组织有良好的显像,采用先进的 MRI 技术,使用适当的表面线圈和脉冲序列能够获得较清楚的周围神经影像。

4.放射性核素扫描(^{99m}Tc)

诊断 SIF 的敏感性很高,表现为单侧或双侧骶骨翼上位于骶髂关节与骶孔之间核素异常浓聚。不过此种检查特异性差,炎症、肿瘤也可有浓聚征。

三、骶骨骨折的治疗

处理骶骨骨折患者时,必须首先遵循创伤患者诊治的总体原则。骶骨骨折时常伴有骨盆环的破坏、神经根损伤、马尾神经损伤及脊柱的损伤,它们之间相互影响。总体而言,应当根据骨盆环和腰骶的稳定性、神经损伤情况及患者的全身状况来制定治疗方案。

骶骨骨折应当初步分为以下 4 类:①伴有稳定或不稳定性骨盆环损伤。②伴有腰骶椎小关节损伤。③伴有腰骶脱位。④伴有神经损伤及马尾神经或脊髓压迫。

（一）伴有骨盆环损伤的骶骨骨折

必须对骨盆环的稳定性进行评估。当存在明显的骨盆环不稳定时,需要对骨盆环进行初步的复位和固定,方法包括骨牵引、外固定架、骨盆固定带、骨盆钳等。这些方法都可以达到复位骨折、减少出血的目的。如果患者的血流动力学不稳定,可以考虑进一步行血管造影栓塞。

对于骨盆环稳定的患者,并且无神经损伤,软组织损伤也较轻,则保守治疗效果比较好。具体方法:对于无移位的稳定骨折采用卧床休息,早期不负重下床活动;对于移位的骶骨骨折可手法复位后行骨牵引,牵引复位时需要准确地设计好牵引的方向和力量。牵引重量一般为患者自身体重的 $1/5\sim1/4$,牵引时间应在伤后 24 小时内完成且不少于 8 周。

（二）伴有腰骶椎小关节损伤的骶骨骨折

Isler 第一个提出了腰骶交界损伤与不稳定性骶骨骨折的关系。他提出骨折线经过 S_1 上关节突或者位于 S_1 上关节突内侧的垂直型骶骨骨折会影响腰骶交界的稳定性。他还发现腰骶交界损伤与半骨盆脱位有关。这种类型的损伤见于 38% 的垂直不稳定型骶骨骨折和 3.5% 的旋转不稳定型骶骨骨折。

但是 Isler 可能低估了伴有腰骶椎小关节损伤的骶骨骨折的发病率,因为受限于那个时代的影像学检查条件,很多病例可能漏诊了。对于经骶孔的,尤其是伴有移位的骶骨骨折,应当考虑腰骶交界损伤的可能,应当行进一步检查。一旦确诊,应进行手术固定。

（三）腰骶脱位的骶骨骨折

腰骶脱位,也称为创伤性腰骶前脱位,非常少见。临床表现为腰椎滑脱至骶骨前方,可能伴有双侧 $L_5\sim S_1$ 椎小关节脱位、同侧的椎小关节骨折,或者经骶骨椎体的骨折。可能有多种受伤机制,都属于高能量损伤。

腰骶脱位非常少见,表现通常不典型,而且患者的病情通常都非常严重,所以腰骶脱位在首诊时常漏诊。脊柱骨盆分离(也称为 U 型骶骨骨折)的损伤与此类似,治疗相当困难。它们的共同特征是骶骨与腰椎及骨盆分离,都是高能量损伤所致,患者存活的概率很小。这种损伤高度不稳定。

固定方法包括骶髂螺钉、接骨板螺钉及腰椎-骨盆桥接固定等。因为发病率很低,虽然各种方法都有一定的临床应用效果的报道,但是各种固定方法的优缺点及临床适应证目前还无法准确评价。

（四）伴有神经损伤和压迫的骶骨骨折

神经损伤的情况对治疗方法的选择也有指导作用。马尾神经完全横断的患者行减压固定手术的重要性比马尾神经不完全断裂患者就差一些。

骶骨骨折手术治疗指征:有神经损伤的表现同时存在神经压迫的客观证据,伴有软组织裂伤及广泛的腰骶结构损伤。对于多发伤患者固定骶骨骨折后早期活动,可作为相对手术指征,有利于患者康复。手术的目的是稳定骨折、恢复腰骶对线、改善神经状态、充分的软组织覆盖及改善全身状况。

（五）减压

骶骨骨折时根据神经损伤的程度不同,轻者可为单一神经根病变,重者可能马尾神经完全横断。横形骶骨骨折时马尾神经完全断裂的发生率是35%。根据骶骨骨折的移位和成角情况,骶神经根可能会受压、挫伤或者受牵拉。因此可以通过骨折复位间接减压,也可以通过椎板切除或骶孔扩大来直接减压。对于马尾神经横断或者骶神经根撕脱的患者,单纯减压是没有意义的。

减压手术没有绝对的适应证,术后的结果也无法预测。然而对于伴有神经损伤的骶骨骨折患者,骨折愈合后神经周围纤维化、骶管及骶孔内瘢痕的形成会令骶神经根减压更加困难。因此,神经减压最好在受伤后的 24～72 小时内完成。对于伴有足下垂的患者行保守治疗或者延期手术,75%的患者预后差。尽管 L_5 神经根在骶骨水平位于椎管外,但是骶骨翼的骨折块向上向后移位可能会导致 L_5 神经根受牵拉、压迫,甚至卡压于骨折块与 L_5 横突之间,需要手术减压。

（六）固定

骨折的手术固定通常是与减压同时进行的,因为减压本身就可能会加重不稳定。固定手术指征包括伴有骨盆环或腰骶不稳定及软组织裂伤的骶骨骨折。固定方法包括前方骨盆固定、骶髂螺钉固定、骶骨直接固定及腰骨盆固定等。建议对大多数骶骨骨折患者采用骶髂螺钉固定。

对于需要手术固定的骶骨骨折,应当首先考虑到恢复骨盆前环的稳定性。利用接骨板、外固定架等固定骨盆前环,可以增加骨盆后方结构(包括骶骨)的稳定性。在俯卧位行后路手术时,前方固定还可以起到保护骨盆的作用。但是对伴有垂直不稳定骨盆骨折的骶骨骨折,单独固定骨盆前环并不能为骶骨骨折提供足够的稳定性,还应当手术固定骶骨骨折。

骶骨固定方法的选择不单纯取决于骨折的移位程度和生物力学需要,还应当考虑到局部软组织条件。理想的固定系统应当能够提供足够的生物力学稳定性,同时对软组织刺激小、软组织并发症(如伤口裂开、感染等)少。大多数骶骨骨折都可以用骶髂螺钉固定。

1.骶髂螺钉

最初设计用于骶髂关节损伤的骶髂螺钉在治疗垂直型骨盆后方损伤及骶骨骨折时非常有用,在 U 型骶骨骨折的治疗中也取得了很好的疗效,但是很少用于横形骶骨骨折。患者仰卧位或俯卧位,可以在透视条件下经皮植入螺钉。螺钉的植入高度依赖于透视成像。这种技术的安全性已经得到广泛验证。相对常见的并发症包括骨折复位的丢失和骨折复位不良,神经损伤或肠道结构损伤非常少见。考虑到骶孔可能会受损,应当避免加压。骶骨翼及骶骨斜坡的解剖存在变异,这种解剖变异可能会导致植入螺钉过程中的神经损伤。此外,经皮骶髂螺钉固定不适用于腰骶严重解剖异常及无法闭合复位的患者。

2.骶骨棒

后路骶骨棒固定手术简单、安全、创伤小。缺点是:①过度加压可能致骶骨压缩骨折加重,损伤骶神经。②双侧骶髂关节脱位或骨折不适用。③髂后上棘损伤也不适用。骶骨棒适用于 Denis Ⅰ型骨折,如用于 Denis Ⅱ型、Denis Ⅲ型骨折,骶骨棒的横向加压作用可能引起或加重骶神经损伤。骶骨棒加外支架治疗也可用于治疗 Tile C 型骨折,能够达到很好的复位固定,也可将骶骨棒穿过髂骨、骶骨,然后穿过对侧髂骨固定,用于双侧骶髂关节脱位或骨折、中度分离骨折,甚至产后骨盆带不稳定者。由骶骨棒和 CD 棒组合而成的 π 棒也可用于治疗骶骨骨折,由于有 CD 棒的纵向支撑对抗骶骨的垂直移位,骶骨棒无须加压过紧,对于Ⅱ、Ⅲ型骨折可使用在髂后棘内侧的螺帽防止过度加压,从而避免损伤骶神经。由于骶骨的复杂化和个体变化大,骶骨棒固定方法操作复杂、难度大、技术要求高,术前应仔细设计骶骨棒的通道。

3.三角接骨术

三角接骨术即联合应用椎弓根螺钉系统和骶骨横形固定系统(骶髂螺钉或骶骨接骨板),适用于治疗垂直剪力引起的骶骨骨折,提供了多平面的稳定,术后即可下床,疗效良好。对于垂直不稳定骶骨骨折治疗,三角固定接骨较单独应用骶髂螺钉固定更稳定。三角固定为静力固定,虽然固定牢靠,但可能产生应力遮挡效应而影响骨愈合,且手术创伤大。

4.接骨板

后路或前路接骨板固定骨盆前环骨折合并骶髂关节骨折,可采用后侧小块接骨板局部固定骶髂关节骨折,单纯后侧接骨板固定的抗分离及抗旋转能力与单枚骶髂螺钉固定相近,但比2枚骶髂螺钉固定差。也可采用2块3~4孔重建接骨板前路固定,前路接骨板固定可解剖复位,提高关节的稳定性,其缺点为对骨折仅起连接作用,抗旋转作用差,不能早期下地;手术创伤大,前路显露困难,操作复杂,出血多。

5.锁定加压接骨板

随着内固定器材的发展、锁定加压接骨板(LCP)的出现、微创技术的要求及骨质疏松症患者的增多,近年来出现了引入内支架治疗骶骨骨折的理念,将 LCP 用于骶骨骨折治疗。LCP 可用于骨质疏松症患者或骨质薄的患者(Denis Ⅱ型、Denis Ⅲ型骨折及粉碎性骨折)。LCP 固定创伤小,但不足之处在于费用较高。

6.腰椎-骨盆固定

在改良 Galveston 技术基础上发展而来的腰椎-骨盆固定技术包括 $L_3 \sim S_2$ 椎弓根螺钉、髂骨螺钉、骶髂螺钉、Jackson 骶骨棒、纵向的连接棒及横联,适用于伴腰骶不稳定的骶骨骨折。通过腰椎-固定提供腰骶及骶骨骨盆间的稳定性,患者可以不借助支具行早期活动。手术过程中可以进行广泛的神经根减压,还可以与骶髂螺钉联合应用。对于腰骶交界部骨折及 $L_5 \sim S_1$ 椎间盘突出的患者还可以行 $L_5 \sim S_1$ 的椎间融合。近年来,该方法得到不断改进,应用也越来越多,但是该技术对软组织条件要求高,内固定断裂、深部感染、切口愈合困难等并发症不容忽视。

（七）骶骨不全骨折的治疗

几乎所有学者都认为卧床休息是最好的治疗方法，可有效控制疼痛，一般 1 个月内疼痛缓解，6～12 个月内疼痛消失。同时应针对骨质疏松进行治疗。但也有学者主张早期下床活动，因为骶骨不全骨折属于稳定性骨折，不需手术，且患者多为老年人，卧床休息时间过长将导致肌肉、心脏、呼吸、消化、泌尿生殖、血管、内分泌等系统的并发症，严重影响 SIF 患者的治疗效果和生活质量，某些并发症甚至会导致患者死亡。在控制疼痛、严密监控的情况下，让患者借助支撑物早期下床活动将会有效减少上述并发症，并可减少患者的住院时间和费用。近年来兴起的骶骨成形术为 SIF 的治疗提供了新的选择，这项技术可以达到即刻缓解疼痛的目的，但是目前还没有随机对照的临床研究和长期临床应用结果的报道。

（八）尾骨骨折的治疗

1.非手术疗法

非手术疗法包括急性期和慢性期的治疗。

（1）急性期：卧床休息 3～5 天逐渐下床活动，坐位时垫以充气物或海绵垫。对有骨折移位者，在局部麻醉下通过肛门指诊行手法复位（采取上下滑动、加压，以使远折端还纳原位），3 天后再重复 1 次。由于肛周肛提肌的牵拉作用，常难以获得理想复位。

（2）慢性期：可行理疗、坐浴等疗法，并注意局部勿多受压。病重者，可行骶管封闭疗法，每周 1 次，3～4 次为 1 个疗程。对症状顽固者，可酌情行尾骨切除术。

2.手术疗法

手术疗法主要为尾骨切除术。

手术病例选择：主要是尾骨损伤后长期疼痛且无法缓解的病例。其具体原因不明确，可能是由瘢痕组织压迫尾神经所致。

（吴　炜）

第八节　脊柱附件骨折

一、胸腰椎关节突跳跃征和关节突骨折

（一）发生机制

胸腰椎关节突跳跃，见于两种以上暴力致伤。单纯关节突跳跃在胸腰椎并不多见，多合并椎体的骨折或骨折脱位。可发生于一侧，亦可双侧同时脱位，或一侧骨折，对侧脱位。由于脱位的关节突移位入椎管内，直接压迫脊髓，早期恢复正常解剖关系至关重要。关节突骨折主要见于旋转暴力致伤，以车祸多见。下部胸椎一侧上关节突骨折，骨折的上关节突可侵入椎管内，造成脊髓压迫。汽车撞于腰部是腰椎下关节突骨折的常见原因。由于受到下位椎节的上关节突自前外向后内半包绕，因而腰椎下关节突骨折很少有引起神经症状者。

（二）临床表现

外伤后背部疼痛、肿胀，大部分患者伴有完全性或不完全性截瘫。腰椎下关节突骨折后腰部的症状往往相当明显，腰部屈伸活动可引起严重疼痛。

（三）诊断要点

1.X线正位片

显示椎间隙增宽，关节突正常解剖关系破坏。侧位片显示上位椎下关节突位于下位椎上关节突的前方，对侧关节突骨折。

2.CT

向前方跳跃的下关节突位于椎管内，脊髓受压。

3.MRI

可明确脊髓受压的程度及初步估计预后。

（四）治疗选择

胸腰椎关节突跳跃征多伴有脊髓或神经根压迫症状，手法很难复位，且有加重脊髓损伤的嫌疑，因此主张尽早手术复位。术中将下位椎节的上关节突上部切除，助手用狮牙钳夹持脱位椎节棘突向后上方提起，术者将骨膜剥离器伸入绞锁的两关节突之间，将脱位椎节的下关节突向上后方撬拨，另一助手双手于棘突部压迫下位脊椎，恢复关节突的正常解剖关系，复位后行后路椎弓根螺钉系统内固定，并植骨融合。合并有椎体爆裂骨折的患者尚需同时完成硬膜前方的减压手术，可采用一期侧前方减压、植骨内固定，也可采用后路经椎弓根环形减压、椎体加强或融合的办法。

1.优点

能及时解除对脊髓的压迫，尽早复位。

2.缺点

手术有风险，条件要求高。

无神经症状的腰椎关节突骨折或交锁，可采用屈伸复位、卧床及腰椎牵引的方法缓解腰部剧烈疼痛。

（五）康复指导

胸腰椎关节突跳跃征术后的康复治疗与一般胸腰椎骨折脱位相似，术后早期加强四肢主动功能锻炼，借助轮椅或功能康复器械摆脱长期卧床带来的各种并发症。

此类损伤多伴有关节突对脊髓的压迫，损伤后不恰当的手法复位往往劳而无功，甚至加重脊髓的损伤，因此建议不可轻率地采用手法复位的方法，即使不能接受手术治疗，也应在局部或全身麻醉下缓慢复位，一旦手法无法复位，则应果断采用切开复位，同时行脊髓减压。

（六）预后

与脊髓损伤的程度密切相关，无神经症状者术后恢复较好。部分无神经症状的患者，如采用不正确的复位方法或没有接受正规的治疗，有导致迟发性脊髓损伤的可能。

二、横突骨折与棘突骨折

横突骨折可由直接暴力引起，亦可由间接暴力如汽车撞伤腰部造成横突骨折。直接暴力损伤多见于腰部弯向一侧的情况下，突然猛力竖直躯干，肌肉强力收缩造成横突的撕脱骨折。伤后腰部剧烈疼痛，翻身困难，咳嗽时疼痛加重，X线正位片可明确横突骨折的数量、移位程度。如果是肥胖患者腹腔内有大量气体存在诊断有困难者，可行灌肠后拍片或行CT薄层扫描确诊。单一横突骨折，只需卧床休息1个月，多能自愈。多发的横突骨折的治疗，主要是对症处理和卧床休息，卧床时间可适当延长，一般无须外固定。

　　单纯棘突骨折多发生于第7颈椎,如最常见的铲土者骨折,多发生于铲土工或篮球运动员急剧猛烈抬头,第7颈椎棘突在肌肉和韧带的牵拉下发生撕脱骨折;在胸腰椎很少见,发生于胸腰椎压缩骨折的棘突骨折,多在治疗胸腰椎损伤的同时予以适当处理。由于棘突骨折多不影响脊柱的稳定性,无须特殊治疗,卧床休息多能治愈。见于重体力劳动者的陈旧性棘突骨折,可引起腰部无力和疼痛等症状,影响正常劳动,可行局部封闭或骨折棘突骨块切除术。

（董汝军）

第九节　脊柱软组织损伤

　　慢性腰肌劳损为临床常见病、多发病,发病因素较多,主要症状是腰部酸痛,日间劳累加重,休息后可减轻,日积月累,可使肌纤维变性,甚至少量撕裂,形成瘢痕或纤维索条或粘连,遗留长期慢性腰背痛。治疗上以非手术治疗为主,若各种非手术疗法无效者,可施行手术治疗。

一、病因

　　(1)急性腰肌扭伤之后,治疗不及时、不正确、不彻底,迁延形成慢性腰肌劳损。

　　(2)腰肌的慢性积累性损伤:腰部肌肉韧带在日常生活和劳动中经常受到牵拉,如工作姿势不良,一侧腰肌紧张一侧松弛,致使两侧腰肌不平衡,久之则发生劳损。这些已劳损的组织,功能差,易受牵拉,常因其压迫内在神经纤维而产生腰痛。

　　(3)肌筋膜无菌性炎症:长期弯腰或坐位工作,使腰背肌长期处于牵拉状态;或感受寒湿,使腰肌紧张,出现痉挛、缺血、水肿、粘连等,均可引起腰背部疼痛、无力。

　　(4)先天性的脊柱畸形、下肢功能或结构性缺陷,这些均可引起腰部肌力的不平衡,最终导致腰背部组织的劳损,产生腰背痛。

　　此外,脊柱骨折之后伴随韧带损伤,脊柱内在平衡系统破坏,从而引起外源性平衡系统的失调,也会产生腰肌劳损。

二、症状

　　(1)腰部酸痛或胀痛,部分刺痛或灼痛。

　　(2)劳累时加重,休息时减轻;适当活动和经常改变体位时减轻,活动过度又加重。

　　(3)不能坚持弯腰工作。常被迫时时伸腰或用拳头击腰部以缓解疼痛。

　　(4)腰部有压痛点,多在竖脊肌处、髂骨肌后部、骶骨后竖脊肌止点处或腰椎横突处。

　　(5)腰部外形及活动多无异常,也无明显腰肌痉挛,少数患者腰部活动稍受限。

　　(6)X线检查:多无异常,少数可有骨质增生或脊柱畸形。

三、治疗

　　(1)避免过劳、矫正不良体位。

　　(2)适当进行功能锻炼,如腰背肌锻炼,防止肌肉张力失调。

　　(3)采用理疗、按摩等舒筋活血疗法。

（4）药物治疗：主要为消炎止痛药及舒筋活血的中药。

（5）封闭疗法：有固定压痛点者，可用 0.5%～1.0% 普鲁卡因 5～10 mL 加醋酸强的松龙或醋酸氢化可的松 0.5～1.0 mL 做痛点封闭，效果良好。

（6）手术治疗，对各种非手术治疗无效的病例，可施行手术治疗。

另外，平时要注意劳动姿势，改善工作条件，必要时可带腰围加以保护，坚持腰背肌功能锻炼，注意劳逸结合，以利恢复并防再发。

有一种最为常见的腰痛，痛在以腰骶关节为中心约一巴掌大的地方，或隐隐作痛，或酸痛不适，早晨起床时减轻，活动后加重，不能久坐、久站，弯腰困难。到医院检查，照 X 光片、验血也大都正常。患腰痛的人虽然大都能正常生活和坚持工作，但时间一长，会影响工作效率，降低生活情趣。这种腰痛，中医常称为肾虚腰痛，也就是腰肌劳损的腰痛。腰部是人体的中点，腰骶关节是人体唯一承受身体重力的大关节，是腰部活动的枢纽，前俯、后仰、左右侧弯、转身都有牵涉，无论是运动还是活动，这里的关节比全身哪个关节承受的力量都大。劳动强度大或活动量大，关节活动就多。关节的活动，都有肌肉的参与，所以这里的肌肉容易发生疲劳和损伤。腰肌劳损就有腰部肌肉积劳成疾的意思。有些人即使体力活动不大，劳动强度也不大，但由于姿势不对，脊柱处于半弯状态，腰背肌肉一直紧绷着，日积月累，也就产生劳损，进一步发展形成无菌性炎症，刺激神经末梢，引起疼痛，于是腰痛就发生了。

四、预防

首先要加强锻炼，提高身体素质。特别是长年坐着的人，腰背肌肉比较薄弱，容易损伤。因此，应有目的地加强腰背肌肉的锻炼，如做一些前屈、后伸、左右腰部侧弯、回旋、仰卧及起坐的动作，使腰部肌肉发达有力，韧带坚强，关节灵活，减少生病的机会。肥胖者应减肥，以减轻腰部的负担。其次要注意自我调节，劳逸结合，避免长期固定在一个动作上和强制的弯腰动作，如站久了可以蹲一蹲，蹲下不仅使腰腿肌肉得到放松休息，而且减少了体能的消耗。

最后要注意生活中的各种姿势，如从地上提取重物时，应屈膝下蹲。另外，避免弯腰加重负担，拿重物时，身体尽可能靠近物体，并使其贴近腹部，两腿微微下蹲；向高处取放东西时，够不着不宜勉强；睡眠时应保持脊柱的弯曲等。另外，避免潮湿和受寒也是很重要的。

五、锻炼

慢性腰肌劳损往往是由多种因素造成的。例如，长时间的体力劳动或运动，可因腰部负荷过重而造成腰肌的损伤；长期缺乏体育锻炼的肥胖者，站立时重心前移，也很容易引起腰部韧带、肌肉的劳损；腰部长时间遭受风寒，也可以引起慢性腰背部僵硬、疼痛；急性损伤处理不当或治疗不彻底，也会发展成慢性腰肌劳损。劳累后加重是慢性腰肌劳损的特点。下面介绍几种效果可靠又简便易行的康复锻炼方法。

（一）腰部前屈后伸运动

两足分开与肩同宽站立，两手叉腰，做好预备姿势。然后做腰部充分前屈和后伸各 4 次，运动时要尽量使腰部肌肉放松。

（二）腰部回旋运动

姿势同前。腰部作顺时针及逆时针方向旋转各一次，然后由慢到快、由大到小，顺、逆交替回旋各 8 次。

（三）"拱桥式"

仰卧床上，双腿屈曲，以双足、双肘和后头部为支点（五点支撑）用力将臀部抬高，如拱桥状，随着锻炼的进展，可将双臂放于胸前，仅以双足和头后部为支点进行练习。反复锻炼20～40次。

（四）"飞燕式"

俯卧床上，双臂放于身体两侧，双腿伸直，然后将头、上肢和下肢用力向上抬起，不要使肘和膝关节屈曲，要始终保持伸直，如飞燕状。反复锻炼20～40次。

以上方法于睡前和晨起各做一次。

（董汝军）

第六章

髋部及大腿损伤

第一节　髋关节脱位

髋关节脱位是指股骨头与髋臼构成的关节发生脱位。髋关节脱位约占全身各关节脱位的5%，占全身四大关节（肘、肩、髋、膝）脱位的第三位，仅次于肘、肩关节脱位。由于髋关节周围有坚强的韧带和丰厚的肌群，其结构十分稳固，一般不易发生脱位，只有在强大暴力作用下才可能发生髋关节脱位。髋关节脱位以活动力强的青壮年多见，多为高能量损伤如车祸、塌方、高处坠落等所致，复位越早治疗效果越好。如脱位时间过长，可能会增加股骨头缺血性坏死和创伤性关节炎的发生。

髋关节脱位，中医学称为"胯骨出""大腿根出臼""机枢错努""臀骱骨出"等。

一、病因、病理

髋关节脱位一般是由间接暴力导致，直接暴力所致极少见。随着我国交通运输业及建筑业的发展，因车祸、从工地高处坠落、塌方等高能量损伤所致的髋关节脱位日益增多，布兰德（Brand）在对髋关节脱位并骨折的病因学研究中发现约80%由机动车车祸所致。由于损伤能量高，对髋关节结构破坏严重，除脱位外，关节囊及邻近的肌肉等软组织亦有广泛损伤，常伴有髋臼、股骨头骨折，甚至并有同侧股骨颈、股骨干骨折等复合伤。由于损伤严重，其晚期并发症也相对增多。

二、分类

临床上按脱位的方向可分为后脱位、前脱位、中心型脱位。除此之外，还有陈旧性髋关节脱位。

（一）后脱位

髋关节在屈曲位时股骨头的一部分不在髋臼内，稳定性靠关节囊维持，若同时再有内收则股骨头大部分位于髋臼后上缘，其稳定性甚差。在车祸中患者处于坐位，膝前方顶撞于硬物上，或患者由高处坠落时髋关节处于屈曲位，来自膝前方的强大冲击力沿股骨干纵轴传递至股骨头，使股骨头冲破关节囊向后脱出，这样的脱位常伴有髋臼后缘或股骨头骨折，部分患者可同时伴有股骨颈或股骨干骨折；如若患者髋关节在屈曲、内收、内旋位受伤，或暴力纵向传递时存在迫使大腿内收、内旋的分力,这时股骨颈可被髋臼前内缘阻挡,形成一杠杆支点,股骨头更易向后上脱出。这样的脱位伴有髋臼后缘或股骨头骨折、股骨颈或股骨干骨折的概率相对较小。塌方时患者髋关节处于屈曲、内收位,膝关节着地,重物由腰骶部或臀后冲击髋关节,也能迫使股骨头冲破后方关节囊而形成后脱位。髋关节后脱位发生时由于髋关节屈曲的角度不同,股骨头脱出的位置亦有所不同。当屈髋小于90°时股骨头脱出的位置多位于髋臼后上方的髂骨部,形成后上方脱位;当屈髋90°时股骨头多停留在髋臼后方,称为后方脱位;当屈髋大于90°时股骨头脱向髋臼后下方,停留在近坐骨结节部,称为髋关节后下方脱位。

股骨头脱出关节囊,造成股骨头圆韧带断裂,后关节囊撕裂,关节囊后上方各营养支发生不同程度的损伤。但前侧髂股韧带和关节囊保持完整,并具有强大拉力,使患肢出现屈髋、内收、内旋畸形。髋关节后脱位约占髋关节脱位的85%。

髋关节后脱位并发髋臼后缘骨折约占32.5%,合并股骨头骨折占7%～21%。坐骨神经可因牵拉或受到股骨头的挤压,骨折块的碾挫而发生牵拉伤、撕裂伤、挤压伤、挫伤,出现下肢麻痹,踝背伸功能障碍。

(二)前脱位

外界暴力作用使大腿强力外展、外旋,此时股骨大转子顶部与髋臼上缘接触,以此为支点的杠杆使股骨头脱出髋臼,突破关节囊,向前方脱位。少数情况下髋关节在外展外旋位时,大转子后方遭受向前的暴力,造成前脱位。脱位后若股骨头停留在耻骨横支水平,称为耻骨型或高位型,可致股动脉、股静脉受压而出现下肢循环障碍;若股骨头停留在髋臼前方,称为前方脱位;若股骨头停留于闭孔处,称为闭孔脱位。临床上以此型多见。股骨头可压迫闭孔神经而出现股内侧区域性麻痹。前脱位占髋关节脱位的10%～15%。

(三)中心型脱位

中心型脱位多由传达暴力所致。多因挤压伤致骨盆骨折,折线通过臼底,股骨头连同骨折片一起向骨盆内移位所致。亦可发生于下肢在轻度外展屈曲位时,强大暴力作用于股骨大转子外侧;或髋关节在轻度外展外旋位,高处坠落,足跟着地,暴力沿股骨纵轴传达致股骨头撞击髋臼底,致臼底骨折,当暴力继续作用,股骨头可连同髋臼的骨折片一同向盆腔内移位,形成中心型脱位,有时可伴有盆腔内脏器损伤。

(四)陈旧性髋关节脱位

当脱位超过3周即称为陈旧性脱位。近年来由于诊断水平的提高,这类疾病已明显减少,常见于漏诊或延误治疗的患者。漏诊多见于伴有同侧股骨干骨折,由于骨折症状掩盖了脱位征象,临床检查欠周详;延误治疗多见于伴有其他严重复合伤,为抢救生命或治疗复合伤而延误治疗时机。此时髋周肌肉、肌腱挛缩,髋臼为血肿机化形成的纤维瘢痕组织填充,关节囊破裂口在股骨颈基底部愈合,股骨头为纤维瘢痕组织包裹粘连而固定于脱出的位置。同时由于长时间的废用,患侧股骨,尤其是股骨颈及转子部骨质疏松明显。这些都给手法复位增加了一定的困难。

中医学认为髋关节脱位的病机为骨错筋伤,气滞血瘀,病理性质为实证。早期,由于髋关节骨错筋伤,筋膜断裂,络脉受损,血离经脉,气机凝滞,瘀积不散,经络受阻,故髋部疼痛、肿胀、关节活动受限,瘀血泛溢肌肤,则局部皮肤瘀紫;中期,骨位虽正,但筋络尚未修复,瘀血内滞未尽去,故肿痛减轻,瘀斑渐散;后期,瘀血已尽,肿痛消退,虽筋络连续,但尚未坚韧,故关节活动不利,患肢乏力。

三、诊断

（一）病史

有如车祸、高处坠落、塌方、运动伤等明确的外伤史。

（二）临床表现

1.髋关节脱位常见症状

受伤后患侧髋部疼痛、淤肿、畸形，出现功能障碍，弹性固定。

2.髋关节脱位的体征

（1）后脱位：患髋呈屈曲、内收、内旋、短缩畸形，伤侧膝关节屈曲并靠于健侧大腿中 1/3 处，即"粘膝征"阳性；患者臀部膨隆，股骨大转子上移凸出，在髂前上棘与坐骨结节连线（Nelaton线）上可扪及股骨头。

（2）前脱位：患髋外展、外旋、轻度屈曲，患侧较健肢增长畸形；患侧膝部不能靠于健侧下肢上，"粘膝征"阴性；患侧大转子区平坦或内陷，在腹股沟或闭孔处可扪及股骨头。

（3）中心型脱位：移位不多者无特殊体位畸形；移位明显者可出现患肢短缩畸形，大转子不易扪及，阔筋膜张肌、髂胫束松弛；若髋臼骨折形成血肿，患侧下腹有压痛，肛门指检可在患侧有触痛或扪及包块。

3.陈旧性髋关节脱位

可分为陈旧性后脱位、陈旧性前脱位、陈旧性中心型脱位。由于时间的迁延，局部的瘀肿已退，疼痛常不明显，甚至可扶拐跛行，伤侧肢体肌肉萎缩，但脱位造成的畸形仍在。

（三）影像学检查

1.X 线检查

X 线检查是诊断髋关节脱位的主要方法，一般情况下，髋关节正位、闭孔斜位、髂骨斜位 X 线片可明确脱位的类型及是否伴有骨折。

（1）髋关节后脱位：股骨头脱出位于髋臼后方，在 Nelaton 线之上，Sheton 线不连续；股骨干内收、内旋，大转子突出，小转子消失，内旋越明显，股骨颈越短。若合并髋臼骨折、股骨头骨折或股骨颈骨折，宜加照闭孔斜位及髂骨斜位片。若合并髋臼后缘骨折，骨折片常被脱位的股骨头推向上方，位于股骨头顶上；若合并股骨头骨折，则多发生于股骨头的前内下部，很少累及负重区，股骨头前下内方骨折块多保留在髋臼内。

（2）髋关节前脱位：股骨呈极度外展、外旋位，小转子突出，股骨头位于髋臼前方多在闭孔内或耻骨横支水平。

（3）髋关节中心型脱位：髋臼臼底骨折，骨折片随股骨头突入盆腔，骨盆正位片可显示髋臼及股骨头的改变，闭孔斜位及髂骨斜位片可清楚显示髋臼骨折及移位情况。

（4）陈旧性髋关节脱位：X 线可显示脱位的方向，伴骨折者可见移位的骨折片；脱位时间长者，髋关节周围可见增大的软组织影，部分患者可有软组织钙化影，股骨上段可有不同程度的骨质疏松。

2.CT 检查

在常规 X 线检查中由于患者摆位时的剧痛等，难以达到满意的双斜位投照效果，加之影像的重叠及遮盖等因素的干扰，对创伤后并有骨折者容易漏诊或低估。CT 薄层扫描及三维重建可提高髋臼及股骨头骨折检出率；能初步了解关节及周围软组织损伤后的形态变化；能准确地进行髋关节合并骨折的分型,对临床治疗及减少晚期并发症有重要的意义。

3.MRI 检查

MRI 在了解髋关节脱位并髋臼骨折、股骨头骨折骨片的大小及移位情况不如 CT 清楚,但在观察髋关节周围软组织损伤、髋臼唇撕裂、关节腔内出血的情况较 CT 敏感。晚期可用来观察是否伴有股骨头坏死。

(四)分类分型

1.根据股骨头与髋臼的位置关系分型

(1)前脱位:以 Nelaton 线(髂前上棘与坐骨结节的连线)为标准,位于该线前方者为前脱位。前脱位又可分为前上方脱位(耻骨脱位)、前方脱位(髋臼前方脱位)、前下方脱位(闭孔脱位)。

(2)后脱位:脱位后股骨头位于 Nelaton 线后方者为后脱位。后脱位又可分为后上方脱位(髂骨部脱位)、后方脱位(髋臼后方脱位)、后下方脱位(坐骨结节脱位)。

(3)中心型脱位:股骨头冲破髋臼底或穿入盆腔者为中心型脱位。

2.根据合并骨折类型分型

髋关节脱位并骨折分型种类较多,下面介绍临床上常用的分型。

(1)Thompson-Epstein 髋关节后脱位并骨折分型:该分型法缺失髋关节后脱位并股骨颈骨折的分型。

Ⅰ型:髋关节后脱位伴有或不伴有髋臼后缘小骨折片。

Ⅱ型:髋关节后脱位伴有髋臼后缘较大单一骨折片。

Ⅲ型:髋关节后脱位伴有髋臼后缘粉碎性骨折。

Ⅳ型:髋关节后脱位伴有髋臼后缘及髋臼顶骨折。

Ⅴ型:髋关节后脱位伴有股骨头骨折。

(2)髋关节前脱位并骨折分型:髋关节前脱位发生概率较小,一旦脱位常易致股骨头骨折。

凹陷型髋关节前脱位并股骨头负重区压缩性凹陷骨折。

经软骨骨折型髋关节前脱位并股骨头负重区骨软骨骨折或关节软骨缺损。

(3)髋关节中心型脱位分型。

Ⅰ型:髋臼底部横形或纵形骨折,股骨头无移位。此型损伤轻,较多见。

Ⅱ型:髋臼底部骨折,股骨头呈半脱位进入盆腔。此型损伤较重,亦较多见。

Ⅲ型:髋臼底部粉碎性骨折,股骨头完全脱位于盆腔,并嵌入于髋臼底部骨折间。此型损伤严重,较少见。

Ⅳ型:髋臼底骨折并有髋臼缘骨折或同侧髂骨纵形劈裂骨折,骨折线达臼顶,股骨头完全脱位于盆腔。此型损伤严重,很少见。

3.根据脱位时间长短分类

新鲜髋关节脱位时间在 3 周以内,陈旧性髋关节脱位时间超过 3 周。

(五)常见并发症

1.骨折

髋关节脱位可并有髋臼骨折、股骨头骨折,少数情况下可出现同侧股骨颈骨折或股骨干骨折。

2.坐骨神经损伤

髋关节后脱位并髋臼后上缘骨折者或未能及时复位者,易致坐骨神经损伤,多表现为不完全损伤,以腓总神经损伤表现为主,出现足下垂、足趾背伸无力、足背外侧感觉障碍等体征。

3.闭孔神经损伤

前脱位的股骨头亦可压迫闭孔神经,致闭孔神经支配区域麻木。

4.股静脉损伤

髋关节前脱位的股骨头可直接压迫或部分挫伤股静脉导致患侧肢体深静脉栓塞,表现为患肢肿胀、疼痛,凹陷性水肿由足踝逐渐发展至近端,腓肠肌压痛明显。

5.股动脉损伤

下肢血液循环障碍,可见患肢大腿以下苍白、青紫、发凉,足背动脉及胫后动脉搏动减弱或消失。

6.内脏损伤

髋关节中心型脱位,髋臼骨碎片可随移位的股骨头进入盆腔,刺伤膀胱或直肠,常首先表现为腹膜刺激征,若同时伴有血尿、尿外渗体征,应考虑膀胱破裂。

7.创伤性关节炎

髋关节脱位并骨折常致髋关节面严重损伤,或关节内游离骨块,晚期易引起髋关节创伤性关节炎。临床上出现髋疼痛不适,骨性关节面模糊、中断、消失及硬化,关节间隙变窄或见关节内游离体。

8.股骨头坏死

髋关节脱位常引起圆韧带撕脱,关节囊广泛撕裂,上、下干骺端动脉遭受不同程度的损伤,致股骨头坏死。临床上出现髋痛,股骨头内死骨形成,股骨头塌陷变形。

9.髋关节周围骨化性肌炎

多见于髋部创伤严重,髋关节脱位并骨盆、髋臼骨折及股骨上段骨折者。轻者髋关节活动时有响声,重者髋关节活动障碍。

10.下肢深静脉血栓及肺栓塞

髋部脱位并骨折患者由于局部肿胀,下肢活动受限,静脉血流多处于缓慢状态,易引起深部静脉血栓。尤其是髋关节前脱位,股骨头可压迫或挫伤股静脉,更易引起下肢静脉血栓。静脉血栓形成后最常见也最危险的并发症是肺栓塞。

四、治疗

(一)治疗原则

新鲜脱位应及早复位,一般不应超过 24 小时,以手法闭合复位为主,复位后需充分固定。合并股骨干骨折者,先整复脱位,再整复骨折;对难复性髋关节脱位或脱位并髋臼、股骨头、股骨颈骨折,应早期行手术切开复位内固定。警惕严重并发症。

(二)治疗方法

1.非手术治疗

(1)闭合复位:应在全麻、腰麻或硬外麻下进行,据不同的脱位类型选择不同的手法进行复位,或行牵引复位。

后脱位:①屈髋拔伸法(Allis 法)。患者取仰卧位,助手固定骨盆,使患肢屈髋屈膝,术者面向患者弯腰站立,跨骑于患肢上,用双前臂、肘窝扣在患肢腘窝部,沿股骨轴线方向提拉并外旋患肢,使股骨头滑入髋臼。②回旋法(Bigelow 法)。患者仰卧,助手固定骨盆,术者一手握住患肢踝部,另一手以肘窝提拉其腘窝部,在向上提拉基础上,将患髋依次做内收-内旋-极度屈曲,然后将其外展、外旋并伸直,此复位轨迹在左髋形如"?",右髋则为反"?",复位过程中若感到或听到弹响,患肢伸直后畸形消失,即已复位。③拔伸足蹬法。患者仰卧,术者双手握患肢踝部,用一足外缘蹬于坐骨结节及腹股沟内侧,手拉足蹬,身体后仰,协同用力,并将患肢旋转,即可复位。④俯卧下垂法(Stimson法)。令患者俯卧于检查台上,患髋及下肢悬空,屈髋屈膝90°,助手固定骨盆,术者用一手握住患者足踝部,保持屈膝90°,然后术者亦屈膝90°,将患者小腿置于自己膝上,另一手沿股骨干长轴向下压小腿近端,即可复位。⑤后脱位合并同侧股骨干骨折整复法。患者侧卧,健肢在下,一助手握住患肢踝部顺势牵引,另一助手以宽布带绕患肢大腿根部向外上方牵引,术者站于患者身后,以手掌向前、远侧推股骨大转子,直至股骨头移至髋臼水平,在保持牵引情况下,第三助手用手提拉膝关节,使髋关节屈曲90°,同时术者以手掌推股骨头向前即可复位。

前脱位:①屈髋拔伸法。患者仰卧,一助手固定骨盆,另一助手握住小腿近端,保持屈膝,顺原畸形方向,向外下方牵引并内旋,术者用双手环抱大腿根部,向后外方挤压,同时助手在持续牵引下内收患肢,使股骨头回纳入髋臼。②反回旋法。操作步骤与后脱位相反,先将髋关节外展、外旋、极度屈曲,然后内收、内旋、伸直患肢,此复位轨迹,左髋如反"?",右髋则为"?"。③俯卧下垂法。令患者俯卧于检查台上,患肢下垂,助手固定骨盆,屈髋屈膝90°,术者用一手握住患者小腿持续向下牵引,同时旋转患肢即可复位。④侧牵复位法。患者仰卧,一助手以双手固定骨盆,另一助手用一宽布带绕过大腿根部内侧,向外上方牵拉,术者双手分别扶持患膝及踝部,连续屈患髋,在伸屈过程中,可慢慢内收、内旋患肢,常可听到或感到股骨头纳入髋臼的弹响,畸形消失,即可复位。⑤前脱位合并同侧股骨干骨折整复法。患者仰卧,一助手固定骨盆,另一助手握膝部,顺畸形方向牵引,在维持牵引下,第三助手以宽布带绕大腿根部向外上牵引,术者站于健侧,以手将股骨头近端向内扳拉,同时令握膝牵拉的助手内收患肢,即可复位。

中心型脱位:①拔伸扳拉法。对轻度移位者可用此法进行复位。患者仰卧,一助手固定骨盆,另一助手握患肢踝部,使足中立,髋外展约30°,在此位置下拔伸旋转;术者以双手交叉抱住股骨上端向外扳拉,至大转子处重新高起表明股骨头已从骨盆内拔出,然后行胫骨结节骨牵引,维持6~8周,重量为6~10 kg。②牵引复位法。适用于各类型脱位患者。对移位不明显者,行胫骨结节或股骨髁上骨牵引,牵引重量为3~4 kg,2~3周逐步减少牵引重量,4~5周可去掉牵引。对移位明显,且髋臼底骨折严重者,应行股骨髁上牵引,牵引重量为10~12 kg,同时在大转子部另打一前后克氏针向外牵引,牵引重量为3~4 kg,一般3天内可将股骨头牵引复位。复位后可去除侧向牵引,纵向牵引重量减至4~6 kg,维持骨牵引8~10周。

陈旧性髋关节脱位:陈旧性脱位手法复位需严格掌握适应证,做好复位前工作。①适应证:身体条件好,能耐受麻醉及整复时刺激;外伤脱位后,时间在2~3个月;肌肉韧带挛缩较轻,关节轮廓尚清晰;关节被动活动时,股骨头尚可活动;X线示骨质疏松及脱钙不明显,不合并头、臼及其他骨折,关节周围钙化或增生不严重。②术前牵引:术前先用大重量骨骼牵引,通常选用股骨髁上牵引,牵引重量为7~12 kg,抬高床尾,以加大对抗牵引力。待股骨头牵至髋臼平面,方可考虑手法复位。③松解粘连:在充分麻醉、筋肉松弛的情况下进行,一助手固定骨盆,术者持患肢膝及踝部,顺其畸形姿势,作髋关节屈、伸、收、展、内旋、外旋等运动,范围由小到大,力量由轻到重,将股骨头从粘连中松解出来。④手法复位:当粘连松解充分后可按新鲜脱位整复方法进行复位。若复位后髋不能伸直,或伸直后股骨头又脱出,可能因为髋臼为瘢痕组织填充,可反复屈伸、收展、内外旋,并可令一助手在大转子部同时挤压,使股骨头推挤、研磨髋臼内充填的瘢痕组织,从而完全进入髋臼。

（2）固定：髋关节脱位复位后，但由于部位特殊，难以通过夹板及石膏获得有效的固定作用。常需结合骨牵引或皮肤牵引固定，患肢两侧置沙袋防内、外旋。①髋关节后脱位：维持髋关节轻度外展皮肤牵引3～4周，避免行髋关节屈曲、内收、内旋活动。合并髋臼后缘骨折者，采用胫骨结节或股骨髁上牵引，牵引重量为6～12 kg，定期复查X线片，调整骨牵引重量，复位后应维持骨牵引8～12周。②髋关节前脱位：维持髋关节内旋、内收、伸直位皮肤牵引3～4周，避免外展、外旋活动。③髋关节中心型脱位：中立位牵引6～8周，待髋臼骨折愈合后方能拆除牵引。

2.手术治疗

（1）手术治疗适应证：髋关节后脱位、前脱位、中心型脱位及陈旧性脱位的手术适应证各不相同，现分述如下。

髋关节后脱位手术适应证：①软组织嵌入关节腔，手法复位失败者。②合并较大髋臼骨折，影响关节稳定者或股骨头负重区骨折者。③合并同侧股骨颈、转子间及股骨干骨折者。④伴有骨盆耻骨体骨折或耻骨联合分离者。⑤合并坐骨神经损伤需手术探查者。

髋关节前脱位手术适应证：①股骨头嵌入腰大肌或前关节囊，手法复位失败者。②合并股动脉损伤需手术探查者。③合并深静脉血栓保守治疗无效者。

髋关节中心型脱位手术适应证：①股骨头在骨盆内被骨片嵌顿难以脱出者。②髋臼穹隆部或髋臼和股骨头间存在骨碎片使股骨头无法复位者。③股骨头或穹隆有较大骨碎片，用牵引方法无法复位者。④合并有同侧股骨干骨折不能牵引治疗者。

髋关节陈旧性脱位能耐受手术者。

（2）手术方法及内固定的选择：不同的髋关节脱位的手术方法及内固定各不相同。

髋关节后脱位：一般采用髋关节后外侧切口，若合并坐骨神经损伤或髋臼骨折常用后侧切口入路。无骨折者仅需仔细从股骨头上切除或分离阻挡股骨头复位的肌肉、关节囊或韧带，扩大关节囊裂口，使股骨头复位。合并髋臼骨折Ⅱ～Ⅴ型者，宜将骨折块复位以1～2枚螺钉固定或用AO可塑形钢板塑形后固定。若合并股骨头骨折可选用2枚可吸收螺钉或异体骨钉固定股骨头骨折块。合并股骨颈、转子间骨折可予加压螺钉或滑动鹅头钉（DHS）固定。

髋关节前脱位：采用髋关节前外侧切口入路。切开关节囊，在内侧充分松解游离股骨头，然后在外展、外旋牵引下，术者向外侧挤压股骨头，使其纳入髋臼，内收、内旋下肢，即可复位。复位后若外展、外旋下肢易脱位者，予一克氏针通过股骨大转子部钻入髋臼上缘作临时固定。

髋关节中心型脱位：采用髂腹股沟入路或髋关节后侧入路联合应用。前侧入路切口起自髂嵴中部，沿髂嵴向前至髂前上棘，然后沿腹股沟至耻骨联合，进入髂前窝，显露骨折部，将髋臼内板的大骨块复位予螺钉固定或用AO可塑形钢板塑形后固定。后侧入路切口起自髂后上棘，向外下弧形延伸至大转子部，沿大腿外侧向远端延伸，切开阔筋膜及臀肌筋膜，分开臀大肌纤维到髂胫束后部，再沿大转子外侧将臀大肌筋膜切开，显露并保护好坐骨神经，切断外旋肌肌腱，将其向内侧牵开，显露髋臼后缘、坐骨支，将臀中肌由大转子附着部切下可显露髂骨翼部下部，将骨折复位，用钢板螺钉固定。中心型脱位并髋臼骨折较碎时，可将大块骨片植入髋臼内板，用AO可塑形钢板螺钉固定。脱位合并股骨干骨折，可选用交锁髓内针等固定，术后维持皮肤牵引4～6周。

髋关节陈旧性脱位在3～6个月者可行手术切开复位，术前需先骨牵引1～2周，术中将股骨头周围及髋臼的瘢痕组织全部清除，方可复位。脱位在6个月以上者可考虑行截骨术来纠正畸形，恢复负重力线，改进功能。对后脱位者可行转子间外展截骨，对前脱位者可行股骨颈基底部截骨,令截骨近端与股骨干成 90°,负重力线通过股骨头与转子部之间。对高龄陈旧性脱位患者,症状不重可不予处理。

3.阶段治疗

(1)早期。①药物治疗:主证表现为患侧髋部疼痛、肿胀、畸形,甚或瘀紫,活动受限,舌淡红或有瘀点,苔薄白,脉弦或涩。治法为活血祛瘀、消肿止痛。②练功:整复后在牵引固定期间,可行股四头肌收缩及踝关节屈伸活动,有利于气血畅通,促进肿胀消退,防止肌肉萎缩,恢复软组织力学平衡。

(2)中期。①药物治疗:主证表现为患侧髋部疼痛减轻,肿胀消退,瘀紫渐散,舌淡红或有瘀点,苔薄白,脉弦滑。治法为理气活血、祛瘀续筋。②练功:维持牵引固定。继续行股四头肌收缩及踝关节屈伸活动,防止肌肉萎缩,恢复软组织力学平衡。

(3)后期。①药物治疗:主证表现为患侧髋部疼痛、肿胀、瘀紫消失,患肢无力或腰酸疲倦,舌淡红,苔薄白,脉沉无力。治法为补益肝肾、强筋活络。②练功:解除牵引后,可先在床上行屈髋屈膝及髋关节内收、外展、内旋、外旋等功能活动,以后逐步扶双拐不负重活动;3个月后行 MRI 或 X 线检查未发现有股骨头缺血性坏死,方可下地行下蹲、行走等负重锻炼。对于中心型髋关节脱位者,床上练习课适当提早,负重活动相对延迟。

(许累欣)

第二节　髋臼骨折

一、概述

髋臼由 3 块骨骼组成:髂骨在上,耻骨在前下,坐骨在后下,至青春期以后 3 块骨骼的体部才融合为髋臼。从临床诊治的角度出发,朱迪特(Judet)和 Letournel 将髋臼视为包含于半盆前、后两个骨柱内的一个凹窝。前柱又称髂耻柱,由髂骨前半和耻骨组成,包括髋臼前唇、前壁和部分臼顶。后柱又称髂坐柱,由髂骨的坐骨切迹前下部分和坐骨组成,包括髋臼后唇、后壁和部分臼顶。

二、病因、病理

髋臼骨折多由间接暴力造成,因臀部肌肉丰富,故直接暴力造成骨折少见。由于遭受暴力时股骨的位置不同,股骨头撞击髋臼的部位亦有所不同,因而造成不同类型的髋臼骨折。当髋关节在屈曲、内收位时受力,常伤及后柱,并可发生髋关节后脱位;若在外展、外旋位时受力,可造成前柱骨折和前脱位;若暴力沿股骨颈方向传递,即可造成涉及前后柱的横形或粉碎性骨折。严重移位的髋臼骨折,股骨头大部或全部突入骨盆壁内,出现股骨头中心脱位。传达暴力的髋臼骨折,髋臼的月状软骨面和股骨头软骨均有不同程度的损伤,重者股骨头亦可发生骨折。

三、诊断

(一)病史

确切的外伤史。

（二）体征

患侧臀部或大腿根部疼痛、肿胀及皮下青紫瘀斑，髋关节活动障碍。局部有压痛，有时可在伤处摸到骨折块或触及骨擦音。

（三）合并症

若合并有髋关节脱位，后脱位者在臀部可摸到脱出的股骨头，患肢呈粘膝状；前脱位者在大腿前侧可摸到脱出的股骨头，患肢呈不粘膝状；中心型脱位者，患肢呈短缩外展畸形。

（四）X 线或 CT 检查可明确诊断

为了正确评估髋臼骨折，检查时应摄不同体位的 X 线片，以便了解骨折的准确部位和移位情况。Letounel 对髋臼骨折在 Judet 3 个角度 X 线片上的表现进行了分类。该方法包括摄患髋正位、髂骨斜位片和闭孔斜位片，它们是诊断髋臼骨折和分类的依据。

正位片显示髂耻线为前柱内缘线，前柱骨折时此线中断；髂坐线为后柱的后外缘，后柱骨折时此线中断；后唇线为臼后壁的游离缘，后缘或后壁骨折时后唇线中断或缺如；前唇线为臼前壁的游离缘，前缘或前壁骨折时此线中断或缺如；臼顶和臼内壁的线状影表示其完整性，臼顶线中断为臼顶骨折，说明骨折累及负重区，臼底线中断为臼中心骨折，泪滴线可用来判断髂坐线是否内移。为了显示前柱或后柱骨折，尚需摄骨盆 45°斜位片。①向患侧旋转 45°的髂骨斜位片：可清晰显示从坐骨切迹到坐骨结节的整个后柱，尤其是后柱的后外侧缘。因此，该片可以鉴别后柱骨折和后壁骨折，如为后壁骨折，髂坐线尚完整，如为后柱骨折，则该线中断或错位。②向健侧旋转 45°的闭孔斜位片：能清楚地显示自耻骨联合到髂前下棘的整个前柱，特别是前内缘和前唇。应当指出的是，骨折错位不一定在每张 X 线片上显示，但只要有一张 X 线片显示骨折，即可明确诊断。髋关节正位、髂骨和闭孔位 X 线片虽可显示髋臼损伤的全貌，但有时难以显示复杂的情况。CT 可显示骨折线的位置、骨折块移位情况、髋臼骨折的范围和粉碎程度、股骨头和臼的弧线是否吻合，以及股骨头、骨盆环和骶骨损伤，因此对于髋臼骨折的诊断和分类，CT 是 X 线片的重要补充。特别是对平片难以确定骨折类型和拟切开复位内固定治疗者，以及非手术治疗后髋臼与股骨头弧线呈非同心圆位置或髋关节不稳定者均应做 CT 检查。

四、治疗

髋臼骨折后关节软骨损伤，关节面凹凸不平，甚至失去弧度，致使股骨头与髋臼不相吻合，势必影响髋关节的活动。长期磨损则出现骨关节炎造成疼痛和功能障碍。因此，髋臼骨折的治疗原则与关节内骨折相同，即解剖复位、牢固固定和早期主动及被动活动。

（一）手法复位

适用于单纯的髋臼骨折。根据骨折的移位情况采取相应的复位手法。患者取仰卧位，一助手双手按住骨盆，术者可将移位的骨折块向髋臼部位推挤，一面推挤，一面摇晃下肢使之复位，复位后采用皮牵引固定患肢 3～4 周。

（二）牵引疗法

适用于髋臼内壁骨折、骨折块较小的后壁骨折及髋关节中心型骨折脱位。也可用于虽有骨折移位，但大部分髋臼，尤其是臼顶完整且与股骨头吻合，以及中度双柱骨折头臼吻合者。方法：于股骨髁上或胫骨结节行患肢纵轴牵引，必要时（如严重粉碎，有移位和中心脱位的髋臼骨折，难以实现手术复位内固定者）在股骨大转子部加用侧方骨牵引，并使这两个方面牵引的合力与股骨颈方向一致。其纵轴牵引重量为 7～15 kg，侧方牵引重量为 5～8 kg，1～2 天摄 X 线片复查，酌情调整重量,并强调在维持牵引下早期活动髋关节。6～8周或8～12周去除牵引,扶双拐下地活动并逐渐负重,直至完全承重去拐行走。

（三）手术治疗

（1）对后壁骨折片大于3.5 cm×1.5 cm并且与髋臼分离达5～10 mm者行切开复位螺钉内固定术。

（2）移位明显的髋臼前柱骨折,采用改良式Smith-Peterson切口或经髂腹股沟切口,显露髋臼前柱,骨折复位后用钢板或自动加压钢板内固定。

（3）对髋臼后柱和后唇骨折采用后切口。其骨折复位后用钢板或自动加压钢板内固定,其远端螺钉应旋入坐骨结节。如有移位骨折片,需行骨片间固定时,可用拉力螺钉内固定。

（四）功能锻炼

对髋臼骨折应在维持牵引下早期活动髋关节,不仅可防止关节内粘连,而且可产生关节内的研磨动作,使关节重新塑形。

（许累欣）

第三节　股骨头骨折

股骨头骨折是指股骨头或其软骨失去完整性或连续性,多见于成人髋关节后脱位。儿童股骨头骨折罕有发生,可能与儿童股骨头的坚韧性有关。

一、诊断

（一）病史

股骨头骨折多同时伴髋关节后脱位发生,皮普金（Pipkin）认为髋关节屈曲约60°时,大腿和髋关节处于非自然的内收或外展位,强大暴力沿股骨干轴心向上传导,迫使股骨头向坚硬的髋臼后上方移位。股骨头滑至髋臼后上缘时,股骨头被切割导致股骨头骨折并髋关节后脱位。髋关节前脱位时罕有发生股骨头骨折。

（二）症状和体征

伤后患髋疼痛,主动活动丧失,被动活动时引起剧痛。患髋呈屈曲、内收、内旋及缩短畸形;大转子向后上方移位,或于臀部触及隆起的股骨头;股骨颈骨折时下肢短缩,且有浮动感。髋关节主动屈、伸功能丧失,被动活动时髋部疼痛加重。髋关节正侧位X线片可证实诊断。

（三）辅助检查

X线检查:显示髋关节脱位及骨折,股骨头脱离髋臼,或部分移位,或完全脱位。部分移位指髋臼内嵌塞股骨头骨折片,头-臼间距加大或股骨头上移。有时合并髋臼后缘、后壁、后柱骨折,X线片均可显示,需行CT检查以明确诊断。

二、分型

Pipkin将Thompson-Epstein髋关节后脱位第Ⅴ型伴有股骨头骨折者,再分为4型,为Pipkin股骨头骨折分型。

（一）Ⅰ型

髋关节后脱位伴股骨头在圆韧带窝远侧的不全骨折。

（二）Ⅱ型

髋关节后脱位伴股骨头在圆韧带窝近侧的骨折。

（三）Ⅲ型

第Ⅰ或Ⅱ型骨折伴股骨颈骨折。

（四）Ⅳ型

第Ⅰ、Ⅱ或Ⅲ型骨折伴髋臼骨折。

这种分型既考虑到股骨头骨折的特点，又照顾到髋脱位、髋臼骨折的伴发损伤，对诊断、治疗和预后是有重要意义的。

临床中最多的是Pipkin Ⅰ型，其他各型依序减少，以Ⅳ型最少。

三、治疗

本类损伤应及时、准确地施行髋关节脱位复位术，对Pipkin Ⅰ、Ⅱ型股骨头骨折先试行髋关节复位，如股骨头复位后，股骨头骨折片也达到解剖复位，则宜行非手术治疗。如股骨头虽然复位，而股骨头骨折片复位不满意，一块或多块骨片嵌塞于头-臼之间，则是手术切开复位的指征。无论采用何种治疗，切不可忽视患者其他部位的损伤，如颅脑、腹腔内脏和胸腔内脏损伤及其出血、感染。应待这些损伤稳定后，再考虑患髋的手术治疗。抢救休克同时进行复位是明智的选择。

（一）非手术治疗

闭合复位牵引法。

1.适应证

Pipkin Ⅰ型、Ⅱ型。并应考虑如下条件：股骨头脱位整复后其中心应在髋臼内；与股骨头骨折片对合满意；股骨头骨片的形状；头-臼和骨片之间的复位稳定状况。

2.操作方法

同髋关节后脱位，如骨折片在髋臼内无旋转，股骨头复位后往往能和骨折片很好对合，再拍片后如已证实复位良好，则应采用胫骨结节部骨牵引，维持患肢外展30°位置牵引6周，待骨折愈合后再负重行走。

（二）手术治疗

1.切开复位内固定或骨折片切除法

（1）适应证：年轻患者；股骨头虽然复位，而股骨头骨折片复位不满意；一块或多块骨片嵌塞于头-臼之间。

（2）操作方法：手术多用前方或外侧切口，以利骨折片的固定及切除。采用可吸收钉、螺钉、钢丝等内固定材料将骨折片固定，钉尾要深入到软骨下，钢丝缝合后于大转子下固定或皮外固定，穿引容易，拆除简单。如骨折片甚小，不及股骨头周径1/4且不在负重区，可将骨折片切除。

2.关节成形术、人工股骨头置换或人工全髋关节置换术

（1）适应证：Pipkin Ⅲ型、Ⅳ型；年老的患者；陈旧性病例；或髋关节本来就有病损，如骨性关节炎或其他软骨、软骨下骨疾病的患者。应依据骨折的类型、髋臼骨折范围和其移位等情况，选择关节成形术、人工股骨头置换或人工全髋关节置换术。

（2）操作方法：同陈旧性髋关节脱位关节成形术及股骨颈骨折人工髋关节置换术。

（三）药物治疗

1.中药治疗

按"伤科三期"辨证用药。早期瘀肿较甚，疼痛剧烈，宜活血化瘀，消肿止痛，用桃红四物汤或加三七接骨丸；中期痛减肿消，宜通经活络，活血养血，用活血灵汤或舒筋活血汤；后期宜补肝肾、壮筋骨，用特制接骨丸。局部及远端肢体虚肿宜益气通络活血，用加味益气丸，肌肉消瘦、发硬、功能障碍者，宜养血通络利关节，用养血止痛丸。

2.西药治疗

如手术治疗，术前半小时预防性应用抗生素，术后一般应用 3 天，如合并其他内科疾病给予对症药物治疗。

（四）康复治疗

功能锻炼（主动、被动）包括以下两方面。

（1）复位固定后即行股四头肌舒缩及膝、踝关节的功能活动。

（2）两周后扶双拐下床不负重活动，注意保持外展位。Pipkin Ⅲ 型、Ⅳ 型骨折可适当延缓下床活动时间。8 周后可扶双拐轻负重活动，半年后视病情扶单拐轻负重行走，1 年后弃拐进行功能锻炼，并注意定期复查。

股骨头骨折治疗的主要问题是防止骨折不愈合、股骨头缺血性坏死及创伤性骨关节炎，所以中后期的药物治疗、功能锻炼及定期复查尤为重要。一旦出现股骨头缺血性坏死征象，即应延缓负重及活动时间。

（胡忠昌）

第四节　股骨颈骨折

股骨颈骨折是指由股骨头下至股骨颈基底部之间的骨折。多发生于老年人，此症临床治疗存在的主要问题是骨折不愈合及股骨头缺血性坏死。

一、诊断

（一）病史

股骨颈骨折多见于老年人，亦可见于儿童及青壮年，女性略多于男性。老年人因骨质疏松、股骨颈脆弱，即使是轻微外伤如平地滑倒，大转子部着地，或患肢突然扭转，都可引起骨折。青壮年骨折少见，若发生骨折必因遭受强大暴力，如车祸、从高处跌下等，常合并他处骨折，甚至内脏损伤。

（二）症状和体征

伤后患髋疼痛，多不能站立或行走，移位型股骨颈骨折症状明显，髋部疼痛，活动受限，患髋内收，轻度屈曲，下肢外旋、短缩。大转子上移并有叩击痛，股三角区压痛，患肢功能障碍，拒触动；叩跟试验（阳性），骨传导音减弱。

嵌插型骨折和疲劳骨折临床症状不明显，患肢无畸形，有时患者尚可步行或骑车，易被认为软组织损伤而漏诊,如仔细检查可发现髋关节活动范围减少。对老年人伤后主诉髋部疼痛或膝部疼痛时,应详细检查并拍摄髋关节正侧位片,以排除骨折。

（三）特殊检查

Nelaton 线、Bryant 三角、Schoemaker 线等均为阳性,Kaplan 交点偏向健侧脐下。

（四）辅助检查

X 线检查可明确骨折部位、类型和移位情况。应注意的是某些线状无移位的骨折在伤后立即拍摄的 X 线片可能不显示骨折,2～3 周需再次进行 X 线检查,因骨折部发生骨质吸收,如确有骨折则骨折线可清楚显示。故临床怀疑骨折者,可申请 CT 检查或卧床休息两周后再拍片复查,以明确诊断。

二、分型

按骨折错位程度分为以下 4 型(Garden 分型)。

（一）Ⅰ型

不完全骨折。

（二）Ⅱ型

完全骨折,但无错位。

（三）Ⅲ型

骨折部分错位,股骨头向内旋转移位,颈干角变小。

（四）Ⅳ型

骨折完全错位,骨折端分离,近折端可产生旋转,远折端多向后上移位。

三、治疗

应按骨折的时间、类型、患者的年龄和全身情况等决定治疗方案。

（一）非手术治疗

(1)手法复位,经皮空心加压螺钉内固定术。①适应证:Garden Ⅱ、Ⅳ型骨折。②操作方法:新鲜移位型股骨颈骨折,可由两助手分别相向顺势拔伸牵引,然后内旋、外展伤肢复位;或屈髋屈膝拔伸牵引,然后内旋、外展、伸直伤肢进行复位;或过度屈髋屈膝拔伸牵引,然后内旋、外展、伸直伤肢复位;也可先行骨牵引快速复位,复位满意后按前述方法进行固定。

(2)皮肤牵引术。对合并有全身性疾病,不宜施行侵入方式治疗固定的股骨颈骨折,若无移位则可行皮肤牵引并穿"丁"字鞋保持下肢外展足部中立位牵引固定。

(3)较小儿童选用细克氏针固定骨折,较大儿童可用空心螺钉固定。

（二）手术治疗

1.空心加压螺钉经皮内固定

(1)适应证:Garden Ⅰ、Ⅱ型骨折。

(2)操作方法:新鲜无移位股骨颈骨折可在 G 形或 C 形臂 X 线机透视下直接行 2～3 枚空心螺钉内固定。先由助手牵引并扶持伤肢轻度外展、内旋,常规皮肤消毒、铺巾、局麻,于股骨大转子下 1 cm 及 3 cm 处经皮做 2～3 个长约 1 cm 的切口,沿股骨颈方向钻入 2～3 枚导针经折端至股骨头内,正轴位透视见骨折无明显移位,导针位置良好,选择长短合适的 2～3 枚空心加压螺钉套入导针钻入股骨头至软骨面下5 mm处,退出导针,再次正轴位透视见骨折复位及空心加压螺钉位置良好,固定稳定,小切口缝1针,无菌包扎,将患肢置于外展中立位。1周后可下床不负重进行功能锻炼。

2.空心加压螺钉内固定

(1)适应证:闭合复位失败或复位不良的各种移位型骨折。

(2)操作方法:取髋外侧切口,显露骨折端使骨折达到解剖复位或轻微过度复位,空心加压螺钉内固定技术同上述。

3.滑移式钉板内固定

(1)适应证:股骨颈基底部骨折闭合复位失败者或股骨上端外侧皮质粉碎者。

(2)操作方法:取髋外侧切口,加压髋螺钉应沿股骨颈中轴线或偏下置入,侧方钢板螺钉应在3枚以上,为防止股骨颈骨折旋转畸形,可附加1枚螺钉通过股骨颈固定至股骨头内。

4.内固定并植骨术

(1)适应证:陈旧性股骨颈骨折不愈合,或兼有股骨头缺血性坏死但无明显变形者,或青壮年股骨颈骨折移位明显者。

(2)操作方法:可先行股骨髁上牵引,待骨折端牵开后,行手法复位空心加压螺钉经皮内固定(亦可手术时再行复位内固定),再视病情行带旋髂深动脉蒂、缝匠肌蒂髂骨瓣或带股方肌蒂骨瓣等转位移植术。

5.截骨术

(1)适应证:陈旧性股骨颈骨折不愈合或畸形愈合,可采用截骨术以改善功能。

(2)操作方法:股骨转子间内移截骨术(麦氏)、孟氏截骨术、股骨转子下外展截骨术、贝氏手术等。但必须严格掌握适应证,权衡考虑。

6.人工髋关节置换术

(1)适应证:主要适用于60岁以上的陈旧性股骨颈骨折不愈合,内固定失败或恶性肿瘤、骨折移位显著不能得到满意复位和稳定内固定者,有精神疾病或精神损伤者及股骨头缺血性坏死等均可行人工髋关节置换术。

(2)操作方法:全身麻醉或硬膜外阻滞麻醉。手术入路可采用髋部前外侧入路(S-P入路)、外侧入路、后外侧入路等,根据手术入路不同采用相应的体位。对老年患者应时刻把保护生命放在第一位,要细心观察,防治合并症及并发症。

(三)药物治疗

1.中药治疗

按"伤科三期"辨证用药。早期瘀肿较甚,疼痛剧烈,宜活血化瘀,消肿止痛,用桃红四物汤加减;中期痛减肿消,宜通经活络,活血养血,用活血灵汤或舒筋活血汤;后期宜补肝肾,壮筋骨,用三七接骨丸。局部及远端肢体虚肿宜益气通络活血,用加味益气丸,肌肉消瘦、发硬、功能障碍者,宜养血通络利关节,用养血止痛丸。

2.西药治疗

如手术治疗,术前半小时预防性应用抗生素,术后一般应用3天。合并其他内科疾病应给予对症药物治疗。

(四)康复治疗

功能锻炼(主动、被动)主要包括以下3个方面。

(1)复位固定后即行股四头肌舒缩及膝、踝关节的功能活动。

(2)1周后扶双拐下床不负重活动,注意保持外展位。GardenⅡ、Ⅳ型骨折可适当延缓下床活动时间。8周后可扶双拐轻负重活动,半年后视病情扶单拐轻负重行走,1年后弃拐进行功能锻炼,并注意定期复查。

(3)股骨颈骨折治疗的主要问题是骨折不愈合及股骨头缺血性坏死,所以中、后期的药物治疗及定期复查尤为重要。要嘱咐患者不侧卧、不盘腿、不内收伤肢。一旦出现股骨头缺血性坏死的征象,即应延缓负重及活动时间。

（王素凯）

第五节 股骨转子间骨折

股骨转子间骨折又称股骨粗隆间骨折,是指由股骨颈基底部至小转子水平以上部位所发生的骨折。它是老年人常见的损伤,约占全身骨折的 3.57%,患者年龄较股骨颈骨折患者大 5～6岁,青少年极罕见,男多于女,约为 1.5∶1。由于股骨转子部的结构主要是松质骨,周围有丰富的肌肉包绕,局部血运丰富,骨的营养较股骨头优越得多。解剖学上的有利因素为股骨转子间骨折的治疗创造了有利条件。因此,多可通过非手术治疗而获得骨性愈合。骨折不愈合及股骨头缺血性坏死很少发生,故其预后远较股骨颈骨折为佳。临床上大多数患者可通过手术治疗获得良好的预后。但整复不良或负重过早常会造成畸形愈合,较常见的后遗症为髋内翻,还可出现下肢外旋、短缩畸形。另外长期卧床易出现压疮、尿路感染、坠积性肺炎等并发症。

一、病因病理与分类

（一）病因病理损伤原因及机制

与股骨颈骨折相似,多发生于老年人,属关节囊外骨折。因该处骨质疏松,老年人内分泌失调,骨质脆弱,遭受轻微的外力如下肢突然扭转、跌落或转子部遭受直接暴力冲击,均可造成骨折,骨折多为粉碎性。

（二）骨折分类

根据骨折部位、骨折线的形状及方向将股骨转子间骨折分为顺转子间骨折、逆转子间骨折。

1.顺转子间骨折

骨折线自大转子顶点的上方或稍下方开始,斜向内下方走行,到达小转子上方或稍下方。骨折线走向大致与转子间线或转子间嵴平行。依暴力方向及程度,小转子可保持完整或成为游离骨片。由于向前成角和内翻应力的复合挤压,可使小转子成为游离骨片而并非髂腰肌收缩牵拉造成。即使小转子成为游离骨片,股骨上端内侧的骨支柱仍保持完整,支撑作用仍较好,移位一般不多,髋内翻不严重。远端则可因下肢重量及股部外旋肌作用而外旋。若暴力较大,骨质过于脆弱,可致骨折片粉碎。此时,小转子变成游离骨片,大转子及内侧支柱亦破碎。远端明显上升,髋内翻明显,患肢外旋。其中顺转子间骨折Ⅰ型和Ⅱ型属稳定性骨折,其他为不稳定性骨折,易发生髋内翻畸形。

按 Evan 标准分为 4 型。①Ⅰ型:顺转子间骨折,无骨折移位,为稳定性骨折。②Ⅱ型:骨折线至小转子上缘,该处骨皮质可压陷或否,骨折移位呈内翻位。③ⅢA型:小转子骨折变为游离骨片,转子间骨折移位,内翻畸形;ⅢB型:转子间骨折加大转子骨折,成为单独骨块。④Ⅳ型:除转子间骨折外,大小转子各成为单独骨块,亦可为粉碎性骨折。

2.逆转子间骨折

骨折线自大转子下方,斜向内上方走行,到达小转子上方。骨折线的走向大致与转子间嵴或转子间线垂直,与转子间移位截骨术的方向基本相同。小转子可能成为游离骨片。骨折移位时,近端因外展肌和外旋肌群收缩而外展、外旋;远端因内收肌、髂腰肌牵引而向内、向上移位。

根据骨折后的稳定程度AO的Mtiller分类法将转子间骨折分为3种类型。①A1型:简单的两部分骨折,内侧骨皮质仍有良好的支撑。②A2型:粉碎性骨折,内侧和后方骨皮质在数个平面上破裂,但外侧骨皮质保持完好。③A3型:外侧骨皮质也有破裂。

二、临床表现与诊断

患者多为老年人,青壮年少见,儿童更为罕见。有明确的外伤史,如突然扭转、跌倒致臀部着地等。伤后髋部疼痛,拒绝活动患肢,患者不能站立和行走。局部可出现肿胀、皮下瘀斑。骨折移位明显者,下肢可出现短缩,髋关节短缩、内收、外旋畸形明显,检查可见患侧大转子上移。无移位骨折或嵌插骨折者,虽然上述症状较轻,但大转子叩击和纵向叩击足跟部可引起髋部剧烈疼痛。一般来说,股骨转子间骨折和股骨颈骨折的受伤姿势、临床表现及全身并发症大致相同。转子间骨折因局部血运丰富,所以一般较股骨颈骨折肿胀明显。前者压痛点在大转子部位,愈合较容易而常遗留髋内翻畸形;后者压痛点在腹股沟韧带中点下方,囊内骨折愈合较难。髋关节正侧位X线片可以明确骨折类型和移位情况,并有助于与股骨颈骨折相鉴别,以及对骨折的治疗起着指导作用。

骨折后,常出现神色憔悴,面色苍白,倦怠懒言,胃纳呆滞诸症。津液亏损、气血虚弱者还可见舌质淡白,脉细弱。中气不足,无水行舟,可出现大便秘结。长期卧床还可出现压疮、尿路感染、凝结物、坠积性肺炎等并发症。老年患者易感染发热,有时体温不一定很高,可仅出现低热,临床宜加警惕。

三、治疗

股骨转子间骨折的治疗方法很多,且效果不一。骨折的治疗目的是防止髋内翻畸形,降低死亡率。据国外报道,转子间骨折的死亡率为10%～20%。常见的死亡原因有支气管肺炎、心力衰竭、脑血管意外及肺梗死等。具体选择何种治疗方法,应根据患者的年龄、骨折的时间、骨折的类型及全身情况决定,还要充分考虑患者及家属的意见,对日后功能的要求、经济承受能力、医疗条件、医师的手术技术和治疗经验等进行综合分析后采取切实可行的治疗措施。在积极地进行骨折局部治疗的同时,还应注意防治患者伤前病变或治疗过程中可能发生的危及生命的并发症,如压疮、尿路感染、坠积性肺炎等。争取做到既保证生命安全,又能使肢体的功能获得满意的恢复。

(一)非手术治疗

1.无移位股骨转子间骨折

此类骨折无须复位,可让患者卧床休息。在卧床期间,为了防止骨折移位,患肢要保持外展30°～40°,稍内旋或中立位固定,避免外旋。为了防止外旋,患足可穿"丁"字鞋,也可用外展长木板固定(上至腋下7～8肋间,下至足底水平),在伤肢外侧用绷带包扎固定或用前后石膏托固定,保持患肢外展 30°中立位。固定期间最好卧于带漏洞的木板床上,以便大小便时不必移动患者;臀部垫气圈或泡沫海绵垫,保持床上清洁、干燥,以防骶尾部受压,形成压疮;如需要翻身时,应保持患肢体位,防止下肢旋转致骨折移位。应加强全身锻炼,进行深呼吸,叩击后背咳嗽排痰,以防坠积性肺炎的发生;同时应积极进行患肢股四头肌舒缩锻炼、踝关节和足趾屈伸活动,以防止肌肉萎缩和关节僵直的发生。骨折固定时间为 8~12 周。骨折固定 6 周后,可行 X 线片检查,观察骨生长情况,若骨痂生长良好,可在双拐保护下不负重下地行走;若骨已愈合,可解除固定;若未完全愈合,可继续固定 3~5 周,行 X 线片检查至骨折坚固愈合。如果骨折无移位,并已连接,可扶拐下地活动,至于弃拐负重行走约需半年或更长时间。

2.牵引疗法

适用于所有类型的转子间骨折。由于死亡率和髋内翻发生率较高,国外已很少采用,但在国内仍为常用的治疗方法。具体治疗应根据患者的骨折类型及全身情况,以及是否耐受长时间的牵引和卧床。一般选用 Russell 牵引,可用股骨髁上穿针或胫骨结节穿针,肢体安置在托马式架或勃朗式架上。对不稳定骨折牵引时注意牵引重量要足够,约占体重的 1/7,否则不足以克服髋内翻畸形。持续牵引过程中,髋内翻纠正后也不可减重太多,以防止髋内翻的再发。另外,牵引应维持足够的时间,一般为 8~12 周,对不稳定者,可适当延长牵引时间。待骨痂生长良好,骨折处稳定后,练习膝关节功能,嘱患者离床,在外展夹板保护下扶双拐不负重行走,直到 X 线片显示骨折愈合,再开始患肢负重。骨折愈合坚实后去除牵引,才有可能防止髋内翻的再发。牵引期间应加强护理,防止发生肺炎及压疮等并发症。据报道,股骨转子间骨折牵引治疗,髋内翻发生率可达到40%~50%。

3.闭合穿针内固定

适用于无移位或轻度移位的骨折。采用局部麻醉,在 C 形臂 X 线透视下,对移位骨折先进行复位,于转子下 2.5 cm 处经皮以斯氏针打入股骨颈,针的顶端在股骨头软骨下 0.5 cm 处,一般用 3 枚或多枚固定针,最下面固定针需经过股骨矩,至股骨颈压力骨小梁中。固定针应呈等边三角形或菱形在骨内分布,使固定更坚强。固定完成后,针尾预弯埋于皮下。在 C 形臂 X 线透视下行髋关节轻微屈曲活动,观察断端有无活动。术后患肢足部穿"丁"字鞋,保持外展 30°中立位。术后患者卧床 3 天后可坐起,固定 8~12 周行 X 线片检查,若骨折愈合,可扶双拐不负重行走,练习膝关节功能。

近年来越来越多的人主张在条件许可的情况下,为了防止骨折再移位,避免长期卧床与牵引,应早期使用经皮空心钉内固定。但也不能一概而论,应视具体情况而定,因内固定本身是一种创伤,且还需再次手术取出。

(二)切开复位内固定

手术治疗的目的是要达到骨折端坚固和稳定的固定。骨折的坚固内固定和患者的早期活动被认为是标准的治疗方法。所以治疗前首先应通过 X 线片来分析骨折的稳定情况,以及复位后能否恢复内侧和后侧皮质骨的完整性。同时应了解患者的骨骼情况,选择合适的内固定器械,达到骨折的坚固和稳定固定的目的。转子间骨折常用的内固定物有两大类:带侧板的滑动加压髋螺钉和髓内固定系统。如 Jewett 钉、DHS 或 Richard 钉、Gamma 钉、Ender 钉、Küntscher 钉等。

1.滑动加压髋螺钉内固定系统

滑动加压髋螺钉内固定系统在 20 世纪 70 年代开始应用于一些转子间骨折的加压固定。此类装置由固定钉与一带柄的套筒两部分组成,固定钉可在套筒内滑动,以保持骨折端的紧密接触并得到良好稳定的固定。术后早期负重可使骨折端更紧密地嵌插,有利于骨折得以正常愈合。对稳定性骨折,解剖复位者,用130°钉板;对不稳定性骨折,外翻复位者,用150°钉板。常用的有带侧板的滑动加压髋螺钉固定。在 Richard 加压髋螺钉操作时,应首先选择进针点于转子下2 cm处,一般在小转子尖水平进入,于股骨外侧皮质中线放置合适的角度固定导向器,打入3.2 mm螺纹导针至股骨头下0.5~1.0 cm内,C形臂X线正侧位透视检查,确认导针位于股骨颈中心且平行于股骨颈,并位于与软骨下骨的交叉点上。测量螺钉长度后,沿导针方向行股骨扩孔、攻丝,拧入拉力螺钉,将远端的套筒钢板插入滑动加压螺钉钉尾,然后以螺钉固定远端钢板。固定完毕后行髋关节屈伸、旋转活动,检查固定牢固,逐层缝合切口。术后患者卧床3天后可坐起,2周后可在床上或扶拐不负重行膝关节功能练习。固定8~12周,行X线片检查,若骨折愈合良好,可除拐负重行走,进行髋、膝关节功能锻炼。

2.髓内针固定系统

髓内针固定在理论上讲与切开复位比较有以下优点:手术操作范围小,骨折端无须暴露,手术时间短,出血量少。目前有两种髓内针固定系统用于转子间骨折的固定,即髁-头针和头-髓针。

(1)头-髓针固定:包括 Gamma 钉、髁髓内钉、Russell-Taylor 重建钉等。Gamma 钉即带锁髓内钉。在股骨颈处斜穿1枚粗螺纹钉,并带有滑动槽。该钉从生物力学角度出发穿过髓腔。与侧钢板不同,它的力臂较侧钢板短,因此在转子内侧能承受较大的应力,以达到早期复位的目的。术中应显露骨折部和大转子顶点的梨状肌窝,以开口器在梨状肌窝开孔并扩大髓腔,将髓内棒插入股骨髓腔,在股骨外侧骨皮质钻孔,以髓内棒颈螺钉固定至股骨头下,使骨折断端加压,然后固定远端螺钉,其远端横穿螺钉,能较好地防止旋转移位。该法适用于逆转子间骨折或转子下骨折。

(2)髁-头针固定:如 Küntscher 钉、Ender 钉和 Harris 钉。Ender 钉的髓内固定方法于20世纪70年代在美国广泛应用。Ender 钉即多根细髓内钉。该钉具有一定的弹性和弧度,自内收肌结节上方进入,在C形臂X线透视检查下,将钉送至股骨头关节软骨下0.5 cm处,通过旋转改变钉的位置,使各钉在股骨头内分散。由于钉在股骨头颈部的走行方向与抗张力骨小梁一致,从而抵消了造成内翻的应力,3~5枚钉在股骨头内分散,有利于控制旋转。原则上,除非髓腔特别窄,转子间骨折患者最少应打入3~4枚 Ender 钉;对于不稳定的转子间骨折且髓腔特别宽大时,可打入4~5枚使之尽可能充满髓腔。其优点:①手术时间短,创伤小,出血量少;②患者术后几天内可恢复行走状态;③骨折部位和进针点感染机会少;④迟缓愈合和不愈合少。主要缺点:控制旋转不绝对可靠,膝部针尾外露过长或向外滑动,可引起疼痛和活动受限。

3.加压螺钉内固定

适用于顺转子间移位骨折。往往在临床应用中需采用长松质骨螺钉固定,以控制断端的旋转。术后患肢必须行长腿石膏固定,保持外展30°中立位,以防骨折移位,造成髋关节内翻。待骨折完全愈合后,才可负重进行功能锻炼。固定期间应行股四头肌舒缩锻炼,防止肌肉萎缩,有利于关节功能恢复。现此种方法在临床上已很少应用。

4.人工关节置换

股骨转子间骨折的人工关节置换在临床上并未广泛应用。术前应根据检查的结果对患者心、脑、肺、肝、肾等重要器官的功能进行评估,做好疾病的宣教;向患者和家属说明疾病治疗方法的选择,手术的目的、必要性、大致过程及预后情况;对高危人群应说明有多种并发症出现的可能及其后果,以及伤前病变术前治疗的必要性和重要性,使患者主动地配合治疗。在老年不稳定性转子间骨折,同时存在骨质疏松时,可考虑行人工关节置换。但对运动要求不高且预计寿命不长的老年患者,这一手术没有必要,对转子间骨折不愈合或固定失败的患者是一种有效的方法。有学者在严格选择适应证的情况下,对部分股骨转子间骨折患者行骨水泥人工股骨头置换术,取得了良好的效果,使老年患者更早、更快地恢复行走功能,减少了并发症的发生。

（三）围手术期的处理

股骨转子间骨折与股骨颈骨折都多见于老年人,且年龄更大。治疗方法多以手术为主,做好围手术期的处理,积极治疗伤前病变,提高手术的安全性,注重术后处理以减少并发症,在本病的治疗中占有十分重要的位置。

（四）中药治疗

股骨转子间骨折多发生于老年人,应时时把保全生命放在第一位,要细心观察,既要看到局部病变,更要细察全身的整体情况,把防止并发症的发生放在重要的位置。运用中药治疗,正确处理扶正与祛邪的关系,以维持机体的动态平衡。下面介绍股骨转子间骨折临床上常见的几种证型的辨证用药。

1.瘀阻经脉证

损伤早期或手术后,血脉受损,瘀血滞留于经脉,使经脉受阻,导致患肢局部肿胀,疼痛、压痛明显,腿部肌肉有紧张感。舌质暗红,苔薄,脉弦涩。治宜活血通脉法,利水消肿,方用桃红四物汤加云苓、泽泻、田七、三七、丹参、乳香、没药、枳壳、牛膝等。中成药可选用复方丹参片、三七片、三七胶囊等。临床上常在髋关节术后常规给予丹参注射液 $10\sim30$ mL 静脉滴注 1 周左右,用于肢体肿胀的消退和防治下肢深静脉血栓形成。

2.气虚血瘀证

老年人素体虚弱,骨折后,证见精神萎靡,面色无华,头晕目眩,四肢萎软无力;或伤后日久,瘀肿不消。舌淡,脉细无力。治宜益气活血并用,方用补阳还五汤加减。若证见有气虚欲绝之势,宜补气与助阳并用,补气助阳药物有黄芪、人参、白术、附子、甘草等。股骨转子间骨折早期瘀血多较严重,患者常有年老体衰、气血虚弱等证,故老年人骨折早期在活血化瘀的同时,采用益气活血法治之。

3.腑气不通证

骨折后长期卧床,肠道传导功能失常,大便秘结,努挣难下,若见面色无华,时觉头眩心悸。舌淡胖嫩,脉细涩。治宜养血润肠,方用润肠丸。若身体壮实者,可用番泻叶 10 g,开水浸泡,带茶饮服,便通为止。

4.肝肾不足证

年老体弱、肝肾亏损的患者,或骨折后期,筋骨虽续,但肝肾已虚,骨折愈合迟缓,骨质疏松,筋骨萎软,肢体功能未恢复者,治宜补益肝肾法。常用方剂有壮筋养血汤、生血补髓汤、六味地黄丸、金匮肾气丸、健步虎潜丸等。

5.瘀阻化火证

股骨转子间骨折,卧床不起,又复感外邪,火毒内攻,热邪蓄结,壅聚成毒,暴发喘促气急,气粗息高,发热恶寒,咳嗽痰黄黏稠,不易咳出,大便秘结,小便黄。舌红苔黄而干,脉洪数。治宜祛瘀化痰,清热凉血,方用清金化痰汤加减,可起到热去诸症皆除之功效。因肺与大肠相表里,有腑实不通者,可送服牛黄承气丸以助通腑泄热、清肺降火。

四、合并症、并发症

（一）压疮

股骨转子间骨折的患者往往需要长时间卧床，若护理不周，可在骨骼突出部位发生压疮。这是由于局部受压，组织因血液供应障碍导致坏死，溃疡形成，经久不愈，有时还能发生感染，引起败血症。对此，应加强护理，以预防为主。对压疮好发部位，如骶尾部、踝部、跟骨、腓骨头等骨突部位应保持清洁、干燥，定时翻身，进行局部按摩，并注意在骨突出部加放棉垫、气圈等。对已发生的压疮，除了按时换药、清除脓液和坏死组织外，还应给予全身抗生素治疗及支持疗法或投以清热解毒、托毒生肌中药。

（二）坠积性肺炎

坠积性肺炎是老年患者长期卧床或牵引、石膏固定常见的并发症。由于长期卧床，肺功能减弱，痰涎积聚，咳痰困难，易引起呼吸道感染，有的因之危及生命。对此，对长期卧床的患者，应鼓励其多做深呼吸及鼓励咳嗽排痰，并在不影响患肢的固定下加强患肢的功能活动，以便及早离床活动。

（三）髋内翻

多因股骨转子间骨折复位不良、内侧皮质对位欠佳或未嵌插、内固定不牢所致。髋内翻发生后患者行走呈跛行步态，双侧者呈鸭行步态，类似双侧髋关节脱位。查体见患者肢体短缩，大转子突出，外展、内旋明显受限。单侧 Allis 征阳性，Trendelenburg 征阳性。X 线表现：骨盆正位片可见患侧股骨颈干角变小，股骨大转子升高，其多由肌肉的牵引及重力压迫所致。

治疗上保守治疗效果不佳。对轻的髋内翻，不影响行动者可不处理，小于 120°的内翻，早期发现应做牵引矫正，年轻者应行手术矫正。根据股骨近端的正侧位 X 线平片计算各个矫正角度，制订术前计划，外翻截骨应恢复生物力学平衡；但在另一方面，要根据髋关节现有功能，限定矫正的度数，以免发生外展挛缩。手术方法有许多，常用的有两种。①关节囊外股骨转子间截骨：术前在侧位 X 线片上测量患侧股骨头骨骺线与股骨干轴线形成的头-干角，并与正常侧对照；在蛙式位上测量股骨头-干角，确定其后倾角度，也与正常侧对照。两者之差，可作为确定术中楔形截骨块大小的依据。术中用片状接骨板或螺钉接骨板内固定，术后可扶拐部分负重 6～8 周，然后允许完全负重。②转子间或转子下截骨：该手术在股骨干及关节囊以外进行。不仅可以间接矫正颈之畸形，而且不影响股骨头的血液供应。通过手术将股骨头同心性地置于髋臼内，恢复股骨头对骨干轴线的功能位置。中度及重度滑脱时，股骨头在臼内后倾及向内倾斜，引起内旋、内收、外旋及过伸畸形。为同时矫正这 3 种成分的畸形，可用三维截骨术，即远段外展、内收及屈曲，通常需要切除楔形小骨块，构成三维截骨的两个角性成分，再矫正旋转的角度，矫正后用钉板固定。切除的骨块咬成碎块充填于截骨区周围有助于新骨形成。从生物力学观点，它可有足够强度内固定，可减少术后固定，但术后最好仍用石膏固定，直至愈合。不论用什么方法，畸形都有可能复发，故要经常随访复查。

（李竹青）

第六节 股骨干骨折

股骨干是指股骨小转子下 2~5 cm 到股骨髁上 2~4 cm 之间的部分。股骨干骨折约占全身骨折的 6%。男多于女,约为 2.8∶1,患者以 10 岁以下儿童最多,约占股骨干骨折患者的 50%。随着近年来交通事故的增多,股骨干骨折的发病比例呈上升趋势,男多于女。骨折往往复杂,且合并伤较多,给治疗增加了很大的难度。

一、病因病理与分类

股骨干骨折多见于儿童和青壮年。以股骨干中部骨折较多发。直接暴力和间接暴力均可造成骨折。碰撞、挤压、打击等直接暴力所致者,多为横形、粉碎性骨折;而扭转、摔倒、杠杆作用等间接暴力所致者,多为斜形、螺旋形骨折。除青枝骨折外,股骨干骨折均为不稳定性骨折。

(一)骨折的典型移位
骨折发生后受暴力作用、肌肉收缩和下肢重力作用,不同部位可发生不同方向的移位趋势(图 6-1)。

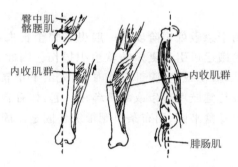

图 6-1 股骨干骨折的典型移位示意图

(1)上 1/3 骨折:近端受髂腰肌和臀中、小肌及外旋肌的牵拉,而产生屈曲、外展及外旋倾向,远端则因内收肌群的作用而产生向后、上、内移位。

(2)中 1/3 骨折:除重叠外,移位规律不典型,多数骨折近折端呈外展、屈曲倾向,远折端因内收肌的作用,下方向内上方移位,使两骨折端向前外成角。

(3)下 1/3 骨折:由于膝后方关节囊及腓肠肌的牵拉,远端被拉向后方,其锐利的骨折端可刺伤腘动、静脉,而骨折近端内收向前移位。

(二)根据骨折线的形状
(1)横形骨折:骨折线为横行,大多由直接暴力造成。

(2)斜形骨折:骨折线为斜行,大多由间接暴力造成。

(3)螺旋形骨折:骨折线为螺旋形,多由强大的旋转暴力造成。

(4)粉碎性骨折:骨折片在 3 块以上,多由直接暴力造成。

(5)青枝骨折:因骨膜厚、骨质韧性较大,断端一侧皮质未完全断裂。多见于小儿。

造成股骨干骨折常需较强大的暴力,骨折后断端移位明显,软组织损伤严重。临床上应注意,成人股骨干骨折内出血500～1 000 mL,出血较多,加上创伤后剧烈疼痛刺激,特别是多发性骨折、多段骨折,更易早期出现休克;有挤压伤者,应注意是否有挤压综合征的发生。下1/3骨折时,注意检查是否有腘动、静脉损伤,应密切观察病情,以免贻误治疗。

二、临床表现与诊断

股骨干骨折多有明确的外伤史,如车祸、高处坠落、重物直接打击等。伤后局部疼痛、肿胀明显,可出现短缩、成角畸形,患肢功能活动完全丧失,可触及骨擦感和异常活动,但儿童青枝骨折除外。下1/3骨折时,应注意足背动脉及胫后动脉搏动情况,如出现动脉搏动减弱或消失,末梢循环障碍,后方血肿形成,应疑为腘动、静脉损伤,应急诊手术探查。严重挤压伤、粉碎性骨折或多发性骨折患者,应注意挤压综合征和脂肪栓塞的发生。轻微外力造成的骨折,应考虑到病理性骨折。

X线片检查可以明确骨折部位及移位情况。上1/3骨折时,X线检查应包括髋关节;下1/3骨折时,X线检查应包括膝关节。怀疑髋关节脱位的患者,应加拍髋关节正位及侧位X线片,以明确诊断。

三、治疗

(一)急救处理

股骨干骨折的治疗应开始于急救处理阶段。一般患者完全丧失站立或行走能力,由于下肢长而重、杠杆作用大,不适当的搬运可引起更多的软组织损伤。因此,合理地就地固定患肢是非常重要的。患者如无休克,颅脑损伤或胸、腹部损伤时,应先给予止痛剂,禁止在现场做不必要的检查。最简单的方法是将患肢与健肢用布条或绷带绑在一起,如有合适的木板,可在患肢的内外侧各放一块,内抵会阴部,外超骨盆平面,用布条或绷带绑住固定。固定时下肢应略加牵引,这样可以部分复位并减轻疼痛。

(二)非手术治疗

1.新鲜儿童股骨干骨折的治疗

儿童股骨干骨折由于愈合快、自行塑形能力强,有些移位、成角均可自行矫正。采用牵引和外固定治疗,不易引起关节僵硬,故多采用保守治疗。儿童股骨干骨折的另一重要特点是常因骨折的刺激引起肢体过度生长。其可能是由于在骨折后临近骨骺的侧支血液供给增多。至伤后2年,骨折线愈合,骨痂重新吸收,血管刺激停止,生长即恢复正常。

根据以上儿童股骨干骨折的特点,骨折在维持对线的情况下,短缩不超过2 cm,无旋转畸形,均被认为达到功能复位要求。故尽量不采用手术治疗。

(1)青枝骨折和无移位的稳定性骨折无须整复,以小夹板固定即可。对移位较多或轻度成角畸形者,可采用手法复位,矫正畸形,并行小夹板固定。对无移位或移位较少的新生儿产伤骨折,将患肢用小夹板或圆形纸板固定2～3周。

(2)3岁以下儿童可采用Bryant牵引,亦称过头牵引。这是一种传统的治疗方法,利用皮肤牵引达到治疗效果。选用合适长度的胶布粘贴,自骨折水平面或以上1 cm处开始,下到足底1 cm左右的扩张板上,用绳索连接后,再通过两滑轮,加上牵引所需重量。下肢突起部位,如腓骨头、内外踝部应加垫,以避免局部压迫,引起溃破、疼痛和神经麻痹,最后用绷带松紧适度地缠绕下肢,以防胶布滑脱。牵引重量为双下肢同时牵引时,患儿臀部悬空,以距离床面1～2 cm为度。患儿大腿可行夹板固定。为防止骨折向外成角,可使患儿面向健侧躺卧。牵引期间应定期拍X线片,观察骨折对位情况,密切观察患肢血运及活动。牵引3～4周,根据X线片显示骨愈合情况,去掉牵引。儿童股骨横断骨折,常不能完全牵开而呈重叠愈合。开始虽然患肢短缩,但因骨折愈合期血运活跃,患骨生长加快,约1年余双下肢可等长。

(3)3～14岁儿童移位骨折,可在水平牵引下施以手法复位、小夹板固定;骨牵引可行胫骨结节或股骨髁上牵引;皮牵引用胶布贴于患肢内、外两侧,再用螺旋绷带包住,患肢放于垫枕上,牵引重量为2～3 kg,如骨折断端重叠未能牵开,可行2层螺旋绷带中间夹1层胶布的缠包方法,再加大牵引重量。在皮肤或骨牵引完成后,患儿仰卧,一助手固定骨盆,另一助手使伤侧髋半屈曲位拔伸牵引,术者双手用端、挤、提、按手法进行整复,然后行小夹板固定。注意调整牵引针方向、重量及肢体位置以防成角畸形,小夹板固定也应注意松紧适度,并应随时进行调整。4～6周行X线片复查,观察骨折愈合情况。如愈合良好,可去牵引,行功能锻炼。

2.成人股骨干骨折的治疗

无移位的稳定性骨折无须整复,只要固定即可;有移位的骨折,可根据受伤部位不同而行股骨髁上或胫骨结节骨牵引,并手法复位夹板固定。对股骨上及中1/3骨折,可选用胫骨结节牵引;下1/3骨折,可选用胫骨结节或股骨髁上牵引。股骨中段骨折时,患肢伸直位牵引;股骨下段骨折时,患膝屈曲90°牵引。牵引过程中,应注意膝关节活动及控制远端旋转,经常测量下肢长度及骨折的轴线;复位中,要求无重叠,无成角,侧方移位不大于直径的1/2,无旋转错位。手法复位前先行穿针,后整复骨折。股骨上段骨折,需一助手固定骨盆,另一助手一手握踝,一肘拊腘窝,膝关节屈曲90°,髋关节半屈曲位向上提拉,并使股骨远端外旋。术者根据不同部位骨折的移位情况,采用推、按、扳、提手法,纠正骨折的旋转、成角及侧方移位,然后固定。治疗期间,第2天即开始练习股四头肌收缩及踝关节活动,第2周开始练习抬臀,第3周两手提吊环,健足踩在床上,收腹、抬臀,使身体、大腿、小腿成一直线,加大髋膝活动范围。从第4周开始可扶床架练习站立。X线片检查示骨折临床愈合后,可去牵引后逐渐扶拐行走,直至X线片检查骨折愈合为止。

(三)切开复位内固定

成人股骨干骨折后,由于肌肉的牵拉,往往移位严重,保守治疗难以达到满意的效果,因此需采用手术切开复位内固定,以恢复正常的解剖关系。切开复位内固定的适应证:用手法或牵引不能达到整复要求的骨折;严重开放性骨折,受伤时间短,尚未出现感染迹象者;合并神经、血管损伤的骨折;多发性骨折。常用的内固定有钢板螺钉内固定和髓内针固定。自20世纪60年代以来,瑞士AO学组的外科医师对所有的股骨干骨折采用髓内固定或钢板螺钉内固定。

AO加压钢板内固定的基本原则:①无创技术,保存骨折端血运,内固定放于骨膜外,慎重保留软组织;②解剖复位;③张力侧钢板固定。AO学者利用特制的内固定器材,使骨折断端间产生加压作用,骨折获得一期愈合,早期进行功能活动,恢复肢体正常功能。但加压钢板内固定易发生一定的并发症,常见的有钢板疲劳断裂、钢板下骨质萎缩、感染。髓内针固定早在20世纪40年代就由Küntscher介绍了闭合髓内钉技术。第二次世界大战以后,由于开放式髓内钉固定的出现和广泛应用,对于无并发症的青年髓腔最狭窄段非粉碎性骨折,髓内钉成为股骨干骨折的最终治疗方法。随着手术技术的完善,特别是影像器的应用,髓内钉固定技术得到了更好的临床应用。

1.切开复位加压钢板螺钉内固定

AO 方法自 20 世纪 60 年代起逐渐普及,可分为加压器钢板和自身加压钢板两种。主要适用于股骨干上、中、下 1/3 横形骨折及短斜形骨折。手术在侧位进行,取大腿后外侧切口,在外侧肌间隔前显露股骨干外侧面,推开骨膜后,钢板上在股骨干外侧。股骨干骨折内固定选择后外侧切口的优点是由前肌群与后肌群之间隙进入,不损伤肌肉,内固定物置于股骨外侧,可避免膝上方前面股四头肌与股骨之间的滑动机构发生粘连。术后患者卧位 2～3 周,逐渐扶拐下地,练习下肢关节活动,待骨折愈合后,方能完全离拐行走。

2.切开复位梅花形髓内针内固定

主要适应证:①股骨干上、中 1/3 横形及短斜形骨折,蝶形骨折或陈旧性粉碎骨折;②股骨多段骨折;③股骨中上、上 1/3 陈旧性骨折及延迟愈合或不愈合;④股骨上中 1/3 骨折,并发大腿神经、血管损伤,需修复者;⑤多发骨折(包括股骨骨折)或多发伤,如胸或腹部广泛烧伤需经常变换体位,不能应用牵引者。长斜形及螺旋形骨折应视为相对禁忌证。

髓内针的选择:测量健肢股骨大转子尖至髌骨上缘,为其长度。在标准 X 线片中,测髓腔最狭窄部位的横径,减去 10%,即为所用髓针的粗细(直径),或在术前把选好的髓内针用胶布贴在大腿外侧,进行 X 线摄片(股骨全长)。髓针的长度粗细与髓腔进行对照,髓内针的长度应自股骨髁间窝上 1 cm,至股骨大转子上 2 cm,其粗细以能通过髓腔最狭窄部位为准。手术方法可采用逆行髓内穿针法和顺行髓内穿针法。如为陈旧性骨折,把植骨材料如碎骨条放在骨折端的周围。近年来梅花形髓内针由于在固定中的强度欠佳,抗旋转力较差,临床上已较少使用。

3.闭合髓内针内固定

适应证:①股骨上及中 1/3 的横形、短斜形骨折,有蝶形骨片或轻度粉碎性骨折。②多发骨折。术前先行骨牵引,重量为体重的 1/6,以维持股骨的力线及长度,根据患者全身情况,在伤后 3～10 天手术。髓内针长度及粗细的选择同逆行髓内针者。患者体位分为侧卧位及平卧位两种。侧卧位:患者健侧卧于骨折牵引台上,健肢伸直位,固定在足架上,患肢髋屈曲 80°～90°,内收 20°～30°中立位。对双下肢进行牵引,直到骨折端分离,在 X 线电视引导下,施手法进行复位。平卧位:患者平卧于骨折手术台上,两腿分开,插入会阴棒,阻挡会阴。躯干略向健侧倾斜,患肢内收 20°～30°中立位,固定于足架上。这样可使大转子充分暴露,尽量向患侧突出。健肢外展、下垂或屈曲位,以不影响使用 C 形臂 X 线机透视患肢侧位为准。对患肢施以牵引,直到骨折断端分离,在透视下使骨折复位或至少在同一平面上得到复位。术后一般不需外固定,48～72 小时除去引流。术后 7～10 天,可逐步扶拐下地活动。此法创伤较小、膝关节功能恢复较快、不必输血,是值得选用的,但是需要 C 形臂 X 线电视设备。骨折 2 周以上影响复位者,不宜选用此法。

4.带锁髓内针内固定

适用于股骨干上、中、下段横形、斜形或粉碎性骨折。

现临床上应用较多。其优点在于通过远近端栓钉有效控制旋转,克服了髓内针旋转控制不好的情况,扩大了应用范围。全程应在 C 形臂 X 线透视下进行。闭合带锁髓内针手术操作时应利用骨折复位床,将骨折复位;开放带锁髓内针在髓内针内固定的基础上,进行近端和远端栓钉固定。术中应扩大髓腔,根据骨折情况,可行动力固定或静力固定。

(四)药物治疗

股骨干骨折多见于儿童和青壮年,骨折早期,创伤严重,失血较多,应把保全生命放在第一位。同时要细心观察局部和全身情况,运用中药治疗,按骨折三期用药原则处理,辨证用药,正确处理扶正与祛邪的关系,以维持机体的动态平衡。下面介绍股骨干骨折临床上常见的几种证型的辨证用药。

(1)气血虚弱证:股骨干骨折早期,创伤严重,失血较多,气随血耗,气虚则血无所统。患者面色苍白,四肢发凉,心烦口渴,冷汗自出,神疲眩晕,脉细数无力,为失血后气血虚衰、亡阴亡阳之危症。治宜补气摄血,使"散者收之""损者益之",方用独参汤,有益气统血固脱作用。危症急救时,应结合输血、补液疗法。

(2)瘀阻经脉证:骨折早期,患肢局部肿胀、疼痛、压痛明显,骨折断端易再移位,筋脉反复受损,瘀血滞留于经脉,使经脉受阻。治宜活血祛瘀,行气消肿止痛,方用桃红四物汤加云苓、泽泻、枳实、厚朴、大黄、丹参、乳香、没药、枳壳、牛膝等,使留滞之瘀血和气血结滞疏通。中成药可选用复方丹参片、三七片、三七胶囊等。

(3)脾胃虚弱证:脾主四肢肌肉,脾胃为后天之本,气血生化之源。骨折后,患者卧床时间长,纳食差,脾胃虚弱,气血亏损。治宜健脾益胃,方用健脾养胃汤,以促进脾胃消化功能,有利于气血生成。

(4)肝肾不足证:适用于肝肾亏损,筋骨萎弱者;或骨折后期,筋骨虽续,但肝肾已虚者;或骨折愈合迟缓,骨质疏松,筋骨萎软,肢体功能未恢复者。治宜补益肝肾法,常用方剂有壮筋养血汤、生血补髓汤、六味地黄丸、金匮肾气丸、健步虎潜丸等。

四、并发症

(一)骨折畸形愈合

最常见的畸形愈合是成角畸形,其次为短缩畸形及旋转畸形。有时以上3种畸形中的两种可同时存在。多因牵引重量不足、石膏固定不当或下地负重太早,使股骨干骨折发生成角畸形。在股骨干上1/3骨折,易发生向外或向前外成角畸形;中1/3骨折,可发生向外或向前成角畸形;下1/3骨折,多发生向外或向后成角畸形。短缩畸形主要因牵引重量不足,未能将骨折重叠牵开所致,或者是并发伤较多,忽略治疗所致。旋转畸形忽略治疗者,远骨折端随肢体重量处于外旋位,并在外旋畸形位愈合。不是所有的畸形愈合都需要外科治疗,对于儿童,轻度短缩可自行矫正,对于成人,轻度短缩则可以垫高鞋跟来补偿,但短缩2.5 cm以上则招致明显跛行及骨盆倾斜,对年轻人应考虑矫正。不论儿童或成人,对于旋转畸形均无自行矫正能力,应予矫形。股骨干的成角畸形,成人大于15°,儿童大于30°,即应采取截骨矫正术。

术前应做好充分的准备:①因膝关节长时间固定而活动障碍,术前应锻炼屈膝至90°;②成角畸形并缩短的患者,常发生股内收肌挛缩,可妨碍短缩的矫正,故术前应做短期牵引;③为使截骨后顺利愈合,应准备植骨。

手术一般在硬膜外麻醉下进行,对有内收肌挛缩者,可先切断股内收肌起点,选用股骨外后侧切口,外侧肌间隔前显露。手术包括截骨矫形、内固定及植骨3个部分:①截骨,一般于成角畸形处截骨,以气锯、电锯或骨刀截骨,横断截骨易于操作,如做成台阶状则更有利于愈合并防止旋转,有重叠或旋转畸形者同时矫正;②内固定,对股骨上、中1/3骨折畸形愈合,截骨后选用逆行髓内针固定,畸形愈合处骨髓腔多闭塞,予以通开并扩大以接纳较粗的梅花形髓内针,对下1/3骨折可选用角翼接骨板、梯形接骨板或加压钢板固定,置于骨干外侧;③植骨,取同侧髂骨碎骨条植于截骨处周围,置负压引流缝合切口,术后48小时拔除引流管。拆线后练习膝关节功能,骨折愈合前不能负重活动。

（二）骨不连

病因：过度牵引；开放性骨折于清创时取出碎骨片较多并感染；内固定与外固定不足；过早活动等。后者占全部病例的一半以上。股骨干骨折后骨不连常伴有成角畸形、肢体短缩畸形及膝关节活动障碍。对股骨干骨不连的治疗原则是矫正畸形、坚强固定及植骨促使愈合，同时应注意到保存及恢复膝关节活动。

术前应做好充分的准备：有成角畸形及短缩者，行患肢股骨髁上牵引1～2周。对中上1/3骨不连，以夹板等短期固定股部，进行膝关节活动锻炼，达90°屈曲范围再手术，则术后膝关节活动较易恢复；下1/3骨不连的外固定较难，应早日手术，术后练习膝关节活动。

手术取股外后侧切口进入，操作分以下3个步骤：①切除断端间纤维组织，打通髓腔扩髓至10 mm以上，修整断端，矫正畸形。②坚强固定，以10 mm以上梅花形髓内针固定，对骨质疏松髓腔粗大者，以2根梅花形髓内针套接固定。此适用于上及中1/3骨不连。对下1/3骨不连则宜选用钢板固定。对于转子下骨不连，由于髓腔较粗大，梅花形髓内针不能完全控制轴线，可将髓内针上端相当于骨不连处折弯成15°～20°角，使角尖向内，开口向外，顺行打入髓腔。此成角髓内针使骨不连处发生向内10°～15°的成角，但由于髓腔粗大的抵消，仅有轻度成角，保持处于轻微外翻位（正常范围），从而防止髋内翻的发生。对于下1/3骨不连的内固定，亦可选用梅花形髓内针，但针的长度应达股骨髁间凹之上的松质骨中，另外还可横穿1枚斯氏针，两端均露在皮外，以备术后用小夹板卡住斯氏针做外固定，以防止旋转活动。如有锁钉髓内针固定则更好，横穿斯氏针可于6周后骨折初步愈合时拔除。③植骨：取同侧髂骨碎骨条，植于骨不连处四周，置负压引流，缝合切口。

（三）膝关节活动障碍

1.病因

（1）长时间固定膝关节，未进行股四头肌及膝关节活动锻炼者，膝关节长期处于伸直位，股四头肌挛缩，甚至关节内粘连。

（2）手术及骨折创伤造成股四头肌与股骨前滑动结构粘连，股骨中下1/3骨折错位，损伤股前滑动结构出血粘连；前外侧手术入路，钢板置于股骨前外与股中间肌粘连，手术及创伤使股中间肌纤维化挛缩。

（3）膝关节长期处于半屈曲位，亦可发生屈曲挛缩，后关节囊粘连，腓肠肌、髂胫束及腘绳肌挛缩。

2.诊断

膝关节伸屈活动范围甚小，在10°～20°，髌骨不能向内、外推动者，为膝关节内粘连，髌上滑囊与两侧滑囊粘连，扩张部挛缩。严重者交叉韧带挛缩。膝关节有一定范围的活动，常在30°稍多，主要为屈曲受限，可伸直。髌骨可在左右推动及上下滑动者，主要为伸膝装置粘连与挛缩。屈膝正常，伸膝受限者为屈曲挛缩。

3.治疗

（1）手法治疗：对轻度股四头肌挛缩及伸膝装置粘连者，如膝可伸直，屈曲仅50°左右者，股四头肌处于无可触及的瘢痕条带者，可应用手法复位。在麻醉下，手法被动屈曲膝关节，稳妥而较慢地强力屈膝至听到组织撕裂声，以被动屈膝至90°或稍多为止，不可一次要求完全屈曲。

（2）牵引治疗：对20°以内轻度屈曲挛缩，可行骨牵引治疗，重量逐渐增加，患者可自己压迫股骨向后,牵引中注意观察有无腓总神经损伤症状,一旦出现应立即减轻牵引,牵引不能伸直者,可做手术前准备。

(3)股四头肌成形术:适用于伸膝装置粘连,股四头肌挛缩。采用硬膜外麻醉,患者取平卧位,在大腿根部置气囊止血带,驱血后手术。取股前正中纵行切口,经髌骨内侧至其远端。将股内侧肌及股外侧肌从股直肌上分离开直至髌骨上方。电灼,止血。然后把股直肌与股中间肌完全分开,股前瘢痕及挛缩多集中在股中间肌。因此,将股直肌用布带提起,将其下方股中间肌连同瘢痕一并切除。股内、外侧肌中的瘢痕也切除。向下切开两侧关节囊的挛缩,后屈曲膝关节。由助手稳定大腿,术者双手握小腿,渐渐用力使膝关节屈曲到超过90°,此过程可听到组织撕裂声。如瘢痕过多则不可强力屈曲,以防发生撕裂伤或骨折。缝合时,将股内侧肌与股外侧肌缝在股直肌两旁,关节囊不缝合。股四头肌之间可垫以脂肪,置负压引流,缝合切口。术后将患肢置于连续被动活动架上,24小时后开始连续被动活动,保持活动范围,直至患者主动伸屈活动达到被动活动的范围。3周下地练习下蹲屈曲,借助体重,加大屈膝活动范围。如无连续被动活动架,可用平衡牵引(带附架的托马氏架)固定患肢。麻醉恢复后,主动及被动练习活动膝关节。本手术的成功与否在很大程度上取决于患者的意志是否坚定。要不怕疼痛和早期活动到最大范围,努力锻炼股四头肌和股后肌。

(4)关节内粘连:分离由关节内粘连所致的关节僵硬,轻度者通过手法治疗,可将粘连撕开。严重粘连,关节活动范围极小者,需手术分离。在气囊止血带下手术。无股中间肌瘢痕挛缩者,取髌骨内、外两侧切口。内侧切口中自髌骨旁切开股内侧肌及关节囊,滑膜内锐性分离;外侧切口中切开髂胫束及关节囊,分离外髁滑囊及髌上囊。慢慢被动屈曲膝关节,亦听到组织撕裂声,至超过90°即可。置负压引流,缝合股内侧肌于髌旁,关闭切口,术后处理同上。

(5)膝关节屈曲挛缩及僵硬的松解如下。①术前牵引:除屈曲20°以内的轻度挛缩可牵引矫正或不经牵引而直接手术矫正外,较重的屈曲挛缩,均应行术前牵引准备。②从内外侧途径行膝屈曲挛缩松解术:采用硬膜外麻醉,患者仰卧,在气囊止血带下手术,膝关节在屈曲位。外侧切口为从股骨髁近侧股二头肌腱前向腓骨头做一长12 cm切口,有髂胫束挛缩、膝屈曲、小腿外展外旋畸形者,在切口中向前于髌上2~3 cm处横断髂胫束及阔筋膜,外侧肌间隔紧张或其他挛缩组织亦予以横断。向后牵开股二头肌腱及腓总神经,在股骨外髁后面横切开关节囊,用骨膜起子紧贴股骨后面向内向上推开外侧关节囊及腓肠肌外侧头起点,使之与股骨完全分离,直达股后中间部位,向上分到关节间隙上7~8 cm。内侧切口为从内收肌结节后到关节远侧纵切口,切开后关节囊,紧贴股骨向外向上推开后关节囊与腓肠肌内侧头,使之与股骨分离并与外侧切口相通。伸展膝关节:稳妥用力伸展膝关节至完全伸直。注意腓总神经是否紧张,如果紧张,则将其游离到腓骨颈处并将腓骨头于屈膝位切除。如果膝关节仍不能完全伸直,则检查股二头肌腱与内侧诸肌腱是否紧张,对紧张者行"Z"字形延长,有的后交叉韧带紧张挛缩,需将其在胫止点上切断。对于行股二头肌腱延长者,更需注意防止伸膝时牵拉损伤腓总神经,应切除腓骨头,松解神经,冲洗伤口,置负压引流,分层缝合。③术后处理:对经手术膝关节完全伸直者,行膝伸直位石膏后托或石膏前后托固定,锻炼股四头肌,术后2周除去前托,保留后托,每天练习屈膝活动,然后仍以后托固定直至第5周。白天除去后托锻炼,夜间用后托保持膝伸直,持续6个月,以防屈膝挛缩复发。对术中伸直膝关节腓总神经紧张者,或仍不能完全伸直者,术后继续牵引治疗,缓缓伸直膝关节。伸直后做石膏后托固定,按上述步骤处理。无论石膏固定或牵引,均需严密观察腓总神经有无受损情况,一旦出现,即应再屈曲膝关节,使腓总神经恢复,然后缓慢牵引伸膝。

（四）再骨折

再骨折发生率是 9%～15%。在骨愈合不良或骨痂内在结构并非按所承受的应力方向排列时，常易发生再骨折。动物实验也支持这样的观点。因此，防止再骨折的有效方法是当骨折具有内固定或外固定时，逐渐增加骨折部位所承受应力，直至达到完全负重。塞曼（Seiman）认为大部分发生再骨折的患者，屈曲少于 45°，由于关节活动受限，在骨折部位形成一长的杠杆应力，而易发生再骨折。因此，他认为减少再骨折的发生率，重要的是早期恢复膝关节功能。因为在去除牢固内固定后，也易发生再骨折。

（五）感染

股骨干骨折部位的感染是十分严重且难以解决的问题，因为骨干有大量皮质骨，由于血运不良和缺血，可以形成慢性窦道和骨髓炎，其治疗方法是切除感染的死骨，有内固定者，则需去除内固定物，骨折用外固定制动，待感染稳定后，如骨折仍不愈合，Ⅱ期再行植骨术。更为积极的方法，可通过扩创后，用局部灌注的方法来控制感染，并同时植骨来促进骨愈合。但长期或慢性骨髓炎若经久不愈，反复发作，有大块骨缺损，则考虑截肢术。

（董汝军）

第七节　股骨髁间骨折

股骨髁间骨折是指股骨内、外髁或双髁遭受外力后引起的骨折，占全身骨折脱位的 0.4%～0.5%，以青壮年男性居多，女性和老年人少见。因本病属关节内骨折，复位要求较高，且预后较股骨髁上骨折差。其可合并腘血管及（或）神经损伤。

一、诊断

（一）病史

有明显外伤史。

（二）症状和体征

（1）伤后患肢疼痛明显，移动肢体时显著加重。

（2）不能站立与行走，膝关节局部功能障碍。

（3）患侧大腿中下段及膝部高度肿胀，可见皮肤瘀斑。

（4）股骨髁部压痛剧烈。

（5）骨折局部有骨异常活动及骨擦感。

（6）伤膝可有内、外翻畸形，并可能有横径或前后径增宽，骨折局部可出现不同程度的成角、短缩及旋转畸形。

（三）辅助检查

（1）X 线检查：常规应给予前后位与侧位 X 线摄片，可明确诊断骨折类型。

（2）怀疑有复杂关节软骨或韧带损伤者可给予 CT 或 MRI 检查。

二、分型

AO 骨折分类法。股骨髁上骨折即为 AO 股骨远端骨折之 B 型（部分关节骨折）和 C 型（完全关节骨折),其亚分型如下。

（一）B 型（部分关节骨折）

（1）B_1：股骨外踝,矢状面。①简单,穿经髁间窝；②简单,穿经负重面；③多折块。

（2）B_2：股骨内踝,矢状面。①简单,穿经髁间窝；②简单,穿经负重面；③多折块。

（3）B_3：冠状面部分骨折。①前及外片状骨折；②单髁后方骨折(Hoffa)；③双髁后方骨折。

（二）C 型（完全关节骨折）

C_1 关节简单,干骺端简单

（1）T 或 Y 形,轻度移位。

（2）T 或 Y 形,显著移位。

（3）T 形骨骺骨折。

C_2 关节简单,干骺端多折块

（1）完整楔形。

（2）多折块楔形。

（3）复杂。

C_3 多折块关节骨折

（1）干骺端简单。

（2）干骺端多折块。

（3）干骺端及骨干多折块。

三、治疗

（一）非手术治疗

1.皮肤牵引

（1）适应证:患者全身情况不能耐受手术或整复,血糖控制不佳的糖尿病患者及小儿,简单骨折,皮肤必须完好。

（2）操作方法:将宽胶布条或乳胶海绵条粘贴在患肢皮肤上或用四肢尼龙泡沫套,利用肌肉在骨骼上的附着点将牵引力传递到骨骼上,牵引重量不超过 5 kg。皮肤有损伤、炎症及对胶布过敏者禁用。牵引期间应定时检查牵引的胶布粘贴情况,定期复查 X 线片,及时调整牵引重量和体位。一般牵引时间为2~4 周,骨折端有纤维性连接后,更换为石膏固定,以免卧床时间太久,不利于功能锻炼。

2.骨牵引

（1）适应证:不愿手术或皮肤条件不具备外固定支架,以及手术治疗的股骨髁部骨折患者,B_1、B_2、C_1、C_2 型骨折。

（2）操作方法:局麻下行患侧胫骨结节骨牵引,将伤肢置于牵引架上,屈髋 20°~30°,屈膝15°~25°牵引,牵开后视情形行手法整复夹板外固定。或先采用推挤叩合手法使双髁复位,局麻下用钳夹经皮将双髁固定,将牵引绳连于钳夹上,使之变为股骨髁部牵引,将患肢置于牵引架上视情况行半屈膝位或屈膝位牵引,待牵开后行手法整复夹板外固定。骨折端有纤维性连接后,更换为石膏固定。

3.手法整复外固定

（1）适应证:闭合或未合并血管神经损伤的部分 B_1、B_2、C_1 型骨折。

（2）操作方法：根据受伤机制，采用推挤叩合手法使骨折复位，可用超膝关节夹板或石膏托固定患膝于功能位，一般固定6～8周。通常在胫骨平台后外侧缘及腓骨颈部位容易造成腓总神经的压迫致伤，因此石膏固定的时候一定要在此部位多垫一些石膏棉。固定期应注意夹板和石膏的松紧度，并定时行X线检查，发现移位应随时调整夹板，或重新用石膏固定。

4.手法整复经皮克氏针内固定法

（1）适应证：B_1、B_2型骨折和部分C_1型骨折。

（2）操作方法：行坐骨神经、股神经阻滞麻醉，严格无菌，透视下先采用推挤叩合手法使骨折复位，然后经皮将3 mm骨圆针击入固定，一般需要2～3枚骨圆针。

5.骨外固定器固定法

（1）适应证：B_1、B_2、C_1、C_2型骨折。

（2）操作方法：可选用单边外固定器、股骨髁间调节固定器、孟氏骨折复位固定器或半环槽复位固定器行整复固定。

6.经皮钳夹固定法

（1）适应证：B_1、B_2型骨折。

（2）操作方法：行坐骨神经、股神经阻滞麻醉，严格无菌，透视下先采用推挤叩合手法使骨折复位，经皮钳夹固定，术后用长腿石膏固定4～6周。

（二）手术治疗

1.切开复位螺钉、螺栓内固定法

（1）适应证：B_1、B_2、B_3型骨折。

（2）操作方法：常选用硬膜外阻滞麻醉，依骨折部位选用膝部前内、前外、后内、后外侧入路，清理骨折端，复位骨折，用螺钉、螺栓或松质骨螺钉内固定。注意用螺钉内固定时近端孔应钻成滑动孔使之成为拉力螺钉，用松质骨螺钉内固定时螺纹必须全部穿过骨折线，钉尾及钉尖不能露出关节面外。

2.切开复位动力髁螺钉内固定法

（1）适应证：部分C_1、C_2型骨折。

（2）操作方法：采用连续硬膜外麻醉，患侧大腿下段前外侧绕髌切口，显露并清理骨折端，首先复位髁部骨折，用骨圆针临时固定，再复位髁上骨折，用动力髁螺钉固定。主螺钉应距远端关节面2 cm，方向与远端关节面及内、外踝前侧关节面切线相平行。

3.切开复位股骨髁部支撑钢板内固定法

（1）适应证：C_1、C_2、C_3型股骨髁部骨折。

（2）操作方法：切开复位方法同上。选择合适长度的钢板，要求骨折近端应至少置入4枚螺钉。注意钢板的准确放置，远端放置不能偏前，以免高出股骨外踝关节面，影响髌骨关节活动。

4.切开复位逆行交锁钉内固定法

（1）适应证：部分C_1、C_2型骨折。

（2）操作方法：采用硬膜外麻醉或全麻，选择合适长度及直径的逆行交锁钉，首先复位髁部骨折，用骨圆针临时固定，再复位髁上骨折，置入髓内钉。要求置钉时进针点必须准确，骨折良好复位，必要时一期良好植骨，术后早期进行功能锻炼。

（三）药物治疗

1.中药治疗

（1）内治法：以三期辨证治疗为基础，再根据年龄、体质、损伤程度、损伤部位进行治疗。一般规律是骨折早期宜破，中期宜和，后期宜补，选择相应药物。

（2）外治法：一般初期和中期以药膏、膏药敷贴，如活血止痛膏，后期以药物熏洗、热熨或涂擦，如展筋丹、展筋酊。

2.西药治疗

围绕骨折各个时期应用西药对症处理。

（四）康复治疗

1.功能锻炼

股骨髁部骨折在良好复位与坚强固定的条件下，强调早期进行有效的功能活动。常用的功能锻炼疗法如下。

（1）术后早期的主动及被动的关节活动度训练：股骨髁部骨折为关节内骨折，由于骨折部和股四头肌粘连，加之关节内积血机化后的关节内粘连等，对膝关节的预后功能影响较大，故初始就应注意膝关节的功能锻炼，即筋骨并重原则。术后早期即应加强足踝部的屈伸活动及股四头肌的收缩，并及早实施被动活动髌骨关节，预防髌骨关节粘连，基本类似股骨髁上骨折，但更强调通过股骨滑车关节面在胫骨平台上的滚动以模造关节面。术后3周即可在卧床及保护下练习膝关节伸展运动，既可减轻膝关节粘连，又能预防股四头肌萎缩。6～8周骨折达到临床愈合后，可加大膝关节伸曲活动度，待骨折愈合牢固后，即可进行床沿屈膝法练习，继而下地在保护下训练起蹲运动等。

（2）持续被动运动（CPM）：为预防股骨髁部骨折后关节制动导致的僵硬及蜕变，亦可遵从Salter提出的CPM的方法。

2.物理疗法

（1）电疗：目前常用的仪器有骨创伤治疗仪、KD-Ⅲ治疗仪等，效果显著。

（2）其他物理疗法：包括光疗、水疗、冷疗等，多结合具体药物应用，需康复专业技术人员参与执行。

（胡忠昌）

第八节 股骨髁上骨折

发生在腓肠肌起点以上2～4 cm范围内的股骨骨折称为股骨髁上骨折。直接或间接暴力均可造成。膝关节强直而骨质疏松者，由于膝部杠杆作用增加，也易发生此骨折。

一、病因

本类骨折主要为强大的直接暴力所致，如汽车冲撞、压砸、重物打击和火器伤等。其次为间接暴力所致，如自高处落地，扭转性外力等，好发于20～40岁青壮年人。

直接暴力所致骨折多为粉碎性或短斜形骨折，而横断骨折较少；间接暴力所致骨折，则以斜形或螺旋形骨折为多见。

二、分型

股骨髁上骨折可分为屈曲型和伸直型,屈曲型较多见。屈曲型骨折的骨折线呈横形或短斜形,骨折线从前下斜向后上,其远折端因受腓肠肌牵拉及关节囊紧缩,向后移位,有刺伤腘动、静脉的可能。近折端向前下可刺伤髌上囊及前面的皮肤。伸直型骨折也分为横断及斜行两种,其斜面骨折线与屈曲型相反,从后下至前上,远折端在前,近折端在后重叠移位。此种骨折患者,如腘窝有血肿和足背动脉减弱或消失,应考虑有腘动脉损伤。其损伤一旦发生.则腘窝部短时间进行性肿胀,张力极大,伤处质硬,小腿下1/3以下肢体发凉,呈缺血状态,感觉缺失,足背动脉搏动消失。发现此种情况,应提高警惕,宜及早手术探查。如骨折线为横断者,远折端常合并小块粉碎性骨折,间接暴力则为长斜行或螺旋形骨折,儿童伤员较多见。

三、临床表现与诊断

(一)外伤史

伤者常有明确的外伤史,由直接打击或扭转性外力造成,而间接暴力多由高处跌地,足部或膝部着地所造成。

(二)肿痛

伤肢由于强大暴力,致使骨折周围软组织损伤亦很严重,故肢体肿胀明显、疼痛剧烈。

(三)畸形

伤肢短缩,远折端向后旋转,成角畸形。即使畸形不明显,局部肿胀、压痛及功能障碍也很明显。

(四)失血与休克

股骨髁上骨折合并股骨下1/3骨折的出血量可达 1 000 mL 以上,如为开放性则出血量更大。刚入院的伤员常有早期休克的表现,如精神紧张、面色苍白、口干、肢体发凉、血压轻度增高、脉搏稍快等。在转运过程中处理不当及疼痛,均可加重休克。

(五)腘动脉损伤

股骨髁上骨折及股骨干下1/3骨折,两者凡向后移位的骨折端均可能损伤腘动脉,腘窝部可迅速肿胀,张力加大。若为腘动脉挫伤,血栓形成,则不一定有进行性肿胀。腘动脉损伤症状可有小腿前侧麻木和疼痛,其下1/3以下肢体发凉,感觉障碍,足趾及踝关节不能运动,足背动脉搏动消失。所有腘动脉损伤患者都有足背动脉搏动消失这一特点,因此在骨折复位后搏动仍不恢复者,即使患肢远端无发凉、苍白、发绀、感觉障碍等情况,亦应立即行腘血管探查术。若闭合复位后仍无足背动脉恢复,是危险的信号。所以不应长时间保守观察,迟疑不决。如腘动脉血栓形成,产生症状有时较慢而不典型,开始足背动脉搏动减弱,最后消失,容易误诊,延误手术时机。

(六)合并伤

注意伤员的全身检查,特别是致命的重要脏器损伤者,在休克时腹部外伤症状常不明显,必须随时观察,反复检查及腹腔穿刺,以免遗漏。对车祸、矿井下事故,常为多发性损伤,应注意检查。

(七)X线摄片

对无休克的伤员,首先拍X线片,以了解骨折的类型,便于立即做紧急处理。如有休克,需待缓解后,再做摄片。

四、鉴别诊断

(1)股骨下端急性骨髓炎:发病急骤、高热、寒战、脉快,大腿下端肿痛,关节功能障碍,早期局部穿刺可能有深部脓肿,发病后 7～10 天拍片,可见有骨质破坏,诊断便可确定。

(2)股骨下端病理骨折:股骨下端为好发骨肿瘤的部位,如骨巨细胞瘤、骨肉瘤等。患者有股骨下端慢性进行性肿胀史,伴有疼痛迁延时间较长,进行性加重,轻微的外伤可造成骨折,X 线片可明确诊断。

五、治疗

髁上骨折治疗方法颇多,据骨折类型选择治疗方案如下。

(一)石膏及小夹板固定

适用于成人无移位的股骨髁上骨折及合并股骨干下 1/3 骨折的患者。儿童青枝骨折,可行石膏固定或用 4 块夹板固定,先在股骨下端放好衬垫,再用 4 根布带绑扎固定夹板,一般固定6～8 周去除,练习活动,功能恢复满意。

1.优点

无手术痛苦及其并发症的可能,治疗费用低廉,可在门诊治疗。

2.缺点

仅适用于无移位骨折及裂纹或青枝骨折;膝关节功能受限,需一定时间恢复;可出现压疮,甚至出现腓总神经损伤。

(二)骨牵引加超膝关节小夹板固定

适用于移位的髁上骨折。屈曲型在手法整复后,行髁上斯氏针骨牵引,膝屈至 100° 的位置上,置于托马氏架或勃朗氏架上,使腓肠肌松弛,达到复位,然后外加超膝关节小夹板固定。

伸直型可采用胫骨结节牵引,牵引姿势、位置同上。在牵引情况下,远折段向相反方向整复,即可复位。如牵引后仍不复位,可在硬膜外阻滞麻醉下行手法整复,勿使用暴力,注意腘血管的损伤,如骨折尖端刺在软组织内,可用撬拨法复位后,外加小夹板固定。屈膝牵引 4～6 周,牵引期内膝关节不断地进行功能练习,牵引解除后,仍用夹板或石膏托固定,直至骨折临床愈合。牵引复位时间在 1～7 天,宜用床边X 线机观察。

1.优点

经济、安全、愈合率高,配合早期功能锻炼,减少了并发症。

2.缺点

伤员卧床时间较长,有时需反复床边透视、复位及调整夹板或压垫,虽不愈合者极少,但畸形愈合者常见。如有软组织嵌入骨折端,则不易愈合。横断骨折可见过度牵引而致骨折端分离,造成延迟愈合。开放性股骨髁上骨折合并腘动脉、腓总神经等损伤则不宜牵引,需行手术治疗,以免加重血管、神经的损伤。

(三)股骨髁上骨折撑开器固定

本法适用于股骨髁上骨折而无血管损伤者,以及远折段较短,不适宜内固定的伤员。在硬膜外阻滞麻醉下,采用斯氏针,分别在股骨髁及股骨近折端各横穿一斯氏针,两针平行,在针的两侧各安装一个撑开器,然后在透视下手法整复,并调整撑开器的长度,待复位后,采用前、后石膏托固定于屈膝位。如骨折处较稳定,可将撑开器转而为加压,使骨折处更为稳定牢固。固定4~6周拔针,继续用石膏固定,直至骨折临床愈合。若手法整复失败,可考虑切开复位,从股骨下端外侧纵行切开,直至骨折端,避开腘血管,整复骨折后,仍在骨折的上、下段穿针,外用撑开器,缝合伤口。

1.优点

优点如下:①因髁上骨折的远折段甚短,无法内固定,本法使用撑开器代替牵引,患者可较自由地在床上进行起坐活动,避免了牵引之苦,是个简单易行的方法;②局部固定使膝关节能早期锻炼,避免了关节僵直。

2.缺点

缺点如下:①单平面固定,不能有效防止旋转,需要辅以外固定的夹板或石膏;②可能发生针眼、关节腔感染。

(四)切开复位内固定

股骨髁上骨折的治疗主要有两个问题:一为骨折复位不良时,因其邻近膝关节,易发生膝内翻、外翻或过伸等畸形;二为膝上股四头肌与股骨间的滑动装置,易因骨折出血而粘连,使膝关节伸屈活动障碍,尤以选用前外侧切口放置内固定物,术后用石膏固定者严重。因此,切开复位内固定的要求应当是选用后外侧切口,内固定物坚强并放置于股外侧,术后可不用外固定,尽早练习膝关节活动。

1.槽形角状钢板内固定

适用于各型移位骨折。

(1)方法:患者取平卧位,大腿下1/3后外侧切口,其远端拐向胫骨结节的外侧。切开髂胫束,在股外侧肌后缘、股外侧肌间隔前方进入。将股外侧肌拉向前,显露股骨髁上骨折及其股骨外髁部,如需要可切开膝外侧扩张部及关节囊,根据标准X线片确定在外髁上与股骨干成直线的槽形角状钢板打入点。先用4 mm钻头钻孔,再用1.5 cm×0.2 cm薄平凿深入扩大,注意使凿进洞方向与膝关节面平行,将备好的槽形角状钢板的钉部沿骨孔扣入。然后将骨折复位,用骨折固定器固定骨折及钢板的侧部(长臂)。在骨折线远侧的钢板上拧入1或2枚长螺钉,在骨折近端拧入3~5枚螺钉,反复冲洗切口,逐层缝合,包扎。

(2)优点:角状钢板固定股骨髁上骨折或髁间骨折,与直加压钢板固定的生物力学完全不同。直钢板固定者,骨折移位的应力首先加于螺钉上,骨折两端的任何折弯力和扭曲力,都使钢板上的螺钉向外脱出,钢板折弯,内固定失败,此已为临床多例证实。角状钢板则不然,一骨折远端的负重力扭曲折弯力,首先加于角状钢板的螺钉,再通过角部传达到侧部。钢板将应力分散传递至多枚螺钉上,由于应力分散,钢板及每一个螺钉所承受的应力较小。股骨髁上骨折的变形,受肌肉牵拉易发生外弓及后弓。负载力及折弯力均使钢板角部的角度变小,使侧部更贴紧骨皮质,不会将螺钉拔出,因而固定牢固,不需外固定,满足了临床膝活动的需要。

(3)缺点:①操作技术要求高,要求钢板钉部与膝关节面平行,同时长臂也要在股骨干轴线上,否则内固定失败;②角部作为应力集中点易出现断裂;③安装不当或金属疲劳易出现膝内翻畸形;④不宜过早负重。

2.股骨下端内及外侧双钢板固定

(1)适应证:本法适用于股骨髁上骨折其远折段较长者,具体来说,远折段至少要有固定两枚螺钉的长度,才能应用。如远折段过短则采用上述的撑开器固定法。

（2）麻醉与体位：麻醉方法同上，患者侧卧 45°位于手术台上，伤肢下方置于搁腿架，取股骨下端外侧切口时较为方便。若做股骨下端内侧切口，则需将大腿外旋，并调整手术台的倾斜度，暴露亦很清楚。如合并腘动脉损伤需做探查术，可将患者侧卧 45°位改为 90°的侧卧位，如此腘窝便可充分暴露。

（3）手术方法：切口在股骨下端后外侧，同上方法做一纵形切口，长约 14 cm，待进入骨折端后，再做内侧切口，从股骨内收肌结处向上沿股内侧肌的后缘延长，约 12 cm 即可。

从外侧切口开始，切开阔筋膜，经股外侧肌与股二头肌之间进入骨折端，注意避开股骨后侧的腘血管，并妥加保护，防止误伤。内侧切口在股内侧肌后缘分离进入骨折端，骨膜勿过多地剥离。整复骨折后取 12 cm 以上的 6～8 孔普通接骨钢板两块，弯成弧形，或取两块髁部解剖钢板，使之与股骨下端的弧度相适应，将钢板置于股骨下端的内、外侧，两侧钢板的最下一孔，相当于股骨髁部，由外向内横钻一孔，取 70～75 mm 的骨栓先行安装固定，然后检查双侧钢板弧度是否与股骨密贴，并加以调整。双侧钢板的最上孔不在同一平面上，因为外侧钢板较直，内侧钢板较弯，所以由外向内钻孔时略斜，即内侧稍低，最好以 40～45 mm 的短骨栓固定为牢固。其余钉孔，在内、外侧交替以螺钉固定。在钢板下端第 2 孔，因该处股骨较宽，故左、右各以 1 枚螺钉固定，从而制止远折端的旋转移位。缝合两侧伤口不置引流。外加长腿前、后石膏托固定。手术后抬高患肢是必要的，将下肢以枕垫之或以勃朗氏架垫之，有利于静脉回流。另一种情况，术后不上石膏托，为对抗股部肌肉的拉力，可行小腿皮肤牵引 2～3 周拆除，再以石膏管型固定。术后进行功能锻炼。

（4）优点：手术时钢板的上、下端采用骨栓固定较为牢固，不易松动滑脱，钻孔时方向一定要准确，两个骨栓上、下稍斜，但基本上是平行的。由于钢板在股骨下端的内、外两侧，不影响髌骨的滑动，固定合理，有利于骨折的愈合，最大限度减少伸膝装置的破坏，使关节功能恢复较好。

（5）缺点：①两侧切口创伤较大，钢板取出时亦较费事；②术后需行外固定，可致膝关节功能障碍，需较长时间恢复。

六、康复指导

双钢板固定术后，从术后 10～14 天拆线后开始，先练习肌肉等长收缩，每小时活动 5 分钟，夜间停止。术后 8～10 周拆石膏，开始不负重练习膝关节活动，每天理疗、热水烫洗或热水浴，主动活动关节。待拍片及检查骨折已临床愈合时，再开始负重练习。骨折处尚未愈合前，做过多的关节活动是不相宜的，因为关节活动障碍的伤员做膝关节活动时，会增加股骨下端骨折段的杠杆力，从而影响骨折愈合。当然对固定比较牢固的患者，功能练习并无妨碍。

槽形角钢板固定：术后不需要外固定，2 周后可逐渐练习膝关节活动。4 周扶双拐不负重下地活动。术后 8 周扶拐部分负重行走。12～14 周在无保护下负重。

七、预后

常遗留不同程度的膝关节功能障碍。骨折一般能按期愈合，但骨牵引治疗时骨折端若有软组织嵌入或严重粉碎性骨折骨缺损并软组织损伤时，骨折可出现不愈合。骨折并腘血管损伤时，应检查修复，特别注意血管的损伤，血栓形成时，可出现肢体远端小动脉的栓塞而坏死、截肢。

（王素凯）

第九节　股骨远端骨折

股骨远端骨折不如股骨干和髋部骨折常见,在这类骨折中,严重的软组织损伤、骨折端粉碎、骨折线延伸到膝关节和伸膝装置的损伤常见,这些因素导致多数病例不论采用何种方法治疗,其效果都不是十分满意。在过去的 20 年,随着内固定技术和材料的发展,多数医生采用了各种内固定方法治疗股骨远端骨折。但股骨远端区域由于皮质薄、骨折粉碎、骨质疏松和髓腔宽等,内固定的应用相对困难,有时即使有经验的医生也难以达到稳定的固定。虽然好的内固定方法能改善治疗的效果,但手术治疗这类骨折,远未达到一致的满意程度。

一、实用解剖

股骨远端定义在股骨髁和股骨干骺端的区域,从关节面测量这部分包括股骨远端 9 cm(图 6-2)。

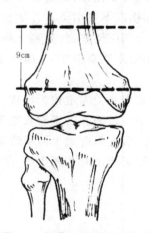

图 6-2　股骨远端解剖示意图

股骨远端是股骨干和股骨髁关节面之间的移行区。股骨干的形状接近圆柱形,但在其下方末端变宽形成双曲线的髁,两髁的前关节面一起组成关节面与髌骨形成髌股关节。后侧被髁间窝分离,髁间窝有膝交叉韧带附着。髌骨与两髁关节面接触,主要是外髁,外髁宽更向近端延伸,在髁的外侧面有外侧副韧带的起点。内髁比外髁长,也更靠下,它的内侧面是凹形,在远端有内侧副韧带的起点。位于内髁最上的部分是内收肌结节,内收大肌止于此。

股骨髁和胫骨髁适合于重力直接向下传导,在负重过程中,两髁位于胫骨髁的水平面,股骨干向下和向内倾斜,这种倾斜是由于人体的髋宽度比膝宽。股骨干的解剖轴和机械轴不同,机械轴通过股骨头中点和膝关节的中心。总体来说,股骨的机械轴与垂直线有 3°的外翻角度,解剖轴与垂直轴有 7°(平均 9°)的外翻角度。正常膝关节的关节轴平行于地面,解剖轴与膝关节轴在外侧成 81°角,在进行股骨远端手术时,每一患者都要与对侧比较,以保证股骨有正确的外翻角并保持膝关节轴平行于地面(图 6-3)。

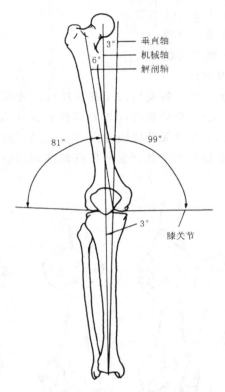

垂直轴
机械轴
解剖轴
3°
6°
81°
99°
3°
膝关节

图 6-3　下肢力线示意图

　　股骨远端骨折的移位方向继发于大腿肌肉的牵拉。股四头肌和腓肠肌的收缩使骨折短缩，典型的内翻畸形是由内收肌的强力牵拉所致。腓肠肌的牵拉常导致远骨折端向后成角和移位，在股骨髁间骨折，止于各髁的腓肠肌分别牵拉骨折块可造成关节面的不平整及旋转畸形，股骨远端骨折很少发生向前移位和成角。

二、损伤机制

　　多数股骨远端骨折的受伤机制被认为是由轴向负荷合并内翻、外翻或旋转的外力引起的。在年轻患者中，常发生在与摩托车祸相关的高能量损伤，这些骨折常有移位、开放、粉碎和合并其他损伤。在老年患者中，常由于屈膝位滑倒和摔倒在骨质疏松部位发生粉碎性骨折。

三、骨折分类

　　股骨远端骨折的分类还没有哪一个被广泛接受，所有分类都涉及关节外、关节内和单髁骨折，进一步根据骨折的移位方向和程度、粉碎的数量和对关节面的影响进行分类。解剖分类不能着重强调影响骨折治疗效果的因素。

　　简单的股骨远端骨折的分类是 Neer 分类，他把股骨髁间分成以下类型：Ⅰ型移位小、Ⅱ型股骨髁移位包括内髁（A）外髁（B）、Ⅲ型同时合并股骨远端和股骨干的骨折，这种分类非常笼统，对医生临床选择治疗和判断预后不能提供帮助。

　　赛恩斯海默（Seinsheimer）把股骨远端 7 cm 以内的骨折分为 4 个类型。

Ⅰ型:无移位骨折(移位小于 2 mm 的骨折)。

Ⅱ型:骨折涉及股骨髁,未进入髁间。

Ⅲ型:骨折涉及髁间窝,一髁或两髁分离。

Ⅳ型:骨折延伸到股骨髁关节面。

AO 组织将股骨远端分为 3 个主要类型:A(关节外);B(单髁);C(双髁)。每一型又分成 3 个亚型:A1,简单两部分骨折;A2,楔形骨折;A3,粉碎性骨折;B1,外髁矢状面骨折;B2,内髁矢状面骨折;B3,冠状面骨折;C1,无粉碎股骨远端骨折(T 形或 Y 形);C2,远端骨折粉碎;C3,远端骨折和髁间骨折粉碎。从 A 型到 C 型骨折严重程度逐渐增加,每一组也是自 1～3 严重程度逐渐增加(图 6-4)。

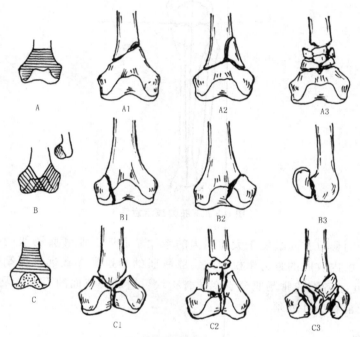

图 6-4　股骨远端骨折的 AO 分类

四、临床表现

(一)病史和体检

仔细询问患者的受伤原因,明确是车祸还是摔伤,对于车祸创伤的患者必须对患者进行全身检查和整个受伤的下肢检查,包括骨折以上的髋关节和骨折以下的膝关节和小腿,仔细检查血管、神经的情况,怀疑有血管损伤用 Doppler 检查,必要时进行血管造影。检查膝关节和股骨远端部位肿胀、畸形和压痛。活动时骨折端有异常活动和骨擦感,但这种检查没有必要,应迅速进行 X 线检查。

(二)X 线检查

常规摄膝关节正侧位片,如果骨折粉碎,牵引下摄正侧位片骨折的形态更清楚,有利于骨折的分类。当骨折涉及膝关节骨折粉碎和合并胫骨平台骨折时,倾斜 45°片有利于明确损伤范围,股骨髁间骨折进行 CT 检查可以明确软骨骨折和骨软骨骨折。车祸所致的股骨远端骨折应包括髋关节和骨盆正位片,除外这些部位的骨折。如果合并膝关节脱位,怀疑韧带和半月板损伤,可进行 MRI 检查。正常肢体的膝关节的正侧位片对制订术前计划非常有用,有明确的膝关节脱位,建议做血管造影,因为这种病例有 40% 合并血管损伤。

五、治疗方法

(一)非手术治疗

传统非手术治疗包括闭合复位骨折、骨牵引和管形石膏,这种方法需要患者卧床,治疗时间长、花费大,不适合多发创伤和老年患者。闭合治疗虽然避免了手术风险,但经常遇到骨折畸形愈合和膝关节活动受限。

股骨远端骨折非手术治疗的适应证:不合并关节内的骨折。相关指征:①无移位或不全骨折。②老年骨质疏松嵌插骨折。③无合适的内固定材料。④医生对手术无经验或不熟悉。⑤严重的内科疾病(如心血管、肺和神经系统疾患)。⑥严重骨质疏松。⑦脊髓损伤。⑧严重开放性骨折(Gustilo ⅢB 型)。⑨部分枪伤患者。⑩骨折合并感染。

非手术治疗的目的不是要解剖复位,而是要恢复长度和力线,由于骨折靠近膝关节,轻微的畸形可导致膝关节创伤性关节炎的发生。股骨远端骨折可接受的位置一般认为在冠状面(内外)不超过 7°畸形,在矢状面(前后)不超过 7°~10°畸形,短缩 1.0~1.5 cm 一般不影响患者的功能,关节面移位不应超过 2 mm。

(二)手术治疗

由于手术技术和内固定材料的发展,在过去 25 年,移位的股骨远端骨折的内固定治疗已被广泛接受,内固定的设计和软组织处理及应用抗生素和麻醉方法的改进结合使内固定更加安全可靠。从 1970 年以后,所有比较手术治疗和非手术治疗结果的文献均表明用内固定治疗效果要更好。

1.手术适应证及禁忌证

股骨远端骨折的手术目的是达到解剖复位、稳定的内固定、早期活动和早期进行膝关节的康复锻炼。这类损伤内固定比较困难。毫无疑问,进行内固定有获得良好结果的机会,但内固定的并发症同样可带来较差的结果,不正确应用内固定,其结果比非手术治疗还要差。

(1)由于手术技术复杂,需要完整的内固定材料和器械、有经验的手术医师及护理和康复。①手术适应证:移位关节内骨折、多发损伤、多数的开放性骨折、合并血管损伤需修补、严重同侧肢体损伤(如髌骨骨折、胫骨平台骨折)、合并膝重要韧带损伤、不能复位的骨折和病理骨折。②相对适应证:移位关节外股骨远端骨折、明显肥胖、年龄大、全膝置换后骨折。

(2)禁忌证:严重污染的开放性骨折(ⅢB 型)、广泛粉碎或骨缺损、严重骨质疏松、多发伤患者一般情况不稳定、设备不全和医生缺少手术经验。

2.手术方法

现在股骨远端骨折的手术治疗方法来源于瑞士的国际内固定研究学会(ASIF),ASIF 对于治疗骨折的重要部分是制订详细的术前计划。医生通过一系列术前绘图,找到解决困难问题的最好方法。可应用塑料模板,画出骨折及骨折复位后、内固定的类型和大小及螺钉的正确位置的草图。手术治疗股骨远端骨折的顺序:①复位关节面。②稳定的内固定。③骨干粉碎部位植骨。④老年骨质疏松的骨折嵌插。⑤修补韧带损伤和髌骨骨折。⑥早期膝关节活动。⑦延迟、保护性负重。

患者取仰卧位,抬高同侧髋关节有利于肢体内旋,建议用 C 形臂和透 X 线的手术床。多数患者用一外侧长切口,如远端骨折合并关节内骨折,切口需向下延长到胫骨结节。切口应在外侧韧带的前方,从肌间隔分离股外侧肌向前向内牵拉,显露股骨远端,避免剥离内侧软组织。当合并关节内骨折时,首先复位固定髁间骨折,一旦关节面不能解剖复位,可以做胫骨结节截骨,有利于广泛显露。

下一步是复位关节外远端骨折,对于简单类型的骨折用克氏针或复位巾钳作为临时固定已足够,但对于粉碎性骨折最好用股骨牵开器。牵开器近端安置于股骨干,远端安置于股骨远端或胫骨近端,恢复股骨长度和力线。开始过牵有利于粉碎的骨折块接近解剖复位。在粉碎远端骨折时,用钢板复位骨折比骨折复位后上钢板容易。调节牵开器达到满意的复位。安置钢板后,静力或动力加压骨折端,恢复内侧皮质的连续性能够有效保护钢板。如骨折粉碎,钢板会对骨折近端或远端进行固定并跨过粉碎区域。在这种情况下,钢板可作为内夹板,如果注意保护局部软组织,骨折端有血供存在,则骨折能够快速塑形。

3.内固定

有两种内固定材料广泛用于股骨远端骨折:钢板和髓内针。由于股骨远端骨折损伤类型变化范围广,没有一种内固定材料适用于所有的骨折。术前必须仔细研究患者状况和 X 线片,分析骨折的特点。

在手术前需考虑以下因素:①患者年龄。②患者行走能力。③骨质疏松程度。④粉碎程度。⑤软组织的情况。⑥是否存在开放性骨折。⑦关节面受累的情况。⑧骨折是单一损伤还是多发伤。

年轻患者做内固定手术的目的是恢复长度和轴线以及进行早期功能锻炼。老年骨质疏松的患者,为加快骨折愈合进行骨折嵌插可以有轻微短缩和成角。斯特鲁尔(Struhl)建议对老年骨质疏松的远端骨折采用骨水泥的内固定。

(1)95°角钢板:对于多数远端骨折的患者需手术内固定治疗,95°角钢板由于内固定是一体的,可对骨折提供最好的稳定,是一种有效的内固定物。在北美和欧洲用这种方法成功治疗了大量病例。当有经验的医生应用时,这种内固定能恢复轴线和达到稳定的内固定。但安放 95°角钢板在技术上需要一个过程,因为医生需要同时考虑角钢板在三维平面的理想位置。

(2)动力加压髁螺钉(DCS):这种内固定的设计和动力髋螺钉相似,多数医生容易熟悉和掌握这种技术。另外一个特点是可以使股骨髁间骨折块加压,对骨质疏松的骨能够得到较好的把持。由于它能在矢状面自由活动,安置时只需要考虑两个平面,比 95°角钢板容易插入。它的缺点是在动力加压螺钉和钢板结合部突出时,需要去除部分外髁的骨质以保证外侧进入股骨髁。尽管进行了改进,但它也比角钢板在外侧突出,髂胫束在突出部位的滑动可引起膝关节不适。另外,动力加压螺钉在侧板套内防止旋转是靠内的锁定,所以在低位的远端骨折髁螺钉不能像95°角钢板一样提供远骨折端旋转的稳定性,至少需要 1 枚螺钉通过钢板固定在骨折远端,以保证骨折的稳定性。

(3)髁支持钢板:髁支持钢板是根据股骨远端外侧形状设计的一体钢板,它属宽动力加压钢板,远端设计为三叶草形,可供 6 枚 6.5 mm 的螺钉进行固定。力学上,它没有角钢板和 DCS 坚强。髁支持钢板的问题是穿过远端孔的螺钉与钢板无固定关系,如应用间接复位技术,用牵开器进行牵开或加压时,螺钉向钢板移动,牵开产生的内翻畸形在加压后变为外翻畸形。应用这种器械严格限制在股骨外髁粉碎性骨折和髁间在冠状面或矢状面有多个骨折线的患者。一旦内侧严重粉碎,必须进行自体髂骨植骨,当正确应用髁支持钢板时,它也能够提供良好的力线和稳定性。

(4)微创内固定系统(LISS):LISS的外形类似髁支持钢板,它由允许经皮在肌肉下滑动插入的钢板柄和多个固定角度能同钢板锁定的螺钉组成,这些螺钉是可自钻、单皮质固定骨干的螺钉。LISS同传统的固定骨折的钢板不同,传统的钢板的稳定性依靠骨和钢板的摩擦,导致螺钉产生应力,而LISS是通过多个锁定螺钉获得稳定。LISS在技术上要求直接切开复位固定关节内骨折,闭合复位干骺部骨折,然后经皮在肌肉下固定,通过连接装置钻入螺钉,属于生物固定钢板,不需要植骨。主要用于长阶段粉碎的关节内骨折及骨质疏松的患者,还可以用于膝关节置换后的骨折。但需要C形臂和牵开器等设备。

(5)顺行髓内针:顺行髓内针治疗股骨远端骨折非常局限。在股骨远1/3的骨干骨折可以选择顺行髓内针治疗,但对真正的远端骨折,特别是关节内移位的骨折,顺行髓内针技术很困难,而且对多种类型的关节内骨折达不到可靠的固定。股骨髁存在冠状面的骨折是应用这种技术的相对禁忌证。

对于股骨远端骨折进行顺行髓内针治疗。远端骨折低位时可以把髓内针末端锯短1.0～1.5 cm,以便远端能锁定2枚螺钉。需要注意的是在髓内针进入骨折远端时,近解剖复位很重要,如合并髁间骨折,在插入髓内针前在股骨髁的前后侧用2～3枚空心钉固定,所有骨折均愈合,无髓内针和锁钉折断发生。

(6)远端髓内针:远端髓内针是针对远端骨折和髁间骨折特别设计的逆行髓内针,这种髓内针是空心髓内针,接近末端有8°的前屈适用于股骨髁后侧的形态。针的入口在髁间窝后交叉韧带的股骨止点前方,手术在C形臂和透X线的手术床上操作,当有关节内骨折时,解剖复位骨折,固定骨折块的螺钉固定在股骨髁的前侧或后侧,便于髓内针穿过。另外,髓内针必须在关节软骨下几毫米才不影响髌股关节。

远端髓内针的优点是髓内针比钢板分担负荷好,对软组织剥离少,插入不需要牵引床,对于多发损伤可以节省时间。远端髓内针应用于股骨远端的A型、C1型和C2型骨折,也可以应用于股骨远端骨折合并股骨干骨折或胫骨平台骨折,当合并髋部骨折时可以分别固定。可用于膝关节置换后假体周围骨折和骨折内固定失效的治疗。远端髓内针固定的禁忌证是膝关节活动屈曲小于40°,膝关节伤前存在关节炎、感染病史和局部皮肤污染。

远端髓内针的缺点是膝关节感染、膝关节僵直、髌股关节退变和滑膜金属反应或螺钉折断。有几个理论上的问题影响远端髓内针的临床广泛应用。远端髓内针虽然从交叉韧带止点的前方插入,短期内对交叉韧带的力学性能影响小,但长期的对交叉韧带的血供影响是可能的。另外髓内针的入孔部位关节软骨受到破坏,实验证明入孔部位是由纤维软骨覆盖而不是由透明软骨覆盖,在屈曲90°位与髌股关节长期接触,也可能导致关节炎的发生。

临床上有几个问题需要注意,一是膝关节活动受限,这容易与骨折本身和软组织损伤导致的膝关节活动受限相混淆。二是转子下骨折,由于髓内针末端位于转子下部位,这个部位是股骨应力最高的部位,可以造成髓内针末端的应力骨折。另外术后感染的处理和髓内针的取出也是一个棘手的问题。

(7)可弯曲针和弹性针:谢尔本(Shelbourne)报道用Rush针闭合治疗98例股骨远端骨折,优良率为84%,只有2例不愈合和1例深部感染。

1970年,齐克尔(Zickel)发明了为股骨远端骨折设计的针,这种针干是可屈曲的,但末端是硬的弯曲,允许经髁穿入螺钉固定。Zickel针被设计为可以切开插入,也可以闭合穿入。有股骨髁间骨折者需进行切开复位,使用螺钉固定,再插入 Zickel 针。这种针对于粉碎性骨折不能防止短缩,经常需要用钢丝捆绑,即使加用其他内固定仍常发生短缩。

(8)外固定架:外固定架并不常用于治疗股骨远端骨折,最常见的指征是严重开放性骨折,特别是ⅢB 型损伤。对比较复杂的骨折类型,在应用外固定架之前,通常需要使用螺钉对关节内骨折进行固定,然后根据伤口的位置和骨折粉碎程度,决定是否需要外固定架的超关节固定。对于多数患者,外固定架可作为处理骨折和软组织的临时固定,一旦软组织条件允许,即可考虑更换为内固定,因此安放外固定架固定针时应尽量避开切口和内固定物。通常在骨折的远、近端各插入 2 枚 5 mm 的固定针,用单杆进行连接。如不稳定则需在前方另加一平面的固定。

外固定架的主要优点是快速、软组织剥离小、可维持长度、方便换药和患者能够早期下床活动;缺点是针道渗出和感染,股四头肌粘连继发膝关节活动受限,骨折迟延愈合和不愈合增加,以及去除外固定架后复位丢失等。

建议将外固定架用于治疗多发创伤的闭合性骨折,当患者一般情况不允许进行内固定时,可用外固定架作为临时固定,患者一般情况允许后再更换为内固定。

4.植骨

间接复位技术的发展减少了软组织剥离,过去内侧粉碎是植骨的绝对适应证,现在内固定方法减少了许多复杂股骨远端骨折植骨的必要性。植骨的绝对适应证是存在骨缺损,相对适应证是 AO 分型的 A3、C2 和 C3 型骨折以及严重开放性骨折延迟处理为防止发生不愈合而采取植骨。当植骨时,自体髂骨最适宜,老年骨质疏松的患者髂骨量少,可用异体松质骨。

5.开放性骨折

股骨远端开放性骨折占 5%~10%,伤口一般在大腿前侧,对伸膝装置有不同程度的损伤。与其他开放性骨折一样,需急诊处理,对骨折和伤口的彻底清创和冲洗是预防感染的重要步骤。对于Ⅲ度开放性骨折需要反复清创,除覆盖关节外,伤口敞开。当用内固定时需仔细考虑内固定对患者的利弊。内固定用于多发创伤、多肢体损伤、开放性骨折合并血管损伤,以及关节内骨折的患者。急诊内固定的优点是稳定骨折和软组织,便于伤口护理,减轻疼痛和肢体早期活动。缺点是对软组织进一步的剥离和破坏局部血供增加了感染风险,如果发生感染,不仅影响骨折端的稳定,而且影响膝关节功能。

对于Ⅰ、Ⅱ和ⅢA 型骨折,有经验的医生喜欢在清创后使用可靠的内固定,对于ⅢB、ⅢC 型骨折,最初使用超关节外固定架或骨牵引比较安全,之后再延期更换为内固定治疗。对于经验少的医生,建议对所有的开放性骨折采取延期内固定,在进行清创和冲洗后,用夹板和骨牵引进行固定,在人员齐备的条件下做二期手术。

6.合并韧带损伤

合并韧带损伤不常见,术前诊断困难。在原始 X 线片可以发现侧副韧带和交叉韧带的撕脱骨折,交叉韧带实质部和关节囊的撕裂则不能在普通 X 线片上获得诊断,最常见的韧带损伤是前交叉韧带断裂。股骨远端骨折常合并关节面粉碎、前交叉韧带一骨块发生撕脱,在固定股骨远端骨折时应尽可能固定这种骨软骨块。

一期修补和加强或重建在有骨折和内固定物的情况下十分困难,禁止在髁间窝开孔、建立骨隧道以重建韧带,否则有可能使骨折粉碎加重,使内固定不稳定,或由于存在内固定物而不可能进行,故推荐非手术治疗交叉韧带实质部撕裂。在一定范围内活动和膝支具及康复可能使一些患者晚期不需要做重建手术,在患者有持久的功能影响时,在骨折愈合后取出内固定再进行韧带重建手术。

7.血管损伤

发生率在 2%～3%。股骨远端骨折合并血管损伤的发生率较低,主要是由于血管近端在内收肌管和远端在比目鱼肌腱弓被固定,这种紧密的附着使骨折后血管不发生扭曲,但血管可以被直接损伤,或被骨折端挫伤,或因间接牵拉导致损伤,故临床检查足部感觉、活动和动脉搏动十分重要。

股骨远端骨折合并血管损伤的治疗应根据伤后的缺血时间和严重程度,如果动脉远端存在搏动(指示远端软组织有灌注),可首先固定骨折;如果动脉压迫严重或损伤超过 6 小时,则应优先建立血液循环,可以建立临时动脉侧支循环和修补血管,动脉修补通常需要静脉移植或人造血管。避免在骨折移位的位置修补血管,因为在随后的骨折固定中可能会破坏吻合的血管,在修补血管时通过使用外固定架或牵开器可以临时固定骨折的长度和力线,缺血时间超过 6 小时,在血管再通后,骨筋膜室内张力增高或发生广泛软组织损伤,建议对小腿筋膜进行切开。

8.全膝置换后发生的股骨远端骨折

全膝置换后发生股骨远端骨折并不多见,发生率在 0.6%～2.5%,治疗上颇为困难。多数已发表的研究报道只包含有少量的病例。全膝置换后发生股骨远端骨折的危险因素包括骨质疏松、类风湿关节炎、激素治疗、股骨髁假体偏前和膝关节再置换等。对全膝置换后发生的股骨远端骨折,现在还没有非常理想的治疗方法,非手术治疗牵引时间长,骨折畸形和膝关节僵直的发生率高。手术治疗,特别是进行膝关节再置换是主要手术方法,需要一个长柄的假体。骨质疏松限制了内固定的应用,骨折远端安置内固定物的区域小,有可能在骨折复位过程中造成假体松动。

对老年无移位的稳定嵌插骨折,用支具制动 3 周就已足够。1 个月内每周拍摄 X 线片和进行复查,以保证获得满意的复位和轴线。

对移位粉碎性骨折则根据膝关节假体的情况,如假体松动,可以换一带柄的假体;如股骨部件不松动可行手术治疗。正确的内固定可以防止发生畸形,并允许早期行走和膝关节活动。

目前对于此类骨折流行使用逆行髓内钉或者 LISS 固定。

六、术后处理与康复

股骨远端骨折切开复位内固定术前半小时应静脉给予抗生素,术后继续应用抗生素 1～2 天。建议负压引流 1～2 天,如骨折内固定稳定,术后用 CPM 锻炼。CPM 可以增加膝关节活动、减少肢体肿胀和股四头肌粘连。

鼓励患者做肌肉等长收缩和在一定范围内主动地活动,如内固定稳定,允许患者扶拐部分负重行走。如术后 6 周 X 线显示骨痂逐渐明显,可继续增加负重力量。在术后 12 周,多数患者可以完全负重,但患者仍需要拐杖辅助。如内固定不稳定,则需支具或外固定保护,一定要在 X 线片上有明显的愈合征象后才进行负重。

内固定物的取出:股骨远端骨折的内固定物取出现在还没有一个固定的标准。内固定物的取出最常见的指征是患者年轻,在进行体力活动时内固定物的突出部位感到不适。由于多数远端骨折涉及两侧髁和骨干下端,骨折塑形慢,内固定物的取出应延迟至术后 18～24 个月以避免再骨折。

七、并发症

由于内固定材料和技术的改进,以及进行详细的术前计划,手术治疗远端骨折比过去取得了巨大进步,但新技术亦可有并发症。

与手术相关的并发症:①复位不完全。②内固定不稳定。③植骨失败。④内固定物大小不合适。⑤膝关节活动受限。⑥感染。⑦不愈合。⑧内固定物折断。⑨创伤后关节炎。⑩深静脉血栓形成。

对股骨远端骨折进行内固定比较困难,需要熟练的技术和成熟的判断。骨折常合并骨质疏松和严重粉碎,偶尔不能进行内固定,需考虑非手术治疗或外固定架固定。

股骨远端骨折的手术顾忌主要是感染。在大的创伤中心,手术治疗的感染率不超过 5%。如术后出现感染,则应对伤口进行引流以及积极的灌洗和扩创;如深部感染形成脓肿,则应开放伤口,二期进行闭合;如存在感染,对稳定的内固定可以保留,因为骨折稳定的感染比骨折不稳定的感染容易治疗;如已发生松动,应取出内固定物,采取胫骨结节牵引或外固定架固定,待感染控制后再进行植骨以防止发生骨折不愈合。

远端骨折部位拥有丰富的血供和松质骨,切开复位内固定后骨折不愈合并不常见。内固定后不愈合常由固定不稳定、植骨失败、内固定失效或感染等一个或多个因素所致。

股骨远端骨折创伤性关节炎的发生率尚无精确统计。对于多数患者涉及负重关节的骨折,关节面不平整可导致发生早期关节炎。对多数骨折后膝关节发生退行性变的年轻患者,不是理想的进行人工膝关节置换的对象。

股骨远端骨折最常见的并发症是膝关节活动受限,这种并发症是因为原始创伤或手术固定所需暴露时对股四头肌和关节面造成了损伤,导致股四头肌瘢痕形成和膝关节纤维粘连,从而影响膝关节活动。骨折制动时间较长也加大了对它的影响,膝关节制动 3 周以上有可能引起一定程度的永久性僵直。

由于各自的分类和术后评分不同,对比治疗结果存在困难。尽管无统一标准,但股骨远端骨折的治疗优良率只有 70%～85%,故对所有患者在治疗前应对可能获得的结果做出正确的评价。

(陈德强)

第七章

膝部及小腿损伤

第一节　膝关节侧副韧带损伤

　　膝关节侧副韧带损伤是指膝关节遭受暴力打击、过度内翻或外翻引起膝内侧或外侧副韧带损伤,临床以膝关节内侧或外侧疼痛、肿胀、关节活动受限,小腿外展或内收时疼痛加重为主要特征的一种病证。膝关节侧副韧带损伤可分为内侧副韧带损伤和外侧副韧带损伤,临床以内侧副韧带损伤多见。可发生于任何年龄,以运动损伤居多。

一、病因病理

(一)内侧副韧带损伤

　　膝关节生理上呈轻度外翻。当膝关节微屈(130°～150°)时,膝关节的稳定性相对较差。此时,如果遇外力作用使小腿骤然外翻、外旋,或足部固定不动,大腿突然强力内收、内旋,或膝关节伸直位时,膝或腿部外侧受到暴力打击或重物挤压,促使膝关节过度外翻,均可造成内侧副韧带损伤。若损伤作用机制进一步加大,则造成韧带部分撕裂或完全断裂,严重时可合并半月板或交叉韧带的损伤。

(二)外侧副韧带损伤

　　由于膝关节呈生理性外翻,又有与髂胫束共同限制膝关节内翻和胫骨旋转的功能,所以外侧副韧带的损伤较少见。但在小腿突然内翻、内旋,或大腿过度强力外翻、外旋,或来自膝外侧的暴力作用或小腿内翻位倒地捩伤,使膝关节过度内翻,均可导致膝外侧副韧带牵拉损伤。损伤多见于腓骨小头抵止部撕裂。严重者可伴有外侧关节囊、腘肌腱撕裂,腓总神经损伤或受压,可合并有腓骨小头撕脱骨折。

　　韧带损伤后引起局部出血、肿胀、疼痛,日久血肿机化、局部组织粘连,进一步导致膝关节活动受限。

　　本病属中医伤科"筋伤"范畴。中医认为膝为诸筋之会,内为足三阴经筋所结之处,外为足少阳经筋、足阳明经筋所结之处,急、慢性劳伤,损伤筋脉,气血瘀滞,致筋脉拘挛,牵掣筋络,屈伸不利,伤处为肿为痛。

二、诊断

（一）症状

（1）有明显的膝关节外翻或内翻损伤史。

（2）伤后膝内侧或外侧当即疼痛、肿胀，部分患者有皮下瘀血。

（3）膝关节屈伸活动受限，跛行或不能行走。

（二）体征

1.肿胀

伤处肿胀，多数为血肿。血肿初起为紫色，后逐渐转为紫黄相兼。

2.压痛

膝关节内侧或外侧伤处有明显压痛。内侧副韧带损伤压痛点局限于内侧副韧带的起止部；外侧副韧带损伤时，压痛点常位于股骨外侧髁或腓骨小头处。

3.放散

内侧副韧带损伤，疼痛常放散到大腿内侧、小腿内侧肌群，伴有肌肉紧张或有痉挛；外侧副韧带损伤，疼痛可向髂胫束、股二头肌和小腿外侧放散，伴有肌肉紧张或有痉挛。

4.侧向运动试验

膝内侧或外侧疼痛加剧，提示该侧副韧带损伤。

5.韧带断裂

侧副韧带完全断裂时，可触及该断裂处有凹陷感，做侧向运动试验时，内侧或外侧关节间隙有被拉开或合拢的感觉。

6.合并损伤

合并半月板损伤时麦氏征阳性；合并交叉韧带损伤时抽屉试验阳性；合并腓总神经损伤时，小腿外侧足背部有麻木感，甚者可有足下垂。

（三）辅助检查

X线片检查：内侧副韧带完全断裂时，做膝关节外翻位应力下摄片，可见内侧关节间隙增宽；外侧副韧带完全断裂者做膝关节内翻位应力下摄片，可见外侧关节间隙增宽；合并有撕脱骨折时，在撕脱部位可见条状或小片状游离骨片。

三、治疗

（一）治疗原则

活血祛瘀，消肿止痛，理筋通络。

（二）手法

㨰法、按法、揉法、屈伸法、弹拨法、搓法、擦法等。

（三）取穴与部位

1.内侧副韧带损伤

血海、曲泉、阴陵泉、内膝眼等穴及膝关节内侧部。

2.外侧副韧带损伤

膝阳关、阳陵泉、犊鼻、梁丘等穴及膝关节外侧部。

（四）操作

1.内侧副韧带损伤

（1）患者取仰卧位，患肢外旋伸膝。术者在其膝关节内侧用㨰法治疗，先在损伤部位周围操作，后转到损伤部位操作。然后沿股骨内侧髁至胫骨内侧髁施按揉法，上下往返治疗。手法宜轻柔，切忌粗暴。时间为5～8分钟。

（2）继上势，术者用拇指按揉血海、曲泉、阴陵泉、内膝眼等穴，每穴约1分钟。

（3）继上势，术者做与韧带纤维垂直方向施轻柔快速的弹拨理筋手法，掌根揉损伤处，配合做膝关节的拔伸和被动屈伸运动，手法宜轻柔，以患者能忍受为限。时间为3～5分钟。

（4）继上势，术者在膝关节内侧做与韧带纤维平行方向的擦法，以透热为度。搓、揉膝部，轻轻摇动膝关节数次后结束治疗。时间为2～3分钟。

2.外侧副韧带损伤

（1）患者取健侧卧位，患肢微屈。术者在其大腿外侧至小腿前外侧用㨰法治疗，重点在膝关节外侧部。然后自股骨外侧髁至腓骨小头处施按揉法，上下往返治疗。手法宜轻柔，切忌粗暴。时间为5～8分钟。

（2）继上势，术者用拇指按揉膝阳关、阳陵泉、犊鼻、梁丘等穴，每穴约1分钟。

（3）继上势，术者在与韧带纤维垂直方向施轻柔快速的弹拨理筋手法，掌根揉损伤处，配合做膝关节的拔伸和被动屈伸运动，手法宜轻柔，以患者能忍受为限。时间为3～5分钟。

（4）患者取俯卧位，术者沿大腿后外侧至小腿后外侧施㨰法治疗。然后转健侧卧位，在膝关节外侧与韧带纤维平行方向施擦法，以透热为度。搓、揉膝部，轻轻摇膝关节数次后结束治疗。时间为3～5分钟。

四、注意事项

（1）急性损伤有内出血者，视出血程度在伤后24～48小时才能推拿治疗。

（2）损伤严重者，应做X线摄片检查，在排除骨折的情况下才能推拿。若损伤为韧带完全断裂或膝关节损伤三联征者宜建议早期手术治疗。

（3）后期应加强股四头肌功能锻炼，防止肌萎缩。

五、功能锻炼

损伤早期，嘱患者做股四头肌等长收缩练习，每次5～6分钟，并逐渐增加锻炼次数，以防肌肉萎缩。然后练习直腿抬举，后期做膝关节屈伸活动练习。

六、疗效评定

（一）治愈

肿胀、疼痛消失，膝关节功能完全或基本恢复。

（二）好转

关节疼痛减轻，功能改善，关节有轻度不稳。

（三）未愈

膝关节疼痛无减轻，关节不稳，功能障碍。

（王荣林）

第二节　膝关节半月板损伤

一、概要

膝关节半月板主要是纤维软骨组织,位于股骨、胫骨之间的关节隙两侧,内外各一。内侧半月板外形呈 C 形,外侧半月板近似于 O 形。半月板的横切面呈三角形(楔形),外缘厚、中央(游离缘)薄。半月板前、后角附着于胫骨平台前部和后部(图 7-1)。

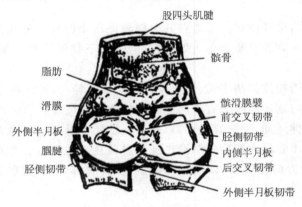

图 7-1　膝关节内外侧半月板

半月板的生理功能表现如下。①滚珠作用:有利关节的活动;②缓冲作用:吸收纵向冲击及震荡,保护关节软骨;③稳固关节作用:防止膝过度伸屈、膝内外翻及内外旋,也防止股骨过度前后滑移;④调节关节内的压力:分布关节液。半月板撕裂后功能丧失,反而引起关节继发病变。

半月板损伤在欧美地区以内侧半月板损伤较多,而在亚洲则以外侧半月板损伤较多,原因是亚洲地区外侧盘状半月板的人较多。

二、发病病因

主要由直接暴力和间接暴力引起,其中以间接暴力多见。最常见的是半月板矛盾运动的结果。

(1)当膝关节运动时,股骨髁和胫骨平台有两种不同方向的活动。屈伸时,股骨内外髁在半月板上面做前后活动;旋转时,半月板则固定于股骨髁下面,其转动发生于半月板和胫骨平台之间。故半月板破裂往往发生于膝的伸屈过程中又有膝的扭转、挤压或内外翻动作时。在体育运动中,产生这种半月板矛盾运动的动作很多,很容易引起半月板损伤。

(2)以蹲位或半蹲位为主的工作人员反复地蹲立提重物,使膝关节常处于屈曲、伸直位,有时还有外翻和旋转动作,反复磨损引起外侧半月板或后角的损伤,病史中可无明显外伤史。

半月板损伤的类型:损伤类型可根据半月板撕裂形态而分,常见类型如下。①边缘分离:大多发生在内侧半月板前、中部,有自愈可能。②半月板纵裂:也称"桶柄样撕裂"或"提篮损伤"

（图 7-2），大的纵裂易于产生关节交锁。③前角损伤：可为半月板实质撕裂，也可能为前角撕脱骨折。④后角损伤：多较难诊断，表现为膝后部疼痛（图 7-3）。⑤横行损伤：多发生在体部，临床疼痛较明显，偶有关节交锁。⑥水平劈裂：大多在半月板体部中段呈层状部分裂开，尤以盘状半月板多见，无论是关节造影还是关节镜检查均易漏诊，应撬起半月板内缘查看。⑦内缘不规则破裂：半月板内缘有多处撕裂，可产生关节内游离体、关节交锁与疼痛。⑧半月板松弛：常有膝不稳定感，关节间隙触诊可有凸出、压痛及滑进滑出感，膝关节摇摆试验常阳性。

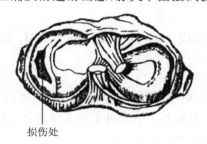

损伤处

图 7-2　半月板桶柄样撕裂

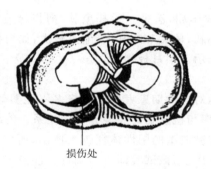

损伤处

图 7-3　半月板后角损伤

总之，半月板损伤后失去正常张力，产生异位活动，经常引起膝关节疼痛、关节积液、交锁，导致膝关节不稳，甚至引起膝关节骨性关节炎。半月板损伤后撕裂缘变圆钝，显微镜下可见软骨退行性变、细胞坏死、基质破坏等。陈旧性半月板损伤经常肿胀积液者，可引起滑膜肥厚，出现慢性滑膜炎反应。

三、临床表现

（一）症状与体征

1.疼痛

疼痛是因半月板损伤后牵扯周围滑膜引起的。半月板撕裂后，其张力失常，膝关节运动时半月板的异常活动牵拉滑膜以致疼痛。疼痛特点：固定在损伤的一侧，随活动量增加疼痛加重，部分患者疼痛不明显。

2.关节交锁

活动时突然关节"卡住"不能伸屈。一般急性期交锁不多见，多在慢性期出现。交锁后关节酸痛，不能伸屈。可自行或在医师帮助下"解锁"。"解锁"后往往会有滑膜反应肿胀，交锁特点为固定于损伤侧。

3.弹响声

膝关节活动时可听到或感到半月板损伤侧有弹响声。

4.关节肿胀积液

急性损伤期,多有滑膜牵扯损伤或伴有其他结构损伤,往往关节积血、积液。慢性期关节活动后肿胀,与活动量大小有关。关节积液是黄色半透明的滑液,是慢性创伤性滑膜炎的结果。关节肿胀积液可用浮髌试验及膝关节积液诱发试验检查。

5.股四头肌萎缩

半月板损伤有明显症状,长期未治疗,可致股四头肌萎缩,股内侧肌更明显。但股四头肌萎缩不是特异体征。

6.关节隙压痛及突出

半月板损伤侧的关节隙压痛阳性,压痛点多与半月板损伤的部位相吻合(如体部损伤,压痛点在体部)。还可触到损伤的半月板在关节隙处呈鞭条状隆凸,往往也是压痛点所在。半月板隆凸对诊断有意义,但应与囊肿相鉴别。

7.半月板摇摆试验

方法是患者仰卧,膝伸直或半屈,医师一手托患膝,拇指缘放在内或外侧关节隙,压住半月板,另一手握足部并内外摇摆小腿,使关节隙开大、缩小数次,如拇指感到有鞭条状物进出滑动于关节隙或感到响声或疼痛,即表示该半月板损伤。

8.麦氏征(McMurray 征)

做法等于在重复损伤机制,对急性期患者由于疼痛多不能奏效,但对慢性期患者最常用,且有一定诊断价值。本法的准确率与检查者的经验有直接关系。传统认为麦氏征阳性必须由疼痛和膝关节内响声两者构成,但这种典型的阳性体征较难诱出,所以现在也有人认为,在麦氏征试验中,疼痛或响声两者其中之一出现,该试验即可为阳性。注意半月板损伤的响声与滑膜炎、膝关节骨关节病等细碎响声不同,为一种弹响声。具体方法是医师一手握患者足部,另一手扶膝上,使小腿外展外旋,然后将膝由极度屈曲缓缓伸直,如内侧关节间隙处有响声(听到或手感到)和/或疼痛,即表明内侧半月板损伤。也可反方向进行,外侧出现疼痛和弹响,即示外侧半月板损伤。

9.研磨试验

患者取俯卧位,膝关节屈曲90°,助手将大腿固定,检查者双手握患侧足向下压并旋转小腿,使股骨与胫骨关节面之间发生摩擦,半月板撕裂者可引起疼痛。若外旋位产生疼痛,表示内侧半月板损伤;若内旋位产生疼痛,表示外侧半月板损伤。

10.鸭步试验

患者全蹲位小腿分开,足外旋向前走,出现疼痛者为阳性。多说明半月板后角损伤。

11.半月板前角挤压试验

膝全屈,一手拇指按压膝关节隙前缘(半月板前角处),一手握小腿由屈至伸,出现疼痛为阳性。

半月板损伤常合并其他结构的断裂损伤,如内侧副韧带、交叉韧带断裂,关节软骨损伤,骨软骨骨折等。症状、体征往往复杂多样,变化很大,尤其在损伤急性期,关节肿胀疼痛明显,需仔细检查明确诊断。

（二）辅助检查

半月板损伤依靠病史及临床检查多可做出较正确的诊断，但仍存在5％左右的误诊率，因此仍需要一些特殊检查来完善诊断，常见的辅助检查如下。

1.常规 X 线检查

可排除骨关节本身的病变、关节内其他损伤和游离体。有人认为膝外侧间隙增宽、腓骨小头位置偏高对盘状软骨的诊断有一定价值。

2.关节造影

根据一些学者的经验，用空气和碘水双重对比造影，结合临床表现对半月板撕裂的诊断符合率可达96％以上。

3.MRI

该技术作为一种非侵入性、无放射线、无并发症的技术，用于半月板损伤的诊断价值较大，能发现一些关节镜难以发现的后角撕裂及半月板变性。其诊断正确率文献报道相差甚大，为70％～97％。但费用高，有一定的假阳性和假阴性，这方面的研究需进一步发展。

4.膝关节镜

膝关节镜既是诊断手段又是治疗手段，能直接看到关节内的病变及部位，损伤少，恢复快。诊断正确率可达95％以上。对半月板后角损伤和半月板水平撕裂诊断有一定难度。熟练掌握本法，需要专门的训练和知识，这方面直接关系到诊断正确率的高低。

5.超声波检查

这是一种无损伤的检查方法，与操作人员的经验有直接关系。

四、家庭保健护理

为了预防半月板损伤，运动前要充分做好准备活动，将膝关节周围的肌肉韧带充分活动开。要加强股四头肌的力量练习。股四头肌力量加强了，落在膝关节的负担量相应就会减少。另外，不要在疲劳状态下进行剧烈的运动，以免因反应迟钝、活动协调性差而引起半月板损伤。

五、治疗

（一）保守治疗

1.急性期单纯半月板损伤

应抽去积液、积血，局部冷敷，加压包扎，用石膏托固定，制动2～3周。若有关节交锁，可用手法解锁后用石膏托固定。解锁手法：患者侧卧，医师一手握住患足，一手固定患膝，先屈曲膝关节同时稍加牵引，扳开交锁膝关节间隙，然后来回旋转腿至正常范围，突然伸直膝关节，解除交锁，疼痛可立即解除，恢复原有伸屈活动。急性期中有时诊断不明，不必急于明确诊断，以免加重损伤。可按上法处理后，用石膏托固定，待肿胀、疼痛消退后再检查。

2.未合并其他损伤的半月板损伤

先予保守治疗，优点在于小裂伤有时急性期过后可无症状，边缘裂伤有时会自愈。具体手法：患者仰卧，放松患肢，术者左手拇指按摩压痛点，右手握踝部，徐徐屈曲膝关节并内外旋转小腿，然后伸直患膝，初期可在膝关节周围和大腿前部施以滚、揉等法以促进血液循环，加速血肿消散。

（二）手术治疗

1.急性期半月板损伤

伴关节积液者,若关节积液严重,怀疑有交叉韧带断裂或关节内骨软骨切线骨折时,应行急诊手术探查,切除损伤的半月板,修复关节内其他损伤。

2.慢性期半月板损伤

诊断明确,且有症状并影响运动者,应手术治疗,能做半月板部分切除的尽量不做全切。有人认为半月板全切后,半月板有自然再生能力,但其再生的质量及时间均不足以防止骨关节炎的发生。对纵裂、大提篮撕裂、内缘小撕裂者宜做部分切除。边缘撕裂或前角撕裂者可做缝合。即使是全切除者,亦应在靠近关节囊的半月板实质中进行,避免出血。

3.手术后处理及功能锻炼

要求术后膝加压包扎加石膏后托固定。术后第2天在床上练股四头肌静力收缩。内侧半月板手术者第3天开始直腿抬高,外侧半月板手术者第5天直腿抬高,并带石膏托下地拄拐行走。第10天拆线,第2周去石膏,逐渐增加股四头肌力量,第3个月开始部分训练。康复要有计划地按规律进行,以不加重关节肿痛为标准。关节镜手术后用大棉垫加压包扎膝关节,术后6小时麻醉消退后,就可以开始膝关节伸屈活动和股四头肌锻炼。对于术前股四头肌已有明显萎缩者,应积极鼓励其锻炼,并且需待股四头肌肌力恢复达一定程度后,方能负重和行走。

（吴　炜）

第三节　膝关节脱位

膝关节为屈戍关节,由股骨下端及胫骨上端构成,两骨之间有半月软骨衬垫,向外有约15°的外翻角。膝关节的主要功能是负重和屈伸运动,在屈曲位时,有轻度的骨外旋及内收、外展活动。膝关节的稳定主要依靠周围的韧带维持。内侧副韧带和股四头肌对稳定膝关节有很好的作用。膝关节因其结构复杂坚固、关节接触面较宽,因此在一般外力下很难使其脱位,其发生率仅占全身关节脱位的0.6%。如因强大的外力而造成脱位,则必然会有韧带损伤,而且可发生骨折,乃至神经、血管损伤。合并腘动脉损伤时,如诊治不当,则有导致下肢截肢的危险。根据其脱位的方向,可分为膝关节前脱位、膝关节后脱位、膝关节内脱位、膝关节外脱位。

一、膝关节前脱位

（一）病因与发病机制

暴力来自前方,直接作用于股骨下段,使膝关节过伸,股骨髁的关节面沿胫骨平台向后急骤旋转移位,突破后侧关节囊,而使胫骨脱位于前方,形成膝关节前脱位。

（二）诊断

1.临床表现

膝关节肿胀严重,疼痛,功能障碍,前后径增大,髌骨下陷,膝关节处微屈曲位,畸形,弹性固定,触摸髌骨处有空虚感,腘窝部丰满,并可触及股骨髁突起于后侧,髌腱两侧可触及向前移位的胫骨平台前缘。X线检查:侧位片见胫骨脱位于股骨前方(图7-4)。

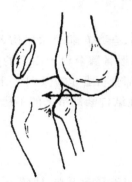

图 7-4　膝关节前脱位

2.诊断依据

依据外伤史、典型临床表现,结合 X 线检查,可以确诊。要了解是否合并有撕脱骨折,检查远端动脉搏动情况,以判断腘窝血管是否受伤。同时需要检查足踝运动和感觉情况,判断是否合并神经损伤。

（三）治疗

1.手法复位外固定

一般采用手法整复外固定。方法:患者仰卧,一助手环抱大腿上段,一助手牵足踝上下牵引。术者站患侧,一手托股骨下段向上,即可复位(图 7-5)。或术者两手四指托腘窝向前,两拇指按胫骨向后亦可复位。当脱位整复后,助手放松牵引,术者一手持膝,一手持足,将膝关节屈曲,再伸直至 15°左右,然后从膝关节前方两侧仔细检查关节是否完全吻合,检查胫前、后动脉搏动情况,检查足踝运动和感觉情况等。

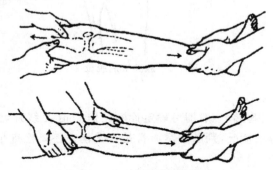

图 7-5　膝关节前脱位复位法

复位后,用长直角夹板或石膏托将患膝固定于 10°～20°伸展中立位,股骨远端后侧加垫,3 周后开始做膝关节主动屈曲、股四头肌自主收缩锻炼,4 周后解除外固定,可下床活动。

2.药物治疗

初期内服活血化瘀、通络消肿中药,药用接骨七厘片、筋骨痛消丸或活血疏肝汤加川木瓜、川牛膝;继服通经活络舒筋中药,方用丹栀逍遥散加独活、续断、木瓜、牛膝、丝瓜络、桑寄生。若有神经损伤症状加全蝎、白芷;后期内服仙灵骨葆胶囊或补肾壮筋汤加续断、五加皮,以强壮筋骨。神经损伤后期宜益气通络、祛风壮筋,方用黄芪桂枝五物汤加续断、五加皮、桑寄生、牛膝、全蝎、僵蚕、制马前子等。

3.手术疗法

膝关节前脱位最易造成血管损伤,合并有腘动脉损伤者应立即进行手术探查。如果关节囊撕裂,韧带断裂嵌夹于关节间隙,或因股骨髁套锁于撕裂的关节囊裂孔而妨碍复位时,也应手术切开复位,修复损伤的韧带。合并髁部骨折者也应及时手术撬起塌陷的髁部,并以螺栓、拉力螺钉或特制的"T"形钢板固定,否则骨性结构紊乱带来的不稳定将在后期给患者造成很大困难。

二、膝关节后脱位

（一）病因与发病机制

多是因直接暴力从前方而来,作用于胫骨上端,使膝关节过伸,胫骨平台向后脱出,形成膝关节后脱位。

（二）诊断

1.临床表现

膝关节肿胀严重,疼痛剧烈,功能障碍。膝关节前后径增大,似过伸位,胫骨上端下陷,皮肤有皱褶,畸形明显,呈弹性固定,触摸髌骨处有空虚感,腘窝处可触及胫骨平台向后突起,髌腱两侧能触到向前突起的股骨髁。X线检查：侧位片可见胫骨脱于股骨后方（图7-6）。

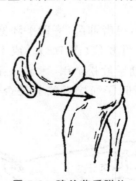

图7-6 膝关节后脱位

2.诊断依据

依据外伤史、典型症状、畸形,一般即可确定诊断。但需拍X线片,诊查是否合并撕脱骨折。另外要检查胫前、后动脉搏动情况,判断腘窝血管是否受伤。还要检查足踝的主动运动和感觉情况,判断神经是否损伤。

（三）治疗

常采用手法整复外固定,方法是患者仰卧,一助手牵大腿部,一助手牵患肢踝部,上下牵引。术者站于患侧,一手托胫骨上段向前,一手按股骨下段向后,即可复位（图7-7）。

复位后,用长直角夹板或石膏托固定。在胫骨上面后侧加垫,将膝关节固定在15°左右的伸展中立位。3周后开始做屈伸主动锻炼活动和股四头肌自主收缩活动。4周后解除固定,下床锻炼。本病固定应特别注意慢性继发性半脱位,因患者不自觉地抬腿,股骨必然向前,加上胫骨的重力下垂,常常形成胫骨平台向后继发性脱位。必要时可改用膝关节屈曲位固定。3周后开始膝关节伸展锻炼。

对合并有血管、神经损伤及骨折的患者,处理同膝关节前脱位。

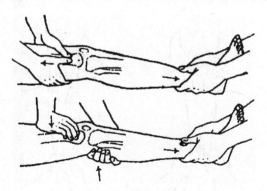

图 7-7 膝关节后脱位复位法

三、膝关节侧方脱位

（一）病因与发病机制

直接暴力作用于膝关节侧方，或间接暴力传导至膝关节，致使膝关节过度外翻或内翻，造成膝关节侧方脱位。单纯侧方脱位少见，多合并对侧胫骨平台骨折，骨折近端和股骨的关系基本正常。

（二）诊断

膝关节侧方脱位因筋伤严重，肿胀甚剧，局部青紫瘀斑，功能丧失，压痛明显，有明显的侧方异常活动。在膝关节侧方能触到脱出的胫骨平台侧缘。若有神经损伤，常见足踝不能主动背伸，小腿下段外侧皮肤麻木。

依据明显的外伤史、典型的症状和畸形，即可确诊。结合 X 线检查，能明确脱位情况及是否合并骨折。应注意神经损伤与否（图 7-8）。

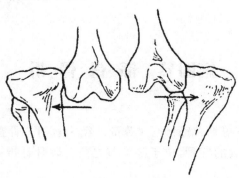

图 7-8 膝关节侧方脱位

（三）治疗

1.手法整复外固定

常采用手法整复外固定。方法：患者取仰卧位，一助手固定股骨，一助手牵引足踝，若膝关节外脱位，术者一手扳股骨下端向外，并使膝关节呈内翻位，即可复位（图 7-9）。

复位后，用长直角夹板或石膏托将肢体固定在伸展中立位，膝关节稍屈曲，脱出的部位和上下端相应的位置加棉垫，形成三点加压，将膝关节置于与外力相反的内翻与外翻位，即内侧脱位固定在内翻位，外侧脱位固定在外翻位。一般固定 4～6 周，解除夹板，开始功能锻炼。

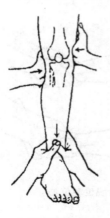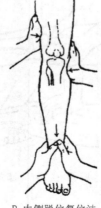

A. 外侧脱位复位法　　　　B. 内侧脱位复位法

图 7-9　手法整复复位

2.药物治疗

同膝关节前脱位。

3.功能锻炼

膝关节脱位复位后,应将膝关节固定于屈曲 15°～30°位,减少对神经、血管的牵拉。密切观察血管情况,触摸胫后动脉和足背动脉。足部虽温暖但无脉,则标志血供不足。术后在 40°～70°的持续被动活动对伤后早期恢复活动是有帮助的,但应注意防止过度运动在后期遗留一定程度的关节不稳。股四头肌的训练对膝关节动力性稳定起着重大作用。固定后,即指导患者做股四头肌收缩锻炼。肿胀消减后,做带固定仰卧抬腿锻炼。4～8 周解除外固定后,先开始做膝关节的自主屈曲,然后下床活动锻炼,按膝关节功能疗法处理。

（吴　炜）

第四节　髌骨骨折

髌骨古称连骸骨,俗称膝盖骨、镜面骨。《黄帝内经·素问·骨空论》云:“膝解为骸关,侠膝之骨为连骸。”髌骨为人体最大的籽骨,位于膝关节之前。髌骨骨折占全部骨折损伤的 10%,多见于成年人。

髌骨略呈三角形,尖端向下,被包埋在股四头肌腱部,其后方是软骨面,与股骨两髁之间软骨面构成关节,即髌股关节。髌骨后方之软骨面有条纵嵴,与股骨髁滑车的凹陷相适应,并将髌骨后软骨面分为内、外两部分,内侧者较厚,外侧者扁宽。髌骨下端通过髌韧带连于胫骨结节。

髌骨是膝关节的一个组成部分,切除髌骨后,在伸膝活动中可使股四头肌肌力减少 30% 左右。因此,髌骨有保护膝关节、增强股四头肌肌力、伸直膝关节最后 10°～15° 的作用,除不能复位的粉碎性骨折外,应尽量保留髌骨。髌骨后面是完整的关节面,其内外侧分别与股骨内外髁前面形成髌股关节,在治疗中应尽量使关节面恢复平整,减少髌股关节炎的发生。横断骨折有移位者,均有股四头肌腱扩张部断裂,致使股四头肌失去正常伸膝功能,治疗髌骨骨折时,应修复肌腱扩张部的连续性。

一、病因

骨折病因为直接暴力和肌肉强力收缩所致。直接暴力多因外力直接打击在髌骨上,如撞伤、踢伤等,骨折多为粉碎性,其髌前腱膜及髌骨两侧腱膜和关节囊多保持完好,骨折移位较小,亦可为横断骨折、边缘骨折或纵形劈裂骨折。肌肉强力收缩者,多由于股四头肌猛力收缩形成牵拉性损伤,如突然滑倒时,膝关节处于半屈曲位,股四头肌骤然收缩,牵拉髌骨向上,髌韧带则固定于髌骨下部,而股骨髁部向前顶压髌骨形成支点,3种力量同时作用造成髌骨骨折。肌肉强力收缩多造成髌骨横断骨折,上下骨块有不同程度的分离移位,髌前筋膜及两侧扩张部撕裂严重。

二、诊断要点

有明显外伤史,伤后膝前方疼痛、肿胀,膝关节活动障碍。检查时在髌骨处有明显压痛,粉碎性骨折可触及骨擦感,横断骨折有移位时可触及一凹沟。膝关节正侧位X线片可明确诊断。

X线检查时需注意:侧位片虽然对判明横断骨折及骨折块分离最为有用,但不能了解有无纵形骨折及粉碎性骨折的情况。而斜位片可以避免髌骨与股骨髁重叠,既可显示其全貌,更有利于诊断纵形骨折、粉碎性骨折及边缘骨折。斜位摄片时,若为髌骨外侧损伤可采用外旋45°位;如怀疑内侧有损伤时,则可取内旋45°位。如临床高度怀疑有髌骨骨折而斜位及侧位X线片均未显示时,可再拍髌骨切线位X线片(图7-10)。

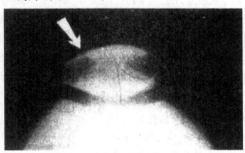

图7-10 髌骨切线位X线片

三、治疗方法

髌骨骨折属关节内骨折,在治疗时必须达到解剖复位并修复周围软组织损伤,才能恢复伸膝装置的完整,防止创伤性关节炎的发生。

(一)整复固定方法

1.手法整复外固定

(1)整复方法:复位时先将膝关节内积血抽吸干净,注入1%普鲁卡因5~10 mL,起局部麻醉作用,而后患膝伸直,术者立于患侧,用两手拇、示指分别捏住上下方骨块,向中心对挤即可合拢复位。

(2)固定方法如下。①石膏固定法:用长腿石膏固定患膝于伸直位。若以管形石膏固定,在石膏塑形前摸出髌骨轮廓,并适当向髌骨中央挤压使骨折块断面充分接触,这样固定作用可靠,可早期进行股四头肌收缩锻炼,预防肌肉萎缩和粘连。外固定时间不宜过长,一般不要超过6周。髌骨纵形骨折一般移位较小,用长腿石膏夹固定4周即可。②抱膝圈固定法:可根据髌骨大小,用胶皮电线、纱布、棉花做成套圈,置于髌骨处,并将四条布带绕于托板后方收紧打结,托板的两端用绷带固定于大小腿上。固定2周后,开始股四头肌收缩锻炼,3周后下床练习步行,4～6周去除外固定,做膝关节不负重活动。此方法简单易行,操作方便,但固定效果不够稳定,有再移位的可能,注意固定期间应定时检查纠正。同时注意布带有否压迫腓总神经,以免造成腓总神经损伤。③闭合穿针加压内固定:适用于髌骨横形骨折者。方法是皮肤常规消毒、铺巾后,在无菌操作下,用骨钻在上、下骨折块分别穿入一根克氏针,注意进针方向需与髌骨骨折线平行,两根针亦应平行,穿针后整复。骨折对位后,将两针端靠拢拉紧,使两骨折块接触,稳定后再拧紧固定器螺钉,如无固定器亦可代之以不锈钢丝。然后用乙醇纱布保护针孔,防止感染,术后用长木板或石膏托将膝关节固定于伸直位(图7-11)。④抓髌器固定法:患者取仰卧位,股神经麻醉,在无菌操作下抽净关节内积血,用双手拇、示指挤压髌骨使其对位,待复位准确后,先用抓髌器较窄的一侧钩刺入皮肤,钩住髌骨下极前缘和部分髌腱。如为粉碎性骨折,则钩住其主要的骨块和最大的骨块,然后再用抓髌器较宽的一侧,钩住近端髌骨上极前缘亦即张力带处;如为上极粉碎性骨折,则先钩住上极粉碎性骨块,再钩住远端骨块。注意抓髌器的双钩必须抓牢髌骨上下极的前侧缘。最后将加压螺旋稍加拧紧使髌骨相互紧密接触。固定后要反复伸屈膝关节以磨造关节面,达到最佳复位。骨折复位后应注意抓髌器螺旋盖压力的调整,因为其为加压固定的关键部位,松则不能有效地维持对位,紧则不能产生骨折自身磨造的效应(图7-12)。⑤髌骨抱聚器固定法:电视X线透视下无菌操作,先抽净膝关节腔内积血,利用胫骨结节髌骨外缘的关系,在胫骨结节偏内上部位,将抱聚器的下钩刺穿皮肤,进入髌骨下极非关节面的下方,并向上提拉,确定是否抓持牢固。用拇指后推骨折块,让助手两手拇指在膝关节两旁推挤皮肤及皮下组织向后以矫正翻转移位。将上针板刺入皮肤,扎在近骨折块的前侧缘上,术者一手稳住上下针板,令助手拧动上下手柄,直至针板与内环靠近,术者另一手的拇指按压即将接触的折端,并扣压内外侧缘,以防侧方错位,并加压固定。再利用髌骨沿股间窝下滑及膝关节伸屈角度不同和髌股关节接触面的变化,伸屈膝关节,纠正残留成角和侧方移位。应用髌骨抱聚器治疗髌骨骨折具有骨折复位稳定、加速愈合、关节功能恢复理想的优点(图7-13)。

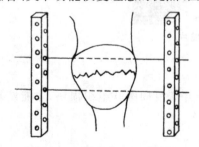

图7-11　闭合穿针加压内固定

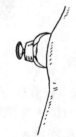

图7-12　抓髌器固定法

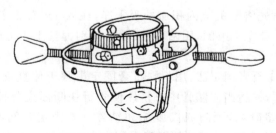

图7-13　髌骨抱聚器固定法

2.切开复位内固定

适用于髌骨上、下骨折块分离在 1.5 cm 以上,不易手法复位或其他固定方法失败者。方法是在硬膜外麻醉或股神经加坐骨神经阻滞麻醉下,取膝前横弧形切口,切开皮肤皮下组织后,即进入髌前及腱膜前区,此时可见到髌骨的折面及撕裂的支持带,同时有紫红色血液由裂隙涌出,吸净积血,止血,进行内固定。目前以双 10 号丝线、不锈钢丝、张力带钢丝固定为常用(图 7-14)。

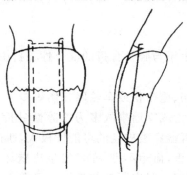

图 7-14　张力带钢丝内固定

（二）药物治疗

髌骨骨折多瘀肿严重,初期可用利水逐瘀法以祛瘀消肿,具体方药参照股骨髁间骨折。若采用穿针或外固定器治疗者,可用解毒饮加泽泻、车前子,肿胀消减后,可服接骨丹;后期关节疼痛活动受限者,可服养血止痛丸。外用药初期肿胀严重者,可外敷消肿散。无移位骨折,可外贴接骨止痛膏。去固定后,关节强硬疼痛者,可按摩配合展筋丹或展筋酊,并可用活血通经舒筋利节之苏木煎外洗。

（三）功能康复

复位固定肿胀消退后即可下床活动,让膝关节有小量的伸屈活动,使髌骨关节面得以在股骨滑车的磨造中愈合,有利于关节面的平复。第 2～3 周,有托板固定者应解除,有限度地增大膝关节的活动范围,6 周后骨折愈合去固定后,可用推髌法解除髌骨粘连,以后逐步加强膝关节屈伸活动锻炼,使膝关节功能早日恢复。

（吴　炜）

第五节　单纯腓骨骨折

腓骨体呈三棱柱形,有三缘及三面。前缘及内侧嵴分别为腓骨前、后肌间隔的附着部。骨间缘起于腓骨头的内侧,向下移行于外踝的前缘。骨间缘向上、下分别与前缘及内侧嵴相合,有小腿骨间膜附着。腓骨体后面发生扭转,上部向后,下部向内。外侧面也出现扭转,上部向外,下部向后。

腓骨体有许多肌肉附着,上 1/3 有强大的比目鱼肌附着,下 2/3 有𧿹长屈肌和腓骨短肌附着,另外在腓骨上 2/3 的前、外、后侧有趾长伸肌、腓骨长肌和胫骨后肌包绕,而下 1/3 则甚少有肌肉附着。这样,腓骨上、中 1/3 交点及中、下 1/3 交点均是两组肌肉附着区的临界点,也是相对活动与相对不活动的临界点,承受的张应力较大,在肌肉强大收缩下,可能容易使腓骨遭受损伤。

腓骨滋养孔多为 1 个,可为多孔(2～7 个),滋养动脉起自腓动脉,多为 1 支,次为 2 支,再次为 3 支,其行走斜向下或水平向外,进入腓骨滋养孔。

腓骨四周均有肌肉保护,虽不负重,但有支持胫骨和增强踝关节稳定度的作用。骨折后移位常不大,易愈合。腓骨头后有腓总神经绕过,如发生骨折要注意此神经损伤的可能性。

一、病因及发病机制

单纯腓骨骨折较少见,常发生于与胫骨骨折的混合性骨折中。

(一)直接暴力

腓骨干骨折以重物打击、踢伤、撞击伤或车轮碾扎伤等多见,暴力多来自小腿的前外侧,骨折线多呈横断形或短斜形。巨大暴力或交通事故多为粉碎性骨折,骨折端多有重叠、成角、旋转移位等。因腓骨位于皮下,所以骨折端穿破皮肤的可能性极大,肌肉被挫伤的机会也较多。如果暴力轻微,皮肤虽未穿破,但挫伤严重,血运不良,亦可发生皮肤坏死,骨外露发生感染。较大暴力的碾挫、绞轧伤可有大面积皮肤剥脱,肌肉撕裂和骨折端裸露。

骨折部位以中、下 1/3 较多见,由于营养血管损伤、软组织覆盖少、血运较差等特点,延迟愈合及不愈合的发生率较高。

(二)间接暴力

由高处坠下、旋转扭伤或滑倒等所致的骨折,骨折线多呈斜形或螺旋形,腓骨骨折线较胫骨折线高,软组织损伤小,但骨折移位,骨折尖端穿破皮肤形成穿刺性开放伤的机会较多。

骨折移位取决于外力作用的大小、方向。小腿外侧受暴力的机会较多,肌肉收缩和伤肢远端重量等可使骨折端向内成角,小腿重力可使骨折端向后侧倾斜成角,足的重量可使骨折远端向外旋转,肌肉收缩又可使骨折端重叠移位。

儿童腓骨骨折遭受外力一般较小,加上儿童骨皮质韧性较大,多为青枝骨折。

二、类型

(一)单纯腓骨骨折

单纯腓骨干骨折较少见,多由直接暴力打击小腿外侧所致。在受外力作用的骨折部位,骨折线呈横形或粉碎状。因有完整的胫骨作为支柱,骨折很少移位。但腓骨头下骨折时,应注意有无腓总神经损伤。一般腓骨骨折如不影响踝关节的稳定性,均不需复位,用石膏托或夹板固定4～6 周即可;如骨折轻微,只用弹力绷带缠紧,手杖保护行走,骨折即可愈合。

(二)腓骨应力性骨折

1.病因

腓骨应力性骨折多见于运动员、战士或长途行走者,多位于踝关节上部。

2.发病机制

多次重复的较小暴力作用于骨折部位,使骨小梁不断发生断裂,但局部修复作用速度较慢,最终导致骨折。

3.临床症状与诊断

运动或长途行走之后,局部出现酸痛感,休息后好转;反之则加剧。局部可有肿胀、压痛,有时可出现硬性隆起。X 线片上的改变出现较晚,一般在 2 周后可出现不太清晰的骨折线,呈一骨质疏松带或骨质致密带,继而陆续出现骨膜性新骨形成和骨痂生长。

三、治疗

根据骨折类型和软组织损伤程度选择外固定或开放复位内固定。

(一)手法复位外固定

适用于单纯的腓骨中上段骨折或无移位的腓骨下段骨折。应力性骨折多无移位,确诊后停止运动,休息患肢即可。症状明显时,可用石膏托固定。

(二)开放复位内固定

腓骨骨折是踝关节骨折的一部分,通常在固定内、后、前踝之前,先将外踝或腓骨整复和内固定。做踝关节、前外侧纵形切口,显露外踝和腓骨远端,保护隐神经,如骨折线呈斜形,可用1～2枚拉力螺钉由前向后打入骨折部位,使骨片间产生压缩力。螺钉的长度必须能钉穿后侧皮质,但不要向外伸出太多以致影响腓骨肌腱鞘。如果为横形骨折或远侧骨片较小,可纵形分开跟腓韧带纤维,显露外踝尖端,打入长螺钉,也可用其他形式的髓内钉经过骨折线打入近侧骨片髓腔中。手术必须要达到解剖整复,保持腓骨的长度。如果骨折位于胫腓下关节之上,整复后可用一块小型半管状压缩接骨板做内固定。如果用髓内钉则应小心,不要使外踝引向距骨,髓内钉的插入部位应相当于踝部尖端的外侧面。如果髓内钉直线插入,外踝就能被引向距骨,这样就会造成踝穴狭窄,踝关节的活动度减小,因此应事先将髓内钉弯成一定的弧度以避免发生这种错误。

(三)开放性腓骨骨折的处理

小腿开放性骨折的软组织伤轻重不等,可发生大面积皮肤剥脱伤、组织缺损、肌肉绞轧挫灭伤、粉碎性骨折和严重污染等。早期处理时,创口应开放或是闭合,采用什么固定方法均必须根据不同伤因和损伤程度做出正确的判断。小腿的特点是前侧皮肤紧贴胫骨,清创后勉强缝合,常因牵拉过紧造成缺血、坏死或感染。因此,对 Gustilo Ⅰ 型或较清洁的Ⅱ型伤口,预计清创后一期愈合无大张力者可行一期愈合;对污染严重,皮肤缺损或缝合后张力较大者,均应清创后开放创面。如果骨折需要内固定,也可在内固定后用健康肌肉覆盖骨折部,开放皮肤创口,等炎症局限后,延迟一期闭合创面或二期处理。大量临床资料证实,延迟一期闭合创口较一期缝合的成功率高。

四、并发症

筋膜间隔综合征、感染、延迟愈合、不愈合或畸形愈合。

(马海全)

第六节　胫骨平台骨折

胫骨平台骨折是骨科领域的一个难题,1990 年以来,随着新的内固定技术的发展,骨科医师已经能较好地治疗胫骨平台骨折,特别是合并有严重软组织损伤的复杂胫骨平台骨折。

据霍尔(Hohl)统计,胫骨近端骨折占骨折总数的 1%,占老年人骨折的 8%。胫骨平台骨折中外髁骨折占 55%～70%,单纯内髁骨折占 10%～23%,双髁骨折占 10%～30%。

一、解剖概要

胫骨平台关节面有 10°的向后成角,在内外深之间有髁间棘,为前、后交叉韧带附着。胫骨结节位于胫骨前嵴关节线以下 2.5～3.0 cm,为髌腱附着。Gerdy 结节位于胫骨上端前外侧面,为髂胫束附着。腓骨对胫骨近端起支撑作用,为外侧副韧带和股二头肌止点。

内侧髁比外侧髁骨质更加坚硬。胫骨平台内髁覆盖 3 mm 厚的软骨,外髁覆盖 4 mm 厚的软骨。外侧髁面积小而高,内侧髁低而平。内外髁的边缘部分被半月板覆盖,内侧半月板有胫骨韧带将其附着于胫骨。

二、损伤机制

内外翻暴力加垂直暴力。完整的内侧副韧带在外翻暴力中像一个绞链,使股骨外侧髁顶压胫骨外侧平台,造成胫骨平台骨折。在内翻暴力中,外侧副韧带起着相同的作用,引起内髁骨折,常合并侧副韧带、交叉韧带和半月板损伤。

三、分型

Schatzker 分型是当前应用最为广泛的分型,将胫骨平台骨折分为 6 型。Ⅰ、Ⅱ、Ⅲ型是低能量暴力骨折,Ⅳ、Ⅴ、Ⅵ型是高能量暴力骨折(图 7-15)。

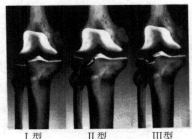

Ⅰ型　　　Ⅱ型　　　Ⅲ型

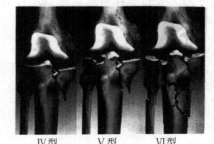

Ⅳ型　　　Ⅴ型　　　Ⅵ型

图 7-15　胫骨平台骨折 Schatzker 分型

(1)Ⅰ型:外侧平台劈裂骨折无关节面塌陷,多发生于年轻人。骨折移位时常有外侧半月板撕裂,或向四周移位,或半月板嵌入骨折间隙。

(2)Ⅱ型:外侧平台劈裂关节面压缩骨折,多发生于 40 岁或以上的患者。

(3)Ⅲ型:外侧平台单纯压缩骨折。压缩部分常位于关节中心部位,由于压缩部位大小和压缩程度的不同及外侧半月板损伤情况的不同,这种损伤可以是稳定或不稳定骨折。外侧和后侧的关节面压缩比中央压缩更加不稳定。

（4）Ⅳ型：高能量暴力骨折。胫骨内侧平台骨折，这种损伤由中等至高能量暴力致伤，Ⅳ型骨折常合并膝关节脱位、血管损伤，因此需仔细检查。

（5）Ⅴ型：高能量暴力损伤双侧平台骨折合并血管、神经损伤。

（6）Ⅵ型：高能量暴力损伤双侧平台骨折加胫骨干与干骺端分离，在X线片上常显示为粉碎爆裂骨折，常合并膝部软组织严重损伤、筋膜间隔综合征和严重神经、血管损伤。

Bennett和布劳纳（Browner）认为，在此6型骨折中Ⅱ型骨折有较高的内侧副韧带撕裂发生率，Ⅳ型骨折有较高的半月板损伤发生率。

四、诊断

（一）临床表现

1.症状

胫骨平台骨折患者都有疼痛、膝关节肿胀和下肢不能负重的症状。病史可以帮助医师判断是低能量还是高能量损伤。该病常合并张力性水泡、筋膜间隔综合征、韧带断裂、神经损伤和血管损伤，这些都由高能量暴力所致的胫骨平台骨折引起。

2.体征

膝关节主动、被动活动受限，胫骨近端和膝关节局部肿胀和压痛，内外翻畸形。注意检查骨折部位软组织情况和神经、血管情况。

（二）X线检查

正侧位X线片可显示绝大部分胫骨平台骨折。高能量暴力所致的骨折X线片往往显示骨折块相互重叠。牵引下拍片可以得到清晰骨折形态，并可以同时检查膝关节韧带完整与否和利用韧带整复骨折移位（图7-16、图7-17）。

（三）CT检查

CT可以更清晰地显示骨折情况，26%患者经CT检查后改变了治疗计划。通过矢状面、额状面和水平面重建可以更进一步了解骨折移位和关节面塌陷、移位的形态。最好行牵引下CT扫描，这样可以得到更多的信息。

（四）MRI检查

MRI检查胫骨平台骨折的准确性和精确度等同于CT，但其对于软组织损伤，包括侧副韧带、半月板损伤的诊断比CT好。

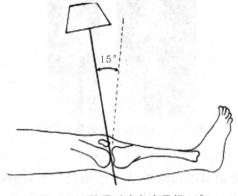

图7-16　投照时应向内足倾15°

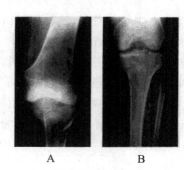

图 7-17 胫骨平台骨折前后位 X 线片

A.未经牵引,胫骨平台骨折前后位 X 线片;B.牵引下胫骨平台骨折前后位 X 线片

（五）血管造影

怀疑血管损伤时应行血管造影。高能量暴力造成的骨折、骨折—脱位,不能解释的筋膜间隔综合征和 SchatzkerⅣ、Ⅴ、Ⅵ型骨折要警惕有血管损伤。血管造影可直观地观察到血管损伤部位。

五、治疗

（一）Ⅰ型

此型骨折多伴有半月板损伤,术前应行 MRI 检查,也可用关节镜检查骨折和外侧半月板。半月板周缘损伤或半月板嵌于骨折间隙,在切开复位内固定的同时行半月板修补。如果无半月板损伤,常可行闭合复位经皮螺钉固定。复位的一个重要技术是复位钳偏心夹持,利用扭曲和旋转使骨折块复位。通常用2枚直径 6.5 mm 或直径 7.0 mm 的松质骨螺钉固定。如果外侧髁基底部粉碎,则需行加压钢板固定加植骨。如果经皮不能得到满意的复位(满意复位指骨折移位小于1 mm),就应行切开复位内固定(图 7-18)。

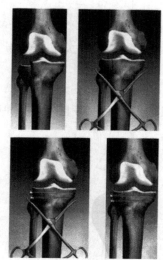

图 7-18 Ⅰ型胫骨平台骨折固定

（二）Ⅱ型

术前准确估计关节面塌陷的部位和程度,大多数情况下是前侧或中央关节面塌陷。最好的手术入路是行膝外侧直切口剥离外侧肌肉,在半月板下横行切开关节囊暴露关节。掀起外侧半

月板将使胫骨外髁更好地暴露。也可通过像翻书一样翻开前侧劈裂的骨片暴露塌陷的关节面。首先复位塌陷的关节面,关节面下填塞植骨,然后复位劈裂的骨折片,最后应用松质骨螺钉固定。多枚克氏针置于关节下骨可明显提高内固定对关节的支撑强度,因此提倡采用多枚松质骨螺钉固定。如骨质疏松或劈裂骨块粉碎则行支撑钢板固定(图7-19～图7-21)。

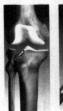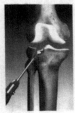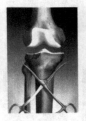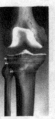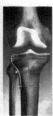

图 7-19　Ⅱ型胫骨平台骨折固定

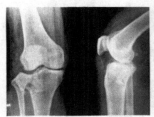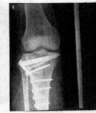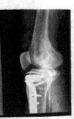

图 7-20　Ⅱ型胫骨平台骨折支撑钢板固定

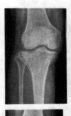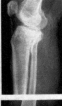

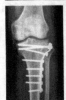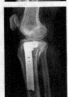

图 7-21　Ⅱ型胫骨平台骨折内固定

(三)Ⅲ型

此型骨折多发生于老年人,如果关节塌陷范围小,膝关节稳定,可行保守治疗。相反,膝关节不稳定,患者年龄较轻,则有内固定指征。CT或MRI可以测量塌陷范围和程度。传统的手术治疗方法是膝关节外侧入路,开一骨窗,将关节面抬起,植骨填塞,然后用拉力螺钉固定。现今使用关节镜观察关节面复位情况,仅做一小切口,植骨填塞关节面抬起后的骨缺损(图7-22)。

(四)Ⅳ型

此型骨折常合并胫骨髁间棘骨折,膝关节脱位和神经、血管损伤,有时骨折反而并不是很严重。但这些严重的软组织损伤会使膝关节非常不稳定。非手术治疗只适用于无移位骨折。即使是很小的移位,采用石膏固定都会留下显著的膝内翻畸形。若骨质良好,为低等至中等暴力损伤,外翻膝关节复位,行经皮螺钉固定(图 7-23)。

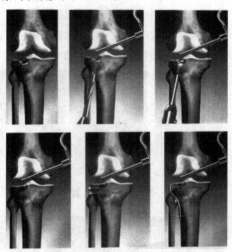

图 7-22　Ⅲ型胫骨平台骨折固定

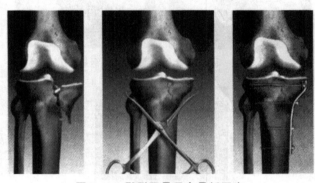

图 7-23　Ⅳ型胫骨平台骨折固定

高能量暴力引起的内髁骨折常有骨折显著移位、外侧副韧带撕裂或腓骨小头骨折,需行切开复位内固定,行支撑钢板固定。髁间棘撕脱骨折则用钢丝或长拉力螺钉固定。

(五)Ⅴ型和Ⅵ型

Ⅴ型和Ⅵ型骨折都是涉及两髁的骨折,常见于轴向暴力作用于伸直的膝关节,由高能暴力引起,合并严重的软组织损伤。同时应高度警惕神经、血管损伤和筋膜间隔综合征(图 7-24)。这两型骨折不适宜非手术治疗。传统上行大切口、双钢板固定,但是这将招致许多严重的并发症,包括伤口裂开和感染。

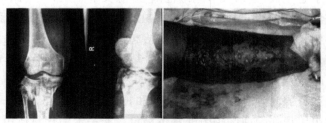

图 7-24　Ⅵ型胫骨平台骨折合并严重的软组织损伤

为了减少并发症、提高疗效,现在多应用以下方法:①应用股骨复位器间接复位,然后行有限切开复位塌陷的关节面,植骨填塞关节面抬起后遗留的空腔。最后用 2～3 枚松质骨螺钉固定。如果内髁骨片基底不是粉碎的,利用间接韧带整复技术后,内髁骨折片往往会复位。此时通过置于外侧钢板的长拉力螺钉将内髁骨折片固定。当内髁骨折片基底粉碎,利用间接韧带整复技术不能使其复位时,切开复位内髁用 1 个小支撑钢板固定。②骨折粉碎程度越严重,放置内侧小支撑钢板的并发症发生率就越高,对这些患者,可在内侧应用半针外固定架替代内髁小支撑钢板。将 1～2 枚外固定架针平行于关节置于内侧。用外固定架维持 6～10 周,直至出现明显骨折愈合征象。随着软组织损伤程度的加重,外侧放置钢板后出现并发症的可能性也大大增加,这时在内侧行单边外固定架固定,拉力螺钉固定外髁骨折。③环形外固定架也是处理这种严重损伤的一个很好的办法。虽然外固定架技术很大程度上依赖韧带复位技术,使骨折有一定程度的复位,但它不能复位塌陷的关节面。复位塌陷的关节面必须行有限切开,在透视或关节镜监控下复位塌陷的关节面。

六、合并症

(一)胫骨平台骨折合并韧带损伤

韧带损伤包括内侧副韧带损伤、半月板撕裂、前交叉韧带撕裂。Bennett 和 Browner 发现 56％的胫骨平台骨折中有软组织损伤。内侧副韧带损伤占 20％,外侧副韧带损伤占 3％,半月板损伤占 20％,腘神经损伤占 3％,前交叉韧带损伤占 10％。

韧带损伤将引起膝关节术后不稳定,导致膝关节功能很差。诊断韧带损伤应拍平片、应力位片,行物诊和手术探查。膝关节内、外翻大于或等于 10°说明韧带断裂。但不要将由骨折移位引起的膝关节面倾斜所产生的角度误诊为韧带损伤。合并有腓骨头和胫骨髁间棘撕脱骨折、股骨髁或胫骨髁撕脱骨折常提示韧带损伤。

(二)血管损伤

低能量暴力一般不引起血管损伤,而高能量暴力所致的 Schatzker Ⅳ、Ⅴ 和 Ⅵ 型骨折易引起血管损伤。由于腘动脉在腘部被其分支束缚,移动范围很小,因此骨折移位容易引起血管损伤。血管造影可进一步明确诊断。行血管造影的指征是动脉搏动减弱或消失,大血肿,瘀斑,进行性肿胀,持续性动脉出血,损伤以远的皮肤发凉、青紫和有相邻的神经损害。

处理:足背动脉搏动可触及,先固定骨折;足背动脉搏动不能触及且距受伤时不少于 6 小时,首先重建血运,应用外固定架恢复患肢长度和稳定。在修复动脉的同时要修复合并的腘静脉损伤,局部缺血时间超过 6 小时要考虑 4 个筋膜间室行切开术减压。

七、术后处理

胫骨平台骨折术后处理的特点是早期活动、延迟负重。内固定稳定者用 CPM 锻炼,然后行步态训练和主动功能锻炼。Schatzker Ⅰ、Ⅱ、Ⅲ 型骨折,4～8 周内不负重,直到有早期骨愈合的 X 线影像。在 4～8 周后可部分负重,3 个月后完全负重。

Ⅳ、Ⅴ、Ⅵ 型胫骨平台骨折由于软组织损伤重,如果内固定牢固,术后尽量应用 CPM 锻炼,一般在术后 8～12 周,X 线显示有骨折愈合才逐渐下地活动。韧带整复外固定架固定后骨折愈合较慢,适当晚负重。胫骨平台骨折术后,如果无局部不适,内固定物可长期保留。Ⅰ、Ⅱ、Ⅲ 型骨折愈合快,伤后 1 年可去除内固定物;Ⅳ、Ⅴ、Ⅵ 型,尤其是 Ⅴ、Ⅵ 型由于骨折线沿至骨干,骨折愈合较慢,一般 18～24 个月方可去除内固定物,然后挂拐 4～6 周才能参加剧烈活动。

八、术后并发症

胫骨平台骨折难以处理,即使有周密的术前准备、手术设计和精细的操作,也难免发生严重的并发症。胫骨平台骨折术后并发症分为两类:早期并发症,如复位失败、深静脉血栓、感染;晚期并发症,如骨不连、内固定物断裂、创伤性关节炎。

（一）感染

膝部周围皮肤的受伤情况是造成感染的最重要的原因。不适当的切口和放置大型内固定物是造成感染的另一个原因,延迟手术时间、保护骨片上的软组织、采用小的内固定物可减少感染的发生。感染发生后,冲洗、清创,去除失去生机的骨和软组织。深部感染和脓肿需要切开引流,5～7 天闭合伤口,或转移皮瓣覆盖伤口。小的无脓窦道,行冲洗、清创后放置引流管,闭合伤口。

（二）骨不连

低能量暴力致伤的骨不连少见,Schatzker Ⅵ型骨折骨不连多见。下肢制动和骨折粉碎造成的骨质疏松使骨不连的治疗更困难。萎缩性和非感染性骨不连可直接行植骨术,感染性骨不连应用抗生素、转移皮瓣、外固定等治疗。

（三）创伤性关节炎

胫骨平台骨折后关节面不平和膝关节不稳定是导致创伤性关节炎的主要因素。另外下肢轴线改变也是导致创伤性关节炎的重要因素。患者对内翻畸形的承受力远差于外翻畸形,但是大多数患者均为内翻畸形。如果关节炎局限在内髁或外髁,或由下肢负重轴线改变引起,可行截骨术,如果有严重的创伤性关节炎则行膝关节置换术。

（四）膝关节僵硬

伸膝装置的瘢痕、膝关节和髌股关节的纤维渗出粘连都会导致膝关节僵硬,作术后制动会使粘连加重。3～4 周的制动会导致一部分膝关节的永久僵硬。

（吴　炜）

第七节　胫腓骨干双骨折

胫腓骨干双骨折约占全身骨折的 6.6％,发病高峰为 10～20 岁,开放性骨折约占 1/4。其中以胫腓骨干双骨折最为多见,胫骨干单骨折次之,腓骨干单骨折最少见。胫骨的营养动脉由胫骨干上 1/3 的后外侧穿入,在致密骨内下行一段距离后进入髓腔。胫骨干中段以下发生骨折,营养动脉易发生损伤,往往造成下骨折段血液供应不良,发生延迟愈合或不愈合。胫骨上端有股四头肌及内侧腘绳肌附着,此二肌有使近侧骨折段向前向内移位的倾向。小腿的肌肉主要在胫骨的后面及外面,伤后肿胀消退后,易引起骨折移位。腘动脉在进入比目鱼肌的腱弓后分为胫前与胫后动脉,此二动脉贴近胫骨下行,胫骨上端骨折移位时易损伤此血管,引起缺血性挛缩。胫骨内侧面仅有皮肤覆盖,故骨折断端易刺破皮肤形成穿破性骨折。由于小腿的解剖及生理特点,如处理不当,则可能出现伤口感染、筋膜间隔综合征、骨折延迟愈合或不愈合等并发症,进而留下严重的后遗症。

一、病因、病理与分类

(一)病因

直接暴力或间接暴力均可造成胫腓骨干骨折。

(1)直接暴力:常常由交通事故或工农业外伤等所致。暴力多由外侧或前外侧而来,骨折多是横断、短斜面、蝶形、多段、粉碎。胫腓骨两骨折线都在同一水平,软组织损伤较严重。整个胫骨的前内侧面位于小腿的皮下,易造成开放性骨折。

(2)间接暴力:常因在生活或运动中扭伤、摔伤所致。骨折多为斜形或螺旋形。双骨折时,腓骨的骨折线较胫骨高,软组织损伤轻,开放性骨折则多为移位的骨折尖端自里而外穿出,故污染较轻。

(二)病理

骨折移位趋势既和外力有关,也和肌肉收缩有关。由直接外力致伤时,外力方向多来自外侧,而扭转的间接暴力也多为身体内旋,小腿相对外旋,而小腿肌肉又在胫骨的外后侧。因此,胫腓骨干双骨折的移位趋势多为向前内成角,或远骨折段外旋;而胫骨干单独骨折则往往出现向外成角移位。

(三)分类

通常最能指导临床治疗的分类分为稳定型与不稳定型两种。一般来说,横断、短斜形骨折属于稳定型;粉碎性、长斜形、螺旋形骨折属于不稳定型。这种分类必须根据每个病例的不同特点,不能一概而论。埃利斯(Ellis)、尼科尔(Nicoll)等人按照创伤的严重程度,将胫腓骨骨折分为三度。

Ⅰ度:骨折无粉碎骨片或仅有极小的粉碎骨片。骨折移位程度小于骨干横截面的1/5。软组织损伤轻,无开放性创口或仅有微小的开放性伤口。

Ⅱ度:骨折的粉碎性骨片较小。骨折移位程度在骨干横截面的1/5~2/5。软组织有中等程度损伤。开放性伤口小、污染轻。

Ⅲ度:骨折呈严重粉碎,完全移位。软组织损伤严重,开放性伤口较大,甚至有皮肤缺损,污染严重。

损伤的严重程度直接关系到预后。据统计,轻度损伤者,正常愈合的病例占90%以上,而重度损伤正常愈合率低于70%。

二、临床表现与诊断

闭合性骨折伤后患肢疼痛、肿胀、畸形,小腿的负重功能丧失,可有骨擦音和异常活动。损伤严重者,在小腿前、外、后侧筋膜间隔区单独或同时出现感觉异常、疼痛、肿胀、压痛、肌肉牵拉性疼痛、张力性水疱、皮温和颜色的变化、肌力和血运变化等,即属小腿筋膜间隔综合征的表现。X线片可明确骨折类型、部位及移位程度。

三、治疗

治疗的目的是恢复小腿的长度和负重功能。因此,应重点处理胫骨骨折。对骨折端的成角畸形与旋转移位,应予完全纠正,避免影响膝、踝关节的负重功能和发生关节劳损。除儿童病例不太强调恢复患肢与对侧等长外,成人应注意恢复患肢与对侧相等的长度及生理弧度。胫腓骨干骨折一般分为开放性骨折和闭合性骨折、稳定性骨折和不稳定性骨折。凡有严重早期并发症，如休克、筋膜间膈综合征、神经及血管损伤者，应主要处理并发症。骨折仅做临时性固定，待并发症好转时，再重点处理骨折。无移位的稳定性骨折，可用夹板或石膏固定；有移位的稳定性骨折，复位后用夹板或石膏固定。

不稳定性骨折可用手法复位，夹板固定配合跟骨牵引。

（一）闭合性胫腓骨骨折的治疗

胫腓骨的闭合性骨折可分为稳定型与不稳定型。有些骨折伴有邻近组织、血管、神经的损伤。治疗时要根据骨折的类型特点、是否伴有其他并发症及其程度等具体情况，择优选用不同的方法。其基本目的是恢复小腿长度、对线和持重功能。治疗方法有闭合复位外固定、牵引、切开复位内固定 3 种。

1.闭合复位外固定

（1）手法整复：骨折后治疗越早，越易复位，效果也越好。应尽可能在伤后 2～3 小时肿胀尚未明显时进行复位且容易成功。必要时可配合镇痛药、麻醉药、肌肉松弛药，以利达到完全整复的目的。当骨折后肢体明显肿胀时，不宜强行复位。可给予暂时性制动，促进血液循环，减少组织渗出及令肿胀消退，待肿胀消退后再行整复固定。复位手法包括牵引、端提、夹挤分骨、摇摆等，然后以拇指及示指沿胫骨前嵴及内侧面来回触摸骨折部，检查复位是否平整，对线是否良好。复位满意后放置纸压垫以防止胫骨向内成角。

（2）小夹板固定：适用于胫腓骨中下段的稳定型骨折或易复位骨折，如横断、短斜形和长斜形骨折，尤其以胫骨中段的横断或短斜形骨折更为适宜。中 1/3 段骨折，夹板上方应达腘窝下 2 cm，下达内外踝上缘，以不影响膝关节屈曲活动为宜。下 1/3 段骨折，夹板上达腘窝下 2 cm，下抵跟骨结节上缘，两侧用超踝夹板固定。使用夹板时必须要注意加垫位置、方向，必须注意夹板松紧度，密切观察足部血运、疼痛与肿胀情况，必要时松解夹板，避免发生局部压疮及肢体坏死等严重并发症。本法以夹板固定为特点，以手法复位和功能锻炼为主，体现了"动静结合、筋骨并重、内外兼治、医患结合"的骨折治疗原则。通过夹板、压垫压力和布带约束力，肌肉活动产生的内在动力，间断性增强压垫的效应力，固定力得到增强，反复推挤移位的骨折端，残余畸形得以纠正，保护整复后骨折不再移位。沿小腿纵轴进行肌肉舒缩，可使断端之间产生生理性应力刺激，促进骨折愈合。

（3）石膏外固定：石膏外固定在治疗胫腓骨骨折的应用上比较广泛。其适用于比较稳定的骨折，或经过一段时间牵引治疗后的骨折，以及辅助患者进行功能锻炼（功能石膏）等情况。最常用的是长腿管形石膏固定，一般是在有垫的情况下进行的，打石膏时要注意三点应力关系。固定期间要保持石膏完整，若有松动及时更换。因为肢体肿胀消退后易因空隙增大而致骨折再移位。在牵引治疗的基础上，肿胀消退后也可改用无衬垫石膏固定，保持与肢体之间的塑形。长腿管形石膏一般需固定 6～8 周再拆除。这种石膏固定，易引起膝、踝关节僵硬，下肢肌肉萎缩，较长时间固定还有能引起骨质吸收、萎缩的缺点。有学者提出小腿功能石膏，也称髌韧带负重装置（PTB），即在胫腓骨骨折复位后，打一个起自髌上韧带，下至足趾的膝下石膏，在胫骨髁部、髌骨及髌腱部很好地塑形。可早期负重行走，由小腿软组织与石膏间相互拮抗力量得以均衡地维持，膝关节自由活动不会引起骨端移位。这种石膏可避免长腿管形石膏因超膝关节固定产生的缺点。早期负重，也利于促进骨折愈合。有人主张在胫腓骨骨折临床愈合后，改用这种石膏协助功能锻炼。有学者认为骨折临床愈合后，若要进行外固定，又要解放膝、踝关节，采用小腿内外侧石膏夹板更为实用且操作简便。从某种意义上说，小腿内外侧石膏夹板也属于一种功能石膏。石膏固定期间发现骨折在石膏中成角移位时，宜先采用楔形矫正法予以矫正，不必更换石膏。发生在胫腓骨中下 1/3 交界处以下的稳定型骨折，也可采用小腿"U"形石膏固定，操作方便，利于活动及功能锻炼。骨骼穿针牵引配合石膏外固定，近年来逐渐被改良的各类骨骼穿针外固定支架或加压器所替代。

（4）骨骼穿针外固定器与功能位支架：最早由马尔盖根（Malgaigen）应用，并逐步发展至今。它适用于各种类型的胫腓骨骨折，尤其是有伤口、创面及软组织损伤严重或感染的病例。Hoffmann 外固定支架、Rockwood 功能支架、伊利扎诺夫外固定支架等外固定器功能支架操作简便，调节灵活，固定可靠。伤肢能早期负重，行功能锻炼，促进骨折愈合。这种治疗方法正逐渐被更多的人所接受并采用。其缺点是自动纠正侧方移位的能力差，骨骼穿针的同时，肌肉组织也被克氏针相对固定而限制舒缩，从而引起不同程度的肌萎缩。此外，还有继发针孔感染的可能。

2.牵引

持续性牵引是骨折整复、固定的重要手段，有些不稳定的闭合性骨折，如斜形、螺旋形、粉碎性骨折，在闭合性复位不能达到要求时，或肢体肿胀严重，不适于整复时，可行一段时间牵引治疗，以达到骨折复位、对线的目的。治疗小腿骨折的牵引通常是骨牵引。牵引针可打于胫骨下端或跟骨之上，以跟骨牵引更为常用。跟骨牵引进针点是在内踝尖部与足跟下缘连线的中点，由内向外。内侧针孔应比外侧针孔略高 0.5～1.0 cm，使牵引的小腿远端轻度内翻，以恢复其生理弧度，使骨折更接近于解剖复位。牵引初时的整复重量为 4～6 kg，待肢体肿胀消退、肌肉张力减弱后，减到维持重量 2～3 kg。在牵引下早期锻炼股四头肌，主动活动踝关节与足趾。第 3～4 周撤除牵引，施行夹板外固定，直至骨痂形成，骨折愈合。

3.切开复位内固定

非手术疗法对多数闭合性胫腓骨骨折都能达到满意的治疗效果。但切开复位内固定对于保守疗法难以成功的胫腓骨骨折更不失为一种好方法。必须明确：手术内固定虽可防止成角和短缩，但骨折愈合速度并不会加快，手术本身将冒感染、皮肤坏死等风险，应慎重施行，必须严格掌握适应证，在严格的无菌操作下手术。闭合性胫腓骨骨折有以下情况时适于手术治疗：①骨折合并血管、神经损伤需探查血管神经者，可同时行内固定；②无法复位的胫腓骨骨折，如有软组织嵌入；③胫骨多段骨折者；④肢体多发骨折为避免相互牵制和影响者；⑤胫腓骨骨折合并膝关节、踝关节损伤者。

（1）髓内针内固定：适用于胫骨多段骨折，现有用梅花形髓内针。髓内针的长短、粗细要与胫骨长度和髓腔相适宜。方法是在胫骨结节内侧做一小的纵形切口，用粗钻头（9 mm 或 9.5 mm）向胫骨下后方钻孔，然后改变钻入方向使之与髓腔保持一致。将髓内针向下插入骨洞，沿髓腔缓缓打入。复位骨折端，使髓内针通过骨折线，针尖达到胫骨远端干骺端。术后可用石膏托固定，术后2～4 周可扶拐杖逐渐负重。髓内针应在骨坚强愈合后拔除。有一种称为 Ender 钉的多根弧形髓内钉自 1969 年应用于临床，多用于股骨上端骨折，也可用于胫骨骨折。骨折复位后，在X 线监视下，将克氏针 3～4 枚自胫骨结节向下插入，沿髓腔通过骨折线到胫骨下端，钉端呈扇形或餐叉样摊开。其优点是操作简便、失血少、很少感染。缺点是有时骨折复位不理想，钉子远端未散开，固定不稳，控制旋转能力差。近年正流行一种既能控制骨折后短缩、旋转，又可进行闭合穿钉的交锁髓内钉。它除了可用于股骨骨折外，还可用于胫骨骨折。交锁髓内钉使手术趋向微创。新近由于一种新型的远端锁钉瞄准系统的出现，大大减少了术中使用 X 线机的次数。交锁髓内钉分为实心和空心两型,实心型直径较细,又称为不扩髓髓内钉,而空心型髓内钉较粗,髓腔要求扩大。

(2)螺钉内固定:单纯螺钉内固定适用于胫腓骨的螺旋形或长斜形骨折,尤其是接近骨端处的骨折。用1～2枚螺钉直接固定于复位后的骨折部。螺钉钻入的方向要与骨干的纵轴垂直,不可垂直于骨折线,否则会因骨折端的剪力而使骨折再移位。单纯螺钉内固定后,应辅以石膏固定4～6周。

(3)钢板螺钉内固定:切开复位内固定中较常用的方法。适用于胫骨的斜形、横形、螺旋形等骨折,闭合复位不满意者,骨延迟愈合或骨不连者,骨折伴有血管、神经损伤需手术探查处理的病例。钢板有普通型和加压固定型。近年来有用钛合金材料制成的钢板,材质牢固、体轻、生物反应小。螺钉选用皮质骨螺钉。使用何种钢板应依据骨折的类型、程度等具体情况来选择。手术需在严格无菌条件下进行,以小腿前外侧骨折部为中心,稍向外侧凸做弧形切口,进入后应尽量少地剥离骨膜,尽可能减少周围组织损伤。清除断端组织,注意打通髓腔。复位时以胫骨骨嵴作为标志使其成为一条直线。如需植骨,可取自体松质(如髂骨)骨端周围植骨。置入钢板,以螺钉固定,选用加压钢板时应注意加压孔的位置和方向。从力学角度看,钢板应置于骨干的张力侧。胫骨前面位于皮下,后面肌组织、血管神经多,难以显露且损伤机会多。所以,钢板大多置于前外侧。应用普通钢板,手术应给予下肢石膏托固定4～6周。加压钢板固定术后一般无须行石膏外固定。骨折稳固愈合后可负重行走。

4.功能锻炼

固定当天可做股四头肌收缩锻炼和踝关节屈伸活动。跟骨牵引者,还可以用健腿和两手支持体重抬起臀部。稳定性骨折第2周开始练习抬腿及膝关节活动,第3周开始扶双拐不负重锻炼;不稳定性骨折则在解除牵引后仍需在床上锻炼1周,才可扶拐不负重锻炼,直至临床愈合,再解除外固定。

(二)开放性胫腓骨骨折的治疗

胫腓骨的开放性骨折是长骨干中发生开放性骨折最常见的部位。这是由其特殊的解剖、生理特点所决定的。整个胫骨的前内侧面位于皮下,外伤形成开放性骨折后,易发生污染、皮肤缺损、软组织损伤等,给治疗带来很大困难。若处理不当,很容易造成皮肤坏死、骨外露、感染、骨缺损、骨折延迟愈合或不愈合,甚至截肢的严重后果。因而,对开放性胫腓骨骨折的治疗必须加以重视和很好地掌握。诊断开放性胫腓骨骨折多无困难,有胫腓骨骨折合并局部皮肤与软组织破损,骨折端与外界相通,即可诊断。有些情况下,通过皮肤创口可直视胫骨的骨折端。通过病史、体检已能确诊的开放性胫腓骨骨折也必须摄X线片,以了解骨破坏的程度。

1.开放性胫腓骨骨折软组织损伤

程度与损伤性质的关系:皮肤、软组织损伤程度是开放性胫腓骨骨折治疗的关键问题之一。损伤程度直接决定皮肤、软组织的损伤类型。因此,必须详细了解致伤外力的性质。

(1)间接外力:多产生斜形、螺旋形骨折,皮肤软组织的伤口为骨折端刺破,形成自内向外的开放性骨折。故具有伤口小、软组织损伤挫灭轻、无污染或仅有轻度污染、软组织与骨折易于愈合等特点。

(2)直接外力:常造成粉碎性骨折,皮肤软组织损伤严重,多见于以下几种情况。①硬器伤。由金属物品的撞击致伤,一般创口较小,出血少,有时有多处伤口,骨折多为横形、斜形或螺旋形,伤口污染相对较轻。②碾轧、捻挫伤。由车轮、机械齿轮挤压所致,损伤多为多段粉碎性骨折,形成开放性创口,皮肤、软组织严重挫灭,甚至缺损。骨组织与皮肤及软组织分离。③火器伤。枪伤往往造成贯通伤,皮肤伤口入口小、出口大,伤口周围有不同程度烧伤。骨折多为粉碎性,常伴有骨缺损,有时可伴有血管、神经损伤。爆炸伤常造成严重的粉碎性骨折,骨块遗失、缺损,皮肤、软组织大面积损伤且程度严重,血管、神经损伤或裸露,创口污染严重,可能有各种异物在骨与软组织内存留。

2.开放性胫腓骨骨折的分类

(1)根据软组织损伤的轻重可分为3度:①Ⅰ度,皮肤被自内向外的骨折端刺破,伤口小于1 cm。②Ⅱ度,皮肤被刺破或压碎,软组织有中等程度损伤,伤口大于1 cm。③Ⅲ度,广泛的皮肤、软组织严重损伤及缺损,常伴有血管、神经损伤。

(2)开放性胫腓骨骨折的预后不仅与皮肤软组织损伤程度有关,亦与骨折程度有密切关系,骨折损伤程度不同,其愈合能力差别很大。根据骨折损伤的程度可分为3度。①Ⅰ度:胫腓骨双骨折为横形、斜形、螺旋形并有轻度移位。②Ⅱ度:胫腓骨双骨折,其中胫骨为粉碎性并有明显移位或多段粉碎性骨折。③Ⅲ度:胫腓骨双骨折,胫骨严重粉碎骨折形成骨质缺损。

3.开放性胫腓骨骨折的治疗

(1)全身治疗:发生开放性胫腓骨骨折常伴有创伤后的全身反应或其他部位的合并损伤,因而,全身治疗是必不可少的主要治疗环节,其中包括止血、止痛、抗休克。开放性胫腓骨骨折伤口有活动性出血,应及时止血。但对较大的出血伴有肢体远端血运障碍者,其出血点不易轻易结扎,可使用局部压迫止血,同时积极准备手术探查修复损伤血管。如患者处于休克状态应及时输血、输液、进行抗休克治疗,适当应用止痛剂减少疼痛刺激,有利于休克的治疗。

应用抗生素预防感染:开放性胫腓骨骨折伤口往往会被污染,细菌在伤口内一般经过6～8小时形成感染。患者入院后即应行伤口污染物或分泌物的细菌培养或涂片检查,根据结果选用敏感抗生素。在未获得培养结果之前,应选用抗球菌和抗革兰氏阴性杆菌的联合抗生素。

特异性感染的防治:开放性骨折如遇伤口较深者,则有利于厌氧菌的生长繁殖,故应常规使用破伤风抗毒素血清1 500 U试敏后肌内注射,如试敏阳性则应脱敏注射。若发现感染伤口有气体溢出,肢体肿胀严重,触之有捻发音,组织坏死等情况,应考虑到气性坏疽的可能,可使用气性坏疽抗毒素血清,同时予以必要的隔离处理。

(2)局部治疗:彻底清创,适当固定骨折,闭合伤口,使开放性骨折转为闭合性骨折是开放性骨折总的治疗原则。

彻底清创:良好的清创本身就是防止感染的重要手段。骨折发生后,在患者全身状况允许的条件下,应尽早施行清创术,以改善伤口组织条件,减少细菌数量。清创的首要原则是必须正确判断软组织的存活能力。对有些软组织失活较大的患者,不可为图能一期闭合伤口而简单清创,这样反而会带来更严重的不良后果。

骨折的固定:治疗开放性胫腓骨骨折,同样有内固定和外固定两种固定方法。对于是否使用内固定目前仍有争论,有学者主张使用内固定,而固定趋向单纯化。针对某些病例的具体情况及伤口条件,在彻底清创的基础上,可视具体情况而定。内固定的基本适应证是多段骨折,合并有血管、神经损伤需手术探查者,其他固定方法难以使骨折复位固定者。内固定常用的方法有单纯螺钉内固定,髓内钉内固定,钢板螺钉内固定。

治疗开放性胫腓骨骨折,外固定也必不可少,可根据具体情况进行选择。石膏外固定可作为内固定后的补充。单纯石膏外固定仅适用于Ⅰ度骨折且稳定者,于伤口处开窗换药。对于有些损伤严重、创面较大、难以固定的开放性骨折,可首先行胫骨下端或跟骨结节牵引,使骨折在较长时间持续施力的条件下得到满意复位,同时利于创口换药。待创口闭合或缩小,骨折部纤维连接后,辅以石膏外固定。

外固定架在治疗胫腓骨开放性骨折上有良好的疗效。其在十分严重的开放性骨折、软组织广泛挫伤甚至缺损、粉碎性骨折等情况时,更具有实用价值,往往是临床上唯一的选择,常用的有Bastiani 单边式外固定架、双臂外固定架、伊利扎诺夫外固定架等。外固定架本身具有复位和固定作用,且穿针孔远离伤口,不易引起感染,减少骨折端植入金属异物,利于骨折愈合,同时又便于创面、伤口的处理。

闭合伤口:皮肤及软组织Ⅰ度损伤者,在彻底清创后可直接一期闭合伤口。缝合时必须注意,决不可因追求闭合而清创不彻底或勉强缝合,导致张力过大,否则将得到适得其反的结果。有严重的火器伤、有较多无法取出的异物存留、就诊时间较晚、污染重或有明确感染等情况时,可暂时清创,以无菌敷料包扎,不宜一期闭合伤口。皮肤与软组织Ⅱ度损伤者,清创后皮肤软组织常有缺损,可采用筋膜蒂皮瓣、带血管蒂皮瓣一期闭合伤口;或采用肌肉蒂肌瓣转移,同时植皮一期闭合伤口;或暂时先以肌瓣覆盖裸露的骨折部位,使骨折端不与外界相通,然后二期植皮闭合软组织创面。

骨折部裸露处必须以健康软组织覆盖,针对不同部位的皮肤软组织缺损,可采用肌肉成形术的方法覆盖创面。小腿上 1/3 皮肤软组织缺损,取腘窝正中切口至小腿中段,将腓肠肌内侧头切开转至小腿上端皮肤及软组织缺损区。小腿中、下 1/3 皮肤软组织缺损,取小腿内侧中下段胫骨内缘纵形切口,分离比目鱼肌,切断腱膜翻转修复小腿中段内侧软组织缺损;向下分离出趾长屈肌、拇外展肌,覆盖小腿下 1/3 皮肤缺损。

四、合并症、并发症

胫腓骨骨折有许多并发症,其中常见的有软组织损伤、感染、血管损伤、神经损伤、骨筋膜隔室综合征、骨折延迟愈合或不愈合、骨髓炎、失用性骨萎缩、创伤性关节炎、关节僵硬强直等。可以通过预防及正确处理尽量减少这些并发症,这直接关系到患者肢体功能的恢复情况。

(一)血管损伤

胫腓骨上 1/3 段骨折时易并发重要血管损伤。腘动脉向下延续为胫后动脉,同时分出胫前动脉穿过骨间膜上缘进入小腿前方。此处骨折块移位,腘动脉较固定不能避开,易在分叉处受损。骨间膜的撕裂、局部肿胀等原因,也能导致胫前动脉的裂伤、受压、痉挛。开放性骨折合并血管损伤较易确定,闭合性骨折轻度损害缺血不易判明。有些因骨折压迫、血管痉挛引起的缺血症状,可于骨折复位、痉挛解除后消失。对于闭合性损伤,若出现小腿与足部皮肤苍白、皮温降低、脉搏消失、伤肢感觉与运动功能障碍等表现,说明动脉供血中断现象已很明显,应行手术探查血管。

(二)神经损伤

胫腓骨骨折本身不易引起神经损伤,但也有些胫腓骨上端骨折,骨折端移位较大时可能伤及腓总神经。临床上较多的腓总神经损伤是来自于软组织肿胀及外固定物对神经的压迫。因此,在使用外固定时,必须注意腓骨小头的位置,应加以保护。发生神经损伤后,应立刻解除压迫,可暂行观察待神经功能恢复。多数患者可得到满意恢复或完全恢复的效果。少数患者伤后 3~4 个月仍无感觉,无运动功能恢复的迹象,应行神经探查术。

（三）骨筋膜隔室综合征

胫腓骨骨折中尤其以闭合性骨折而软组织有明显的挫伤者易出现骨筋膜隔室综合征,也可因外固定过紧而引起。小腿由胫骨、腓骨、骨间膜、肌间隔、深筋膜分隔成 4 个骨筋膜隔室,分别为前间隔室、外侧间隔室、后侧深间隔室和后侧浅间隔室。小腿骨折后最易引起小腿前骨筋膜隔室综合征。前骨筋膜隔室位于小腿前外侧,内有胫前肌、拇长伸肌、趾长伸肌、第三腓骨肌、腓总神经、胫前动脉和胫前静脉。当发生胫前骨筋膜隔室综合征时,小腿前外侧发硬,压痛明显,被动伸屈拇趾时疼痛加剧。早期可出现第 1、2 趾蹼间感觉减退,继而发生胫前肌、拇长伸肌、趾长伸肌麻痹。足背动脉早期尚可触到,后期消失。

早期发现应解除外固定,抬高患肢。静脉滴注 20% 甘露醇,以改善微循环,减轻水肿。中药用桃红四物汤加泽泻、猪苓、茯苓、车前子、连翘等以活血利湿消肿。严密观察病情,如病情继续发展加重,应彻底切开深筋膜给筋膜隔室减压。如肿胀的组织膨出切口,肌肉张力仍未解除时,可行肌膜切开减压;如发现肌肉组织已坏死,应一并切除,以减少毒素吸收。切口先不缝合,先用无菌凡士林纱布包扎,待肿胀消退后延期缝合创口。

（四）延迟愈合与不愈合

延迟愈合是胫腓骨骨折常见的并发症,发生率在 1‰～17‰,一般成人胫腓骨骨折经过 5～6 个月的治疗后,在骨折局部仍有肿胀、压痛、纵轴叩击痛、异常活动,负重行走时骨折处仍疼痛。X 线片显示骨折端未连接,无明显骨痂形成,但骨折端无硬化现象,骨髓腔仍通者,即属于延迟愈合。

造成骨折延迟愈合的因素有很多。常见的因素:胫骨骨折多在下 1/3 处血供不良;因过度牵引造成骨折断分离 0.3 cm 以上;多次手法复位,骨折对线对位仍不良者,内外固定不确实,骨折局部有异常活动出现;年老体弱,缺乏功能锻炼造成骨质疏松、功能性废用;周围组织感染;骨折端有软组织嵌插。

骨折延迟愈合,应针对病因进行正确的治疗,消除妨碍骨折愈合的因素,为骨折愈合创造良好条件,配合内外用药,骨折是能够愈合的。骨折端有分离者,要去除牵引,在内外固定可靠的情况下,每天用拳叩击患肢足跟,使骨折端嵌插或紧密接触,并鼓励患者扶双拐下地练习患肢负重行走,内服补肾活血接骨中药。有学者有一经验方曾治愈多例胫骨延迟愈合患者(骨碎补 20 g,土鳖 20 g,煅自然铜 20 g,续断 20 g,白及 20 g,炙乳香 15 g,炙没药 15 g,红花 20 g,白芷 15 g,血竭 20 g,苍术 20 g,炙龟甲 20 g,当归 30 g,共为细末,兑入麝香 3 g,装入胶囊,每次服 2 g,日服 3 次,1 付为 1 个疗程)。骨折不愈合是指骨折愈合的功能停止,骨折端已形成假关节。X 线片显示骨折断端有明显硬化,骨髓腔封闭,骨质疏松,骨折端分离,虽有骨痂存在,但无骨连接。临床体征有局部压痛,负重痛,异常活动。

造成骨折不愈合的病因主要是内因。骨折过多地粉碎,甚至有骨缺损;骨折严重移位,对位不良,断端有软组织嵌入或血供受阻;开放性骨折合并感染。外因是对骨折处理不当,牵引过度或内固定时造成骨折端分离,手术时骨膜广泛剥离,或伴有神经、血管的损伤。内外固定不恰当亦可造成不愈合。骨折愈合功能已停止的不愈合,应及时采取有效的手术治疗。如有感染伤口,需在伤口愈合后 2～4 个月才能手术。术中要切除骨折断端之间的纤维瘢痕组织及硬化的骨质,凿通髓腔,使骨折端成为新鲜骨折。矫正畸形,正确复位,坚强固定。植骨要松质骨和坚质骨并用。骨缺损多的,可选用同侧腓骨带肌蒂移位胫腓融合。术后采取适合的外固定,鼓励患者做踝、膝关节功能锻炼。配合补肾接骨的中药内服,有助于骨折早日愈合。

（五）骨折畸形愈合

胫骨骨折的畸形容易发现，也便于及时纠正，发生率比较低。但也有因粉碎性骨折致软组织损伤严重者易并发畸形愈合，若早期发现应及时处理。在胫骨骨折复位后成角超过5°者，旋转超过5°，短缩超过2 cm者，都应进行矫正。矫正治疗根据骨折畸形的轻重、部位及愈合的坚固程度，可采取手法折骨、手术截骨、重新切开复位内固定加植骨术等方法。

手法折骨治疗方法适应于骨折虽已愈合，但还不坚固，可用手法将骨折处重新折断，把陈旧性骨折变为新鲜骨折，然后按新鲜骨折处理。手法折骨时不可用暴力，用力稳妥，不可造成新的不必要的损伤。若骨折已超过3个月，骨折部位已有骨性愈合，不能用手法折断者，可通过手术方法，将骨性愈合凿开，将骨髓腔打通。如骨干周围新生骨痂不多者，应植入松质骨，按新鲜骨折处理。

（六）失用性骨萎缩

绝大多数发生骨萎缩的患者为长期固定、卧床、不能持重者，其病因主要为缺乏应力刺激，骨质吸收、脱钙所致X线上表现为骨质大面积疏松，以近折端为重。较轻的骨萎缩患者可通过增加持重功能锻炼得以恢复或改变，严重的骨萎缩患者则需植骨，术后配合积极的持重功能锻炼。

（七）创伤性关节炎

膝、踝关节均可发生，多见于踝关节，且多继发于胫骨远端骨折。主要原因为骨折后复位不精确，固定不确实，以致膝、踝关节的运动轴面不平行。久之使关节功能紊乱，引起疼痛。预防创伤性关节炎最好的方法是确保骨折的良好复位。

（吴　炜）

第八章

踝部及足部损伤

第一节　踝关节外侧不稳

　　踝关节扭伤是常见的运动损伤。据报道,踝关节扭伤占篮球运动损伤的 45%,占足球运动损伤的 31%。在非运动员的人群中,踝关节扭伤也很常见。踝关节内翻性损伤(外踝扭伤)远多于踝关节外翻性扭伤(内踝扭伤)。

一、解剖和生物力学

　　踝关节周围的骨与软组织结构是踝关节稳定的基础。这一复合体的共同作用使踝关节诸骨沿其运动轨迹活动而不发生脱位。距骨前宽后窄,因此踝关节负重时,踝穴有由上到下、由后到前自然变宽的倾向。腓骨和附着其上的外侧韧带是踝关节稳定的重要结构,主要的外侧韧带包括距腓前韧带(anterior talofibular ligament,ATFL)、跟腓韧带(calcaneofibular ligament,CFL)、距腓后韧带(posterior talofibular ligament,PTFL)及距跟外侧韧带(lateral talocalcaneal ligament,LTCL)。其他在踝关节周围,并对踝关节和距下关节的稳定起作用的有颈韧带(cervical ligaments,CL)、骨间韧带(interosseous ligaments,IL)、腓距跟韧带(Rouvire 韧带)、伸肌下支持带、后距跟关节的前方关节囊(图 8-1)。

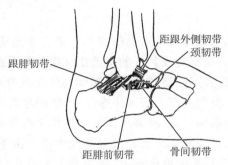

图 8-1　后足外侧面的主要韧带结构

　　距腓前韧带起于外踝的前缘,紧贴腓骨关节面的前方,连接到距骨的外侧缘。跟腓韧带起自外踝前缘的下方,连接到跟骨的外侧面,其外侧表面是腓骨肌腱鞘的一部分。腓距跟韧带起于腓骨下缘,止于距骨和跟骨的后外侧面。颈韧带起自距骨远端下外侧缘的跗骨窦,止于跟骨颈结节。骨间韧带是一个束带状结构,起自距下关节的中关节面,向上、向内侧行走,止于距骨颈下。距跟后关节的前关节囊韧带形成关节囊的增厚部分。

二、病因与病理

距下关节在水平面和冠状面屈伸轴有 20°的偏移活动度,从而在踝关节屈伸活动时有内外翻和内外旋的复合运动。这样,在步态周期中,重力中心向距骨外侧移位。因此,任何使得后足外翻的机械或结构缺陷,如足跟内翻、腓骨肌无力,都容易导致踝关节扭伤。

卡斯(Cass)和赛特斯(Settles)在内翻的踝关节和距下关节上施以轴向负荷,发现在距腓前韧带和跟腓韧带完好的情况下,距骨无倾斜。后足的内翻伴有小腿外旋,切断距腓前韧带,外旋角度从 11.1°增加到 16°;如将距腓前韧带和跟腓韧带都切断,外旋角度可增加到 30°。距骨和胫腓骨的关节面对防止距骨倾斜不起作用。他们认为距腓前韧带和跟腓韧带复合体损伤后,小腿外旋加剧,距下关节解锁,使得内翻加重。他们还指出,踝关节和距下关节的内翻不稳定无须距骨的倾斜。

伸肌下支持带在足中立位和背屈位时是距下关节的稳定装置。踝关节跖屈时距腓前韧带起稳定作用;踝关节背屈位时跟腓韧带起稳定作用。跟腓韧带、颈韧带和后距跟关节的前关节囊韧带及骨间韧带对距下关节各个方向的稳定性都是很重要的结构。伸肌下支持带除了对距下关节的稳定作用外,对踝关节和距下关节不稳定的手术重建也很重要。距腓前韧带、跟腓韧带、距腓后韧带和伸肌上支持带具有协同作用。踝关节背屈,同时施以轴向负荷,距腓前韧带、跟腓韧带和伸肌上支持带作用一致。即使踝关节处于中立位承受负荷,距腓前韧带也具有张力。

相比较而言,距腓前韧带是最短的和力量最弱的外侧稳定装置。跟腓韧带最长,弹性模量也最大。有学者测量过,使得跟腓韧带断裂的力是使得距腓前韧带断裂的力的 2.0~3.5 倍。距腓后韧带是最厚和最强的外侧韧带,它阻止过度的背屈及距骨的内外侧移位。三角韧带是最强的侧副韧带,它阻止距骨外翻倾斜及外旋,对阻止距骨向前移位发挥次要作用。

跖屈内翻是造成外侧韧带损伤的最常见机制,并首先影响距腓前韧带。随着应力进一步增加,跟腓韧带受累。但偶尔也有跟腓韧带单独断裂而距腓前韧带无损伤的情况。

三、临床表现与诊断

(一)临床表现

急性踝关节扭伤是骨科临床医师最常遇见的损伤。患者常经历下楼时踩空、高处落地时地面不平、在舞蹈时身体与足反方向旋转或其他的交通伤时踝关节受到轴向暴力,以受伤时足踝部呈跖屈内翻位为多见,但多数患者不能清楚地回忆起受伤时足的准确位置。有人可回忆起位于踝关节外侧的响声或撕裂感。受伤的踝关节肿胀疼痛,严重的患者可有明显的淤肿,不能负重。

常有多次反复的踝关节扭伤病史,这种多次反复的扭伤常在某些突然的动作,如内翻或旋转后发生。因长期不稳定而存在骨关节炎的患者常有慢性疼痛。由于疼痛或反复扭伤,患者产生对踝关节的不信任感,不愿在不平坦的地面行走,并在起步和停止时感到踝关节不适。另外,患者还可能出现某些并发症症状,如踝关节内、外侧间隙内的骨与软组织撞击,腓骨肌腱炎,反复内翻损伤引起的腓骨长短肌撕裂,或以上情况同时发生。骨畸形可导致适应性的步态异常,例如距骨在踝穴中慢性的内翻倾斜,这种异常的步态是大多数人不能接受的。

（二）诊断

1.病史及体格检查

对于急诊患者而言,患者常常不能回忆起受伤时足部是怎样扭曲的,但是如果能清楚地记录下受伤时的机制,将对医师的诊断和临床评估提供很大的帮助。需要特别注意的是,在合并明显或不明显的骨折、关节脱位、肌腱损伤及其他隐匿性病变时,诊断踝关节韧带损伤是很困难的。有报道发现,外踝骨折的患者同时伴有急性韧带不稳定,所以在评估踝与后足的复杂性损伤时要高度怀疑,充分认识到韧带损伤、关节不稳定的可能。

对急性踝关节损伤的体检最好在损伤后肿胀痉挛发生之前立即施行。但是,大多数患者来医院就诊时已经过了 24～48 小时,通常受伤的踝关节已经明显肿胀。检查者应记录患者能否负重、能否用受伤部位的踝关节蹬地起步、疼痛和肿胀程度,以及对受伤机制能否有精确的描述。触诊应包括所有的骨性标志:上胫腓关节、内外踝、跟骨前结节和第 5 跖骨基底。要检查踝关节和距下关节的主动和被动活动;触摸外侧稳定结构,包括腓骨肌腱(检查有无半脱位或激惹现象)、距腓前韧带、跟腓韧带和跗骨窦;最后,评估三角韧带和下胫腓联合韧带,将踝关节背屈外展,在远端胫腓关节处施以按压,可证实此处有无下胫腓联合韧带的损伤。关键是要区别压痛和疼痛是源自骨还是软组织。同时需用轻柔的手法做应力试验,包括前抽屉试验和距骨倾斜试验。前抽屉试验的检查方法:检查左足踝关节时,检查者左手示、中指勾住患者足跟,拇指放在足背部与示、中指对捏;右手抓住踝关节上方的小腿部,两手相对做前后推拉。检查右足时,手法相反。与健侧对比,明显松动者为阳性。注意,有时患者双侧均有踝关节的不稳定。距骨倾斜试验:检查者用手握住患者足跟部做内外翻的摆动。如果患者疼痛,并存在明显的肌紧张,可在腓骨肌腱鞘和踝关节外侧沟内使用局麻药(1%利多卡因),以便减轻疼痛和肌紧张,使得检查者能够准确地判断损伤的程度(图 8-2)。

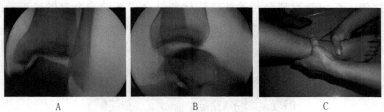

A　　　　　　　　　　　B　　　　　　　　　　　C

图 8-2　踝关节不稳定的检查

A.内翻应力试验,距骨倾斜;B.前抽屉试验,距骨向前脱位(显示踝关节不稳定);C.抽屉试验手法

踝关节扭伤的解剖学分型是许多作者在诊断急性踝关节扭伤和踝关节不稳定时常采用的方法,对医师制订治疗计划与方案有重要的意义。多数学者结合临床发现、解剖异常与受伤的韧带将踝关节急性扭伤分为 3 度:Ⅰ度扭伤指距腓前韧带部分或完全的断裂;Ⅱ度扭伤指距腓前韧带和跟腓韧带部分或完全的断裂;Ⅲ度扭伤指距腓前韧带、跟腓韧带和距腓后韧带同时损伤。

踝关节扭伤后慢性疼痛或反复扭伤的患者对踝关节的不信任感,以及患者无法在不平坦的地面行走,并在起步和停止时感到不适,是临床医师在初次接触患者时,高度怀疑慢性踝关节不稳定的主要因素。在采集病史时,检查者需要关注先前任何肌腱、韧带的损伤或踝关节的骨折。要注意有无腓骨肌无力,它可自然发生,或与遗传性运动感觉神经病有关。对慢性不稳定患者的检查要像对急性损伤的检查一样,必须全面和完整;要注意任何解剖学病变,如后足内翻或马蹄内翻足;检查跟腱和腓骨肌腱的状况,是否存在跟腱挛缩和腓骨肌腱滑脱。有腓骨肌腱鞘内肿胀和压痛的患者,可能存在腓骨长肌或短肌的纵向撕裂。检查踝关节的活动度时要重点检查胫距骨的前方接触区,以及踝关节内、外侧间隙是否有可触摸到的骨赘形成。许多患者,甚至是20多岁的踝关节不稳定患者,在距骨颈,或胫骨下缘,或外侧沟内会出现明显的骨赘。最后,做轻柔的应力试验,包括前抽屉试验和距骨倾斜试验。慢性不稳定患者的前抽屉试验常可在踝关节的前方出现凹陷,这是由于关节的活动度增大,距骨向前移位时,空出的空间因真空负压引起皮肤内陷,即所谓的真空征(图 8-3)。慢性不稳定患者如有疼痛,也可向关节内注射局麻药后进行检查。

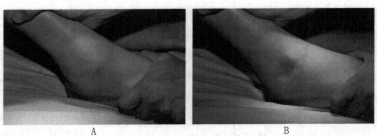

图 8-3 慢性踝关节不稳定患者,前抽屉试验见"真空征"
A.前抽屉试验时检查者握足的方法;B.施力后可见"真空征"

2.影像学检查

在踝、距下关节急性损伤时,应该常规进行放射学检查,包括前后踝斜位、侧位片。全足的侧位片有助于识别跟骨前部或跗中关节的损伤。如果临床检查发现中足外侧部疼痛,应该考虑拍足的斜位片。对于所有急性损伤病例,需仔细观察骨性结构的微小细节,仔细辨别腓骨尖下撕脱骨块的出现,腓籽骨的断裂,下胫腓联合韧带的增宽,以及距骨穹顶、跟骨前突、骰骨、第 5 跖骨基底部、胫骨和腓骨远端的损伤。放射学发现与相关的临床体征结合可帮助检查者做出正确的诊断(图 8-4)。

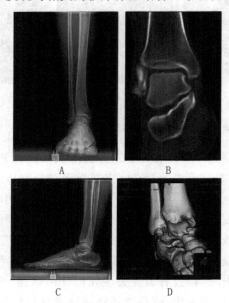

图 8-4 踝关节不稳的放射学检查
A、B.腓骨远端陈旧性撕脱骨折;C、D.胫骨远端前唇及距骨前方骨赘

对慢性踝关节外侧不稳定应区分是功能性不稳定还是机械性不稳定。功能性不稳定的定义是患者主观感觉踝关节软弱、打软腿、易反复扭伤，以及在做应力手法时对踝关节的不信任感。X线片的应力位踝关节内外翻或前抽屉检查无显著变化。导致踝关节功能性不稳定的原因有很多，包括外侧韧带松弛，距下关节松弛，踝关节和距下关节的骨性组织及软组织的撞击，距骨的骨软骨损伤，以及胫腓联合、腓骨肌功能障碍，或者腓神经浅支的牵拉。机械性不稳定是指患者不但有功能性不稳定的临床表现，而且应具有X线检查的阳性表现。在应力位X线片表现上，对于什么是确定机械性不稳定的最可靠方法虽然存在一些不同的观点，但国外大多数学者接受的标准是距骨倾斜大于9°，距骨前抽屉试验时半脱位超过10 mm。如与对侧踝关节比较，距骨前移大于对侧超过3 mm，或距骨倾斜度大于对侧超过3°，也可诊断为不稳定（图8-5）。问题是有时患者双侧踝关节都有病变。因此，尽管双踝的临床和放射学比较常常有助于踝关节外侧不稳定的诊断，但并非绝对。

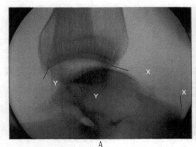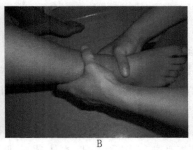

图8-5 前抽屉试验的X线画线测量

A.前抽屉试验评估踝关节不稳定，表现为踝关节后方间隙（Y-Y）增大或者距骨前方尖端
到胫骨前方关节面的距离（X-X）增大；B.踝关节抽屉试验的手法

踝关节造影对于慢性不稳定的诊断意义不大。钱德纳尼（Chandnani）和同事比较了MRI成像与MRI成像关节造影，认为后者对于诊断慢性不稳定更加敏感。MRI对腓骨肌腱病变的诊断效果较好，虽然一般情况下临床检查也足以做出诊断，但MRI可以分辨出肌腱炎症、肌腱撕裂等。CT检查对了解撕脱性骨块、距骨穹顶损伤及游离体有帮助。超声检查近来也被用来评估踝关节韧带损伤，但是检查结果太依赖操作医师的经验，因此该检查方法尚未被广泛接受。

3.踝关节应力位放射学检查技术

诊断踝关节不稳定，临床症状及体格检查是临床医师进行正确判断的主要依据，而应力位摄片则可帮助临床医师证实自己的诊断。但是，放射科医师如果未经过特殊的训练是很难掌握应力摄片技术的。骨科医师对高度怀疑的踝关节不稳定患者，最好自己进行应力位摄片检查。有学者建议对所有高度怀疑踝关节不稳的患者进行C形臂X线机检查，医师在检查的同时，也可进一步了解关节不稳的情况，制定正确的治疗方案。有人使用手法做应力位摄片检查，有学者使用特殊的夹具器械来实施。劳林（Laurin）等的研究显示两者的效果相似。应力位摄片在麻醉下进行，结果更可靠。在门诊检查可用局麻，在手术室检查可在全麻下进行。

4.鉴别诊断

鉴别诊断包括腓骨肌腱病变、骨与软组织撞击综合征、跗骨窦综合征、腓浅神经及其分支的卡压或牵拉等。大多数腓骨肌腱撕裂、腓骨肌腱炎或腓骨肌腱滑脱在体检时可被发现，必要时可在腓骨肌腱鞘内做诊断性封闭来明确诊断。腓浅神经及其分支的卡压或牵拉的主要原因是伸肌支持带卡压，或关节周围骨赘，或滑膜增生。要在小腿远端 1/3 水平用 Tinel 征来评估腓浅神经。如果患者不是非常肥胖或处于急性水肿期，将足踝部跖屈内翻可较清晰地显示腓浅神经。

在怀疑骨与软组织撞击综合征的诊断时，可以进行 CT 或踝关节镜检查。踝关节前侧软组织撞击征现在是一个定义明确的疾病，会引起踝关节扭伤后慢性疼痛和功能不稳定。沿着距骨、胫骨和腓骨之间的凹槽可以看见滑膜炎和纤维化。费克尔（Ferkel）等首先报道了踝关节前外侧撞击征的名词来定义这种病理情况。距腓前韧带的上部和胫腓下联合韧带可能被涉及。距骨外侧脊上有束带状的增厚或软组织球状纤维化，较常见，偶尔伴有距骨外侧或腓骨软骨磨损。广泛的滑膜切除和关节镜下清扫是有效的。

奥康纳（O'Connor）在 1958 年最早定义了跗骨窦综合征，它继发于踝关节扭伤，在跗骨窦区域有慢性疼痛，往往保守治疗无效，但可以通过去除跗骨窦底部的脂肪垫和韧带浅层组织得以缓解。

四、治疗

（一）保守治疗

急性与慢性踝关节扭伤经常是多个解剖部位同时发生损伤，可能并发相关疾病，故临床医师应明确患者是否存在伴随病变。对急性踝关节扭伤的治疗，目前普遍认同的观点是Ⅰ度和Ⅱ度损伤经保守治疗和早期功能康复通常恢复满意。休息、冰敷、冷压及肢端抬高，然后给予保护性制动，如绷带、夹板或支具，限制性的关节活动可以减轻疼痛和肿胀，并利于损伤部位软组织的修复。然后循序渐进地进行负重练习、本体感觉训练。腓骨肌力量训练和小腿三头肌的伸展训练相结合。轻度扭伤完全恢复活动的时间是 1 周，中度扭伤是 2 周，通常需要佩戴弹性外支具来保护活动。有学者对于大多数Ⅰ度、Ⅱ度扭伤患者使用"U"字形支具，可让患者戴支具行走。遇到疼痛、肿胀较重时，可用踝关节制动靴，让患者进行保护状态下的负重，以方便进行康复训练。对某些仍需参加训练的运动员，可用绷带来进行活动时的保护。当发生更严重的损伤或者存在并发的病变，如腓骨撕脱性骨折、距骨穹顶部软骨损伤或腓骨肌腱半脱位时，应使用管形石膏制动。管形石膏制动达 4 周或骨、软组织创伤已经稳定，立即更换为踝关节制动靴，以方便功能康复。伤后 6 周开始在"U"字形支具保护下行走（图 8-6）。

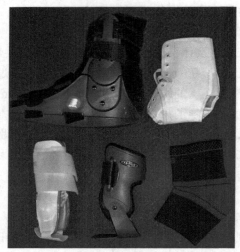

图 8-6　各种踝关节支具，穿戴后在其保护下进行功能锻炼

对于严重的Ⅱ度或Ⅲ度损伤时,学者们对于应该施行手术解剖性修复还是闭合治疗仍存在一些争议。主张手术的学者认为,早期解剖修复能尽可能减少发生迟发性功能不稳定的可能性;而主张保守治疗者认为,手术有可能发生如神经瘤形成、疼痛、瘢痕、感染、皮肤坏死和深静脉血栓形成等并发症。同时有报道显示,长期随访发现接受踝关节手术组与未接受手术组之间无明显差异,因而首选保守治疗。此外还有人认为,二期手术重建或延期修复外侧韧带能够达到与一期修复一样良好的效果,因此可以挽救少见的迟发性不稳定病例,以及避免手术相关的并发症。迈尔森(Myerson)教授认为医师应该以患者为中心,根据其活动水平及功能要求来调整治疗方案,尤其是对有较高要求的运动员。对严重的踝关节扭伤,如果年轻的患者要求伤后有一个更耐用、功能更佳的踝关节,则应选择手术治疗。一期同时修复距腓前韧带和跟腓韧带可以通过Broström术式来完成,需要将伸肌下支持带和/或踝关节囊前移。术后康复遵循的原则与慢性不稳定修复术后康复一样。韧带损伤越严重,康复的时间就越长,恢复腓骨肌腱功能和踝关节本体感觉也越发重要。患者恢复到损伤前的活动水平可能需要12周时间。在患者开始恢复损伤前活动时应该使用外支具。

慢性外侧踝关节不稳定的非手术治疗依赖于重建机械稳定性,以及增强腓骨肌腱复合体的本体感受输入。卡尔森(Karlsson)的实验证实,用弹力绷带捆绑可以有效改善腓骨长短肌的反应时间。但大多数作者认为弹力绷带的持久性较差,外固定支具比如"U"形支具比弹力绷带更能维持其支持作用。格林(Greene)和希尔曼(Hillman)研究认为,运动员中使用具有一定强度的支具者,满意率达76.9%,相比之下,使用绷带缠绕的运动员中仅38.5%有较好效果。哪种鞋具的效果最好,高帮还是低帮,这也存在着争议,而且运动员的个人喜好似乎决定了支具的选择。

在踝关节腔内或者韧带上注射任何激素类或者酶类药物都是不提倡的。高压氧治疗急性踝关节扭伤没有价值。消炎镇痛药的使用可以减轻患者的疼痛和僵硬感。外用擦剂或药膏对踝关节扭伤仅有一定程度的止痛效果,对受伤软组织并无修复作用。关节腔抽液意义不大,而且会增加感染等的风险。

目前的文献报道中尚无因对踝关节不稳定的手术重建施行较晚而产生功能恢复不佳的报道。大多数报道认为不论选择哪种手术方法,都具有90%甚至更好的效果。因此,对踝关节不稳定的治疗不是急诊手术修复的指征,除非有其他明显的病理改变,如距骨头软骨损害、腓骨肌腱病变或者明显的踝关节前方或内外侧间隙内的骨性撞击。

（二）手术治疗

保守治疗失败的慢性踝关节不稳定患者应手术治疗。手术总体上分为两大类型：解剖性修复重建与非解剖性修复重建。前者是直接将损伤的韧带重叠加固缝合以修复外侧韧带的稳定性限制作用,其特点与生理性解剖结构一致,有学者通过游离肌腱移植来替代韧带进行修复,也是一种解剖性重建；非解剖性修复重建是通过腓骨短肌转位或人工肌腱来替代功能不全的韧带,改变了原先的解剖形态。

在手术中合并的其他病理学改变也应手术同时解决,如腓骨肌腱撕裂的修复,腓神经卡压的神经松解术,踝关节或距下关节软组织或骨性撞击的清除术等。对存在关节退行性改变的患者仍可进行手术,手术可以重建稳定以阻止或延缓关节炎的发展。普遍认为距腓前韧带和跟腓韧带的解剖修复比外侧韧带的非解剖修复效果更好,因为它无须牺牲全部或部分腓骨短肌或其他结构来进行替代,理论上减轻了术后并发症,便于康复。但如果解剖性修复无法进行,则可用非解剖性的重建手术,如全部或部分的腓骨短肌腱转移,以及跖肌腱、腘绳肌腱等游离移植,或者新鲜冰冻肌腱的同种异体移植。非解剖性的重建手术在手术方式上有许多不同的变化,比如使用一半腓骨短肌,不同方向、部位的钻孔和不同的肌腱固定方法。关节镜不能用来进行韧带修复,但可用它来评估和治疗踝关节的滑膜炎、关节内游离体、骨性撞击或者距骨顶损伤。

　　长期随访调查研究表明,修复或者重建距腓前韧带和跟腓韧带的技术最可靠。目前最为常用的解剖修复技术是改良的 Broström 方法(图 8-7),最常用的非解剖重建技术是埃尔姆斯利(Elmslie)改良的 Chrisman-Snook 方法。Myerson 改进了该手术方法,他仅在腓骨上打一个隧道,避免了在外侧距骨上钻孔(图 8-8),由于骨隧道较短,仅需劈裂较短的腓骨肌腱。Watson-Jones 和 Evans 手术的缺点包括牺牲了全部的腓骨短肌腱,而且没有重建跟腓韧带,踝关节的背屈受限,不稳定复发率很高。对 Evans 手术的长期随访表明,这种手术方式不能充分限制足跖屈时的距骨前方半脱位,前抽屉不稳定的发生率高达 50%。游离肌腱移植解剖重建的方法近来已被广泛使用。

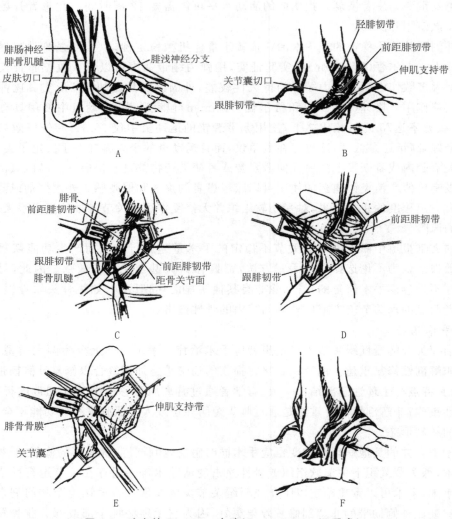

图 8-7　改良的 Broström 方法(Broström-Gould 手术)
A.切口;B.关节囊切开;C.切开关节囊与前距腓韧带;D.推移缝合关节囊
与前距腓韧带;E.推移缝合伸肌支持带;F.伸肌支持带缝合与外踝

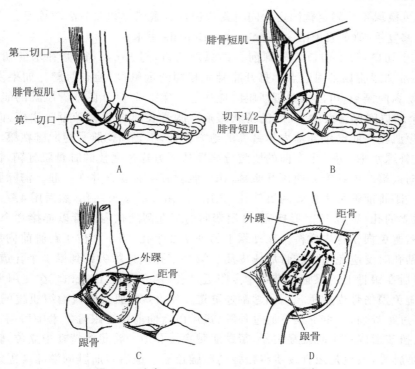

图 8-8　改良 Chrisman-Snook/Elmslie 手术

A.切口;B.切取 1/2 腓骨短肌腱;C.分别在距骨、外踝与跟骨上做骨隧道;D.修补固定

1.解剖修复的术式

改良的 Broström 手术是一种解剖性的重建手术,对于任何决定手术的患者而言,它都是首选。通常临床医师会在手术前做好进行其他非解剖性或解剖性手术的准备,在手术当中如发现韧带明显回缩或钙化,即改行肌腱移位或肌腱移植手术。无论患者是运动员、舞蹈演员、体力劳动者还是家庭主妇,对于那些有足够韧带残留的患者,都应该行解剖性重建距腓前韧带和跟腓韧带手术。手术操作:于腓骨前方 1 cm 处做弧形切口,延伸到外踝的后下方,以便显露腓骨肌腱。切口前缘的前方为腓浅神经分支,后方为腓肠神经,手术时必须谨慎,避免损伤。切开皮肤,尽量保留较厚的皮瓣,一直切到踝关节的关节囊、韧带,以及腓骨肌腱鞘的浅层。结扎大的静脉血管。屈伸踝关节可帮助辨认距腓前韧带较厚的前缘,沿这一结构的上缘切开,暴露踝关节。解剖伸肌支持带的下方,以便修补韧带时向前推向腓骨,这可以增强修补的牢度。打开腓骨肌腱鞘大约3 cm 以检查下方的腓骨长肌和腓骨短肌有无撕裂,如有可以行肌腱修补。踝关节内翻应力试验可以帮助辨别跟腓韧带。在距离腓骨起点 5 cm 的位置锐性分离距腓前韧带、跟腓韧带及外侧距跟韧带。将近端韧带瓣连骨膜进一步掀起直到腓骨前缘,用骨锉或咬骨钳做出骨床,以便将韧带远端片段推回到腓骨。可用锚钉插入做好的骨床,缝合韧带的远侧瓣,以重建完整的距腓前韧带-跟腓韧带复合体。在韧带重叠覆盖缝合之前,用咬骨钳咬除距骨和腓骨之间或距下关节的钙化灶。当拉紧缝线时,助手将踝关节保持于中立位,轻度外翻,以便将外侧韧带复合体重置于外踝。将近端的韧带瓣和骨膜放置于远端韧带瓣上,用缝线缝合固定。以先修补跟腓韧带最为方便。然后,将伸肌支持带推向腓骨,用缝线固定。其他增强修补牢固的方法还有游离腓骨骨膜或前推趾短伸肌。活动踝关节,并检查其稳定性。逐层关闭伤口。用后托支具将踝关节固定于中

立位,3～5天更换踝关节固定靴固定。同时逐步进行负重练习和关节活动练习。

2.非解剖修复手术(改良 Chrisman-Snook/ Elmslie 手术)

手术取 2 个切口:第 1 切口为外踝前方的弧形切口,与 Broström 修补术的切口大致相同。显露胫腓前韧带和跟腓韧带附着点。打开腓骨肌腱鞘的远侧段,检查肌腱。如果发现腓骨短肌有撕裂,通常是纵向撕裂,可以在劈裂肌腱时应用它。第 2 个切口在腓骨肌腱的肌腹连接处,长约 6 cm。两个切口间保留大约 5 cm 的桥状瘢痕。腓骨长肌位于腓骨短肌浅面,向上牵拉腓骨长肌,将腓骨短肌腱在肌纤维的前方尽量高的地方劈开,不要损伤腓骨短肌腱在第 5 跖骨基底部的附着点。在外踝水平,用一个弯曲的肌腱分离器从下方通过完整的腓骨肌腱鞘,抓住腓骨短肌的游离端,拉向远端。沿纤维方向撕开肌腱,如果肌腱有撕裂就合并在一起。清除肌腱近端的肌肉。在距骨颈、距腓前韧带附着处附近钻孔,先用 3.0 mm 的钻头钻孔,然后用 4.5 mm 的钻头扩大。钻 2 个独立的孔,然后 V 字形打通,可用弯曲的刮匙刮除孔内的骨以连接 2 个钻孔成隧道。操作需要小心,避免损伤骨皮质桥。在外踝上另外钻 2 个孔,第 1 个位于距腓前韧带起点。这个孔应在前缘,钻孔时要避免损伤腓骨后侧皮质。第 2 个孔从外踝尖钻到第 1 个孔道,再次用刮匙刮通隧道。最后在跟骨上的跟腓韧带附着点附近钻孔,两孔间距 1.5 cm。在使用大钻头扩孔的时候要小心,避免损伤骨皮质桥。用刮匙刮通隧道。用 2-0 的肌腱缝线编织肌腱的游离端,牵引肌腱先向上穿过距骨颈,再由上至下通过外踝,最后由后向前穿过跟骨。术中可用 2-0 的金属丝线,它可弯曲、扭转形成一个肌腱穿出器,帮助肌腱穿过孔道。将足维持在中立位,轻微外翻。先是距骨,然后是腓骨,最后是跟骨逐步将松弛的肌腱拉紧。最后将肌腱的游离端固定在腓骨的前缘,再转向跟骨,以便维持固定。残余的肌腱用缝线固定在腓骨隧道口肌腱的上面。

Myerson 改良了 Snook 手术,避免了在距骨和跟骨上钻孔,仅用一个腓骨隧道(图 8-9)。萨马尔科(Sammarco)现在将锚钉置于距骨外侧缘、腓骨前缘及跟骨,以加强腓骨短肌移植转位。

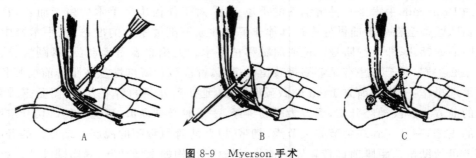

图 8-9 Myerson 手术

A.切取 1/2 腓骨短肌腱并在外踝钻孔;B.把腓骨短肌腱从外踝的隧道引向跟骨外侧;C.固定后

常规关闭伤口,用后托支具将踝关节固定于中立位,3～5天更换石膏固定。石膏固定2～3 周,然后拆线,并用踝关节固定靴固定。同时逐步进行负重练习和关节活动练习。Sammarco 发现腓骨短肌腱会随时间增生,因而改善了外踝的薄弱,这是用一半腓骨肌腱的优点。

Sammarco 和卡拉斯基洛(Carrasquillo)报道了 10 例外侧韧带重建失败需要再次手术的病例,并综述了文献资料,认为韧带重建的失败率在 2%～18%。这 10 例患者中用 Sammarco 改良的 Chrisman-Snook/Elmslie 法4 例,类似的方法采用跖肌腱移植做重建 1 例,第 3 腓骨肌腱 1 例,副腓骨肌腱(腓骨短肌未找到)1 例。还有 3 例用改良的 Broström 手术法。这些重建手术失败的原因是肌腱移植的位置不正确。重新进行充分折叠,尽可能拉紧、缩短原先使用的韧带。经过这些处理后,10 例患者中 9 例取得了非常好的效果,都获得了踝关节的稳定。

3.游离肌腱移植重建外侧韧带技术

这也是一种解剖性的韧带重建技术。适用于反复多次扭伤所致的慢性踝关节不稳,患者原有的距腓前韧带和/或跟腓韧带已经明显变薄、回缩或缺失的患者;残留的韧带组织量不够,无法进行直接修补缝合的患者。对于肥胖或体重大的患者,以及对功能要求高的运动爱好者或运动员,也适用这个术式。肌腱来源可采用自体肌腱移植,取自自体跖肌、腘绳肌或股薄肌。也可采用人工肌腱或同种异体肌腱移植。自体肌腱移植的优点是费用低,不存在排异反应;缺点是增加手术时间,牺牲一条自体健康的肌腱。根据一些学者的经验,从肌腱的强度、手术操作简便度及供区切口的美观度等各方面考虑,自体肌腱取同侧半腱肌最合适。异体肌腱移植的优点是不存在供区问题,可以缩短手术时间,缺点是价格昂贵。以目前异体肌腱的取存技术,已经几乎不必考虑疾病传播的问题。根据一些学者实施大量异体肌腱移植的经验来看,亦没有排异反应出现。异体肌腱移植安全可靠性有保障,适用于对功能要求高的运动爱好者或运动员,以及不愿意牺牲自体肌腱的患者。

手术方法如下。

(1)如果问题仅局限于外侧韧带复合体,则手术切口与Broström方法的切口相同即可;如果病变更广泛(腓骨肌腱撕裂或踝关节前方骨赘),则采用较大切口,从腓骨后缘弧形延伸到跗骨窦。

(2)肌腱的放置:首先显露移植肌腱在距骨、跟骨上的止点及外踝。在外踝上钻一骨隧道,将移植肌腱折叠后双股塞入骨隧道,用一枚界面螺钉固定。此时移植肌腱的两端可用于重建距腓前韧带和跟腓韧带。肌腱两端缝线牵引备用。分别在距骨和跟骨上垂直于骨钻一30 mm深的骨隧道,肌腱两端的牵引线穿过长针,将针沿骨隧道穿出对侧皮肤,露出牵引线头。

(3)肌腱的固定:把踝关节置于伸屈中立位和5°外翻位,通过肌腱两端的牵引线调节适当张力,分别在距骨和跟骨的骨隧道内钻入一枚界面螺钉固定(图8-10)。

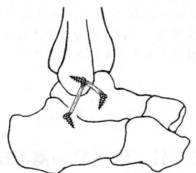

图8-10　通过游离肌腱移植实施的解剖修复手术

(4)测试踝关节的稳定性和活动度,如果仍有不稳定,则取出界面螺钉,将移植肌腱拉紧,用界面螺钉重新固定其于轻度(5°)外翻位。

(5)术后用"U"形石膏将踝关节固定于中立位稍微外展,3～5天更换踝关节固定靴固定。同时逐步进行负重练习和关节活动练习。

五、康复治疗

踝关节部位损伤的康复治疗应该贯穿于整个治疗过程中。在损伤的开始即应休息、冰敷、加压包扎和抬高患肢,以便减少疼痛和肿胀的程度,逐步恢复关节活动以及关节的柔韧性。这是早期护理的特点,也是踝关节Ⅲ度扭伤早期外侧韧带重建术后及慢性不稳定的后期重建术后的标准康复治疗模式。急性阶段的疼痛和肿胀消退后,开始肌肉的康复,这包括腓肠肌-比目鱼肌装置和腓骨肌系统。康复的最后阶段的目标是将关节功能恢复到患者期望的状态,包括运动、跳舞、劳动等。

（一）第一阶段

第一阶段为轻度踝关节损伤及手术后 7～10 天,严重踝关节扭伤后 3 周内。通过加压包扎和冷疗来减轻肿胀。冷疗包括冰敷、按摩、冷水浸泡等,或包裹冷冻治疗仪,一天 2 次,每次 10～20 分钟。严重的肿胀可以在损伤后最初的 7 天内使用加压泵,或者简单地将患肢抬高于心脏水平。如患者对非甾体类消炎止痛药的不良反应能够忍受,也可用以缓解急性的疼痛和肿胀。

（二）第二阶段

第二阶段为上述时限后至 3 个月。康复的目标部位是足踝部的肌肉和肌腱。采用各种方式恢复足踝的活动和柔韧性,并增强其耐受力。足踝关节在可以忍受的疼痛范围内进行不负重的被动和主动锻炼,对保持腓肠肌-比目鱼肌装置的正常张力和柔韧性是非常重要的。可以弯曲足趾锻炼足的内在肌。用橡皮管做等屈性锻炼可以有效地提供不负重状态下的阻力,以便进行背屈、跖屈、内翻和外翻的练习。腓骨肌系统的康复训练是训练踝关节,以便减少疼痛和肿胀的程度,逐步恢复关节活动及关节的柔韧性。

（三）最后阶段

康复的最后阶段是使受损的踝关节功能恢复至可以运动、跳舞或劳动,这有时需要特殊的敏捷性训练以增强踝关节的平衡感和本体感觉。水疗和固定的自行车锻炼可以改善关节活动度。通常轻度踝关节损伤后 7～10 天,严重踝关节扭伤后 3 周,如无不适,患者可以开始直线跑步。有的学者通常在功能性活动训练中使用"U"字形支具。国外有使用生物力学踝关节平台系统(biomechanical ankle platform system,BAPS)来加强腓骨肌系统和腓肠肌-比目鱼肌装置的张力和功能,可以提高患者的平衡位置感。敏捷性训练在患者直线跑步无不适后开始,包括 8 字活动、靠边跳和单腿跳。大多数轻度损伤的患者可以在伤后 7～10 天恢复较难的动作,严重韧带损伤重建术后的患者需要 6～8 周。

（郑　骏）

第二节　踝关节内侧不稳

一、解剖和生物力学

踝关节的内侧韧带复合体在解剖上有许多变异,是由一个大的、有力的、扇形韧带复合体组成的,又称三角韧带,分为浅、深两层。它有 5 个主要韧带分别是胫弹簧韧带、胫跟韧带、胫距前深韧带、胫距后深韧带、胫距后浅韧带。浅层起于内踝前丘,其没有明确的分束,但基于止点的不同可分为三部分。前部(距舟部分)止于足舟骨内侧,与弹簧韧带的上内侧纤维相融合;三角韧带的中间部分(胫跟部分)竖直向下止于跟骨的载距突;后部(胫距后部分)向后外侧延伸止于距骨内结节。三角韧带的深层在解剖上与浅层分隔。该部分厚短,分成两条鲜明的韧带,即胫距前韧带和胫距后韧带。两者都位于关节内,但处于滑囊外。胫距前韧带起于前丘外侧,止于关节面远端的距骨内侧缘;胫距后韧带作为三角韧带的最强组成部分,起自后丘,向下向后止于距骨内侧面。由于三角韧带的表层伸入弹簧韧带,所以它们共同维持踝关节内侧的稳定,不能分开(图 8-11)。

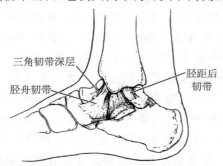

三角韧带深层
胫距后韧带
胫舟韧带

图 8-11 三角韧带是短粗的滑膜下结构,它的主要作用是限制距骨的外翻

(一)内侧韧带的表层

内侧韧带表层的主要韧带有胫弹簧韧带、胫舟韧带、胫跟韧带及胫距后浅韧带,其中前两个较为恒定。胫弹簧韧带位于最表层,是表层内侧副韧带中最强有力的韧带。它几乎垂直于内踝,连接于跟舟韧带的上缘,并作为胫韧带的筋膜伸入三角韧带。胫舟韧带组成内侧副韧带的大部分,发自距骨前突的前缘,伸入舟骨的背内侧面,偶尔它也会伸入弹簧韧带。表层三角韧带的前部分可以作为胫舟韧带的一部分,并连于距骨。胫跟韧带发自距骨前突的内侧,伸入载距突内缘,它的一些纤维有时会连于弹簧韧带。胫跟韧带与胫弹簧韧带相互重叠。

(二)内侧韧带的深层

内侧韧带的深层在解剖上有许多变异,主要有胫距后深韧带及胫距前深韧带,只有前者是恒定的。胫距后深韧带发自丘间沟,连于内侧距骨结节和载距突,并跨过胫距关节;胫距后韧带发自丘间沟,在关节面后部伸入距骨内表面,直到距骨后内结节;胫距前深韧带发自距骨前突及内踝的丘间沟,伸入距骨的内侧面,直到关节内面的前部分。

也有文献报道内侧韧带深层分为 3 个韧带:胫距前韧带、中韧带、后韧带,走行及作用与前面大致相似。

(三)弹簧韧带复合体

由内侧部分、跟舟韧带的内上部分及跟舟下韧带组成,其中内侧部分大而有力。跟舟韧带的中上部分发自载距突的内上面及跟骨前面的前缘,并且伸向舟骨面。纤维软骨组织覆盖在距骨头的上部分。跟舟下韧带发自跟骨的前面,纵向地伸入舟骨的下面。

三角韧带表层部分进入跟舟韧带内上部分。两者纤维在距骨头处相互连接。跟舟韧带的内上部分、跟舟下韧带、三角韧带的表层组成韧带复合体,维持距骨头及距跟舟关节的稳定性。踝关节内侧不稳与弹簧韧带复合体功能不协调有关。

二、病因与病理

三角韧带主要是限制距骨向外侧移位。完整的三角韧带只允许距骨与内踝间 2 mm 的间隙,但当切断所有外侧的三角韧带时,距骨与内踝间可有 3.7 mm 的间隙。三角韧带浅层限制距骨外展及防止距骨倾斜,三角韧带深层在踝关节外旋时断裂。并且三角韧带深层是防止距骨旋前的首要韧带,但是其他两层的韧带结构也同样起作用。切断全层三角韧带或仅切断三角韧带浅层可导致胫距关节面接触明显减少,每减少 $1\ mm^2$,关节面峰值压力就增加 30%。三角韧带在足跖屈、外旋及旋前时都起作用。对于一个固定的旋转轴,三角韧带的后束纤维在背屈时紧张,前束纤维在跖屈时紧张。体外研究表明,踝关节韧带通过耦联机制在足与腿之间作用,尤其协调胫跟骨的旋转运动。三角韧带没有旋转胫骨的作用,也没有限制足跖屈及背屈位时的内外翻作用,却在足的跖屈位时明显地改变运动形式的传递。显然,踝关节复合体的耦联工作依赖于三角韧带。在重度的旋转受伤中常连累三角韧带前束纤维。完全三角韧带撕裂可见于外踝骨折及双踝骨折。慢性三角韧带功能不全可发生在胫后肌腱功能紊乱、外伤及有踝关节三关节融合史的距骨外向倾斜患者。三角韧带的慢性损伤可致踝关节内侧不稳。三角韧带损伤可引发距骨内侧关节软骨损伤。当外侧韧带松弛的时候踝关节内侧面的压力分布增加。踝关节不稳定持续的时间与关节软骨损伤的程度及范围无关。即使是很少的距骨移位也会导致胫距关节内侧压力增加,从而引发关节软骨损伤。距骨后外侧及内侧区域软骨组织最脆弱,易受损。其他加重软骨损伤的因素有体重、性别、年龄、肌力不平衡、后足畸形等。

胫跟韧带各分区与关节的接触面积及其产生的压力各有不同。胫跟韧带作用于踝关节的内侧面,而跟腓韧带在外侧面起作用。胫跟韧带、胫弹簧韧带及胫舟韧带共同抵抗足旋前,距跟韧带限制距骨旋前。研究表明在负重增加时踝关节的旋转是减少的。在施以负荷的模型中发现,胫距关节表面提供 30% 的旋转稳定性,在内翻试验中提供 100% 的稳定性。踝关节旋转时只允许存在一个轴,当存在小腿的旋转时,足内外翻就被限制了;反之亦然。但是把这些结果应用到体内时需谨慎,因为踝关节及距下关节发生旋转时需 3 个旋转轴。

如果踝关节外旋受限的话,距骨倾斜也同样受限。在轴性旋转不受限的模型中发现,距腓前韧带及跟腓韧带其中之一发生松弛时不会引起距骨倾斜。但当两者都松弛的时候,距骨平均倾斜角为 $20.6°$。在尸体内发现小腿外旋时常伴踝关节 $11°$ 的内翻,距腓前韧带松弛后踝关节会再增加 $4.9°$ 的内翻;当跟腓韧带也松弛后,会再增加 $12.8°$ 的内翻。因此距腓前韧带和跟腓韧带以串联的方式防止距骨倾斜,而胫距关节面对防止距骨倾斜不起作用。从而可以推测踝关节内侧不稳的原因之一是存在轴位的旋转。内侧韧带具有抵抗外翻及旋转外力的作用,韧带失能会导致退行性踝关节病。

三、临床表现与诊断

(一)临床表现

慢性的踝关节不稳定患者主诉有踝"无力"的感觉。在走不平坦的道路、下山、下楼梯时有踝内侧方向的无力。疼痛位于踝关节的前内侧,有时疼痛在踝关节外侧,尤其是在足背伸时。踝关节内侧不稳常伴随疼痛,尤其行走时出现疼痛。走在不平坦的道路上、下坡、下楼梯时的特征性脚不稳是诊断踝关节内侧不稳的主要依据,同时患者可伴有踝关节前内侧面的疼痛,或足背屈时外侧的疼痛,患者有外翻的特征性外伤病史。典型的内侧踝韧带损伤多发生在下楼梯时落到不平的地面;或跳旋转的舞蹈时受伤。疼痛通常源于受损组织,疼痛的部位可用于诊断。踝关节前方的慢性疼痛在足背屈时加重;后方的慢性疼痛在足跖屈时加重。内踝下方凹陷处的疼痛有助于内侧不稳的诊断。肿胀部位常为受损伤处。三角韧带受损的典型症状是内踝下方凹陷处疼痛,由内踝前缘触诊引发。后足过度外翻,前足过度旋前,并可被提踵试验纠正。还需询问全身疾病状况,糖尿病、遗传性运动感觉神经病、结核病等常引发踝关节疾病。

踝关节内侧不稳的诊断基于病史和查体,包括特殊活动检查及 X 线检查。重点之一是检查患者是否曾出现旋前(外翻)损伤,即在胫骨自然内旋时足向外旋转。临床体检视诊扁平外翻足常合并内外侧不稳,从后方可见足外侧过多足趾、跟骨外翻等平足的体征(图 8-12)。将足跟内翻时可导致第一跖骨头离开地面。当胫后肌收缩或患者提踵时,足的外翻与旋前可被纠正。内踝末端的凹陷处(有文献称之为内踝沟)压痛被认为是内踝不稳的标志,但患者也可能有外踝前缘和胫后肌腱的压痛。如果胫后肌功能正常,检查者无法抵抗患者强力的抗阻力足内翻;如果胫后肌无力,就需要寻找胫后肌腱有无病理改变。临床应力试验是最可靠的诊断方法,一手握住足跟,另一手握住胫骨,在后跟用力,先内翻后外翻,比较双侧有无过度活动的情况。然后做前抽屉试验及挤压试验,进行前抽屉试验时,患者坐在桌子边,双足下垂,膝关节屈 90°。医师用一只手稳定胫骨,用另一只手向前牵拉距骨。如果内侧结构不正常,距骨会向前方错位,当足相对于胫骨内旋(旋转不稳定)时,移位量增加。如果外侧韧带也有损伤,整体前移会进一步增加。如果将患侧和健侧进行对比时,距骨相对于胫骨向前移位过多,则提示试验阳性。

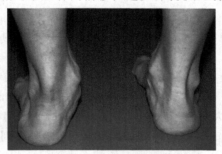

图 8-12　外观可见足扁平外翻

综合以上检查的结果有助于踝关节内侧韧带损伤的诊断。也可通过 coleman 木块试验确定第一序列跖屈是否是可复性的,以决定跟骨截骨是否需要外加第一跖骨的截骨来纠正踝关节畸形及稳定外侧踝关节。注意在做出诊断时,与同踝关节外侧不稳一样,将内侧不稳也分为功能性不稳与机械性不稳。前者是患者仅有主观踝关节不稳的表现,如踝部无力,不敢走不平的道路等;后者不但有主观表现,还有阳性体征,甚至影像学的阳性征兆。根据临床表现与检查,将踝关节内侧不稳定可分为四期(表 8-1)。

表 8-1　踝关节内侧不稳的分期

	踝无力	足外翻/旋前	内侧沟疼痛	腓骨前缘疼痛	胫后肌腱压痛	畸形是否为可复性
1 期	+	+	+	+	−	是
2 期	++	+	+	+	−	是
3 期	+++	++	++	++	+	否
4 期	++++	+++	+++	+++	++	否

(二)影像学检查

患者行负重的正、侧位及踝穴位 X 线片以检查骨骼序列,排除骨病。当三角韧带完全断裂时,踝关节负重正位片可见距骨倾斜外翻(图 8-13)。但是三角韧带不完全断裂时,X 线片显示正常。当怀疑有跟距骨桥或涉及关节面的骨折时,可行 CT 检查。患侧足与对侧足相比出现距骨跖屈增加(侧位距骨跖骨角)和/或距骨内旋(正位像的距骨跖骨角)增加,或有过多的移位,表明存在内侧不稳。然而,X线检查没有阳性发现时,并不能排除踝关节内侧不稳,而且也不能过于强调影像学的发现。因此,临床上不能依赖X线片做出踝关节内侧不稳的诊断。MRI有助于排除胫后肌腱的病变,也有助于踝关节内侧韧带损伤的诊断。

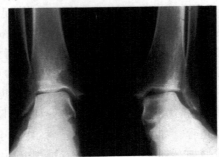

图 8-13　踝关节负重正位片,显示距骨倾斜外翻

（三）关节镜检查

踝关节镜是诊断内侧不稳的有力工具,同时也可探查其他结构的病变。评估踝关节韧带,踝关节镜检查比磁共振更准确。

临床上根据踝关节镜的检查,将踝关节内侧不稳分为三级。①稳定:距骨有轻微移位,但不足以打开内侧胫距关节大于2 mm,在内侧胫距间隙无法置入5 mm关节镜。②中度不稳定:距骨可一定程度移出踝关节,在内侧胫距间隙允许置入5 mm关节镜,但不足以打开内侧胫距关节大于5 mm。可以看到内踝表面一半的内侧胫距间隙,但无法看到胫骨后内侧缘。③重度不稳定:距骨可轻易移出踝关节,可以看到内踝表面的整个内侧胫距间隙及胫骨后内侧缘。

根据踝关节镜所见,将踝关节内侧软骨损伤分为四级。①I级:表浅损伤。②II级:小于1/2关节软骨厚度的退变。③III级:大于1/2关节软骨厚度的退变。④IV级:关节软骨塌陷至软骨下骨。

四、治疗

（一）保守治疗

对三角韧带损伤的治疗决策还要考虑到其他伴随损伤。如果腓骨骨折或者下胫腓联合损伤已经得到良好的复位和固定,那么大多数情况下就没有必要再修复三角韧带了。对于轻度到中度的三角韧带扭伤,通常采用功能性支具固定。踝关节需要在硬质支具内固定6～8周以避免关节外翻,使得韧带自行愈合。

（二）手术治疗

1.术式选择原则

手术适用于经保守治疗无效的仍有症状的机械性不稳的患者。根据临床症状及手术发现,三角韧带损伤分为三型。①I型:三角韧带近端的撕裂或撕脱;②II型损伤:三角韧带中部撕裂;③III型损伤:三角韧带及弹簧韧带远端的撕裂或撕脱。只要断裂的内侧韧带的断端尚有足够长度和牢度可供缝合,就可直接修复韧带。通常情况下,受累的韧带会延长或断裂,因此有一期修复的可能。后期直接修复的优点是保留了正常的解剖,避免了自体肌腱移植的并发症。但缺点是它要依赖先前受损组织来达到坚强的修复。对于畸形和/或对位不良较轻的患者,可以取得较好的结果。然而,长期旋前畸形和外翻对位不良可能引起足部其他结构的复杂变化,如肌肉的不平衡、肌腱功能障碍、韧带和关节囊松弛,单纯修复踝关节内侧韧带不能充分纠正这些畸形。如果损伤的韧带结构强度较差,可考虑用游离跖肌腱移植进行加固。

当长时间的旋前畸形导致肌腱的退变和/或延长时,可以考虑缩短胫后肌腱。如果在舟骨上有游离的副骨,可考虑肌腱前移固定来恢复胫后肌的力量。严重的长时间的外翻和旋前畸形及胫舟韧带、胫韧带和/或弹簧韧带严重的退变或缺损均可考虑跟骨延长截骨术。跟骨延长截骨术的手术适应证还包括隐蔽的足的外翻和旋前畸形(如外翻和旋前畸形同时出现在对侧无症状的足上)和/或慢性踝管综合征。跟骨延长截骨纠正了足部畸形,防止重建韧带超负荷,并使肌肉恢复生理功能。

当内踝极度不稳以至于不能完全纠正患者的旋前畸形(例如,出现严重的胫舟韧带和弹簧韧带缺损)时,可考虑距舟关节融合术。采取距舟关节融合术时,还需同时考虑患者的体型和术后进行的活动模式。例如,对肥胖、久坐,仅仅要求术后需要足部稳定且不痛的患者可行距舟关节融合术;而对于专业运动员及术后踝关节需要大范围活动的患者,则应采取韧带重建和截骨矫形。根据以上原则,有学者列表介绍了踝关节内侧不稳的手术治疗方案(表 8-2)。

表 8-2 踝关节内侧不稳的手术治疗方案

手术	内侧韧带修复	外侧韧带修复	跟骨延长截骨术	胫后肌腱缩短术	胫舟关节融合术
1 期	不做	不做	不做	不做	不做
2 期	做	做	做 *	做	不做	不做
3 期	做	做	做 *	做 ☆	做 ◇	不做 §
4 期	做	不做	不做	不做	不做	做

* 如果存在外踝不稳定并经关节镜证实;

☆ 如果长期不稳定/畸形超过 12 个月;

◇ 如果肌腱有显著的延长和退行性改变,长期的不稳定超过 12 个月;

§ 在短期不稳定/畸形(少于 6 个月)和需要大量体育运动者的治疗同 3 期。

2.手术方法介绍

(1)踝关节内侧韧带的手术探查:所有有症状或关节镜检查证实的内侧不稳患者都应接受手术治疗,并且内外侧韧带都需探查。通常做法是在踝关节内侧做 4~8 cm 的切口,从内踝尖上 1~2 cm 处开始,至舟骨内侧面。切开筋膜后可看到三角韧带的前面,然后切开胫后肌腱腱鞘,可以看到胫后肌腱、弹簧韧带、胫舟韧带和胫弹簧韧带等结构(图 8-14)。

(2)踝关节内侧韧带损伤直接缝合的解剖修复:针对踝关节内侧韧带损伤的 3 种不同类型,有不同的修复方法:①切口是一致的,即在内踝前方做一个弧形切口,切口远端略向后偏,至内踝尖下方约 2 cm,避免损伤大隐静脉。②辨认出三角韧带,此时浅层三角韧带常常已经撕裂。深层三角韧带的损伤部位可位于韧带与内踝尖相连处——近端撕裂、韧带中间——中间撕裂及韧带与距骨相连处——远端撕裂,后者最为常见。③如果损伤处位于韧带近端,即远端残端较长,可在内踝尖韧带附着部位置入一枚锚钉,锚钉尾部的缝线穿过远残端韧带体部、收紧,以恢复韧带近端止点在骨面上的附着。必要时可以用软组织缝线加强缝合。④如果损伤处位于韧带远端,即近端残端较长,可在距骨上置入锚钉,锚钉尾部的缝线穿过近残端韧带体部、收紧打结。⑤如果损伤位于韧带体部中间,则需在内踝尖和距骨上各置入一枚锚钉,将内踝锚钉尾部的线与韧带远残端缝合,距骨锚钉尾部的线与韧带近残端缝合。术后处理与外侧韧带损伤的修复手术相同。

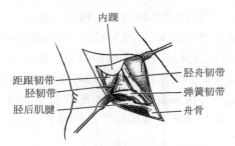

图 8-14　解剖显露踝关节内侧韧带

（图中箭头示小的纤维性隔膜）

（3）肌腱游离移植修复踝关节内侧韧带损伤：肌腱移植法可用于三角韧带重建。对于三角韧带慢性损伤并伴有症状的踝关节不稳定的患者，近来，更多的学者关注于使用游离的肌腱移植，或者采用人工材料替代物（图 8-15），来重建损伤的踝关节韧带。将移植物按韧带原先的解剖位置放置，移植物与骨之间用界面螺钉固定。这样不仅更加牢固，操作更加简便，而且是解剖性的重建。现以游离跖肌腱移植修复三角韧带为例作一介绍：如果损伤的韧带强度较差，为重建胫韧带和胫舟韧带，可以采用游离跖肌腱来增加其强度。距内踝近端顶点 2～8 mm，在内踝前边界钻两个对应的 3.2 mm 直径的孔。用巾钳分别从两孔插入打出一条隧道。同样在舟骨韧带的止点处打出一条类似的隧道。将跖肌腱从内踝上近端的孔穿入，从远端的孔穿出。再在舟骨上同样从近端进入，由远端孔穿出。使足保持在中立位，并将移植肌腱的末端用不可吸收线以低张力缝合。残存的韧带则翻转缝合于移植肌腱上。

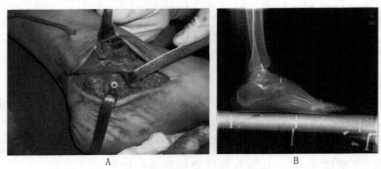

图 8-15　人工肌腱修复三角韧带

A.用人工肌腱修复三角韧带；B.术后 X 线片

（4）胫后肌腱短缩术：通过舟骨截骨术将胫后肌腱远端和一小块骨分离。若舟骨上有一块分离的副舟骨，则将其与舟骨分离摘除。应该小心不要损伤舟骨跖侧的韧带结构。第二个截骨在弹簧韧带附着点远端开始。在矢状面上从近端到远端，切除内侧骨片 8～12 mm。将足置于旋后位，拉紧胫后肌腱，而后用 1～2 个螺钉将其骨性附着固定于舟骨上。

（5）Wiltberger-Mallory 手术：该手术为非解剖学修复，他们应用 1/2 胫后肌腱修补损伤后失去功能的三角韧带，获得了成功（图 8-16）。但是用部分胫后肌腱移位重建内侧韧带结构的手术方法，对供区胫后肌腱的影响较大；目前尚未得到推广应用。

（6）跟骨延长截骨术：以跟骨颈为中心，做 3～4 cm 长的纵向切口将跟骨颈暴露。将一个窄深的拉钩放入跗骨窦处，另一个置于跟骨底部。跟骨截骨面平行于距下关节的后关节面，垂直于跟骨,从外侧到内侧截断跟骨,并保留完整的内侧骨皮质。撑开截骨间隙后,足部旋前畸形将得到纠正。根据撑开间隙宽度的情况(通常是 4～6 mm)从髂嵴处取三层皮质骨填于截骨侧。

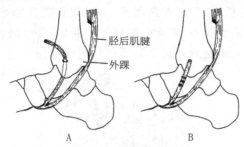

图 8-16　Wiltberger-Mallory **手术**

A.将切取的 1/2 胫后肌腱穿过内踝的骨隧道;B.胫后肌腱穿骨隧道翻转自身缝合

(7)距舟关节融合术:在足背内侧做 4～5 cm 长的切口以暴露距舟关节,去除关节软骨面。将足摆在跖行位,用 2～3 枚直径 3.5 mm 的加压螺钉固定。

3.术后处理

踝关节置于中立位,用硬质支具固定 6～8 周以避免关节外翻。然后佩戴足弓垫 6 个月。术后康复原则同踝关节外侧不稳。

（郑　骏）

第三节　距下关节不稳

一、解剖和生物力学

直到最近的 20 年,人们才关注到距下关节扭伤后的不稳定这一疾病。大多数的距下关节扭伤都是伴发于踝关节外侧韧带扭伤的。有报道 25％的慢性踝关节不稳合并有距下关节不稳。

稳定踝关节的另一个重要结构是伸肌下支持带(图 8-17),它有 3 束,箍住了长、短伸肌和第三腓骨肌,止于距骨和跟骨的外侧。伸肌下支持带的外侧根部对于足中立位和背屈位时的距下关节起着非常重要的稳定作用。踝关节处于任何位置时,腓距跟韧带都是重要的稳定结构,它对距下关节的稳定作用稍弱。已经被证实的是,当足旋前并同时背屈或跖屈时,骨间韧带和颈韧带易受损伤。

二、病因与病理

文献中许多学者提出距跟骨间韧带的损伤或者退变可导致距下关节松弛。生物力学研究和临床经验提示,其他的韧带在发病机制上也起了不小的作用。斯蒂芬斯(Stephens)和 Sammarco 发现,在外侧韧带离断后,后足距下关节可出现明显内翻,伸肌支持带外侧下支对保护距下关节复合体的稳定性也起重要作用。哈珀(Harper)、海尔曼(Heilman)也进行了此方面的研究。他们分别将跟腓韧带、骨间韧带和距腓前韧带切断来研究距下关节的稳定性。他们认为对距下关节稳定性最重要的是跟腓韧带,切断后对关节施加应力,在应力位摄片可见后关节面张开。因此,距下关节不稳的病因首先应考虑跟腓韧带和骨间韧带损伤。一般将距下关节损伤分为4级。①Ⅰ级:发生在暴力的后足旋后,如果足在跖屈损伤,可损伤距腓前韧带;②Ⅱ级:颈韧带首先撕裂,然后跟腓韧带撕裂,除上述情况外,还有骨间韧带的断裂;③Ⅲ级:发生在踝关节背伸时,累及跟腓韧带和骨间韧带;④Ⅳ级:累及所有韧带的严重软组织损伤。

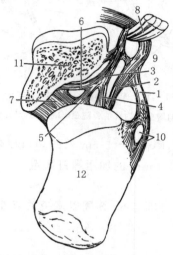

1.伸肌下支持带的外侧束;2.伸肌下支持带的中间束;3.伸肌下支持带的内侧束;4.内侧束的跟骨外侧结构;5.内侧束的跟骨内侧结构;6.内侧束的距骨结构;7.骨间韧带;8.趾长伸肌腱;9.第三腓骨肌;10.腓骨肌腱;11.距骨;12.跟骨

图 8-17　三条束带构成了伸肌下支持带

三、临床表现与诊断

距下关节不稳可单独存在,也可以和踝关节其他不稳同时存在。两者在治疗上也有些相似。与文献报道相同,有学者也发现单独存在的距下关节不稳可能比估计的更常见。距下关节不稳的临床表现与踝关节不稳相同,患者可能有或没有疼痛,但有打软腿和对踝关节的不信任感。因此,临床医师要注意,即使没有距骨在踝穴内的不稳,也可能存在单纯的距下关节不稳。由于踝关节不稳的治疗中,一些手术方法如 Watson-Jones 方法,未能包含针对跟腓韧带进行的功能重建,因此,在对踝关节不稳的患者进行评判时,要特别注意患者是否同时存在距下关节不稳,以便针对问题制定适当的治疗方案。

在应力位摄片中须特别注意距下关节的稳定性。应力位摄片常犯的错误是检查者的手将距下关节遮挡,使所拍的片子不能显示距下关节的情况,故应力位摄片时要注意手的位置。①内外翻应力试验:检查者一只手握住后足的外侧和背侧,另一只手固定在踝关节上方,让足呈轻度跖屈位,然后施以稳定的倾斜应力,摄取 X 线片。②前抽屉试验:做完内外翻应力试验后,接着让患者取患侧卧位,膝关节屈曲 30°,在膝关节下垫一 5 cm 厚的泡沫塑料块,使踝关节离开台面并使外踝在摄片时处于中立位;再次使足放松,踝关节轻度跖屈,从后方握住跟骨下部以避免距下关节显影模糊,将足向检查者牵拉,同时另一只手在胫骨远端前方施以对抗的力量。握住跟骨的手位置要低,以便检查者可以观察到距下关节前移、后距关节面分离的证据,证实距下关节不稳(图 8-18)。

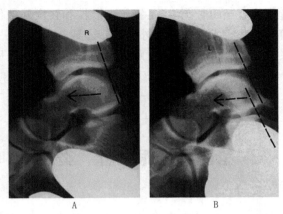

图 8-18　应力下摄片,见跟骨向前半脱位,距下关节不稳

A.右侧正常;B.左侧跟骨向前半脱位

克兰顿(Clanton)采用 Broden 位检测距下关节的活动度(图 8-19)。球管的投射以跗骨窦为中心,与垂直线成 40°角。过度曝光有助于观察距下关节。距骨和跟骨之间的任何倾斜分离均提示不稳定,因为正常关节的关节面在任何位置都应该保持相互平行。

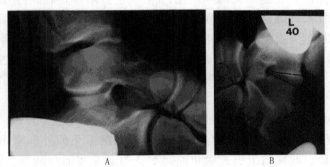

图 8-19　Broden 位检测距下关节

A.距下关节关系正常;B.应力试验后,后侧开大成角

四、治疗

(一)保守治疗

一般来说,治疗总是从保守治疗开始。距下关节不稳的保守治疗与踝关节外侧不稳的保守治疗相似,包括腓骨肌腱力量锻炼、本体感受锻炼、跟腱牵拉、行走时用支具保护等。弹力绷带有时也能起到与保护性支具相类似的作用。

(二)手术治疗

保守治疗无效后,可以考虑手术治疗。单纯的距下关节不稳的手术治疗,可采用与 Chrisman-Snook 相同的手术暴露腓骨短肌腱的前半部分进行治疗。虽然较轻的距下关节不稳可以通过修补跟腓韧带和附近的距骨颈韧带治疗,但严重的距下关节不稳则需利用腓骨短肌腱的前半部分进行重建。在跟骨前缘跟骰关节近端 1 cm 处凿一个骨隧道,紧靠腓骨肌腱鞘的前方。分别用3.0 mm 和 4.5 mm 的钻头在跟骨的外侧壁距骨颈韧带的附着处钻两个孔形成隧道。另外用如前所述的 Chrisman-Snook 方法,在距骨颈紧靠距腓前韧带止点的下方钻两个孔形成隧道。腓骨短肌腱的游离端向上穿过跟骨直至距骨颈,将足置于中立位和轻度外翻位,穿出的肌腱游离端与自身缝合。常规关闭筋膜和皮肤。术后处理与外侧韧带重建相同。

对于损伤严重的Ⅳ级患者,可用跖肌腱穿过跟骨、距骨与腓骨,绕回后固定于跟骨后部,即行3条韧带重建。

(郑　骏)

第四节　跟　腱　炎

一、非止点性跟腱炎

非止点性跟腱炎是指仅限于跟腱止点以上 2～6 cm 包括跟腱周围的腱周组织、跟腱本身的退变等一系列病理变化引起的无菌性炎症而产生的一组症候群。它可以包括 3 个不同部位的炎症。①肌腱炎:因跟腱随年龄增长、细微的损伤,甚至稀少纤维的断裂等微创伤及局部缺血所致的跟腱内非炎性退化变性。②腱周炎:腱周组织炎症反应并增厚,局部有粘连、纤维化、黏液瘤样退变、圆形细胞炎性浸润、纤维血管结缔组织增生。③以上两个部位的炎症合并存在。表现为腱周炎更重,肌腱内退变,腱周组织增厚、水肿,成纤维细胞增生,血管增生及伴有其他新生结缔组织。科维斯特(Kvist)等注意到跟腱炎可以发生在跟腱的任何部位,其中发生在近端的占 10%,在中段的有 51%,而 24% 的患者发生在跟腱的更低的位置。

(一)病因和病理

研究证明,跟腱距跟骨止点 2～6 cm 是一相对缺血的部位,距止点 4 cm 处跟腱周径最细,此部位最易发生损伤,是引起非止点性跟腱炎的内在原因。最常见的外部原因是跟腱遭受过度应力和反复的微小损伤后引起腱周组织炎症和跟腱本身的退变和部分断裂。如突然增加运动量,跑步平面的改变等。克莱恩(Clain)和巴克斯特(Baxter)观察到在跑跳过程中普通的冲击力反复负载到跟腱。跟腱区域的受力在活动时增加并可达到 10 倍体重的张力,在 2 000～7 000 N 之间变化,因而极易造成跟腱损伤。此外,年龄性的血运减少和组织弹性减弱,肌肉无力和肌力不平衡,肢体力线不良,不正确的训练,穿鞋不合适及喹诺酮、激素等药物的影响也是发病因素。病理改变可见跟腱的胶原结构改变和腱纤维内的氨基葡聚糖量的增加。

(二)临床表现与诊断

非止点性跟腱炎多发生于小腿三头肌频繁地突然发力的中青年运动员,但非运动员也可发病。其疼痛部位大都在跟腱后部距跟腱止点 2～6 cm 处,局部多伴有肿胀。早期的症状可能是短暂的锐痛或者跑步时反复的锐痛。随着时间发展,少量的活动就能引发症状。一些患者最终发展为静息痛,出现跛行,晨起可感到跟腱僵硬。克兰西(Clancy)等建议基于症状时间分为 2 周以内的急性症状期,3～6 周亚急性和超过6 周的慢性症状期。

普杜(Puddu)等建议在病理变化上将此肌腱炎分为三期。Ⅰ期是腱周围炎,Ⅱ期是肌腱炎伴腱周围炎,Ⅲ期是肌腱炎。Ⅰ期:指炎性病理变化发生于腱周围。虽然肌腱在外观上完全正常,但腱周围组织可增厚,毛细血管充血,成纤维细胞增生,可发生粘连。Ⅱ期:特点是肉眼可见的肌腱增厚、结节、软化、光泽降低且纤维化。伯里(Burry)和普尔(Pool)描述了跟腱中心区的退化大小有 4～15 mm,以软组织肉芽肿为特点,偶尔囊样变伴有黏液样退变。Ⅲ期:以肌腱的退变性损伤、各种不同程度的撕裂为特点,并没有明显的肌腱周围炎。

临床检查可见疼痛的跟腱部有肿胀与压痛,被动背伸踝关节局部疼痛加重。踝关节背伸可受限,谢帕塞思(Schepsis)和利奇(Leach)观察到相对于健侧患者有至少 5°的背屈的丢失。但少数患者可有跟腱延长从而踝关节背伸度增加。用拇、示指沿跟腱内外侧挤压时,局部疼痛。可触及跟腱增粗或表面呈结节状。单纯跟腱周围炎的患者,踝关节伸屈活动时,跟腱压痛部位不变;而在跟腱部分断裂和跟腱炎的患者,压痛点会随着踝关节伸屈活动时而改变,此表现又被称为跟腱的疼痛弧征(图 8-20)。为了弄清诊断与合理地治疗,还应检查足部有无内、外翻畸形和高弓或扁平足畸形。MRI 可显示周围软组织肿胀及跟腱退变的程度和范围。

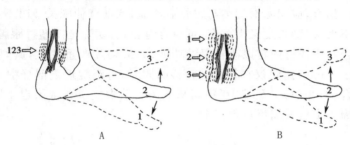

图 8-20　跟腱的疼痛弧征

A.单纯跟腱周围炎,踝关节伸屈活动时,跟腱压痛部位不变;B.跟腱部分断裂和跟腱炎,压痛点会随着踝关节伸屈活动时而改变

(三)治疗

1.非手术治疗

在跟腱炎的急性期,典型的患者应该避免体育活动 7～10 天。对于更多的慢性病例,应避免运动 6 个月。最初可进行一天几次的轻度伸展运动,直到疼痛基本缓解再恢复运动。亚急性患者治疗的早期也应休息数天,之后应与慢性患者一样采用综合措施治疗,包括口服非甾体抗炎药(NSAID)、休息、固定、减少活动、冰敷、冷热浴、牵拉和后跟抬高内侧纵弓的支撑或者其他矫形装置以减少过度旋前等,其中始终应注意做跟腱牵拉锻炼增强肌肉和肌腱的弹性。鞋跟部垫高1.5 cm,以缓解跟腱拉力,减少疼痛,用支具或矫形鞋纠正足的不良力线。国外保守治疗大都应用靴型支具(如 CAM 步行鞋、充气行走支具、无支架 AFO),或者轻度后跟抬起,或用中立位支具。这种支具穿2～3月以减轻症状。一般方案是应用支具到症状消失后 2 周或者到症状改善稳定后 2 周。之后支具应逐步去除,脱离支具的时间逐步加长并且一天之内的间隔加多。一般亚急性肌腱炎应用综合保守治疗需要持续 3～6 周的时间。慢性肌腱炎需要更长的时间治疗,一般 3～6 个月。此外,体外震波治疗(ESWT)治疗跟腱炎目前在国外也在广泛应用中。一些经过长期随访的资料报道,ESWT 治疗慢性跟腱炎有良好的前景。

2.手术治疗

目前多数学者同意经系统的非手术治疗 6 个月以上症状仍不减轻时,可考虑手术治疗。有作者报道手术治疗的患者约占 25%。年龄较大、病史较长和症状的反复发作都是手术治疗的适应证。手术治疗的原则是切除炎性腱周组织和退变的跟腱,小的跟腱缺损可直接缝合,较大的缺损不能直接缝合时,需用其他组织修复。

(1)腱周炎症组织切除术:适用于慢性跟腱腱周炎非手术治疗无效者。其症状通常在切除病变增厚的腱周组织后得到缓解。手术方法为在压痛最重的部位的跟腱内侧做一 4 cm 长的纵形切口,显露并探查增厚的炎性腱周组织,如有粘连应给予松解。切除跟腱后侧 2/3 的腱周组织,保留前侧血供。术后用下肢短腿石膏固定 1 周,然后进行早期负重与康复练习。

(2)跟腱炎切除修补术:适用于经系统的非手术治疗 6~12 个月无效而症状严重的止点性跟腱炎患者。患者取俯卧位,采用跟腱内侧 1 cm 平行跟腱纵形切口。由肌肉肌腱结合处下方沿跟腱延长切口,在跟腱止点部位弧向外侧。跟腱炎或腱周炎患者的跟腱周围经常发现粘连并充血增厚,显露时应小心不要破坏跟腱周围组织,也应注意保留前方的血运。明确肌腱增厚或退变区域,纵行切开,清理切除结节性增生、退化变性的组织,然后修复肌腱。在修复肌腱之前应探查跟腱止点,看有无 Haglund 畸形及跟腱与跟骨撞击症。可反复跖屈与背伸踝关节,探查跟腱以明确是否与跟骨撞击。如有,应切除滑囊突与跟骨后滑囊,保证背伸踝关节时不再出现撞击。如果切除变性跟腱缺损不大,跟腱长度又无改变,可对合缝合;若切除范围超过跟腱横断面的 1/2 时,应转移肌腱编织缝合并用锚钉固定以改善跟腱功能;如果切除严重变性,撕裂跟腱的范围很大,跟腱的长度缺损大于 3 cm 时,建议在行肌腱转移的同时,将跟腱近端部分中心滑移并且向远端翻转与远端缺损缝合(图 8-21)。足部 10°跖屈膝下免负重中立位石膏固定 4 周。然后重新制作石膏或支具固定 4 周。术后 8 周可负重行走。

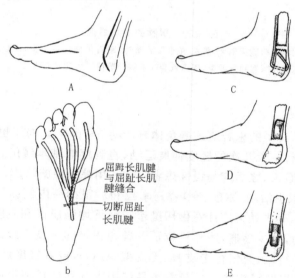

图 8-21 跟腱炎切除修补术

A.皮肤切口;B.将姆长屈肌腱与趾长屈肌腱的远端缝合后切断趾长屈肌腱;C.将长屈肌腱转移到跟腱处并与之编织缝合;D.在跟腱近端切取肌腱瓣;E.将肌腱瓣翻转到远端固定缝合到跟骨后结节处

学者们介绍有 3 个肌腱可供转移修复跟腱,它们是腓骨短肌腱、姆长屈肌腱与趾长屈肌腱(FHL)。多数学者推荐切取趾长屈肌腱转移之。Den Hartog 报道切取趾长屈肌腱转移修复跟腱 26 例患者,随访发现 23 例疗效优良,而没有姆趾功能的缺失。近期的生物力学研究显示 FHL 切取后第 1、2 跖趾关节几乎没有压力的变化也没有临床功能的缺失。先前的研究也显示了乐观的临床效果。

治疗跟腱炎和腱周围炎的原则相同,方法相似。有学者区分不同的诊断是因为其预后不同。腱周炎患者恢复较快,与肌腱炎不同的是腱周炎可以应用皮质激素(如倍他米松)加 1% 利多卡因或丁哌卡因 5~10 mL 在腱周处局部封闭,研究显示这可以分离腱膜与肌腱的粘连。每周注射 1 次,2~3 次的连续注射可减轻 50% 以上跟腱周围炎患者的症状。但肌腱炎则不能将这些药物注射到肌腱中,因为它会增加肌腱断裂的风险。跟腱炎伴腱周炎的患者,如行手术治疗,需要切除腱周组织和清理肌腱,肌腱清理后跟腱缺损的处理原则同跟腱炎切除修补术。

二、止点性跟腱炎

止点性跟腱炎是指跟腱在止点附近及其近 2 cm 范围内的无菌性炎症,又称跟骨跟腱止点末端病。

（一）病因病理

止点性跟腱炎的病因尚不十分清楚。不但运动员可发生此类病变,不好运动的中老年人也可发生。运动员的止点性跟腱炎可能因运动时准备活动不足,运动量的突然改变和经常在不平整或坡度较大的地面上运动训练,跟腱受到过度异常的、反复应力作用后发生微小撕裂所致。而非运动员止点性跟腱炎,一般多见于体重超重的中老年女性,跟腱炎的发生可能更多引发于退变,过度活动是其诱因。另外,足部力线的异常也是引起跟腱损伤、退变的原因。如足的过度旋前,使跟腱受到的应力不平衡,跟腱作用的力矩加大,加重了跟腱的负荷。高弓足减弱了足在行走时吸收地面应力的作用,增加了跟腱的应力。跟后部疼痛也可由一些全身性疾病所引起,如强直性脊柱炎、痛风等。止点性跟腱炎患者的跟腱止点处发生纤维黏液样变性,最后纤维化、钙化,跟腱增粗,有结节形成。临床上相当数量的患有止点性跟腱炎者合并有周围其他结构的改变与疾病,如跟骨后上结节可增生肥大,甚至形成 Haglund 畸形（图 8-22）、跟腱后滑囊炎等共同存在。

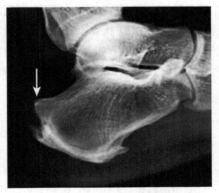

图 8-22　Haglund 畸形的 X 线表现

（二）临床表现与诊断

止点性跟腱炎的疼痛发生在跟腱的止点处,可随着锻炼加重。跟腱止点的慢性炎症可导致肌腱增厚。最常见的表现为进行性行走或运动时跟腱止点部疼痛。一般不影响日常的活动。开始为间断性疼痛,以后可转为持续性疼痛。跟腱止点部外观正常或增大,局部压痛。让患者单足提踵困难或引发疼痛。少数患者可在活动时发生跟腱的断裂,Thompson 试验阳性。

X 线表现:在侧位 X 线片上显示跟骨滑囊突部由局部的炎症导致的骨皮质侵蚀,有 Haglund 结节,在滑囊突上 2 cm 处跟腱增宽超过 9 mm,少数严重的病例可见跟腱附着部钙化和骨赘形成。

（三）治疗

1.非手术治疗

（1）减少活动或运动量，避免在坡道或硬的地面跑跳。症状严重者，可休息或制动 4～6 周。

（2）运动后可使用冷敷。

（3）口服或外用 NSAID。痛风患者需要使用秋水仙碱、别嘌呤醇等药物，类风湿关节炎患者需要相应的内科处理。

（4）抬高鞋跟减轻跟腱的应力。应用矫形鞋或足垫纠正足的力线不良。

（5）穿软帮的鞋减轻对跟腱止点的挤压，还可用带有硅胶护垫的跟腱袜保护。

（6）理疗，轻柔的跟腱牵拉训练。

（7）ESWT 治疗止点性跟腱炎是近年来国外通用的方法。有学者报道可以治愈 50% 以上的患者，如结合支具等其他治疗，疗效在 95% 以上。

2.手术治疗

跟腱止点清理术：手术的原则是切除跟腱止点部退变和炎性组织、增生变性的滑囊组织，如果跟骨后上结节肥大也应一并切除。手术切口的选择应考虑采用更易直达病灶的切口。如采用正中劈开跟腱的中央切口利于分离和清理肌腱、切除骨刺和修整突起后表面。如果需要，这种入路能够向近端扩展而进入踝关节后方以清理屈踇长肌腱。通常使用跟腱外侧切口，以避免损伤小腿内侧感觉神经。手术也可经跟腱斜形入路（Dickinson 切口）（图 8-23）。先切除炎性的滑囊组织，再用骨刀或骨锯从跟骨后缘前方约1.5 cm开始，斜行向后下到跟腱止点（图 8-24），注意完全去除跟腱前残留的骨嵴，以免术后刺激跟腱，引起疼痛。跟腱止点上 2 cm 的切除一般较为安全。注意，切除过多的后上结节可能会累及跟腱止点，必要时也可将跟腱外侧的附着缘切开，以便切除滑囊突。探查跟腱止点上方腱组织内有无退变、钙化，切除病变的腱组织，用 3-0 不可吸收线缝合修补。切断的跟腱止点可在跟骨上打孔，用 2-0 不可吸收线缝合或用软组织固定锚钉缝合固定。如果跟腱止点大范围病变，切除病变组织后，失去跟腱附着，需重建跟腱止点。不能重建止点时，需要行肌腱移位重建跟腱，如行屈踇长肌腱转位修补跟腱。

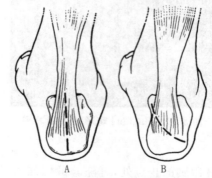

图 8-23　止点性跟腱炎跟腱清理手术切口
A.跟腱中间切口；B.斜形切口（Dickinson 切口）

术后患者行短腿石膏或者夹板制动 2～3 周，然后更换石膏或者支具，允许负重并开始主动功能锻炼。石膏间断固定到术后 6 周。术后 8～12 周允许跑跳。

术后并发症：①伤口不愈合或感染，一般伤口换药可以治愈。②腓肠神经损伤，跟部外侧麻木，但很少引起长期的功能不良结果。③症状复发，术后仍然疼痛。需要检查骨质切除是否足够,跟腱内病变组织的清除是否彻底。症状严重者可能需要再次手术,彻底切除病变组织,用踇长屈肌腱或趾长屈肌腱移位加强跟腱。④跟腱附着点的断裂。常发生于术后 6～8 周,再次受到外伤而致。需再次手术,行跟腱重建修复缝合。

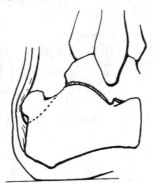

图 8-24 切除滑囊突示意图

三、跟骨后上结节突起症

跟骨后上结节突起症(prominent posterior superior tuberosity of calcaneus)又称 Haglund 畸形(结节),瑞典外科医师帕特里克·哈格隆德(Patrick Haglund)于 1928 年首次报道此种病变,女性多见,双侧可同时发病。

(一)病因

一般认为 Haglund 畸形的发病原因包括以下 3 种。①遗传因素:患者可能遗传了此病的足部结构,因而造成跟骨后上结节即滑囊突发育异常,使之异常增大并向后上方突起。滑囊突的形态可分为 3 种(图 8-25),增大的滑囊突可能对跟腱引起刺激,引发炎症。但此类人员在青少年时期多无临床症状。②力学因素:爱穿高跟鞋的女性由于足后跟持续受到压力,也可引发滑囊突骨性突出形成。跟骨后上结节与跟腱容易发生摩擦而导致骨性突出形成,骨性突出又加重了摩擦,这样反复循环作用下甚至可使滑囊突"逐渐增大"。另外骨性突出对发炎滑囊的压迫又加重了病情,此时如果跟腱太紧,跟腱也会压迫发炎的滑囊加重疼痛等症状。③遗传因素与力学因素共同作用:在有足部结构异常的情况下,足后跟又受到持续压力刺激引发滑囊突异常增大。

(二)临床表现与诊断

本病好发于 20～40 岁的女性。早期足跟后部疼痛,穿高跟鞋或鞋后帮过硬过紧的鞋后症状更显著,足后跟部可有轻度压痛但无红肿,经休息或理疗治疗可缓解。久之,疼痛发展为持续性,足后跟部疼痛并出现红肿,跟腱附着点前上方处即跟后囊区肿胀、压痛,踝关节背伸时可诱发疼痛。此时,体检可及骨性的跟骨后突起,有时可见与鞋跟摩擦造成的胼胝体。侧位 X 线可见跟腱前跟腱囊阴影的消失,有 Haglund 结节,X 线侧位片检查可显示跟骨后上方的骨性突起。如合并慢性跟后滑囊炎者,X 线侧位片可见跟腱前透亮的跟腱囊阴影消失。足踝外科常用的对跟骨 X 线测量评价方法如下。①跟骨后角:又称为 Fowler-Philip 角,由福勒(Fowler)和菲利普(Philip)在 1945 年首先提出。在跟骨侧位 X 线片上,跟骨结节后方,连接滑囊突后缘和后侧结节后缘的连线,连接跟骨内侧结节下缘和跟骨前下结节下缘的连线,两条连线的交角成为跟骨后角(图 8-26)。正常人此角为 44°～69°,大于 75°时,表示滑囊突异常增大。巴甫洛夫(Pavlov)认为跟骨后角大小和跟痛无关,而和滑囊突向上突出的程度有关。②平行间距线:在跟骨侧位 X 线片上,连接跟骨内侧结节下缘和跟骨前下结节下缘的连线(第1线),并通过跟骨距骨关节面的后缘作上述连线的平行线(第2线)。正常情况下,滑囊突向上不超过第2条线(图8-27)。

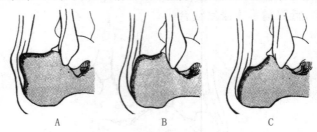

图 8-25　滑囊突的 3 种形态

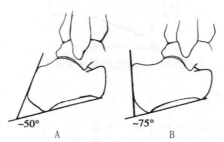

图 8-26　跟骨后角(Fowler-Philip 角)
A.正常;B.跟骨后角过大

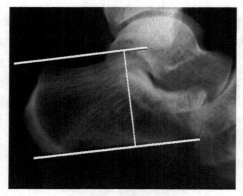

图 8-27　平行间距线

在做出诊断时需与止点性跟腱炎鉴别,Clain 和 Baxter 认为止点性跟腱炎是完全独立的疾病,与所谓的 Haglund 畸形或者称为后跟摩擦病(pump bump)有一定诊断重叠。在这种情况下,主要的不适来自跟骨后外侧的突起且常常伴有穿鞋的紧缩限制或者与鞋子产生摩擦。跟腱炎伴有后跟摩擦病并不常见。

(三)治疗

无临床症状者,不予治疗。

1.保守治疗

保守治疗包括休息、穿合适的鞋子、冰敷、局封(注入跟骨后滑囊,切忌注入跟腱而导致断裂)。非药物治疗包括超声波、体外冲击波、跟腱牵拉练习、理疗与中草药熏洗等。

2.手术治疗

经半年以上保守治疗失败者可行手术治疗。早期主要采用开放手术,但并发症较多,现在多采用关节镜技术进行治疗,去除跟骨后滑囊和软组织,切除跟骨后上方突起。

跟骨后上结节(滑囊突)切除术:手术入路可采用跟腱内侧、外侧、双侧或经跟腱入路(图 8-28)。一般使用跟腱外侧切口。显露跟腱前方的跟后滑囊与跟骨后上结节,如果合并有跟后滑囊炎,应将跟后囊予以切除,然后切除增生肥大的滑囊突。切除的方法是用骨锯从跟骨后缘前方约 1.5 cm 开始,斜行向下到跟腱止点,应完全切除跟腱前残留的骨嵴,切除后使 Fowler-Philip 角达到正常范围(图 8-29),以免术后刺激跟腱,引起疼痛。跟腱止点上 2 cm 的切除一般较为安全。注意避免切除过多的后上结节而伤及跟腱止点。切骨面用骨蜡止血,放橡皮条引流,然后关闭切口。

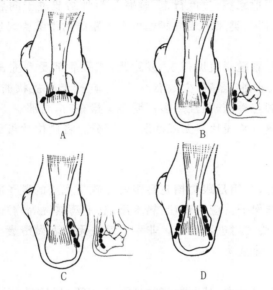

图 8-28 Haglund 畸形手术切除的入路

A.横形切口;B.外侧纵形切口;C.外侧弧形切口;D.跟腱内外侧双切口

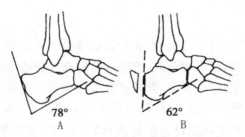

图 8-29 切除跟骨后上结节(滑囊突)

A.术前跟骨后角值异常;B.术后跟骨后角值正常

四、跟后部滑囊炎

跟骨后方有两个滑囊,一个位于皮肤与跟腱之间,称跟腱后滑囊或皮下囊;一个位于跟腱与跟骨后上角之间,称跟腱前滑囊、跟骨后滑囊或跟后囊(图 8-30)。两个滑囊可分别患病也可同时发病。

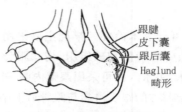

图 8-30　足跟后部滑囊

（一）跟腱后（皮下囊）滑囊炎

1.病因病理

发病原因与穿鞋过紧压迫摩擦、过度行走、碰撞及跟骨结节过于向后隆突刺激，或跑跳等过度提踵有关。有学者认为，偶尔类风湿或淋病也可引起跟腱后滑囊炎，则进而可侵蚀骨质。

2.临床表现与诊断

急性发病者可因某次穿紧鞋子过度行走，或跑跳，或跟后部受到撞击等引起滑囊炎，表现为跟腱止点处皮下囊内渗出、水肿、疼痛，少数有红热，穿鞋行走时症状加重。也有慢性逐渐发病者，皮下囊处逐渐渗出、水肿与疼痛，但红热多不明显。检查时，局部皮下有囊性包块，伴有压痛。若并发感染则局部充血发热。X线片多无阳性所见，部分患者侧位片可见局部软组织增厚、跟骨后侧结节增大。

3.治疗

一般采用适当制动休息，穿用足跟垫抬高足跟与穿软帮宽松的鞋子减轻对皮下囊的挤压，也可穿带有硅胶护垫的跟腱袜保护。应用理疗、热水浸泡、中药熏洗等物理治疗及局部注射皮质激素加利多卡因类药物，但不要注射进跟腱中。非手术疗法无效者做滑囊切除术。

（二）跟腱前（跟后囊）滑囊炎

1.病因病理

跟腱前滑囊炎又称跟后滑囊炎，其发病与跟骨滑囊突部与跟腱的反复摩擦、撞击有关，尤其存在 Haglund 畸形者更易并发本病。Schepsis 和 Leach 发现 Haglund 畸形患者大都伴有跟后滑囊炎。

2.临床表现与诊断

跟后滑囊炎多发生于 20～30 岁的女性，大都起病缓慢。常发生于一侧跟腱止点部疼痛。早期在行走、站立过久或剧烈运动后出现疼痛，然后疼痛逐渐变为持续性，行走、站立过久或剧烈运动后出现疼痛加重。局部轻度肿胀、压痛，有时可触及捻发音。个别病例发病过程为突然出现跟后部疼痛，局部肿胀；跟腱两侧可见膨出，局部皮肤温度可升高，压痛显著。跟后滑囊炎的患者，可在跟腱的前方引发疼痛。正中侧方挤压跟腱止点前上方（2 指挤压试验），疼痛局限在骨与肌腱结合点并且在扭转和背伸时疼痛加重。

影像学检查：跟后滑囊炎时，在踝关节的 X 线侧位片上可见其后方的透亮三角区消失或不清晰。MRI 检查跟腱正常，但在老年患者可能有跟腱退变的征象。类风湿或淋病引起的跟后滑囊炎，可通过化验室检查与影像学的骨质改变进行鉴别诊断。

3.治疗

一般采用适当制动休息、抬高足跟与穿软帮的鞋减轻对跟腱止点的挤压，也可穿带有硅胶护垫的跟腱袜保护。应用理疗、热水浸泡、中药熏洗等物理治疗及局部注射皮质激素加利多卡因类药物,但不要注射进跟腱中。非手术疗法无效者做滑囊切除术,如跟骨后上结节有 Haglund 畸形,应同时行骨突切除。

（李名武）

第五节 跟 腱 断 裂

跟腱断裂是运动创伤中较为常见的外伤,有学者于 1996 年统计人群年发生率为18/10 万,还有学者同年的统计是 9.3/10 万。国外文献报道,跟腱断裂多发年龄为 30～39 岁,国内报告为20～29 岁,这可能是国内的病例资料中运动员所占的比例较大的原因。

近年来,由于体育运动及群众性文艺活动的广泛开展,技术水平及难度的迅速提高,原来在运动员中常发生的跟腱断裂现在普通人群中也时有发生,其中以从事篮球和羽毛球运动的人发生较多,运动员中则以体操技巧运动员及京剧戏剧中武打演员较为多见。

一、急性跟腱完全断裂

(一)功能解剖

跟腱是人体最强大的肌腱之一,近端是腓肠肌与比目鱼肌的肌腹,远端止于跟骨后下方。跟腱的周围是腱围,在腱的背侧有 4～8 层滑润层,位于深筋膜与腱组织之间,每层都有独自的营养血管。层与层之间有结缔组织连接,其中也有血管通行;各层之间可以滑动,以适应踝关节伸屈活动。关于跟腱的血液供应问题,不少学者进行过研究。1915 年劳(Rau)报道跟腱内的血管数随年龄的增长逐渐减少,至 25～26 岁时已很明显。新生儿血管丰富,1 岁时分布开始不均,但管径却较细。作者认为,此点可能是成年人易发生跟腱断裂,儿童却不易发生的主要原因。成年后跟腱的血供减少,因而易发生跟腱腱围炎,发生后又病程较长。

跟腱的主要作用是跑、跳及行走时提踵(踝跖屈),根据威廉姆斯·利瑟(Willianms Lisser)计算,当体重为 45.5 kg,提踵角为 44°时,其承担的牵拉力是 60.7 kg。运动员一次有力的踏跳,其力量最高可达 780 kg。这时,跟腱所承受的拉力显然是巨大的,这也是它易被损伤的重要因素。

(二)病因与损伤机制

1.直接外力

直接外力造成的跟腱断裂较为少见。常为锐器切割所伤,如农民、建筑工人等劳动者被铁锹等铁器、玻璃等切割所致。均呈开放性,肉眼即可观察到断裂的跟腱。

2.间接外伤

主要由踝关节极度背伸时再突然蹬地发力,跟腱受到强力牵拉所致。近年来群众体育运动的广泛开展,以及技术水平和运动强度的提高,临床上间接外力所造成的跟腱断裂并不少见。而在运动员及演员中则因练习后手翻接直体后空翻、转体 360°或侧空翻的体操动作致伤者较多。关于因间接外力发生跟腱断裂的原因,大都认为跟腱本身在先有疾病或受伤的基础上,再因一次强力牵扯而发生断裂。患淋病、梅毒、痛风或伤寒的人易发生跟腱断裂,并且断裂前,跟腱常因伤而已存在靴裂。阿纳(Arner)报道在职业运动员中,因伤造成跟腱周围的血运障碍,继发跟腱营养不良,退行性病变及坏死是跟腱断裂的重要诱因。大多数病例在跟腱断裂前有明显的跟腱腱围炎病史,病理检查证实跟腱有部分纤维发生坏死,纤维变性及腱围组织血管增生,血管内膜增厚。但也有作者认为,在运动员中跟腱断裂前都无任何跟腱疾病。

关于跟腱因间接外力发生断裂的损伤机制,多数作者认为系踝在过伸位突然用力受伤所致。如体操运动员发生的跟腱断裂均在后手翻落地时踝背伸 20°～30°位踏跳,再接各种空翻转体时,因爆发式用力而发生;其他体育项目受伤者也都在同样角度起跳或落地时发生。负责踝关节跖屈的肌肉有 4 组,即小腿三头肌、胫后肌、腓骨肌及屈趾肌群。踝关节跖屈过程中,各组肌肉所负职责不同,当踝在背伸 20°～30°角发力跖屈时,小腿三头肌负主要责任,由跟骨结节到踝的轴心半径小,因而跟腱这时必然处于极度紧张状态,但胫后肌及腓骨肌此时较松弛。如突然用力踏跳,已紧张的跟腱必然因猛烈受力发生断裂。相反,当足跖屈位踏跳则不然,跟腱因间距变短而肌张力相应减低,相对之下胫后肌、腓骨肌及屈趾肌群则承力较多,跟腱断裂的可能性大大降低。

（三）症状及诊断

1.直接外伤所引起的开放性跟腱断裂

伤部皮肤往往裂开出血,伤口内有时可见跟腱组织。但多数患者断腱上缩不易觉察,若经验不足有可能造成漏诊,误认为单纯皮肤裂伤,仅将伤口清创处理。检查可发现跟腱紧张时腱的外形消失,可触到凹陷及退缩的跟腱残端。

2.间接外力所引起的跟腱断裂

多数患者于受伤当时自己或别人听到"啪"的响声,顿觉跟腱部有棒击感或被别人踢了一脚(但能完成跳起和腾空动作,如后手翻落地再踏跳时跟腱已断),随即感到跟腱处疼痛和足踝运动失灵,不能站立或行走,腓肠肌部位也有疼痛或伴有麻木、发胀感。此时检查可发现踝关节处于不敢自动伸屈的休息位。踝关节由 100°～110°变为 95°左右,跟骨结节向远端移位,跟腱外形消失、下陷,触之有一凹陷,该部压痛敏锐,但皮下肿胀并不明显(图 8-31)。伤后稍久可见轻度肿胀或皮下淤血,以跟腱上 1/3 断裂时较为明显。捏小腿三头肌试验(Thompson 试验)阳性(图 8-32)。部分患者不能单足提踵。

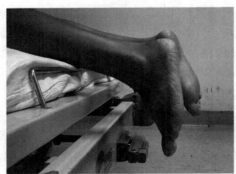

图 8-31　跟腱休息位,断裂的跟腱延长,其连续性中断

3.诊断与鉴别诊断

急性跟腱断裂的诊断主要依据有外伤史、局部疼痛肿胀及足跟提踵、Thompson 试验等物理检查。对开放性跟腱断裂,只要医者能警惕有断裂的发生,均可做出正确的诊断。对闭合性断裂,经验不足者易于漏诊,因而应引起临床医师的警惕。这是因为由于胫后肌和腓骨肌的代偿作用,踝关节仍可完成屈伸动作。个别难以确诊时可行 MRI 检查,它可以清楚地显示断裂的部位。

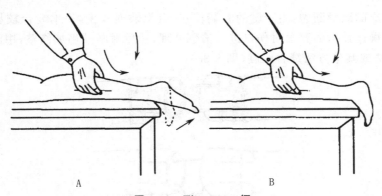

图 8-32　Thompson 征
A.正常时捏小腿引起足跖屈；B.跟腱断裂后无跖屈

　　高位跟腱断裂多位于小腿三头肌与跟腱移行部，应与跖肌腱断裂及小腿三头肌内、外侧头断裂进行鉴别诊断。以上 3 种损伤的大部分患者在受伤的时都有小腿后方受到打击或"中弹"样感觉，伤后均有提踵困难。鉴别要点：①高位跟腱断裂是跟腱断裂的一种，一般 Thompson 试验亦呈阳性，俯卧位双足跟并列时可发现患侧跟骨结节明显下移；后二者查体均不为阳性。②跖肌腱断裂一般不发生小腿部大范围的皮下血肿，扭痛点位置一般较高，且位于小腿外侧，Thompson实验多为阴性；小腿三头肌内、外侧头损伤后，一般常出现明显的皮下出血或局部血肿，压痛点位置较其他两种损伤高，多在膝关节下力的小腿内外侧，疼痛明显较前两者严重，完全断裂时局部也可有凹陷，触之有空虚感，Thompson 试验可介于阴性与阳性之间，但跟骨结节无明显下移。③B超和 MRI 检查可明确损伤部位及程度。另外，在临床中跟腱部分断裂的病例并不多见，不要将跟腱完全断裂但跖肌腱未断误认为是部分跟腱断裂。

　　（四）治疗

　　跟腱断裂应提倡早期治疗，若能伤后早期获得正确处理，及早进行康复治疗和训练安排恰当，不但能够恢复日常的生活和体育运动，而且还可以完全恢复原有运动项目训练并且达到伤前训练水平。

　　1.非手术治疗

　　近年来有学者提倡跟腱断裂后不手术，而用长腿石膏将踝固定于自然跖屈位 8 周，然后去除石膏，垫高后跟走路 4 周的方法治疗闭合性断裂。多数学者认为这一方法对一般人来说是可以的，但对运动员和演员应持谨慎态度。因为运动员和演员对跟腱伤后功能恢复的要求很高，临床中感到对他们治疗效果好坏的关键在于手术中跟腱缝合时松紧度的掌握和术后康复治疗训练的合理安排，非手术治疗不易做到此点。即使钢丝牵拉缝合法也不易做到。对运动员及演员，手术后无论是过松还是过紧，仅此一点即可完全断送运动或演出生涯。因而，除在无条件进行手术或患者不能接受手术的情况下而采用非手术治疗外，应以手术治疗为宜。

　　2.开放手术修复跟腱断裂

　　断端直接吻合修复术：适用于跟腱新鲜完全断裂、断端较整齐、缺损在 2～3 cm 的患者。手术方法（以闭合性断裂为例）为从跟腱内侧边缘 0.5 cm 处，做 10～12 cm 后内侧 S 形或直切口。为避免损伤腓肠神经和小隐静脉，大多选择后内侧入路，而不选择后外侧入路。锐性切开皮肤、皮下组织确认肌腱断端两侧残余部分，反复冲洗并清除血肿。在屈膝 15°位和踝跖屈 5°位下直接吻合断端修复跟腱。

　　直接外伤造成的跟腱断裂,由于腱的断端较齐,组织缺损较少,手术缝合较易。但是缝合前需严格按照无菌操作技术的要求对伤口进行清创处理,然后对断端稍加修整,用两根可吸收线采用改良 Kessler 法或其他方法缝合跟腱(图 8-33)。

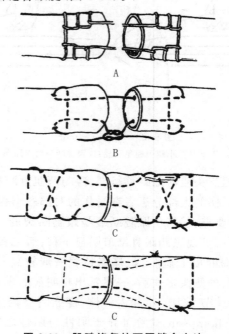

图 8-33　肌腱修复的不同缝合方法
A.Krackow 法;B.Kessler 法;C.Bunnell 法;D.双矩形缝合法

　　先在离跟腱断裂处 3~4 cm 的健康组织区缝合,为了改变肌腱张力,断裂跟腱残端必须尽可能准确对合,且恢复跟腱的长度与张力。否则,跟腱短缩可能导致疼痛性瘢痕疙瘩形成。缝合必须强大有力,缝线必须远离损伤区。间接外伤造成的闭合性断裂,断端多参差不齐,呈马尾状,缝合时有一定困难,需将断端适当重叠。如将残断端切除又势必造成缝合后的跟腱过短,影响踝的伸屈功能。因而,其修补原则是断端纤维稍加缝合,同时再用腱瓣加固(参考陈旧性跟腱断裂的腱膜瓣修复术)。对陈旧性跟腱断裂,若腱的缺损较多,可将腱瓣嵌接于远端的断腱中,腱瓣折成索条状。跟腱断裂前有跟腱腱围炎者,腱瓣修补后症状多可完全消失。

　　为了确保手术成功,术中要注意以下几点。

　　(1)术中缝合时仔细掌握跟腱的松紧度:太紧将来可能影响踝关节背伸,不能完全下蹲,甚至走路时跛行。对运动员,则有些动作如平衡木不能完成。跟腱太松则弹跳无力。术中掌握松紧度的方法如下。①仔细找出断端缝合;②将踝放在跖屈 30°左右将跟腱断端缝合;③缝合后做捏小腿三头肌试验,若两侧相同,则为松紧合宜。

　　(2)适当的切口及合理的术后康复训练安排:手术切口应选用小腿后中间偏内侧纵切口,以免损伤小腿后的皮神经。术后以大棉花垫包扎,用长腿石膏固定(膝屈角 60°,踝屈角 30°),满3 周后改为短腿石膏托,第 4 周开始每天在床上去石膏托练习踝的主动伸屈活动。第 5 周开始中药熏洗踝关节和滚筒练习。第 6 周起着高跟鞋或用硬纸板垫后跟下地走路,跟高 5 cm,踩实后3.5 cm,2 周后逐渐将后跟减低。同时,用各种体疗器械练习踝关节的伸屈活动,约在术后 3 个月可以练习跑步,6 个月后方可训练翻腾动作。恢复活动时,有时出现跟腱缝合部反复肿痛,应检查局部是否有囊肿形成,可能是手术中缝合不紧密留有无效腔所致。治疗上首先应予石膏固定 2～3 周,同时进行理疗(超短波等)。一般均可愈合。

(3)如果断端间距离大于 3 cm,术中勉强对端缝合较紧时,可行 V-Y 延长缝合。方法是在跟腱的腱腹交界处做 V 形切开,把近端向远端滑移延长缝合(图 8-34)。也可以采用 Lindholm 术式进行修复,方法是在近端腱组织两侧各切取 1 cm×8 cm 的腱组织条,如图 8-35 进行修复,在修复之前先用不吸收的肌腱缝线将两断端缝合,期间留有短缩的间隙用切下的腱条编织缝合。供区的残腔可直接缝合。

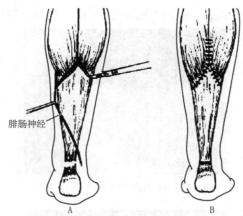

图 8-34　V-Y 延长缝合术
A.V 形切开腱腹交界处;B.Y 形缝合

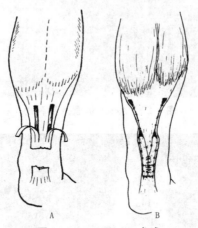

图 8-35　Lindholm 术式
A.切取肌腱条;B.将肌腱条翻转缝合

3.微创手术治疗闭合性跟腱断裂

(1)小切口跟腱吻合术:手术方法为选择长 3 cm 的后内侧纵切口,采用“移动窗”技术暴露,用改良 Kessler 缝合加间断缝合断端。术后同上。

(2)Achillon 微创跟腱吻合术:手术方法为精确定位触及断端裂隙,超过 90% 的患者断端间隙位于跟骨结节上 4 cm 处,Achillon 适用于发生在跟骨结节近端 2～8 cm 的跟腱断裂。标记出断裂点,切口位于断裂点偏内侧,长约 2 cm(图 8-36),以缝线将腱旁组织固定于切口两端,清理腱旁组织下远近端隧道,便于吻合器的置入,暴露远、近端跟腱残端,清理残端血肿。在断端侧直视可见跖肌腱,跟腱残端通常会有回缩及撕裂,必要时可向远近端延长切口。Achillon 被放入腱鞘内并且逐渐适应残端的宽度(图 8-37),在穿线之前,确认吻合器处于适当的位置和角度,跟腱残端必须置于内侧脚之间,用穿针导向器平行穿 3 根缝线,缝线两端留置皮外,向着箭头的方向依次穿入缝线,可能需用手指触诊以保证缝线穿入残端的中间。然后,逐步将 Achillon 退出,并将缝线从腱鞘内带出,以免缝线或软组织损伤,同时逐渐合拢内侧脚(图 8-38)。相同程序处理远端,置入 Achillon 直到触及跟骨,并穿入 3 根缝线,在同侧准确对合缝线,并对应打结,对撕裂的残端避免作任何修整以保持长度,吻合时在跖屈 10°位与对侧跟腱张力做比较。

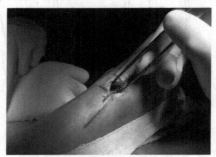

图 8-36 切口位于断裂点偏内侧,长约 2 cm

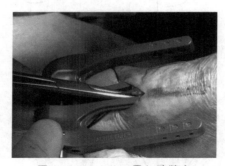

图 8-37 Achillon 置入腱鞘内

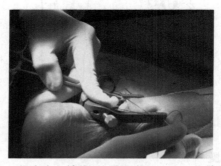

图 8-38 依次穿入缝线,然后退出 Achillon 将缝线打结

(3)关节镜辅助下经皮 Kessler 跟腱吻合术:优点是术后并发症明显减少,伤口美观,皮肤坏死和延迟愈合相对较少;保留了腱旁膜的血供,功能恢复明显加快;关节镜辅助下清理断端间血肿、瘢痕及残端组织彻底;镜下证实跟腱断端接触紧密与对合良好,避免了经皮修复跟腱断裂的盲目性和不确定性。缺点是对操作者要求高、手术操作时间长。手术方法见跟腱损伤关节镜

治疗。

二、跟腱部分断裂

跟腱部分断裂在普通人群中并不多见,在运动员中多见于跑跳项目的运动员。伤后断处生成瘢痕或形成囊肿,产生炎症变成慢性,影响运动成绩。临床物理诊断时经常被误诊为跟腱腱围炎而于手术中才被证实。

跟腱部分断裂多数病例均有一次急性拉伤史,但个别病例无急性病史,以致误诊。多数病例均在完成强度较大的运动动作时疼痛。有急性损伤史者,伤时跟腱部有敲击或被踢感。至慢性期,经常于准备活动后疼痛较轻,运动时及运动后疼痛又加重。仔细触诊,伤部可摸到硬结,或跟腱变粗伴有压痛。如伤时出血,以后因血肿形成囊肿,则于训练时局部肿大。多数有小腿三头肌萎缩。软组织 X 线片、MRI 及超声波检查有助于诊断。如跟腱止点的深层断裂,跟腱下滑囊造影可助诊断。

跟腱部分断裂者在急伤期应冷敷。将踝跖屈以石膏托固定 4~6 周。陈旧性病例影响成绩者,应手术切除病变组织,视完整跟腱的多少决定是否切断肌腱对端吻合。若切除部分大于1/2,则应切断跟腱,参考陈旧性跟腱断裂的修复原则予以修复。若切除部分小于跟腱的 1/3,可不必切断跟腱,仅以石膏固定 5~6 周,恢复时间需 10~12 周。完全恢复训练至少需 6 个月。

三、陈旧性跟腱断裂

陈旧性跟腱断裂往往因急性跟腱断裂后未获得及时治疗、保守治疗失败或延误诊断处理不当造成。其中又以误诊所致的陈旧性跟腱断裂较多,国内对陈旧性跟腱断裂的报道中,误诊率高达66.7%。博伊登(Boyden)1995 年和 Arner 1959 年报道的误诊率为 20%~30%。

目前,国内多数学者将超过 3 个月的跟腱断裂称为陈旧性跟腱断裂。但对划分急性和陈旧跟腱断裂的分界线尚有不同认识。加登(Garden)等认为,对于跟腱断裂发生在 1 周以内的患者,手术治疗和非手术治疗的疗效均比 1 周以上的好。他们经过 5 年的随访发现,断后 1 周接受手术治疗的患者,平均距屈力是健侧的 91%,而断后 1 周以后接受手术患者的距屈力只有健侧的 74%。所以,他们把 1 周作为分界线。

(一)病理变化

陈旧性跟腱断裂者,断裂的局部会发生一系列的病理变化。余家阔等对陈旧性跟腱断裂的30 例患者术中观察发现,所有患者的皮下脂肪、跟腱腱围和跟腱之间均存在广泛粘连,而且均有腱围、腱和断处的变性改变及断端间的瘢痕连接。术中见跟腱两断端间的距离不等,以距跟腱止点3~5 cm 处者为最多。其中有 13 例跟腱陈旧断端间有滑囊,占 43%,滑囊的产生可能与跟腱断端血肿机化不完全有关。跟腱断裂后,断裂的跟腱及其周围组织发生局限性的缺血性坏死,坏死组织被包裹且周围组织的少量渗出可能是形成断端滑囊的另一原因。对 12 例陈旧性跟腱断裂处的组织标本进行关节镜观察发现,所有标本中均有腱组织和瘢痕组织中的大量毛细血管增生,在增生的血管中,有一些血管的内皮细胞增生,导致管腔狭窄,还可见到毛细血管的动脉化现象。所有 12 例标本中均见腱纤维结缔组织增生、玻璃样变、纤维截断变和局灶性坏死。11 例标本中有腱纤维间脂肪变性和黏液变性,肌纤维间纤维结缔组织增生等变化。电镜下可见组成跟腱的部分 I 型胶原纤维发生溶解,较多的胶原纤维发生弯折、扭曲,同一平面的胶原纤维有横向断面和纵向断面共同出现,胶原纤维束的排列完全紊乱,而且还可见到腱纤维间钙质沉着。

（二）临床表现与诊断

患者多有外伤史,均有踝关节跖屈和患足提踵无力的主诉。体检:所有患者均有跟腱增长,俯卧位时患侧踝关节休息位改变,跟腱断端有凹陷或瘢痕隆起,患肢提踵无力。有作者对 30 例陈旧性跟腱断裂患者体检情况发现,捏小腿三头肌试验 15 例阳性,8 例可疑,7 例阴性（23.3%）;10 例患者凹陷处可触及压痛,4 例患者跟腱处皮肤可触及瘢痕。跟腱凹陷在跟骨结节上 2～10 cm 不等,其中以跟骨结节上 3～5 cm 为多,共 20 例。根据受伤史及上述检查往往能对陈旧性跟腱断裂进行确诊。对难以确诊者可行磁共振成像（图 8-39）进行辅助检查,可以了解陈旧性断裂的瘢痕情况和范围。用 B 超检查可以使断端滑囊的情况一目了然。

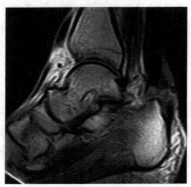

图 8-39　陈旧性跟腱断裂 MRI,断端可见瘢痕连接

（三）治疗

1.直接吻合手术

直接"8"字缝合:适用于儿童的陈旧性跟腱断裂和跟腱断端间隙在 3 cm 以内者。在跟腱内侧自跟腱止点处起向近端作 10 cm 长皮肤切口,切开皮下及腱周组织,显露跟腱断裂处;清除血肿,将参差不齐的断端修整,屈膝、足跖屈下用粗丝线将两端作"8"字缝合,断端间再间断缝合数针。

腱鞘需仔细缝合,以免肌腱与皮肤粘连,影响功能。术后踝关节跖屈 30°,膝 135°位用长腿石膏筒固定,3 周后改为短腿石膏,并常规进行股四头肌锻炼,再固定 3～4 周拆除石膏固定,行踝关节功能锻炼。

2.跟腱重建术

跟腱重建术是利用自体或异体的肌腱,或筋膜的转移或移植修复陈旧性跟腱断裂。适用于跟腱缺损超过 3 cm 的陈旧性跟腱断裂者。常用的方法如下。

（1）Lindholm 术:从小腿后方中部到跟骨作后侧纵形微弧形切口。从正中切开深筋膜,显露跟腱断裂处,用粗丝线或钢丝行褥式缝合断端,中间加间断缝合。再从腓肠肌两侧各翻下长 7～8 cm、宽 1 cm 的肌腱条,肌腱瓣在吻合口上方 3 cm 处保留不切下。将肌腱瓣翻转 180°,使其光滑面向外,两端肌腱瓣与远端缝合,再两端彼此缝合,切取肌腱瓣处的伤口间断缝合。术后处理同上。

（2）Bosworth 手术:该术适用于断端间隙大于 3 cm 的陈旧性跟腱断裂的修复。在小腿后部,行稍偏内侧后正中纵形切口,从小腿中上 1/3 到足跟显露断裂跟腱。切除瘢痕组织,从近向远游离宽 1～2 cm,长 7～9 cm 的腓肠肌腱膜瓣,直达靠近断端 3 cm 处为止。将其横穿跟腱近、远端后用粗丝线缝合,再缝合取腱膜瓣处(图 8-40),术后处理同上。

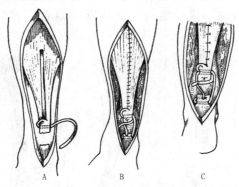

图 8-40 Bosworth 手术

A.切取跟腱条;B.将跟腱条翻转缝合

(3)Bugg 与 Boyd 手术:适用于陈旧性跟腱断裂的修补手术,断端缺损大于 5 cm 者。从小腿后沿跟腱外侧做纵形切口,切口起自小腿中、下 1/3 处至跟骨结节。切开皮肤皮下组织后,显露腓肠肌远端部分及跟腱断端。在跟腱断端处切除所有瘢痕组织,直至可见正常腱性组织。取同侧大腿阔筋膜 7.5 cm 宽,15 cm 长,保存阔筋膜内面的脂肪薄层。取此阔筋膜做成三条 1 cm 宽的阔筋膜条,余下部分另作他用。通过近侧跟腱断端作减张缝合或暂用钢丝穿过近端牵引,减张缝合钢丝从足跟部穿出(图 8-41)。使膝关节屈曲和踝关节跖屈,拉紧上述减张缝合钢丝,使跟腱两断端尽量靠拢,在钢丝打结之前,要与对侧肢体相比较,校正张力并可做必要的调整,选择好最理想的断端间缝合的张力,然后将缝线打结。仍留有跟腱缺损空隙,用所做的 3 根阔筋膜条,在跟腱两断端缺损间缝合。两条相互交叉,一条在正中位。阔筋膜条彼此间用细丝线缝合固定。将所余之阔筋膜包绕于缝合之断端筋膜条外,形成一管状。管状缝线先在后面,然后转动阔筋膜管,使缝线处转向前面,保持阔筋膜面后面光滑。最后将阔筋膜套管固定于跟腱缺损的远、近两端处。术后同上。

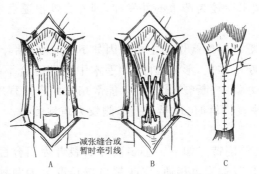

图 8-41 Bugg 与 Boyd 手术

A.修整断端将两端减张缝合或暂用钢丝穿过近端牵引;B.阔筋膜条缝合断端;C.阔筋膜包括缝合

(4)Myerson 手术:适用于陈旧性跟腱断裂的修补手术,断端缺损 4 cm 以上不能行端端吻合者。从小腿后沿跟腱外侧做纵形切口,切口起自小腿中、下 1/3 处至跟骨结节。切开皮肤皮下组织后,显露腓肠肌远端部分及跟腱断端。在跟腱断端处切除所有瘢痕组织,直至可见正常腱性组织(图 8-42A)。在断端近侧腓肠肌腱膜中央部切取一个倒 V 形的腱膜片,V 形的尖在近端

（图 8-42B）。其长度要大于跟腱缺损的 2 倍，V 形底部宽度为远侧断端的宽度。切取整个 V 形腱膜片后向下滑动，其底部用粗的不吸收缝线与远侧断端缝合，上部与近侧断端形成 V-Y 缝合（图 8-42C）。术后同上。

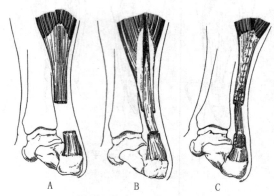

图 8-42 Myerson 手术

A.切取 V 形腱膜片；B.腱膜片与远侧断端缝合；C.缝合完毕

（四）预后

陈旧性跟腱断裂经手术修复和积极的康复治疗，疗效大都优良。但随访时发现部分患者仍有明显的小腿三头肌萎缩，部分患者在 5 年随访时仍然感到活动时间长后出现小腿三头肌酸胀不适。从光镜、电镜观察结果来看，跟腱断裂后病理变化不仅仅局限于跟腱处，还会累及到小腿三头肌，肌肉部分出现局灶性变性、坏死和肌纤维间大量纤维结缔组织增生等改变。因此，跟腱断裂后，小腿三头肌的变化不仅仅是失用性萎缩这一适应性改变，而且还存在着变性、坏死的破坏性改变，这可能是术后小腿三头肌萎缩较难恢复的原因，也与跟腱术后跖屈力下降、耐力下降有关。

四、跟腱再断裂

跟腱再断裂是跟腱断裂术后较为严重的并发症，国外文献报道发生率为 1％～3％。

（一）原因分析

大量病例分析提示，跟腱再断裂病例的主要原因如下：①保守治疗适应证选择不当。跟腱断裂位置较低，固定时未能使断端靠拢，形成间隙；②手术中断端缝合不够严密，存有无效腔，术后形成腱内囊肿，造成局部应力集中、断裂；③术后未能严格按照康复程序进行康复训练，患者术后 4 周过早单足支撑负重；④恢复训练时，过早进行患侧发力蹬地练习。

（二）病理解剖特点

跟腱再断裂主要的病理解剖特点如下。①多数再断裂者为闭合性，仅 2 例为开放性。开放性断裂均为横行，皮肤裂口与跟腱裂口相通，皮肤裂口按长度分为两种，长者可达 2.5～3.0 cm，短者仅为 0.5～1.0 cm，二者的发生概率相近。②断裂部位：跟腱再断裂均发生在原断裂缝合修补处，位于跟骨结节上方 3～4 cm 部位。③断端情况：再断裂的跟腱明显增粗瘢痕化；腱围与跟腱融合，与深筋膜粘连明显，尤其在再断裂区域与深筋膜密不可分，有些甚至与皮下组织有较明显的粘连。④断裂形状：绝大多数为横行断裂，断端比较整齐，断端间有积血，大部分断端在踝跖屈时能对合，个别病例在踝跖屈时仍可相距 1～2 cm；很少数为短马尾状撕裂，断端有约 2 cm 的重叠；极少数为跟腱大部分断裂。

（三）治疗方法

跟腱再断裂的治疗虽然也可采用保守治疗和手术治疗两种不同方法，但提倡首选手术治疗。

1.保守治疗

对不能接受手术治疗的闭合性、断端血肿较小、断端间隙小且伤后时间短的病例可采取保守治疗。可给予长腿石膏托严格制动 6 周，固定于屈膝 60°、踝关节跖屈 20°位，尽可能对拢断端。6 周后按照陈旧性跟腱断裂进行康复训练。

2.手术治疗

跟腱再断裂时断端为增生的瘢痕样组织，组织脆性大，单纯端对端缝合往往愈合不佳，强度不够，常需翻瓣加固。手术时先将增粗的断端修整，适当修薄，若能对合则先端对端缝合，然后翻转 1～2 个腓肠肌腱瓣跨越断端加固缝合，注意保持跟腱内外侧张力平衡；若断端于跖屈时仍有间隙，则不可于极度跖屈位强行端端缝合，否则缝合张力大，加之组织脆性大，不易愈合，另外踝关节处于过度跖屈，术后常遗留背伸受限、足跟不能着地等后遗症，可翻转 1～2 个腓肠肌腱瓣跨越断端架桥缝合，断端间隙不要强行闭合，缝合后患侧跟骨结节位置稍高于对侧，一般以 0.5～1.0 cm为宜。

对于开放性跟腱再断裂，如果皮肤裂口较小，则顺皮肤裂口两侧分别向上下延长显露跟腱断端，清理断端间血肿后将断端对合用强度大的缝线进行端端缝合。由于跟腱再断裂局部组织条件差，术后易发生感染，所以开放性再断裂时手术不宜做大，简单端端缝合即可，而且必须严格按照开放性伤口处理。术后给予长腿石膏后托固定 4～6 周，然后按照陈旧性跟腱断裂进行康复。

（陆道军）

第六节　跟　痛　症

跟痛症是跟部周围由急性或慢性损伤引起的一系列疼痛性疾病的总称，以跟部跖侧的疼痛为主，常伴有跟骨骨刺。足内在肌张力失常、跟骨内压增高或局部炎症、跟骨关节部损伤、骨质增生等，均可导致足跟痛。此病多发生于 40～60 岁的中、老年人，妇女及肥胖的男性尤为多见。临床可分为跟后痛、跟下痛、跟痛病 3 类。机体素质机能的下降、长期慢性的劳损，以及某些持久的站立、行走的刺激，均可导致跟骨周围的痛证。也有并无明显外伤史而逐渐发生的足跟疼痛。

一、病因病理

本病的发生可由急性损伤或慢性劳损所引起，认为与跟垫的退变有关。急性者如行走时足跟部突然踩着硬物，或下楼时用力过猛，足跟着地等，都可引起损伤。踝部皮肤是人体最厚的皮肤，皮下脂肪致密、发达，且与跟骨之间有滑液囊存在。中、老年人，特别是形盛而体衰者，肝肾不足，筋骨衰弱，尤其容易由于足跟负重过大而出现跟痛。经常长途跋涉，跟下软组织遭受反复挤压性损伤；跖腱膜长期、持续地受到牵拉，在跟骨结节附着处发生慢性损伤等，均可引起跟痛。此外，病程日久，可在跟骨结节部的前缘产生骨质增生，即跟骨刺。单纯的跟骨刺有时较少引起疼痛，当承重走路时，跟骨结节滑囊及跟部脂肪垫因受骨刺的挤压与刺激，而发生滑囊炎及跟骨脂肪垫变性，始引起疼痛。在此过程中，跟垫中胶原纤维水分含量和可塑性纤维组织减少。另外，类风湿、跟骨结核、青少年或儿童因跟骨骨骺炎等,均可产生跟痛症。

二、临床表现

急性损伤者,表现为足跟着力部急性疼痛,不敢走路,尤其畏行凹凸不平的道路。慢性者起病缓慢,可有数月或几年的病史。早晨起床后立时疼痛加重,行走片刻后疼痛减轻,但行走过久或晚间疼痛又加重。多数为一定发病,偶有两侧足跟皆痛者。局部无红肿,在跟骨跖面的跟骨结节处有压痛,如骨刺较大者,可触及骨性隆起。

三、诊断要点

(1)少数患者有扁平足的病史。
(2)急性损伤局部微肿,压痛明显,且走路时因鞋的摩擦而使疼痛加重。
(3)表面皮肤增厚,皮肤微红,足尖着地无力。
(4)慢性损伤局部检查不红不肿,但有压痛或骨性隆起。
(5)X线检查可显示跟骨结节上缘或下缘有刺状骨质增生形成。

四、针灸治疗

(一)毫针法
处方一:昆仑、仆参、太溪、水泉。
操作:常规消毒后取1.5~2.0寸毫针直刺以上各穴,行平补平泻手法,以足跟部有酸、麻、胀、重等针感为度,每次留针20分钟。每天1次,10次为1个疗程。
处方二:三阴交、阿是穴。
操作:对于虚证的患者在三阴交及疼痛局部行平补手法后留针30分钟,再隔姜灸7壮。加刺太溪穴。实证患者则在三阴交及疼痛局部行平泻手法,不留针,加刺太冲穴。同时以陈醋湿热敷足跟部,效果更好。隔天1次,2次为1个疗程。
处方三:太溪、大陵、水泉、阿是穴。
操作:患者取坐位,穴位常规消毒后,以1寸毫针直刺大陵穴,行提插捻转手法,以针下有抵触感为度。以相同手法针刺其他各穴及疼痛局部,每次留针25分钟。
处方四:下关、大陵、三阴交、阿是穴。
操作:患者仰卧或者垂足,先后疼痛范围内上下揉按以寻找敏感点。局部常规消毒后直刺,以局部产生麻胀感为度,行平补平泻手法,可同时震动患侧足跟,使针感放射到足跟部为宜。行针至足跟有热感即可。留针30分钟,每10分钟行针1次。每天或隔天治疗1次,5次为1个疗程。
(二)穴位注射法
处方:阿是穴。
操作:本法适用于足跟疼痛较重者,以泼尼松混悬液0.5 mL,加普鲁卡因3 mL,在严格无菌操作下行痛点封闭,封闭后休息1~2天,一般治疗1次即可取得较好疗效。
(三)灸法
处方:阿是穴。
操作:在跟部取阿是穴,涂少许活血酒。各置一含少量麝香、雄黄、冰片的小艾炷,用药线点燃,待患者感到灼热时急用木片压灭,使患者自觉热气内攻。若无此感觉可连用2~3次。对于病程长者,少顷便加用悬灸,对跟部及周围进行广泛温和灸5~10分钟。嘱患者着软底鞋,勿久行负重,3~7次症状可消失。

五、推拿治疗

(一)按揉理筋法

操作:做理筋手法时,应遵循治疗力度先轻后重,活动范围由小渐大,活动速度由慢到快的原则,选用具有通经活络、行气活血、补肾壮骨等作用的轻柔手法,以解除其由于局部瘀血凝滞、脉络不通、气血不行而导致的疼痛,亦可在痛点及其周围做按摩、推揉手法,以温运气血而减轻疼痛。

(二)捏揉抠拨捏拿法

操作:让患者俯卧于治疗床上,施术者先用一手着力,反复捏揉小腿后侧肌肉,从跟腱经承山至委中穴,反复3~5遍。再用拇指着力,反复抠拨弹拨昆仑、太溪等穴,并从跟腱抠拨捏拿至跟骨结节处,反复3~5遍。此法对治跟后滑囊炎有效。

(三)理筋分筋法

操作:令患者取坐位或卧位,屈膝90°,医者一手握住患足做背屈固定,使跟腱处于紧张状态,另一手按摩患者小腿至皮肤潮红,然后以理筋、分筋等手法施于小腿前侧、足跟部及痛点3~5分钟,取足三里、太溪、昆仑、阳陵泉、悬钟、申脉、解溪等穴,分别以拇指按压,施强刺激2~3分钟,重点按压刺激患部压痛点,再以叩诊锤叩跟骨压痛点3~5次,轻推、摩揉小腿及跟部,以缓解肌痉挛及足跟部疼痛,最后用力向外旋转膝踝关节,并牵伸小腿,每2~3天1次,5次为1个疗程。

(四)指刮舒筋通络法

操作:让患者俯卧于治疗床上,施术者用拇指尖着力,摸准滑囊疼痛之处,反复进行刮动,如刮动跟后滑囊疼痛处,或刮动跟下滑囊疼痛处。此法对治疗跟后滑囊炎和跟骨结节下滑囊炎有效。

(五)捶击疏经止痛法

操作:让患者俯卧于治疗床上,施术者先用一手握住患肢踝关节固定,用另一手握住小锤(铁锤、木槌或卵圆石均可),对准其足跟疼痛的滑囊结节,反复进行捶击,至其滑囊被击破吸收,则其疼痛消失。此法对治疗跟骨结节下滑囊炎有效。

(王荣林)

第七节　踝关节扭伤

踝关节扭伤主要是指踝关节内侧副韧带、外侧副韧带和下胫腓韧带的损伤。一般是骑车、上下楼突然跌倒,或道路不平时因踝关节不稳定而使其过度向内和向外翻转所致。临床分为内翻型和外翻型两种,以前者多见。本病可发生于任何年龄,以青壮年常见。运动员在进行田径、球类和体操等身体训练时,易发生此病。此外,踏空、高坠等均可导致踝关节扭伤。本病属中医学

"筋伤"的范畴,是因经筋损伤,脉络受阻所致。

一、病因病理

踝关节扭伤的主要病因是前外侧的胫腓前韧带、内侧的三角韧带、内外侧副韧带等的损伤。多发生在行走过程中因道路不平或阻碍物不慎跌倒,或空中落地,站立不稳,下楼或下坡时失脚踏空,体育运动中撞跌摔地时,足部突然受到内翻和外翻的暴力。踝关节的扭伤可引起软组织的急性损伤,当其处于跖屈位时,距腓前韧带与胫骨之纵轴走行一致,而且处于紧张状态,故在跖屈位受到内翻暴力时,首先发生距腓前韧带损伤;当踝关节于 0°位受到内翻暴力时,可单纯发生跟腓韧带损伤,也可以是继发于距腓前韧带损伤之后,由外力继续作用所导致。距腓后韧带在外踝3 组韧带中较为坚强,损伤极少发生,仅于踝关节极度背屈而又受到内翻暴力时,才会损伤。外翻断裂时则合并有多踝或腓骨下端骨折,并可同时有下胫腓韧带损伤。

二、临床表现

踝关节扭伤之后踝部立即出现肿胀疼痛,不能走路或可勉强行走。伤后 2～3 天局部即可出现紫瘀血斑。内翻扭伤时,多在外踝前下方肿胀,压痛明显,若将足做内翻动作时,则外踝前下方发生剧痛;外翻扭伤时,在内踝前下方肿胀,压痛明显,若将足做外翻动作时,则内踝前下方发生剧痛。轻者韧带受到过度的牵引而引起损伤反应,重者则引起完全或不完全的韧带断裂及关节脱位,若不及时处理或处理不当,局部渗出液与瘀血积聚,造成损伤组织愈合不良或结缔组织过度增生,以上因素均可导致局部的粘连、关节不稳和其他继发性病理变化。

三、诊断要点

(1)有明显的受伤史,即踝关节扭伤史。受伤之后有局部肿胀、骤然疼痛和紫瘀血斑,且行路时疼痛加剧。

(2)受伤后行走不利,伤足不敢用力着地,踝关节活动时损伤部位疼痛而致关节活动受限,患者跛行,甚至完全不能行走。

(3)局部有明显压痛点。

(4)做与受伤姿势相同的内翻或外翻位 X 线摄片检查,一侧韧带撕裂显示患侧关节间隙增宽;下胫腓韧带断裂,则显示内、外踝间距增宽。

四、针灸治疗

(一)毫针法

(1)处方一:丘墟透照海。

操作:患者取侧卧位,进针处常规消毒,毫针从丘墟刺入,针尖指向照海,缓慢提插进针,以患者有强烈的酸麻胀痛感为度。当在照海处可隐约摸到针尖,但针尖仍处于皮下时,即停止进针。于针柄处置艾条施温针灸法,换灸 2 次,每天或隔天 1 次。治疗 10 次左右即可。

(2)处方二:健侧外关。

操作:以 1.5 寸毫针快速刺入皮下,进针至 0.5～1 寸,患者得气后行平补平泻手法,强度以患者能耐受为度。留针过程中行针 2～3 次,并让患者自行做旋转踝关节的动作。每天或隔天治疗。

（3）处方三：中渚、阳池。

操作：取患侧中渚穴与阳池穴，常规消毒后快速进针直达皮下，待患者产生酸胀感后留针20分钟，留针期间辅以自行揉按、活动患部的动作。

（4）处方四：大陵、内庭、侠溪、阿是穴。

操作：取健侧大陵、内庭、侠溪及疼痛局部，以1.5寸毫针快速刺入皮下，至0.5～1寸停针，有酸麻胀重等针感时即行平补平泻法，以患者能耐受为度，留针20～30分钟，行针期间嘱咐患者以踝关节旋转运动相配合。

（5）处方五：第二掌骨桡侧末端足端踝穴。

操作：患者取坐位，将与病足同侧的手握空拳，放松肌肉，将虎口朝上，取足踝穴常规消毒后，垂直刺入0.6～0.8寸，并同时活动踝关节。

（6）处方六：神门、阳谷、阿是穴。

操作：仰掌取神门，屈腕取阳谷，均取患处对侧穴位。常规消毒后，以1寸毫针快速刺入穴位。针神门时，以神门透大陵，针尖指向大陵；针阳谷时，以阳谷透阳池，针尖向阳池方向斜刺。阿是穴采取平补平泻手法。提插捻针，得气后留针，并令患者做跳跃动作，以增强疗效。

（7）处方七：阳池、阿是穴。

操作：取同侧阳池穴及局部阿是穴，常规消毒后快速进针，得气后留针，患者可配合自我按摩，使扭伤局部血液循环改善，瘀血消散，则疼痛自除。

（8）处方八：冲阳、足三里、八风、阿是穴。

操作：取患侧八风穴，配合冲阳，得气后留针30分钟，阿是穴行平补平泻法。

（9）处方九：同侧腕关节对应点。

操作：常规消毒后，斜刺进针，得气后反复刮针柄，并活动受伤关节。

（二）耳针法

处方：耳穴踝、膝、神门、皮质下、肾上腺。

操作：外踝扭伤加健侧腕骨，内踝扭伤加患侧阳溪透太渊。瘀血肿痛者加耳尖穴，筋伤重者配肝，内伤者配脾。消毒后，以速刺法垂直刺入皮下0.2～0.3寸，以局部产生胀感、耳郭渐有热感为度，同时令患者活动扭伤的踝部，并逐步增大活动幅度。出针后，可由耳尖放血数滴，以增强治疗效果。

五、推拿治疗

（一）摇按挤顺理筋法

操作：踝关节扭伤时，令患者侧卧，使伤踝在上，助手以双手握住患者伤侧小腿下端，固定伤膝。医者双手相对，拇指在上握住足部，做踝关节摇法，然后徐徐使足跖屈内翻，在牵引下将足背屈、外翻，同时双手拇指向下按压，最后以手拇指在韧带损伤处做挤顺法。亦可使患者取端坐位，医者一手握住患足背部，在踝关节轻度内翻姿势下，进行持续性牵引，同时以另一手拇指和示指顺肌腱走向进行按摩，并喷白酒于伤侧足部。停止按摩后，在继续牵引下将踝关节内翻，尽力跖屈。施行此理筋手法时，对单纯韧带扭伤或韧带部分撕裂者可进行手法理筋，瘀肿严重者，手法宜轻。

（二）理筋顺筋止痛法

操作：患者仰卧于治疗床上，施术者用一手握住患者足前部固定，另一手着力，反复捏揉按摩踝部损伤之处及其周围软组织,用以活血理气顺筋通络,手法宜轻柔而不可用力过猛,以免增加出血和渗出。并向四周散其气血,理筋顺筋。若属外踝损伤,则应反复点揉外踝损伤之处及其周围软组织;若属内踝损伤,则应反复点揉内踝损伤之处及其周围软组织。用一手握住踝上部,另一手握住足前部,双手协同用力,反复做踝关节的跖屈背伸活动、向内旋转摇踝活动和向外旋转摇踝活动,各 10 余次,以促使其恢复活动功能。

（三）推揉疏筋法

操作:原则是以解除肌肉的紧张痉挛、消散瘀血、去除粘连、活动关节为主。首先以拇指行推法,对小腿各肌群逐一施行推拿。在有明显压痛和瘀血聚结的地方,用拇指指尖轻推,行指揉及拨络法,以患者有痛感为度。在受伤部位行揉、㨰手法的同时,另一手握住患足前部并摇动关节,通过梳理经筋的方法使其断离的软组织得以复位。

六、中药治疗

(1)早期:治宜活血祛瘀,消肿止痛,内服舒筋丸,一次 6 g,一日 3 次。外敷五黄散或三色敷药或一号新伤药。

(2)后期:治宜舒筋活络,温经止痛,内服小活络丹,一次 6 g,一日 3 次。外用海桐皮汤或四肢损伤洗方熏洗。

（王荣林）

第八节　踝关节骨折脱位

一、踝关节骨折

（一）概述

踝关节是人体负重最大的关节。站立行走时全身重量均落在该关节上,日常生活中的行走和跳跃等活动,主要依靠踝关节的背伸、跖屈运动。踝关节的稳定性与灵活性十分重要,当发生骨折、脱位或韧带损伤时,如果治疗不符合该关节功能解剖特点,就会对关节功能造成严重影响。

踝关节骨折分型常用 AO Danis-Weber 分型和 Lauge-Hansen 分型。

1.Danis-Weber 分型

基于腓骨骨折线和下胫腓联合的位置关系,将踝关节骨折分为 3 型和相应亚型(图 8-43)。

(1)A 型:下胫腓联合平面以下腓骨骨折。A1,单纯腓骨骨折;A2,合并内踝损伤;A3,合并后内侧骨折。

(2)B 型:下胫腓联合平面腓骨骨折。B1,单纯腓骨骨折;B2,合并内侧损伤;B3,合并内侧损伤及胫骨后外侧骨折。

(3)C 型:下胫腓联合平面以上腓骨骨折。C1,单纯腓骨干骨折;C2,复合性腓骨干骨折;C3,近端腓骨骨折。

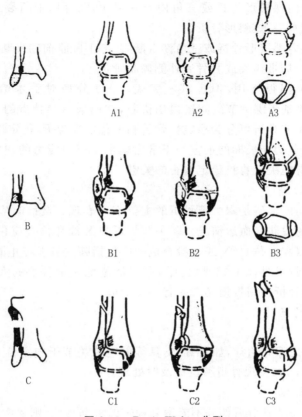

图 8-43　Danis-Weber 分型

2.Lauge-Hansen 分型

根据受伤时足部所处的位置、外力作用的方向及不同的创伤病理改变,主要分为下列 4 型(图 8-44)。

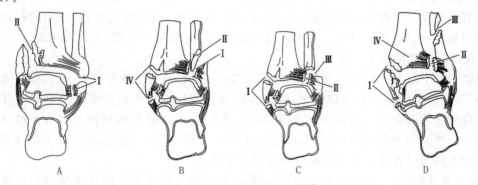

图 8-44　Lauge-Hansen 分型

A.旋后内收型;B.旋后外旋型;C.旋前外展型;D.旋前外旋型

(1)旋后内收型:①腓骨在踝关节平面以下横形撕脱骨折或外侧副韧带撕裂;②内踝垂直骨折。

(2)旋后外旋型:①下胫腓前韧带断裂;②腓骨远端斜形骨折;③下胫腓后韧带断裂或后踝骨折;④内踝骨折或三角韧带断裂。

(3)旋前外展型：①内踝横形骨折或三角韧带撕裂；②联合韧带断裂或其附着点撕脱骨折；③踝关节平面以上腓骨水平、短斜形骨折。

(4)旋前外旋型：①内踝横形骨折或三角韧带断裂；②下胫腓前韧带断裂；③踝关节面以上腓骨短斜形骨折；④后胫腓韧带撕裂或胫骨后外侧撕脱骨折。

虽然两种分型系统都很常用，但也都不完美。AO 分型对手术治疗有一定指导意义。Lauge-Hansen 分型主要基于踝关节的间接损伤机制，常用来指导骨折的闭合复位。此外，根据骨折稳定性的不同，踝关节骨折可分为稳定性骨折和不稳定性骨折，稳定性骨折是指踝关节骨折移位尚不足以造成踝关节功能长期的损害和正常生理承受应力能力的损害。内侧结构（内踝和三角韧带）是否受损常常是决定骨折稳定与否的关键。

（二）临床表现和诊断

局部肿胀、压痛和功能障碍是踝关节骨折的主要临床表现。接诊时应详细询问患者的受伤机制，并重点检查患处的皮肤和血运情况。踝关节骨折的 X 线片检查应包括 3 个方面：前后位、侧位、内旋 20°的前后位（踝穴位）。X 线片检查范围应包括膝关节以防止漏诊腓骨头骨折。当骨折较粉碎或合并有后踝骨折时，CT 扫描（三维）可以清楚地显示骨块的大小和准确位置。MRI 在观察有无踝关节隐性骨折和韧带损伤方面有一定价值。

（三）踝关节骨折的治疗

1.非手术治疗

稳定性骨折可以考虑保守治疗，如石膏、支具等固定踝关节于中立位 6～8 周，但在早期，每隔 1～2 周应复查 X 线片，如发现骨折移位应及时处理。

2.手术治疗的一般原则

(1)手术适应证：踝关节骨折后如果不能得到稳定的解剖复位，则要考虑行切开复位内固定。

(2)术前评估：闭合性骨折的内固定手术应在伤后 6～8 小时进行，否则，可能产生严重的软组织水肿。体查患者时可以发现小腿正常皮纹消失，表皮发亮，甚至出现张力性水疱。此时就应延迟手术至伤后 1～2 周，皮肤重新出现皱褶等消肿迹象出现时。

(3)手术方法：手术在腰椎管内神经阻滞麻醉或全麻下进行。一般采用仰卧位，当行腓骨后外侧入路时可采用漂浮体位，先侧卧位处理外踝和后踝骨折，再仰卧位处理内踝骨折，也可以行俯卧位同时处理外、后、内踝骨折。手术复位与固定的顺序依次为外踝、后踝和内踝。

3.腓骨骨折的复位固定

单纯腓骨中上段骨折过去往往行保守治疗，现在认为常合并下胫腓联合、骨间膜以及三角韧带的损伤，除非骨折线过于靠近腓骨头，否则中段骨折也应行复位内固定以恢复下胫腓的稳定性。腓骨骨折常用的手术入路有外侧入路和后外侧入路，单纯的外踝骨折或者合并移位较小的简单后踝骨折常采用外侧入路，损伤小；如合并后踝骨折移位较大、复杂，或存在关节面压缩时建议行后外侧入路同时直视下显露外踝和后踝以便于操作。

(1)踝关节外侧切口：可略偏前或偏后，但需小心勿伤及腓骨前缘的腓浅神经和后缘的腓肠神经（图 8-45）。最小范围地剥离骨膜显露骨折线，以尖复位钳和克氏针解剖复位和临时固定。A 型骨折行接骨板、克氏针或 4.0 mm 松质骨加压螺钉张力带内固定；B 型和 C 型骨折均采用接骨板（重建板、1/3 管型钢板、解剖板）及螺钉内固定。骨折线为横形或短斜形时，可选用 6～7 孔板，于骨折线两端各留置 3 孔，在胫距关节面以上水平置入皮质骨螺钉，在其水平以下，置入松质骨螺钉，并注意入钉长度，不可进入外踝与距骨之间的关节面；骨折线为长斜形时，骨折复位后，如骨折线方向在矢状位,可经放置在外侧的固定板置入1枚螺钉垂直骨折线;如骨折线方向在额状位,可先矢状位垂直骨折线从前向后置入1枚皮质骨螺钉固定,然后再进行外侧板钉固定的操作。在少数情况下,腓骨骨折无法复位时考虑内侧三角韧带或软骨片嵌入内侧骨折线影响复位,需行内侧切口辅助复位。

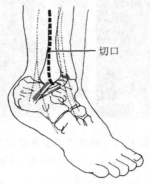

图 8-45　踝关节的外侧切口

伴有腓骨侧的下胫腓韧带撕脱骨折,在复位后可用1枚带垫圈的松质骨螺钉或空心螺钉固定。

(2)踝关节后外侧切口:切口位于腓骨后缘与跟腱外侧缘连线的中点(图 8-46),注意避免伤及腓肠神经,向前牵开腓骨长短肌肌腱,向后牵开踇长屈肌,显露外踝和后踝骨折,不要切断下胫腓后韧带。如为新鲜骨折,先解剖复位腓骨骨折,以克氏针临时固定,以腓骨后外侧解剖锁定钢板或1/3管型钢板固定。然后再复位固定后踝骨折(图 8-47)。如为陈旧性骨折,则需先松解后踝与外踝骨折纤维骨痂后再行复位固定。

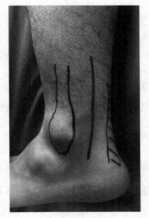

图 8-46　踝关节后外侧入路切口

4.复位固定内踝骨折

复位良好可以考虑透视下经皮操作以2枚4.0 mm空心钉固定。有移位的内踝骨折应行切开复位,沿内踝的前后缘做弧形切口,可根据骨折的位置与大小选其中的一个切口进入(图 8-48)。切开皮肤、皮下组织,尽可能小范围地剥离骨膜,清晰观察到骨折线后,内翻踝关节,使骨折复位,用巾钳作临时固定,分别于前后沿内踝关节面的方向平行置入2枚4.0 mm松质骨螺钉(或可吸收螺钉)。如果是粉碎性骨折,可根据情况补用张力带。

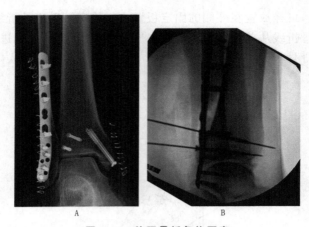

图 8-47　外踝骨折复位固定

A.术后踝关节前后位 X 片；B.术后踝关节侧位 X 片

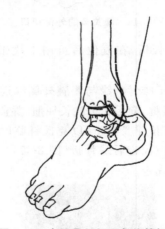

图 8-48　内踝骨折切开复位的切口

　　如果 X 线片上没有发现内踝骨折，而内侧有压痛和瘀斑者应考虑三角韧带损伤的可能。一般不需常规探查。如果腓骨骨折复位后术中 X 线片检查内侧间隙仍增宽，或腓骨骨折复位困难时则应探查三角韧带。

　　5.处理后踝骨折

　　后踝骨折最常发生于胫骨后外侧，此处有下胫腓后韧带连接其与外踝。过去认为如果后踝骨折块累及超过 25％～30％的关节面且移位大于 2 mm 时，应行切开复位内固定。近来生物力学实验结果表明，当后踝骨折块大于或等于胫骨远端关节面的 10％时，即需行切开复位固定，否则将改变关节内原有的接触应力，增加创伤性关节炎的发生率。术中将外踝解剖复位后，因为下胫腓后韧带的牵拉，常可以使后踝骨折块获得满意复位。如术中透视见后踝骨折复位满意，可以在透视下经皮操作以两枚 4.5 mm 空心钉从前向后固定（图 8-49）。操作时需注意勿伤及胫前血管神经。如复位不满意，可以从外侧延长切口进入显露骨折行复位操作固定。

　　如前所述，如后踝骨折块复杂且移位较大，或存在关节面压缩时，建议行后外侧入路直视下显露后踝进行操作，采用从后向前的空心螺钉固定（图 8-50）。如骨块较大，可采用支撑钢板进行固定。

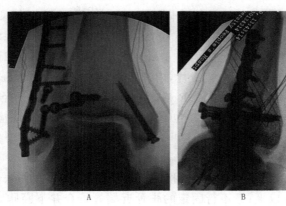

图 8-49　后踝骨折由前向后固定

A.后踝从前往后螺钉固定前后位 X 片；B.后踝从前往后螺钉固定侧位 X 片

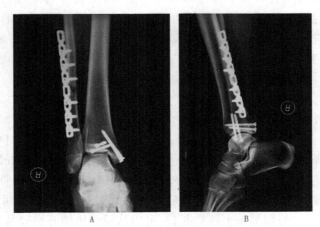

图 8-50　后踝骨折由后向前固定

A.后踝从后往前螺钉固定前后位 X 片；B.后踝从后往前螺钉固定侧位 X 片

二、下胫腓联合损伤

（一）概述

下胫腓联合包括四条韧带，分别是下胫腓前韧带、下胫腓后韧带、下胫腓横韧带、骨间韧带。常见的损伤机制是外力使距骨在踝穴内外展或外旋，导致联合韧带断裂。荣国威（1983 年）提出形成下胫腓分离必须具备三个条件，即内踝或三角韧带损伤、下胫腓韧带损伤，以及腓骨与骨间膜在同一水平的损伤。恢复下胫腓联合的解剖关系对于踝关节的功能非常重要。

（二）诊断

1.病史与体格检查

外伤史及体查时下胫腓联合前方疼痛和压痛。在不合并外踝骨折时，可行挤压试验和外旋试验来帮助诊断。

2.影像学检查

需行踝关节正侧位、踝穴位，以及胫腓骨全长正侧位 X 线片检查。先判断踝关节有无骨折，不要遗漏腓骨中上段和腓骨近端的骨折线；再检查胫腓骨远端的位置关系是否正常。X 线片上出现如下征象,如胫腓骨间隙增大、距骨与腓骨的重叠部分减少、距骨内踝间隙增大均提示下胫腓联合损伤。一般来说,踝关节前后位和踝穴位 X 线片检查,胫腓骨间隙均应小于 6 mm;距骨与腓骨的重叠部分在前后位 X 线片上应大于 6 mm 或大于腓骨宽度的 42%,在踝穴位上应大于 1 mm;踝关节处于中立位时摄踝穴位 X 线片,内踝间隙应等同或略小于胫距间隙。但 X 线诊断往往不准确,现在认为多层螺旋 CT 的 MPR 横断位图像可清晰观察下胫腓联合间隙的宽度变化,能更准确地判断下胫腓联合是否损伤。也有学者采用 MRI 和关节镜检查评估下胫腓联合损伤,认为准确率颇高。

3.手术适应证

目前临床上广泛认同固定下胫腓联合的指征:①内踝三角韧带损伤未修复,腓骨骨折线高于踝关节水平间隙上方 3 cm 以上;②不行固定的腓骨近端骨折合并下胫腓联合损伤;③陈旧性的下胫腓分离;④下胫腓联合复位不稳定。术中判断下胫腓联合的稳定性常采用 Cotton 试验和应力外旋试验。Cotton 试验指在固定了内外踝骨折以后,固定胫骨远端,用尖钩轻轻向外牵拉腓骨并观察,如果活动超过 3~4 mm 则提示有明显的下胫腓不稳定,需要固定。也可以于内外踝骨折固定后行踝关节应力外旋试验,若透视下踝穴位 X 线片胫腓间隙较前增宽大于 3 mm,则认为不稳定,需要固定下胫腓联合。目前认为,Cotton 试验主要是检验下胫腓联合是否存在横向不稳定,而应力外旋试验则更多地测试下胫腓联合的旋转不稳定。

4.固定方式

下胫腓联合固定方式主要有如下几种。

(1)螺钉固定术:一般采用 1~2 枚直径为 3.5~4.5 mm 的皮质骨螺钉(一般来说,2 枚螺钉或 1 枚较粗的螺钉能提供更高的稳定性)紧靠下胫腓联合的上方,平行于胫距关节面且从后向前倾斜 25°~30°,固定 3 层皮质(腓骨双侧、胫骨外侧皮质),螺钉顶端位于胫骨髓腔内,目的是踝关节活动时可以适应下胫腓联合的正常微动,不容易发生螺钉折断;螺钉也可以穿透 4 层皮质,一是能提供更好的稳定性,二是如果发生螺钉断裂,可以从胫骨内侧开窗轻易取出断钉。之所以采用皮质骨螺钉,主要是维持下胫腓联合的正常位置,而不是对其加压从而使下胫腓联合变窄,致踝关节背伸受限。固定下胫腓联合时踝关节应处于背屈位,因为距骨体关节面略呈前宽后窄,这样可以避免踝穴狭窄而导致关节背伸受限。也有文献认为下胫腓固定时踝关节的位置并不影响功能。

(2)胫腓钩固定术:胫腓钩勾向腓骨后方,环部固定在胫骨前方并通过环部用松质骨螺钉固定(图 8-51)。其优点是可以允许下胫腓联合正常的微动,不易折断。弊端是对下胫腓联合稳定性的维持不如螺钉。

(3)可吸收钉固定术:用 1~2 枚 4.0 mm 或 4.5 mm 可吸收螺钉固定下胫腓(图 8-52),其优点是避免二次手术取出内固定物,在腓骨近端骨折合并下胫腓联合、三角韧带损伤时尤其适用。

(4)缝线纽扣钢板固定术:越来越多的学者采用缝线结合纽扣钢板固定下胫腓联合(图 8-53),其优势在于其为弹性固定,容许下胫腓联合的微动,利于在生理学环境下进行愈合;避免了以往螺钉容易断裂的弊端;取出方便,且可以和钢板螺钉等一同取出。但是该方法进一步的治疗效果及并发症情况需要更多样本的观察和进一步的临床研究。

5.内固定物取出时间

目前尚存在争议,大部分文献认为术后应常规取出下胫腓螺钉以免限制踝关节活动或导致螺钉断裂,但时间不宜太早,以防因尚未愈合而致下胫腓联合再分离,术后 8~12 周取出螺钉比较合适。取出前应限制踝关节的负重以免出现螺钉断裂。也有研究认为,在螺钉固定3层皮质的情况下可以允许术后负重,且可以保留螺钉至取内外踝固定时一块取出,也未发现明显不良后果。

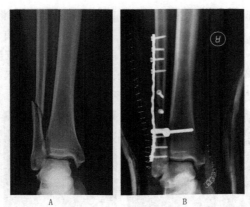

图8-51 胫腓钩固定

A.术前显示腓骨骨折;B.腓骨用钢板螺钉固定后用腓骨钩固定下胫腓

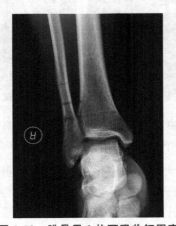

图8-52 腓骨用2枚可吸收钉固定

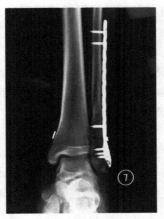

图8-53 腓骨用缝线纽扣钢板固定

三、踝关节的特殊类型骨折

（一）Maisonneuve 骨折

法国医师梅松尼夫（Maisonneuve）在 1840 年首次报道该骨折，将其定义为腓骨近端骨折、下胫腓联合韧带撕裂及三角韧带的断裂（图 8-54）。该骨折约占所有需要手术治疗的踝关节骨折的 5%。该骨折骨折线位于腓骨中上段，伴有长段骨间膜撕裂，稳定性极差。可疑踝关节损伤的患者 X 线片检查时，检查范围应包括胫腓骨全长，尤其是踝关节 X 线片仅有内踝或内后踝骨折而未见外踝骨折时，应考虑该种骨折的可能性，否则容易漏诊。

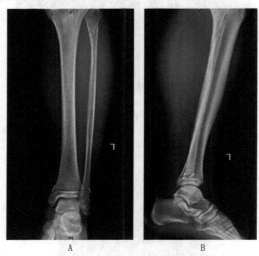

图 8-54　Maisonneuve 骨折治疗后

A.Maisonneuve 骨折行纽扣固定前后位 X 线片；B.侧位 X 线片

Maisonneuve 骨折的治疗：绝大部分都需手术治疗，包括腓骨骨折的复位、下胫腓联合的复位固定和内侧结构的修复。腓骨近侧 1/3 骨折因为邻近腓总神经，不建议行切开复位手术，但在行下胫腓联合固定时需要通过牵引和内旋腓骨远段以纠正其短缩和外旋。腓骨中远段骨折建议行切开复位固定以稳定下胫腓。下胫腓联合建议尽量复位固定，固定方式包括金属螺钉、可吸收螺钉、纽扣钢板缝线、胫腓钩等。内踝骨折行解剖复位固定。三角韧带断裂是否需要切开修复尚存在争议。

（二）Bosworth 骨折

Bosworth 骨折是一种复杂的踝关节骨折脱位，损伤机制为踝关节的极度外旋和跖屈。腓骨骨折近端骨折块移位至胫骨后外侧嵴并被卡住（图 8-55），一般需手术治疗，切开复位，内固定腓骨骨折，固定下胫腓联合及修复内侧结构。

（三）Dupuytren 骨折

Dupuytren 骨折是一种特殊类型的踝关节骨折，属于 Lauge-Hansen 分型的旋前外展型Ⅲ度损伤，特征为内踝骨折或三角韧带断裂，腓骨中 1/3 以下骨折，常合并下胫腓的明显分离。一般都需要手术治疗，包括切开复位固定腓骨骨折、下胫腓联合的复位固定，以及内侧结构的修复。

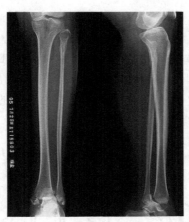

图 8-55　Bosworth 骨折 X 线片显示近端骨折块向后移位卡在胫骨后侧

（毛建华）

第九节　跖跗关节脱位

跖跗关节常被称为 Lisfranc 关节，该部位的损伤又称为 Lisfranc 损伤。Lisfranc 关节是中足一复杂结构，它在步行时完成重力由中足向前足的传导，并在步态各期中支持体重。因此，一旦该部位受到损伤，结构破坏，就会严重影响步行。早期正确诊断和处理尤为重要，否则易遗留病残。

一、损伤机制

跖跗关节脱位和骨折脱位的发生机制很复杂。由直接外力致伤者的病史较可靠，损伤机制也较清楚，而由间接外力致伤的了解则较少。在尸体标本上所做的实验虽有助于对损伤机制的了解，但与实际情况并非完全相符。下述的损伤机制是较为通用及合理的。

（一）直接外力

多为重物坠落砸伤及车轮碾轧所致。外力作用方式不同，导致不同的骨折、脱位类型。并常合并开放性伤口及严重的软组织捻挫伤，重者甚至可影响前足或足趾的存留。

（二）间接外力

致伤者大多有一定形式的骨关节损伤。跖骨骨折及跖跗关节的表现都显示了产生这一损伤的两种机制。

1.前足外展损伤

当后足固定，前足受强力外展应力时，其作用点位于第 2 跖骨基底内侧。外展应力如不能引起第 2 跖骨基底或骨干骨折，则整个跖跗关节仍可保持完整。在外展应力持续作用并增大时，即可导致第 2 跖骨基底骨折，随之即发生第 2～5 跖骨的外侧脱位。因此，第 2 跖骨骨折是外展损伤的病理基础，同时还可发生其他不同部位及类型的骨折，但多数是跖骨颈或基底部斜形骨折。

2.足跖屈损伤

当距小腿关节及前足强力跖屈时,如芭蕾舞演员用足尖站立的姿势。此时胫骨、跗骨及距骨处在一条直线上,因中足及后足有强有力的韧带及肌腱保护,而跖跗关节的背侧在结构上是薄弱区,其骨性的稳定作用主要由第1、2跖骨来提供,此时如沿纵轴施以压缩外力,就可导致跖跗关节脱位(图8-56)。从高处坠落时,如足尖先着地就可产生典型的跖屈损伤,其他如交通事故,驾车人急刹车时足也可受到沿足纵轴挤压应力而致伤。

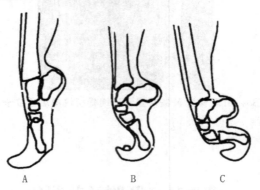

图8-56 足踝极度跖屈所致跖跗关节脱位
A.轻度脱位;B.中度脱位;C.重度脱位

二、分类

现临床较常使用的分类方法较好地包含了常见的损伤类型,对治疗的选择有一定的指导意义。但并未考虑软组织损伤,另外对判断预后意义不大。根据跖跗关节损伤后的X线表现将其分为三型(图8-57)。

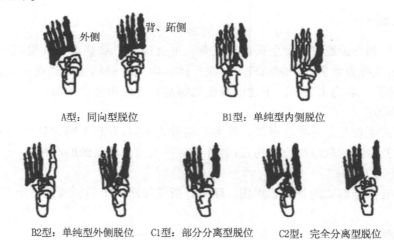

A型:同向型脱位　　　B1型:单纯型内侧脱位

B2型:单纯型外侧脱位　　C1型:部分分离型脱位　　C2型:完全分离型脱位

图8-57 Lisfranc损伤分类

(一)A型

同向型脱位:5个跖骨同时向一个方向脱位。通常向背外侧脱位,常伴有第2跖骨基底骨折或骰骨骨折。

（二）B 型

单纯型脱位。仅有一个或几个跖骨脱位，常为前足旋转应力引起。B 型可再分为两亚型：B1 型，单纯第 1 跖骨脱位；B2 型，外侧数个跖骨脱位并常向背外侧脱位。

（三）C 型

分离型脱位：第 1 跖骨与其他 4 个跖骨向相反方向移位。外力沿足纵轴传导，但作用点常在第1、2 趾之间，造成第 1 跖骨向内移位，其余跖骨向背外侧移位。第 1 跖骨脱位部位可在第 1 跖楔关节或者第 1 楔骨及舟骨的内侧部一同向内移位。根据波及外侧跖骨的多少可再分为如下两型。C1 型，只波及部分跖骨；C2 型，波及全部跖骨。

三、诊断

Lisfranc 损伤后有明显移位时，较易做出诊断。但当无明显移位时，或脱位后自行复位者，有时易漏诊。此时，可做应力试验以帮助诊断，即后足固定，前足外展、旋前，或前足跖屈、背伸，可引起中足部疼痛加重。还应注意检查足趾血循环情况及其他合并损伤。

（一）中足部正常 X 线表现

（1）在正位 X 线平片上，可见第 2 跖骨内缘和中间楔骨内缘连续成一条直线，第 1、2 跖骨基底间隙和内、中楔骨间隙相等。

（2）在 30°斜位上，可见第 4 跖骨内缘和骰骨内缘连续成一条直线。第 3 跖骨内缘和外侧楔骨内缘成一条直线。第 2、3 跖骨基底间隙和内、中楔骨间隙相等。

（3）在侧位像上，跖骨不超过相对应楔骨背侧。这些正常关系如果破坏，应怀疑有 Lisfranc 关节损伤。

（二）中足部异常 X 线表现

（1）第 1、2 跖骨基底间隙或第 2、3 跖骨基底间隙增宽。

（2）第 2 跖骨基底或内侧楔骨撕脱骨折。

（3）第 2 跖骨基底剪力骨折，骨折近端留于原位。

（4）内侧楔骨、舟骨和骰骨压缩或剪力骨折。

出现上述表现时，有一定诊断意义。

（三）特殊体位的 X 线检查

当常规 X 线检查正常时，如果有需要还应拍摄负重位、应力位 X 线平片，甚至 CT 检查，以发现隐匿的损伤。如在负重位足侧位上，内侧楔骨应在第 5 跖骨背侧，如果相反，表明足纵弓塌陷、扁平，可能有 Lisfranc 关节损伤。

四、治疗

在治疗 Lisfranc 损伤时，如果要想得到功能好而又无痛的足，治疗的关键是解剖复位。新鲜损伤时，如有可能应在伤后 24 小时内复位，如果足肿胀严重，可等待 7～10 天再行复位。

（一）闭合复位

如伤后时间较短，肿胀不重及软组织张力不大时，可先试行闭合复位。麻醉后，牵引前足，并向前内及跖侧推压脱位的跖骨基底部位，经透视或摄片证实复位后，用小腿石膏固定。在足背及足外侧缘应仔细塑形加压。1 周后需更换石膏，其后如有松动应再次更换石膏以维持复位的稳定，石膏可在 8～10 周后去除。但很多医师反对用石膏固定，认为石膏不易维持复位的稳定，易导致再移位,影响治疗效果。达到解剖复位后,先用克氏针经皮交叉固定或空心螺钉经皮固定,再用石膏固定6～8周。跖跗关节脱位,闭合复位后经皮穿入克氏针固定后可拔出克氏针。如果复位后不稳定松手后即刻脱位,则更应该用克氏针固定或空心螺钉固定。

（二）开放复位

当手法复位失败,就应切开复位。无论何种复位,至少应达到第1、2跖骨基底间隙,以及内、中楔骨间隙在2 mm以内,跖跗骨轴线不应超过15°,跖骨在跖及背侧无移位。但对功能要求高者,应尽可能达到解剖复位(图8-58)。

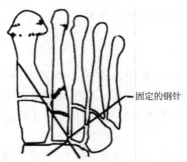

固定的钢针

图 8-58　Lisfranc 治疗方法

1.内固定物的选择

一般认为,第1、2、3跖跗关节可用螺钉固定,第4、5跖跗关节因活动性较大,用克氏针固定。

2.具体手术方法

做足背第1、2跖骨基底间纵形切口,注意保护神经血管束,显露第1、2跖楔关节,以及内、中楔骨间隙,检查有无关节不稳定,清除血肿及骨软骨碎块,如果需要,可在第4、5跖骨基底背侧另做一纵形切口。复位脱位的第1跖楔关节及内侧楔骨和第2跖骨基底,并暂时用复位钳固定,透视位置满意后,根据骨折、脱位情况,用3.5 mm 直径皮质骨螺钉分别固定各关节。一般第2跖骨复位后,外侧其他跖骨也随之复位,第4、5跖骨基底一般用克氏针固定(图8-59),石膏固定8～12周。如果固定稳定,术后2周可开始功能锻炼,4～6周部分负重,6周后完全负重。术后6～8周可拔去克氏针,术后3～4个月可取出螺钉。

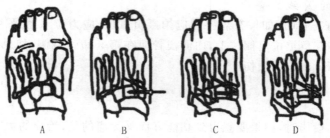

A　　　　　　B　　　　　　C　　　　　　D

图 8-59　Lisfranc 治疗方法

A.显露第1、2跖楔关节,以及内、中楔骨间隙;B.复位钳固定第1跖楔关节及第2跖骨基底;C.用皮质骨螺钉分别固定各关节;D.克氏针固定第4、5跖骨基底

（三）软组织损伤的处理

在足部压砸或碾轧伤时,软组织损伤大多很严重,且多合并有开放性伤口,也有足骨筋膜隔室综合征的可能。严重者可影响到足是否能存留。如无开放性伤口,捻挫的皮肤常发生坏死,在

这种情况下应以处理软组织损伤为主,如减张切开或游离植皮,在确实可能保存肢体的情况下,可同时处理跖跗关节的损伤,如复位及克氏针固定。

(四)陈旧性损伤的处理

晚至 6 周的陈旧性损伤,如条件许可,仍可行切开复位内固定,取得较好疗效。但更晚的损伤多遗留明显的外翻平足畸形,足内侧有明显的骨性突起,前足僵硬并伴有疼痛。由于足底软组织挛缩及骨关节本身的改变,再行复位已不可能。为减轻疼痛及足内侧骨性突起的压迫及摩擦,可考虑采取以下措施。

1.跖跗关节融合术

陈旧性损伤时,如跖跗关节仍处在脱位状态下,在行走过程中跖跗关节就可引起疼痛。行跖跗关节融合术是消除疼痛的重要措施。可在足背内外侧分别做两个纵切口,充分显露跖跗关节,清除其间的瘢痕组织及切除关节软骨,对合相应的骨结构,即第 1、2、3 跖骨和相应楔骨对合,第 4、5 跖骨与骰骨对合,用克氏针或螺钉固定,术后用石膏制动 3 个月。跖跗关节融合后,足弓的生理性改变受到极大限制,从而失去了在人体行走过程中足所发挥的"弹性跳板"作用,这是在融合术后仍可能有疼痛的原因之一。此外,由于技术操作方面,跖跗关节的融合可能因融合范围不够而使其他未融合关节仍处于脱位及纤维粘连状态下,这也是术后仍有疼痛的原因之一。

2.足内侧骨性突起切除术

在 5 个跖骨向外侧脱位后,足弓则变平,内侧楔骨突出于足内侧缘及跖侧,致使在穿鞋时引起局部压迫及疼痛。将第 1 楔骨内侧突出部及舟骨内侧半切除(图 8-60),可部分解除局部压迫症状,但不能解除全足症状,严重者仍需行跖跗关节融合术。

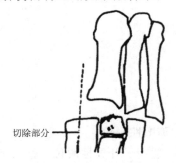

切除部分

图 8-60 陈旧性跖跗关节脱位切除部分突出的第 1 楔骨及舟骨

3.足弓垫的应用

跖跗关节脱位后可引起外翻平足畸形,脱位后的跖骨基底如果在矢状面上还存在跖及背侧活动,则可用足弓垫置于足底以恢复正常足弓高度,减轻足的疼痛症状,如仍有症状,可行跖跗关节融合术。

(毛建华)

第十节　趾间关节脱位

因外伤引起近节趾骨与远节趾骨关节间移位,称为趾间关节脱位。多因碰、踢伤致病,以踇趾趾间关节脱位较多见。

一、诊断要点

(1)有足趾外伤史。

(2)足趾短缩,关节前后径增大,稍肿,有弹性固定,活动功能障碍。

(3)X线摄片检查可确诊。

二、鉴别诊断

趾骨骨折:多因重物砸伤或踢伤所致,患趾有明显肿痛、瘀斑及压痛,可有成角畸形与骨擦音,无弹性固定,常合并皮肤或趾甲损伤。X线片有趾骨骨折征象。

三、中医治疗

(一)手法复位

术者一手握踝部或前足,一手握患趾远端,或用绷带扣住患趾远端,行水平拔伸牵引即可复位。

(二)外固定

复位后以邻趾胶布固定法固定3周。

(三)药物

按三期辨证用药。

四、西医治疗

(一)复位固定

方法同"中医治疗"。

(二)手术

(1)适应证:①开放性脱位。②陈旧性脱位。

(2)术式:①开放复位内固定术,适用于开放性脱位。②关节融合术,适用于陈旧性脱位畸形明显者。

五、调护宜忌

开放性脱位需注意保持局部免受污染。

（毛建华）

第十一节 跖趾关节脱位

跖骨头与近节趾骨构成的关节发生移位,称为跖趾关节脱位。多因踢伤、高处跌落或直接击伤所致。临床以第1跖趾关节向背则脱位多见。

一、诊断要点

（1）有外伤史。

（2）足趾呈背伸短缩畸形，关节屈曲，呈弹性固定，跖骨头突出。

（3）X线摄片检查可确诊。

二、鉴别诊断

趾骨骨折：伤趾肿痛，可有成角畸形、瘀斑、骨擦音，骨折处压痛，纵轴叩痛敏锐，常并发趾周软组织挫裂伤。X线摄片有骨折征象。

三、中医治疗

（一）手法复位

一般不需麻醉。助手固定距小腿关节，术者一手持扣住患趾的绷带向足背及足尖方向牵拉，另一手拇指向远端和跖侧按压翘起的骨端，同时牵引患趾跖屈，即可复位。如被肌腱交锁，则需环绕解脱，再按前述步骤复位。

（二）外固定

复位后用绷带包扎患处数圈，再以小夹板、铝板压舌板固定跖趾关节于伸直位2～3周。亦可用邻趾固定法。

（三）功能锻炼

早期做距小腿关节屈伸活动。1周后可扶拐用足跟练习行走，4周后可去除外固定逐步锻炼步行负重。

（四）药物

按三期辨证用药。

四、西医治疗

（一）复位固定

方法同"中医治疗"。

（二）手术

（1）适应证：①手法复位失败。②开放性脱位。③陈旧性脱位。

（2）术式：①切开复位术，适用于手法复位失败及开放性脱位者。②关节融合术，适用于陈旧性脱位者。

五、调护宜忌

（1）开放性脱位需注意清创后再复位、缝合。

（2）若出现挛缩畸形，及早加强熏洗、按摩、理疗等综合治疗措施。

（毛建华）

第十二节　距骨骨折及脱位

距骨无肌肉附着,骨质几乎为关节软骨包围,血供有限,主要是距骨颈前外侧进入的足背动脉关节支,当发生骨折、脱位时易发生缺血性骨坏死。距骨骨折占全身骨折的 0.14％～0.9％,占足部骨折的3％～6％,因而不常见。在治疗结果上,少有大宗病例报道。其一,医师对这种损伤相对不熟悉;其二,距骨位置较隐蔽,骨折后不易从常规 X 线平片上发现,也不易切开复位,获得较好的内固定;其三,距骨参与形成踝、距下和距舟等关节,具有重要的生物力学功能,一旦破坏,对足功能影响较大。

一、距骨头骨折

(一)分型

骨折可分为两型:①过度跖屈时发生距骨头压缩骨折,也可合并舟骨压缩骨折。②足内翻后引起剪力骨折,骨折常为两部分。距骨头骨折因局部血运丰富不易发生缺血性坏死。

(二)治疗

无移位骨折可用非负重小腿石膏固定 6 周。小块骨折如无关节不稳定,可手术切除移位骨块。移位骨折块大于距骨头关节面 50％时,可能会导致距舟关节不稳定,需要内固定。如骨折粉碎,无法复位固定,可行距舟关节融合术。

二、距骨颈部骨折

距骨颈部骨折约占距骨骨折的 50％,青壮年男性多见。由于颈部是血管进入距骨的重要部位,该部位骨折后较易引起距骨缺血性坏死。严重损伤多合并开放性损伤和其他损伤。

(一)分型

(1)Hawkins(1970 年)把距骨颈部骨折分为 3 型(图 8-61)。

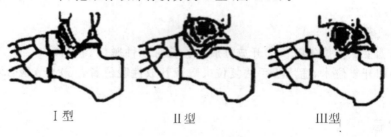

Ⅰ型　　　　　　　Ⅱ型　　　　　　　Ⅲ型

图 8-61　Hawkins 分型

Ⅰ型:无移位的距骨颈部骨折。

Ⅱ型:移位的距骨颈部骨折合并距下关节脱位或半脱位。

Ⅲ型:移位的距骨颈部骨折,距骨体完全脱出,距下关节脱位。

(2)卡纳尔(Canale)1978 年提出 Hawkins Ⅱ、Ⅲ型可伴有距舟关节脱位。这种骨折又被称为 Hawkins Ⅳ型(图 8-62)。

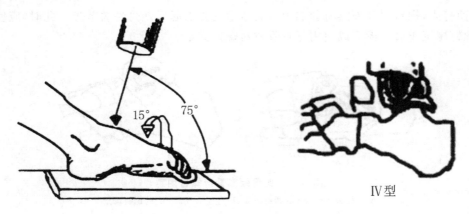

图 8-62　Canale 位投照法及 Hawkins Ⅳ 型

当足强力背伸时,距骨颈恰抵在胫骨下端前缘,就像一个凿子对距骨颈背部施予剪切力而导致距骨颈骨折。如骨折无移位,此时称 Hawkins Ⅰ 型骨折。暴力进一步作用,距骨体被挤压向后,并以三角韧带为轴旋转,距下关节半脱位,此时称 Hawkins Ⅱ 型骨折。距下关节移位越大,距跟骨间韧带断裂的可能越大,复位越困难。暴力加大使距跟韧带、距腓后韧带断裂,三角韧带可断裂也可完整,距骨体从踝穴中完全脱出,此时称 Hawkins Ⅲ 型骨折。此时距骨体被挤压向后内侧,位于内踝和跟腱之间,并以纵轴旋转 90°,近端骨折面指向外侧。内踝可由于距骨体撞击而骨折。距骨体移位挤压皮肤,可引起皮肤缺血性坏死。约 50% 为开放性损伤。距骨体虽离胫后神经血管束较近,但由于长屈肌腱的阻挡,神经血管束较少受到损伤。Ⅱ、Ⅲ 型骨折如合并距舟关节脱位,即为 Hawkins Ⅳ 型骨折。

（二）治疗

1.Hawkins Ⅰ 型

非负重小腿石膏固定足中立位或轻度跖屈位 6～12 周。此型不愈合极少见,但发生缺血性坏死的可能性约为 10%。确定骨折有无移位非常重要,但有时不太容易诊断,可摄 Canale 位 X 线平片以帮助诊断。摄片时患足内翻 15°,X 线向头侧倾斜 75°,此位置可较好地显示出距骨颈部。骨折后的主要问题是易遗留距下关节和距小腿关节活动受限。

手法复位:可先试行手法复位,如移位较大,应尽快复位。越早复位,发生缺血性坏死的可能性越小。复位时先使足跖屈,再向后推挤足并向前牵拉踝部,以恢复距骨轴线。牵引足跟部以纠正距下关节脱位。如距骨颈和距下关节达到解剖复位,用小腿石膏固定足踝于轻度跖屈和内、外翻位。也可先用克氏针经皮固定,再用石膏固定,但手法复位常不易获得距骨颈和距下关节的解剖复位。此时不应反复操作,以加重软组织损伤,而应切开复位。

2.Hawkins Ⅱ 型

切开复位:一般采用前内或前外切口。在足前内侧胫前和胫后肌腱之间做一纵形切口,切口起自舟骨结节,近端止于内踝。显露距骨颈骨折,复位骨折,用复位钳维持复位,克氏针固定。透视骨折满意后,用2 枚3.5 mm或 4.5 mm 直径螺钉或空心螺钉固定（图 8-63）。如果骨折内侧粉碎严重,不能较好判断复位情况,可在足背伸肌腱外侧做一纵形切口,其走向和第 4 跖骨轴线一致,显露距骨颈和体部,从此切口也可看到距下关节。较易复位的骨折和脱位,如有条件,使用钛螺钉可为以后做 MRI 检查提供较好的条件,以便早期发现距骨缺血性坏死。有时螺钉需要经距骨头软骨面打入,螺钉尾部外露将影响距舟关节活动并引起后期骨性关节炎。此时,应使用埋头处理,使螺钉尾沉于关节面下或使用可吸收材料螺钉固定。

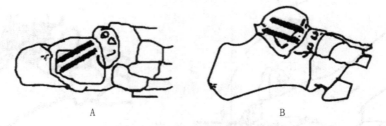

图 8-63　距骨颈部骨折螺钉固定

A.直径为 4.5 mm 的螺钉固定;B.直径为 3.5 mm 的螺钉固定

　　从距骨远端向近端固定,因受穿针和螺钉位置限制,易发生骨折跖侧张开,不易达到较好的固定效果(图 8-64)。固定强度亦不如从后向前固定理想(图 8-65)。后方穿针可采用后外切口,从跟腱和腓骨肌腱之间进入,显露距骨后外结节,在此结节和外踝之间,以及距骨后关节面和跟骨后关节面之间,可作为入针点。沿距骨纵轴线穿入导针,然后旋入 4.5 mm 或 6.5 mm 空心螺钉(图 8-66)。由于颈部骨折粉碎严重,有时需清除碎骨块后植入髂骨块再予以固定。如果骨折固定稳定,石膏固定 4～6 周,去石膏后可早期开始非负重活动。10～12 周如 X 线检查证实骨愈合后方可负重。

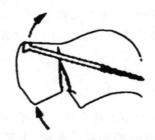

图 8-64　螺钉由远向近固定,跖侧易张开

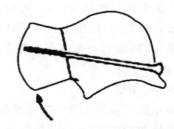

图 8-65　螺钉由后向前固定,固定力线好

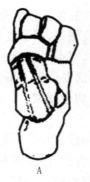
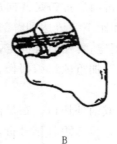

图 8-66　从距骨后方向头颈部固定螺钉

A.旋入 6.5 mm 空心螺钉;B.旋入 4.5 mm 空心螺钉

3.HawkinsⅢ型

对闭合性损伤,手法复位更加困难。开放复位可采用前内侧入路。如合并内踝骨折,复位较容易。如内踝完整,为方便复位可做内踝截骨,向下翻开内踝进入关节,注意保护三角韧带勿受损伤。复位距骨体时,如遇困难,可用跟骨牵引、股骨撑开器或外固定器固定于胫骨和跟骨,以牵开关节间隙后再复位。骨折复位后可采用上述固定方法。开放性损伤应彻底清创,如果污染不重,距骨体仍有软组织相连,可考虑将脱位的距骨体复位固定;如不能保留距骨体,则需行 Blair 融合术或跟胫融合术。

4.HawkinsⅣ型

除复位距骨颈骨折和距下关节脱位、半脱位外,尚需复位距舟关节并固定该关节。

三、距骨体部骨折

距骨体部骨折占距骨骨折的 13%～23%,该骨折的缺血性坏死及创伤性关节炎的发生率高,分别为 25%～50% 和 50%。致伤原因以坠落伤为主,距骨体受到胫骨和跟骨间轴向压力,由于距小腿关节位置不同和跟骨的内外翻而形成不同类型的骨折。

(一)骨软骨骨折

距骨滑车关节面在受到应力的作用后可在其外侧和内侧面发生骨软骨骨折。外侧面骨软骨骨折是由于足背伸时受内翻应力旋转,距骨滑车外侧关节面撞击腓骨关节面;内侧面骨软骨骨折是足跖屈时内翻应力使胫骨远端关节面挤压距骨滑车内侧关节面而发生骨折。

1.分型

伯恩特(Berndt)和哈蒂(Harty)提出了一种分类方法(图 8-67),如下所述。

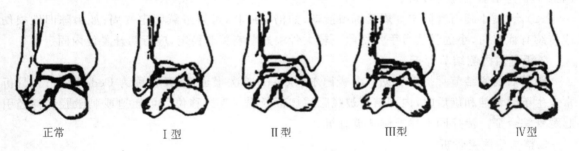

正常　　　　Ⅰ型　　　　Ⅱ型　　　　Ⅲ型　　　　Ⅳ型

图 8-67　Berndt 和 Harty 分型

(1)Ⅰ型:软骨下骨质压缩。

(2)Ⅱ型:骨软骨部分骨折。

(3)Ⅲ型:骨软骨完全骨折,无移位。

(4)Ⅳ型:骨软骨完全骨折,有移位。

2.诊断

距骨滑车关节面的骨软骨骨折常发生于距小腿关节扭伤后,患者就诊时关节肿胀、疼痛、活动受限,很易诊为踝扭伤。有报道,此类骨折在急诊室的漏诊率为 75%。所有踝扭伤患者中有 2%～6% 后来被确诊为骨软骨骨折。因此,踝扭伤后应注意此类骨折的发生,拍摄足的正、侧位和踝穴位 X 线平片。高度怀疑骨折时,可做关节 MRI 检查。

3.治疗

(1)Ⅰ型损伤:限制活动。

(2)Ⅱ型损伤:用小腿石膏固定6周。

(3)Ⅲ型损伤:内侧损伤可用小腿石膏固定6周,外侧损伤应手术切开或在关节镜下切除骨块,在缺损区钻孔,以使再生纤维软骨覆盖,大的骨块可用可吸收螺钉固定。

(4)Ⅳ型损伤:手术切开或在关节镜下切除骨块或固定骨块。

(二)距骨外侧突骨折

距骨外侧突骨折常由足背伸时受到纵向压缩和旋转暴力引起,也可于足内翻后撕脱骨折或外翻旋转时腓骨撞击而产生。治疗方法为用石膏固定6~8周。如果发现较晚,持续有症状,骨块小时可手术切除,大的骨块可手术内固定。

(三)距骨后侧突骨折

距骨后侧突可分为较大的后外侧结节和较小的后内侧结节。骨折可发生于外侧结节、内侧结节或整个后侧突。

1.距骨后外侧结节骨折

距骨后外侧结节骨折最多见,多由足强力跖屈后胫骨后下缘撞击后外侧结节所致。少数可由足过度背伸后距腓韧带牵拉所致撕脱骨折。

(1)诊断:患者常述踝部扭伤史。于患侧距小腿关节后外侧有压痛,踝及距下关节活动受限。被动伸屈足趾时,可加重骨折部疼痛。骨折后应和距骨后三角骨鉴别,三角骨一般边界清楚,呈圆形、椭圆形。骨扫描和螺旋CT有助于区别,必要时可行三维重建。而双侧对比摄片不可靠,因约1/3为单侧三角骨骨折。

(2)治疗:小腿石膏固定6周后练习活动,如仍有症状,可再继续固定6周;如为陈旧性损伤或持续有症状时,小的骨块可手术切除。较大骨块如影响关节稳定,应行切开复位内固定。

2.距骨后内侧结节骨折

距骨后内侧结节骨折较少见。由赛德尔(Cedell)首次报道,故又被称为Cedell骨折。骨折常发生于踝背伸和旋后时,内侧结节被胫距后韧带撕脱。骨折移位后可压迫或刺激胫后神经引起踝管综合征。治疗同上述外侧结节骨折。

3.整个后侧突骨折

整个后侧突骨折极为罕见。移位骨折亦可压迫或刺激胫后神经,因骨块较大,带部分关节面,常需切开复位内固定。

(四)距骨体部剪力骨折和粉碎性骨折

剪力骨折损伤机制类似于距骨颈部骨折,但骨折线更靠后。粉碎性骨折常由严重压轧暴力引起(图8-68)。

1.分型

博伊德(Boyd)把距骨体部剪力骨折分为两型。

(1)Ⅰ型:骨折线位于冠状面或矢状面,有四个亚型。ⅠA型:无移位骨折。ⅠB型:有移位骨折。ⅠC型:骨折移位伴距下关节脱位。ⅠD型:骨折移位并脱出距下关节和距小腿关节。

(2)Ⅱ型:骨折线位于额状面。ⅡA型:无移位骨折和移位小于3 mm的骨折。ⅡB型:骨折和移位大于3 mm的骨折。

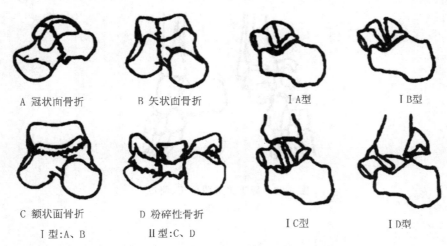

A 冠状面骨折　　B 矢状面骨折　　ⅠA型　　ⅠB型

C 额状面骨折　　D 粉碎性骨折　　ⅠC型　　ⅠD型
Ⅰ型:A、B　　　Ⅱ型:C、D

图 8-68　距骨体部剪力骨折和粉碎性骨折

2.诊断

诊断要点:①内踝下后方肿胀并压痛最明显。②骨折常合并距下关节内翻脱位,复位脱位后拍片可发现骨折。③距小腿关节正位片有时可见靠近内踝尖处横形或三角形骨折片,但侧位片距骨后方骨折片应与距骨后突籽骨相鉴别。④行垂直距下关节面的 CT 扫描可确诊。

3.治疗

治疗ⅠA型、ⅠB型且移位小于 3 mm 者,以及ⅡA型、无移位粉碎性骨折,均可用小腿石膏固定6~8 周。移位大于 3 mm、ⅠB型、ⅠC型、ⅠD型、ⅡB型骨折,可先手法复位,位置满意后用石膏固定,如复位失败,应切开复位,用螺钉固定。严重移位的粉碎性骨折,复位已不可能,可能需要切除距骨体,做 Blair 融合术或跟-胫骨融合术。

4.并发症

并发症多为创伤性关节炎,治疗方法以关节融合为主或行全距小腿关节置换术。

四、距骨脱位

距骨脱位主要分为距骨周围脱位和距骨全脱位,前者占外伤性脱位的 1.0%~1.3%,多数可以闭合复位;后者距骨缺血性坏死率极高,治疗以关节融合为主。

(一)距下关节脱位或距骨周围脱位

距下关节脱位是指足在外力作用下,薄弱的距跟韧带和距舟韧带断裂,以及关节囊破裂,继而产生距下关节和距舟关节脱位。此时,距骨仍停留于踝穴中,未发生脱位,跟舟韧带保持完整亦无跟骰关节脱位。脱位一般不合并距骨颈部骨折(图 8-69)。

1.分型

按脱位后足远端移位方向,可分为内侧脱位、外侧脱位、前脱位和后脱位。当足在强力跖屈、内翻应力作用下,距骨颈抵于载距突旋转,如不发生距骨颈部骨折,即产生内侧脱位。此时,距骨头向足背外侧移位,舟骨常位于距骨头颈内侧和背侧,内侧脱位最为常见。当足在强力跖屈及外翻应力作用下,可发生外侧脱位。距骨头移向内侧,舟骨位于距骨外侧,跟骨移向距骨外侧。外侧脱位时损伤暴力更大,软组织损伤严重,开放性损伤多见,且多伴有距下关节和距小腿关节的骨软骨骨折。前、后脱位极为罕见。

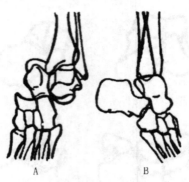

图 8-69　距下关节脱位正、侧位
A.正位；B.侧位

2.诊断

距下关节脱位后，足有明显的内翻或外翻畸形。有时软组织肿胀严重，可掩盖畸形，结合足X线正、侧位和斜位平片可明确诊断。少数患者可合并神经血管束损伤，应注意检查足的感觉和血运情况。

3.治疗

脱位后应及早复位，以免皮肤长时间受压坏死和足血运障碍。闭合性损伤可先手法复位，屈曲膝关节，放松腓肠肌，纵向牵引足跟部，先稍加大畸形后再反畸形方向复位。内侧脱位时足外翻、外展，然后背伸；外侧脱位时足内翻，前足内收、背伸。

（1）闭式复位：有 5％～20％ 的患者复位失败。内侧脱位时，复位失败的主要原因为伸肌支持带和距舟关节囊嵌顿；外侧脱位时，复位失败的主要原因为胫后肌腱和趾长屈肌腱绕过距骨颈阻碍复位。另外，如合并距下关节和距舟关节内的骨折，也可影响复位。

（2）切开复位：闭式复位失败或合并关节内骨折需要切开复位时，去除阻碍复位的原因，使距骨复位。小的骨块可以切除，大的骨块应复位，内固定。开放性损伤应彻底清创，污染严重时可二期关闭伤口。

（3）复位后处理：如果关节稳定，可用小腿石膏固定足于中立位4周，4周后练习功能活动。如不稳定，可用克氏针临时固定距舟关节和距下关节，再用小腿石膏固定并适当延长固定时间。

4.预后

距下关节脱位后，虽然距骨血供可能受到损害，但由于未从距小腿关节脱位，从而保留了距小腿关节前关节囊进入距骨体的血管和踝内侧下方的血管，故较少发生距骨缺血性坏死。但在外侧脱位、开放性损伤或合并关节内骨折时，都难以达到较好的疗效。其他并发症有皮肤坏死、关节不稳定、感染、神经血管束损伤等。

（二）距骨全脱位

在距骨周围脱位的基础上，如果外力继续作用，可使距骨不仅和其他跗骨分离，而且还可从踝穴中脱出，导致距骨全脱位。

1.损伤机制

由于内、外翻应力不同，有内侧全脱位和外侧全脱位。在足极度内翻时，距骨围绕垂直轴旋转90°，致使距骨头朝向内侧，与此同时距骨还沿足长轴外旋，故其跟骨关节面朝向后方。由于损伤暴力大，距骨可脱出踝穴将皮肤冲破而脱出体外。此种脱位多为开放性损伤，即便是闭合性损伤,距骨脱位至皮肤下,也会对皮肤造成很大压力。

2.诊断

患侧足部肿胀明显,骨性隆起使局部皮肤光亮,甚至裂开,露出脱位的距骨。

3.治疗

(1)开放性损伤:距骨全脱位是一种严重损伤,多为开放性损伤,易合并感染,预后差,选择治疗亦很困难。如把脱位的距骨复位,发生感染的可能较大,易产生距骨缺血性坏死及踝和距下关节的创伤性关节炎,功能不满意。因此,有人主张应早期切除距骨,行胫跟融合术,但由于足畸形,也很难达到满意功能。如果污染不严重,清创彻底或仍有部分软组织相连,均为距骨再植入创造了条件;如污染严重,完全脱出,无任何软组织相连,估计再植入后不能成活时,可切除距骨,行胫跟融合术。

(2)闭合性损伤:可先手法复位,将足极度屈曲、内翻,用蹬指从足前内侧向外推挤距骨头,同时在足踝内侧向下推压距骨体,希望将距骨重新纳入踝穴,也可同时配合跟骨牵引或用克氏针撬拨以协助复位。如复位失败,应切开复位。因手法复位困难,也可直接采取切开复位,采用前外或前内侧入路,尽量少剥离软组织。术后固定6周以便关节囊愈合,并应密切观察距骨有无缺血性坏死。

(毛建华)

第十三节　跟骨骨折

跟骨骨折是常见骨折,占全身骨折的2%,以青壮年最多见,严重损伤后易遗留伤残。至今仍没有一种大家都能认可的分类及治疗方法。应用CT分类跟骨骨折,可以更加清楚地了解跟骨关节内骨折。像其他部位关节内骨折一样,解剖复位、坚强内固定、早期活动是达到理想功能效果的基础。

一、分类

跟骨骨折根据骨折线是否波及距下关节分为关节内骨折和关节外骨折。

（一）关节内骨折

1.Essex-Lopresti分型法

根据X线检查把骨折分为舌状骨折和关节压缩型骨折。缺点是关节压缩型包含了过多骨折,给骨折评价和临床预后带来了困难。

(1)A型:无移位骨折。

(2)B_1型:舌状骨折。

(3)B_2型:粉碎性舌状骨折。

(4)C_1型:关节压缩型骨折。

(5)C_2型:粉碎性关节压缩型骨折。

(6)D型:粉碎性关节内骨折。

2.Sanders CT 分型法

桑德斯(Sanders)根据后关节面的三柱理论,通过初级和继发骨折线的位置分为若干亚型,其分型基于冠状面 CT 扫描(图 8-70)。在冠状面上选择跟骨后距关节面最宽处,从外向内将其分为 A、B、C 三部分,分别代表骨折线位置。这样,就可能有四部分骨折块、三部分关节面骨折块和两部分载距突骨折块。

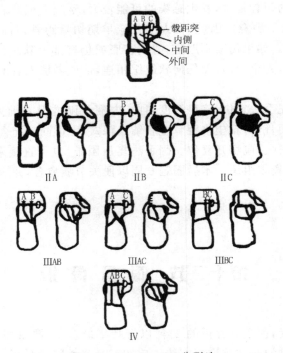

图 8-70　Sanders CT 分型法

(1)Ⅰ型:所有无移位骨折。

(2)Ⅱ型:两部分骨折,根据骨折位置在 A、B 或 C 又分为ⅡA、ⅡB、ⅡC 骨折。

(3)Ⅲ型:三部分骨折,同样,根据骨折位置在 A、B 或 C 又分为ⅢAB、ⅢBC、ⅢAC 骨折,典型骨折有一中央压缩骨块。

(4)Ⅳ型:骨折含有所有骨折线,即ⅣABC 骨折。

(二)关节外骨折

按解剖部位关节外骨折可分为:①跟骨结节骨折。②跟骨前结节骨折。③载距突骨折。④跟骨体骨折(图 8-71)。

二、关节内骨折

关节内骨折约占所有跟骨骨折的 70%。

(一)损伤机制与病理

由于跟骨形态差异、暴力大小方向和足受伤时位置不同,可产生各种类型跟骨后关节面粉碎性骨折。但在临床中常会出现以下 3 种情况:①跟骨骨折后,载距突骨折块总是保持原位,和距骨有着正常关系。骨折线常位于跟距骨间韧带外侧。②关节压缩型骨折较常见,SandersⅡ型骨折较常见。后关节面骨折线常位于矢状面,且多将后关节面分为两部分,内侧部分位于载距突上,外侧部分常陷于关节面之下,并由于距骨外侧缘撞击而呈旋转外翻,陷入跟骨体内。③由于距骨外侧缘撞击跟骨后关节面,使骨折进入跟骨体内,从而推挤跟骨外侧壁突出隆起,使跟腓间距减小,产生跟腓撞击综合征和腓骨肌腱嵌压征(图 8-72)。

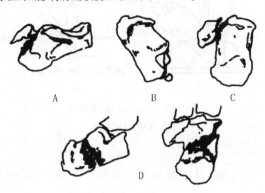

图 8-71　跟骨关节外骨折

A.跟骨结节骨折;B.跟骨前结节骨折;C.载距突骨折;D.跟骨体骨折

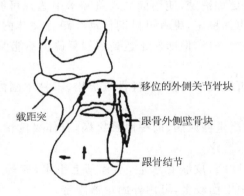

图 8-72　骨折后病理改变

　　跟骨骨折后可出现:①跟骨高度丧失,尤其是内侧壁。②跟骨宽度增加。③距下关节面破坏。④外侧壁突起。⑤跟骨结节内翻。因此,如想恢复跟骨功能,应首先恢复距下关节面完整和跟骨外形。

　　(二)临床表现

　　骨折多发生于高处坠落伤或交通事故伤。男性青壮年多见。伤后足在数小时内迅速肿胀,皮肤可出现水疱或血疱。如疼痛剧烈,足感觉障碍,被动伸趾引起剧烈疼痛时,应注意足骨筋膜隔室综合征的可能。亦应注意全身其他合并损伤,如脊柱、脊髓损伤。

　　(三)诊断

　　1.X线检查

　　足前后位 X 线平片可见骨折是否波及跟骰关节,侧位可显示跟骨结节角和跟骨交叉角(Gissane角)变化,跟骨高度降低,跟骨轴位可显示跟骨宽度变化及跟骨内、外翻。Broden 位(图 8-73)是一种常用的斜位,可在术前、术中了解距下关节面损伤及复位情况。投照时,伤足内旋 40°,X 线球管对准外踝并向头侧分别倾斜 10°、20°、30°、40°。

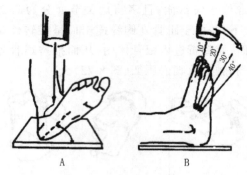

图 8-73　Broden 投照方法

A.正面观；B.侧面观

2.CT 检查

关节内骨折应常规行 CT 检查,以了解关节面损伤情况,必要时行螺旋 CT 进行三维重建。

（四）治疗

对于跟骨关节内骨折是行手术治疗还是非手术治疗,多年来一直存在争论。CT 分类使医师对关节内骨折的病理变化更加清楚,使用标准入路和术中透视可明显减少手术并发症。各种专用钢板的出现,使内固定更加稳定,患者可早期活动。跟骨关节内骨折如要获得好的功能,应该解剖复位跟骨关节面及跟骨外形,但即使是达到解剖复位也不能保证一定可以获得好的功能。

1.治疗应考虑的因素

（1）年龄:老年患者,骨折后关节易僵硬,且骨质疏松,不易牢固内固定,一般 50 岁以上的患者,以非手术治疗为宜。

（2）全身情况:如合并较严重糖尿病、周围血管疾病,身体极度虚弱,或合并全身其他部位损伤不宜手术时,应考虑非手术治疗。

（3）局部情况:足部严重肿胀、皮肤有水疱,不宜马上手术,应等 1～2 周肿胀消退后方可手术。开放性损伤时,如软组织损伤较重,可用外固定器固定。

（4）损伤后时间:手术应在伤后 3 周内完成。如果因肿胀、水疱或其他合并损伤而不能及时手术时,采用非手术治疗。

（5）骨折类型:无移位或移位小于 2 mm 时,采用非手术治疗。Sanders Ⅱ、Ⅲ型骨折应选用切开复位。虽然关节面骨折块无明显移位,但跟骨体骨折移位较大,为减少晚期并发症,也应行切开复位内固定。关节面严重粉碎性骨折,恢复关节面形态已不可能,可选用非手术治疗。如有条件,也可在恢复跟骨外形后一期融合距下关节。

（6）医师的经验和条件:手术切开有一定的技术和设备条件要求,如不具备时,应将患者转到其他有条件的医院治疗或选用非手术方法治疗。不能达到理想复位及固定的手术,不如不做。

2.治疗方法

（1）功能疗法:功能疗法适用于无移位或少量移位骨折,或年龄较大,对功能要求不高,或有全身并发症不适于手术治疗的患者。

适应证及禁忌证:无移位或少量移位骨折,应用此方法,可早期活动,较早恢复足的功能。但对移位骨折,由于未复位骨折可能会遗留足跟加宽,结节关节角减小,足弓消失及足内、外翻畸形等,患者多不能恢复正常功能。

具体操作方法:伤后立即卧床休息,抬高患肢,并用冰袋冷敷患足,24小时后开始主动活动足距小腿关节,约5天后开始用弹性绷带包扎,1周左右可开始拄拐行走,3周后在保护下或穿跟骨矫形鞋部分负重,6周后可完全负重。伤后4个月可逐渐开始恢复轻工作。

(2)闭合复位疗法:用手法结合某些器械或克氏针复位移位的骨折。有以下两种方法。

Bohler法:在跟骨结节下方及胫骨中下段各横穿一克氏针,做牵引和反牵引,以期恢复结节关节角和跟骨宽度及距下关节面,逐渐夹紧则可将跟骨体部恢复正常,透视位置满意后,石膏固定足于中立位,并将克氏针固定于石膏之中。内、外踝下方及足跟部仔细塑形,4～6周去除石膏和克氏针,开始活动足距小腿关节。此方法由于不能够较好恢复距下关节面,疗效不满意,现已很少采用。

Essex-Lopresti法:患者取俯卧位,在跟腱止点处插入一根斯氏针,针尖沿跟骨纵轴向前并略微偏向外侧,达后关节面下方后撬起。撬拨复位后再用双手在跟骨部做侧方挤压,侧位及轴位透视,位置满意后,将斯氏针穿入跟骨前方。粉碎性骨折时,也可将斯氏针穿过跟骰关节,然后用石膏将斯氏针固定于小腿石膏管型内。6周后去除石膏和斯氏针。此方法适用于某些舌状骨折。由于用石膏固定,功能恢复较慢。

(3)切开复位术:可在直视下复位关节面骨块和跟骨外侧壁,结合牵引可同时恢复跟骨轴线并纠正短缩和内、外翻。使用钢板螺钉达到较坚强固定,可使患者早期活动。尽快地恢复足的功能,避免了复位不良带来的各种并发症。

患者体位取单侧骨折侧卧位,如为双侧骨折,则取俯卧位。切口采用外侧"L"形切口。纵形切口位于跟腱和腓骨长短肌腱之间,水平切口位于外踝尖部和足底皮肤之间。切开皮肤后,从骨膜下翻起皮瓣,显露距下关节和跟骰关节,用三根克氏针从皮瓣下分别钻入腓骨、距骨和骰骨后,向上弯曲以扩大显露。腓肠神经位于皮瓣中,注意不要损伤。复位,掀开跟骨外侧壁,显露后关节面。寻找骨折线,认清关节面骨折情况。取出载距突关节面外侧压缩移位的关节内骨折块。使用Schanz针或跟骨牵引,先内翻跟骨结节,同时向下牵引,再外翻,以纠正跟骨短缩及跟骨结节内翻,使跟骨内侧壁复位,用克氏针维持复位。然后把取出的关节面骨折块复位,放回外侧壁并恢复Gissane角和跟骰关节面,用克氏针固定各骨折块。透视检查骨折位置,尤其是Broden位查看跟骨后关节面是否完全复位。如骨折压缩严重,空腔较大,可使用骨移植,但一般不需要骨移植。根据骨折类型选用钢板和螺钉固定,如可能,螺钉应固定外侧壁到对侧载距突下骨皮质上,以保证固定确实可靠。少数严重粉碎性骨折,需要加用内侧切口协助复位固定。固定后,伤口放置引流管或引流条,关闭伤口,2周后拆线。伤口愈合良好时,开始活动,6～10周穿行走靴部分负重。12～16周去除行走靴负重行走,逐渐开始正常活动。

(4)关节融合术:严重粉碎性骨折的年轻患者对功能要求较高时,切开难以达到关节面解剖复位,非手术治疗又极有可能遗留跟骨畸形而影响功能。一期融合并同时恢复跟骨外形可缩短治疗时间,使患者尽快地恢复工作。在切开复位时,亦应有做关节融合术的准备,一旦不能达到较好复位,也可一期融合距下关节。手术时用磨钻磨去关节软骨,大的骨缺损可植骨,用钢板维持跟骨基本外形,用1枚6.5 mm或7.3 mm直径的全螺纹空心螺钉经导针从跟骨结节到距骨。

(五)并发症

1.伤口皮肤坏死感染

外侧入路"L"形切口时,皮瓣角部边缘有可能发生坏死,所以手术时应仔细操作,避免过度牵拉。一旦出现坏死,应停止活动。如伤口浅部感染,可保留内置物,伤口换药,有时需要皮瓣转移。深部感染,需取出钢板和螺钉。

2.神经炎、神经瘤

手术时可能会损伤腓肠神经,造成局部麻木或形成神经瘤后引起疼痛。如疼痛不能缓解,可切除神经瘤后,将神经残端埋入腓骨短肌中。在非手术治疗时,跟骨畸形愈合后内侧挤压刺激胫后神经分支引起足跟内侧疼痛,非手术治疗无效时,可手术松解。

3.腓骨肌腱脱位、肌腱炎

骨折后由于跟骨外侧壁突出,缩小了跟骨和腓骨间隙,挤压腓骨长短肌腱引起肌腱脱位或嵌压。手术时切开腱鞘使肌腱直接接触距下关节,或螺钉、钢板的摩擦及手术后瘢痕也是引起肌腱炎的原因。腓骨肌腱脱位、嵌压后,如患者有症状,可手术切除突出的跟骨外侧壁,扩大跟骨和腓骨间隙。同时紧缩腓骨肌上支持带,加深外踝后侧沟。

4.距下关节和跟骰关节创伤性关节炎

由于关节面骨折复位不良或关节软骨的损伤,距下关节和跟骰关节退变产生创伤性关节炎,关节出现疼痛及活动障碍。可使用消炎止痛药物、理疗和支具等治疗,如症状不缓解,应做距下关节或三关节融合术。

5.跟痛

跟痛可由外伤时损伤跟下脂肪垫引起,也可因跟骨结节跖侧骨突出所致。可用足跟垫减轻症状,如无效可手术切除骨突出。

三、关节外骨折

关节外骨折占所有跟骨骨折的 30%～40%。一般由较小暴力引起,常不需手术治疗,预后较好。

(一)前结节骨折

前结节骨折可分为两种类型。撕脱骨折多见,常由足跖屈、内翻应力引起。分歧韧带或趾短伸肌牵拉跟骨前结节附着部造成骨折。骨折块较小,并不波及跟骰关节。足强力外展造成跟骰关节压缩骨折较少见,骨折块常较大并波及跟骰关节,骨折易被误诊为踝扭伤。骨折后距下关节活动受限,压痛点位于前距腓韧带前 2 cm 处,向下 1 cm。检查者也可用拇指置于患者外踝尖部,中指置于第 5 跖骨基底尖部,示指微屈后指腹正好落在前结节压痛点。加压包扎免负重 6～8 周,预后也较好。

(二)跟骨结节骨折

跟骨结节骨折也有两种类型。一种是腓肠肌突然猛烈收缩牵拉跟腱附着部,发生跟骨后部撕脱骨折;另一种为直接暴力引起的跟骨后上鸟嘴样骨折(图 8-74)。骨折移位较大时,跟骨结节明显突出,有时可压迫皮肤导致其坏死。畸形愈合后可使穿鞋困难。借助 Tompson 试验可帮助判断跟腱是否和骨块相连。有时骨块可连带部分距下关节后关节面。骨折无移位或有少量移位时,用石膏固定患足跖屈位固定 6 周。骨折移位较大时,应手法复位,如复位失败可切开复位,用螺钉或克氏针固定。

(三)跟骨结节内、外侧突骨折

单纯跟骨结节内、外侧突骨折少见且常常无移动位,相比较而言,内侧突更易骨折。骨折常由足内或外翻时受到垂直应力而产生的剪切力作用所致,通过跟骨轴位或 CT 检查可做出诊断。无移位或少量移位时可用小腿石膏固定 8～10 周。可闭式复位,用经皮克氏针或螺钉固定。如果骨折畸形愈合且有跟部疼痛时,可通过矫形鞋改善症状,无效者也可手术切除骨突起部位。

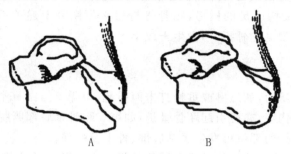

图 8-74　跟骨结节骨折

A.撕脱骨折；B.鸟嘴样骨折

（四）载距突骨折

单纯载距突骨折很少见。按 Sanders 分类,此类骨折为ⅡC 骨折。骨折后可偶见趾长屈肌腱卡压于骨折之中,移位骨块也可挤压神经血管束,被动过伸足趾可引起局部疼痛加重。无移位骨折可用小腿石膏固定6周。移位骨折可手法复位足内翻跖屈,用手指直接推挤载距突复位,骨折块较大时也可切开复位。骨折不愈合较少见,不要轻易切除载距突骨块,因为有可能失去弹簧韧带附着而致扁平足。

（五）跟骨体骨折

跟骨体骨折因不影响距下关节面,一般预后较好。骨折机制类似于关节内骨折,常发生于高处坠落伤。骨折后可有移位,如跟骨体增宽,高度减低,跟骨结节内外翻等。此类骨折除常规X 线摄片外,还应行 CT 检查,以明确关节面是否受累及骨折移位情况。骨折移位较大时,可手法复位石膏外固定或切开复位内固定。

（毛建华）

第十四节　跖骨骨折

跖骨又称脚掌骨,是圆柱状的小管状骨,并列于前足,从内向外依次为第1～5跖骨,每根跖骨均由基底部、干部、颈部、头部等构成。5个跖骨中,以第1跖骨最短,同时最坚强,在负重上亦最重要。第1跖骨在某些方面与第1掌骨近似,底呈肾形,与第2跖骨基底部之间无关节,亦无任何韧带相接,具有相当的活动度,它的跖面通常有2个籽骨。外侧4个跖骨基底部之间均有关节相连,借背侧、跖侧及侧副韧带相接,比较固定,其中尤以第2、3跖骨最稳定。第4跖骨基底部呈四边形,与第3、5跖骨相接。第5跖骨基底部大致呈三角形,这两根跖骨具有少量活动度。第1、2、3跖骨基底部,分别与1、2、3楔骨相接;第4、5跖骨基底部,与骰骨相接,共同构成微动的跗跖关节。第1～5跖骨头分别与第1～5趾骨近节基底部相接,构成跖趾关节。第5跖骨基底部张开,形成粗隆,向外下方突出,超越骨干及相邻骰骨外面,是足外侧的明显标志。在所有附着于第5跖骨基底部的肌肉中,只有腓骨短肌腱有足够的力量导致撕脱骨折的发生,而不是肌腱断裂。

第 1 与第 5 跖骨头是构成足内外侧纵弓前方的支重点,与后方的足跟形成整个足部的 3 个负重点。5 根跖骨之间又构成足的横弓,跖骨骨折后必须恢复上述关系,以便获得良好负重功能。跖骨骨折是足部最常见的骨折,多发生于成年人。

一、发病机制

跖骨骨折多由直接暴力,如压砸或重物打击而引起,以第 2、3、4 跖骨较多见,可多根跖骨同时骨折。间接暴力如扭伤等,亦可引起跖骨骨折,如第 5 跖骨基底部撕脱骨折。长途跋涉或行军则可引起疲劳骨折。骨折的部位可发生于基底部、骨干及颈部。

按骨折移位程度,可分为无移位骨折和移位骨折。由于跖骨并相排列,相互支撑,单一跖骨骨折多无移位或仅有轻微移位。但多发跖骨骨折由于失去了相互支撑作用,可以出现明显移位(图 8-75)。

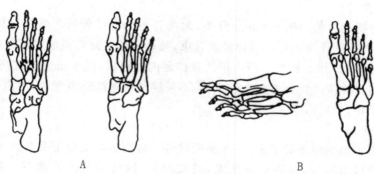

图 8-75　跖骨骨折类型
A.无移位型跖骨骨折;B.移位型跖骨骨折

按骨折线可分为横断、斜形及粉碎性骨折。按骨折的部位,又可分为跖骨基底部骨折、跖骨颈骨折、跖骨干骨折。

（一）跖骨基底部骨折

最常见的是第 5 跖骨基底部撕脱骨折。骨折常发生在足跖屈内翻时,腓骨短肌腱牵拉将基底部粗隆撕脱。

（二）跖骨颈骨折

骨折常因踝跖屈、前足内收而引起。少部分也可以由直接暴力引起。由于该部血液供应主要来自从关节囊进入的干骺端血管和自跖骨干内侧中部进入的滋养血管,血供相对较差,骨折后愈合较慢。

跖骨颈部还可发生疲劳骨折,因好发于长途行军的战士,故又名行军骨折。骨骼的正常代谢使破骨和成骨活动基本上处于平衡状态,如果对它施加的应力强度增加及持续更长的时间时,骨骼本身会重新塑形以适应增加的负荷。当破骨活动超过骨正常的生理代谢速度后,而成骨活动又不能及时加以修复时,就可在局部发生微细的骨折,继续发展就成为疲劳骨折。多发于第 2、3 跖骨。

（三）跖骨干骨折

多由直接暴力所致,可为一根或多根,易发生开放性骨折。骨折端多向跖侧成角,受骨间肌的牵拉,骨折端还会有侧方移位。

跖骨骨折任何方向的成角都会出现相应的并发症,如背侧残留成角,则跖骨头部位可以出现顽固性痛性胼胝。跖侧成角残留,可导致邻趾出现胼胝,侧方移位则可以挤压跖间神经造成神经瘤。因此,有移位的骨折应尽量纠正。

二、诊断要点

外伤后足部疼痛剧烈,压痛,明显肿胀,活动功能障碍,纵向叩击痛,不能用前足站立和行走,碾轧伤者可以合并严重的肿胀和瘀斑。

跖骨骨折应常规摄前足正、斜位 X 线片。跖骨疲劳骨折最初为前足痛,劳累后加剧,休息后减轻,X 线可能无异常。3～4 周可以发现骨膜反应,骨折线多不清楚,在局部可摸到有骨隆凸,不要误诊为肿瘤,由于没有明显的暴力外伤史,诊断常被延误。第 5 跖骨基底部撕脱骨折,就诊患者为儿童时,应注意与骨骺相区别,儿童跖骨基底部骨骺在 X 线上表现为一和骨干平行的亮线,且边缘光滑。成人应与腓骨肌籽骨相鉴别,这些籽骨边缘光滑、规则,且为双侧性,局部多无症状。而骨折块多边缘毛糙。认真阅片,应该不难鉴别。

三、治疗方法

跖骨骨折后,一般侧方移位错位不大,上下错位应力求满意复位。尤其是第 1 和第 5 跖骨头为足纵弓三个支撑点的其中两个,因此在第 1、5 跖骨头骨折中,一定要格外重视,以免影响足的负重。

(一)整复固定方法

无移位骨折、第 5 跖骨基底部骨折、疲劳骨折应行局部石膏托固定 4～6 周。

1.手法复位外固定

(1)整复方法:①跖骨基底部骨折或合并跖跗关节脱位。在麻醉下,患者取仰卧位,一助手固定踝部,另一助手握持前足部做拔伸牵引。骨折向背、外侧移位者,术者可用两拇指置足背 1、2 跖跗关节处向内、下推按,余指置足底和内侧跖骨部对抗,同时握持前足部的助手将前足背伸外翻即可复位。②跖骨干骨折。在适当麻醉下,先牵引骨折部位对应的足趾,以矫正其重叠移位,以另一手的拇指从足底部推压断端,矫正向跖侧的成角。如仍有残留的侧方移位,仍在牵引下,从跖骨之间用拇、示二指采用夹挤分骨手法迫使其复位(图 8-76 A、B)。③跖骨颈骨折。颈部骨折后,短小的远折端多向外及跖侧倾斜成角突起移位。整复时,一助手固定踝部,另一助手持前足牵拉,术者两手拇指置足底远折端移位突起部,向足背推顶,余指置足背近折端扶持对抗和按压跖骨头,同时,牵拉前足之助手将足趾跖屈即可。

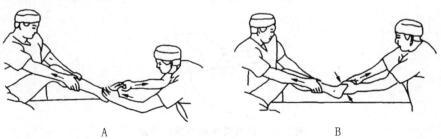

图 8-76　跖骨骨折整复法

(2)固定方法:整复后,局部外敷药膏,沿跖骨间隙放置分骨垫,用胶布固定后,用连脚托板加

357

牵引的固定方法,即连脚托板固定后,在与跖骨骨折相应的趾骨上贴上胶布,用橡皮筋穿过胶布进行牵拉,并将它固定在脚板背侧。牵引力量要适当,避免引起趾骨坏死。移位严重的多发跖骨骨折,在第1周内应透视检查1次。固定时间6~8周。

2.外固定器复位固定

跖骨骨折也可以采取小腿钳夹固定。操作在X线透视或C形臂下进行。麻醉后,常规消毒,铺无菌治疗巾。跖骨基底部骨折合并跖跗关节脱位者,从跖骨的背、外侧和第1楔骨内下缘进针。不合并跖跗关节脱位者可以固定跖骨的背、外侧和第1跖骨基底部的内缘。固定时先将钳夹尖端刺进皮肤后,在C形臂下复位,选择稳定点进行钳夹。牢固后用无菌纱布包扎,石膏托固定,4~6周后确定骨折愈合去除外固定器,下床活动(图8-77)。

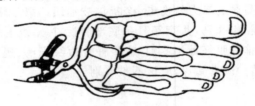

图8-77　钳夹固定法

3.切开复位内固定

经闭合复位不成功或伴有开放性伤口者,可考虑切开复位内固定。

以骨折部为中心,在足背部做一长约3 cm的纵切口,切开皮肤及皮下组织,将趾伸肌腱拉向一侧,找到骨折端,切开骨膜并在骨膜下剥离,向两侧拉开软组织充分暴露骨折端,用小的骨膜剥离器或刮匙,将远折端的断端撬出切口处,背伸患趾用手摇钻将克氏针从远折端的髓腔钻入,经跖骨头和皮肤穿出,当针尾达骨折部平面时,将骨折复位,再把克氏针从近折端的髓腔钻入,直至克氏针尾触到跖骨基底部为止,然后剪断多余克氏针,使其断端在皮外1~2 cm,缝合皮下组织和皮肤。第1跖骨干骨折最好采用克氏针交叉固定。第5跖骨基底粗隆部骨折也可以采用张力带固定。术后用石膏固定4~6周。其他内固定物如小钢板、螺钉等固定牢固,术后功能恢复快,患者更容易接受(图8-78、图8-79)。

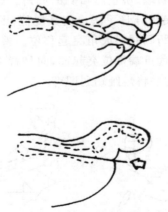

图8-78　跖骨骨折髓内穿针固定

(二)药物治疗

按骨折三期辨证用药,早期内服活血化瘀、消肿止痛类方剂,如桃红四物汤加金银花、连翘、蒲公英、沙打旺等清热解毒药,肿胀严重者还可以配合云苓、薏苡仁等利湿类药物治疗。中期内服新伤续断汤或正骨紫金丹。后期解除固定后,用中草药熏洗患部,加强功能锻炼。

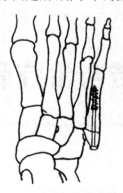

图 8-79 跖骨骨折螺钉固定

(三)功能康复

复位固定后,可做足趾关节屈伸活动。2 周后做扶拐不负重步行锻炼。解除固定后,逐渐下地负重行走,并做足底踩滚圆棍等活动,使关节面和足弓自行模造而恢复足的功能。

（毛建华）

第九章

中西医结合治疗骨科疾病

第一节 肩关节脱位

肱骨头与肩盂构成的关节,通常称为肩关节。肩关节脱位占全身脱位的40%以上,男性多于女性。肩关节脱位分前脱位和后脱位,以前者较多见。新鲜脱位处理不及时或不妥,往往转变为陈旧性脱位,脱位通常可伴有骨折。

一、病因病理与分类

(一)肩关节前脱位

1.新鲜、外伤性肩关节前脱位

多由间接暴力引起,极少数为直接暴力所致。患者侧向跌倒,上肢呈高度外展、外旋位,手掌或肘部着地,地面的反作用力由下向上,经手掌沿肱骨纵轴传递到肱骨头,肱骨头向肩胛下肌与大圆肌的薄弱部分冲击,将关节囊的前下部顶破而脱出,加之喙肱肌、冈上肌等的痉挛,将肱骨头拉至喙突下凹陷处,形成喙突下脱位。若外力继续作用,肱骨头可被推至锁骨下部,形成锁骨下脱位。若暴力强大,则肱骨头冲破肋间进入胸腔,形成胸腔内脱位。跌倒时,上肢过度上举、外旋、外展,肱骨外科颈受到肩峰冲击而成为杠杆的支点,杠杆的作用迫使肱骨头向前下部滑脱,造成盂下脱位,但往往因为胸大肌和肩胛下肌的牵拉而滑至肩前部,转为喙突下脱位。

肩关节脱位后的病理变化,主要为肩关节囊的破裂和肱骨头的移位,也有破裂在盂唇处不易愈合,可为习惯性脱位的原因。肱骨头由于胸大肌的作用发生内旋,加之肩关节囊及其周围的韧带及肌肉的作用,使肱骨头紧紧抵卡于肩胛盂或喙突的前下方,严重者可抵达锁骨下方,使肱骨呈外展内旋及前屈位弹性畸形固定,丧失肩关节的各种活动功能。

2.陈旧性肩关节前脱位

因处理不及时或不当,超过3周者为陈旧性脱位。其主要病理变化是关节周围和关节腔内血肿机化,大量纤维性瘢痕结缔组织充满关节腔内,形成坚硬的实质性纤维结节,并与关节盂、肩袖和三角肌紧密相连,增加了肱骨头回纳原位的困难,挛缩的三角肌、肩胛下肌、背阔肌、大圆肌及胸大肌亦阻碍肱骨头复位。合并肱骨大结节骨折者,骨块畸形愈合,大量骨痂引起关节周围骨化,关节复位更加不易。

3.复发性肩关节前脱位

一般是指在首次外伤发生脱位之后,在较小的外力作用下在某一位置使盂肱关节发生再脱位。此类脱位与随意性脱位不同,再次脱位时一般均伴有不同程度的疼痛与功能障碍,并且不能自行复位。

首次盂肱关节脱位常常导致关节囊松弛或破坏、盂唇撕脱、盂肱中韧带损伤。关节稳定复合结构的损伤导致了关节稳定装置的破坏,容易使脱位再次发生。此外骨性结构的破坏,包括肱骨头后上方压缩骨折形成的骨缺损及肩盂骨折缺损,也导致盂肱关节不稳定和复发性脱位倾向。

(二)肩关节后脱位

肩关节后脱位极少见,可由间接暴力或直接暴力所致。直接暴力系从前侧向后直接打击肱骨头,使肱骨头冲破关节囊后壁和盂唇软骨而滑入肩胛冈下,形成后脱位,常伴有肱骨头前侧凹陷骨折或肩胛冈骨折。间接暴力引起者,系上臂强力内旋跌倒手掌撑地,传导暴力使肱骨头向后脱位。

肩关节后脱位的病理变化主要是关节囊和关节盂后缘撕脱,同时伴有关节盂后缘撕脱骨折及肱骨头前内侧压缩性骨折,肱骨头移位于关节盂后,停留在肩峰下或肩胛冈下。

二、临床表现与诊断

(一)肩关节前脱位

1.新鲜、外伤性肩关节前脱位

肩关节前脱位均有明显的外伤史,肩部疼痛、肿胀及功能障碍等一般损伤症状。

(1)体征:因肱骨头向前脱位,肩峰特别突出形成典型的"方肩"畸形,同时可触及肩峰下有空虚感,从腋窝可摸到前脱位的肱骨头。上臂有明显的外展内旋畸形,并呈弹性固定于这种畸形位置。伤侧肘关节的内侧贴着胸前壁,伤肢手掌不能触摸健侧肩部,即"搭肩试验"阳性的表现。测量肩峰到肱骨外上髁长度时,患肢短于健肢(盂下脱位则长于健肢)。

(2)X线片检查:可以确诊肩关节前脱位,并能检查有否骨折发生。

2.陈旧性肩关节前脱位

以前有外伤史,患侧的三角肌萎缩,"方肩"畸形更加明显,在盂下、喙突下或锁骨下可摸到肱骨头,肩关节各方向运动均有不同程度的受限。搭肩试验、直尺试验阳性。

3.复发性肩关节前脱位

有首次外伤性肩关节脱位史或反复脱位史,肱骨头推挤试验存在前方不稳定征象,被动活动关节各方向活动度一般不受限。向下牵拉,存在下方不稳定表现。肩盂前方存在局限性压痛。恐惧试验阳性,当被动外旋后伸患臂时,患者出现恐惧反应。在脱位时摄前后位和盂肱关节轴位X线片可以明确显示肱骨头的前方或前下脱位,肱骨的内旋位摄片能显示肱骨头后上方缺损,轴位X线片可显示肩盂前方骨缺损。

(二)肩关节后脱位

临床症状不如肩关节前脱位明显,常延误诊断,最明显的临床表现为肩峰异常突出,从伤侧侧面观察,伤肩后侧隆起,前部平坦,上臂呈内收内旋位,外展活动明显受限制,在肩关节后侧肩胛冈下可摸到肱骨头,肩部前侧空虚。X线正位片示盂肱关节大致正常,但仔细研究可发现,肱骨头呈内旋位,大结节消失,肱骨头与肩胛盂的半月形阴影消失,肱骨头与肩胛盂的关系显示移位。轴位X线片可显示肱骨头向后移位,肱骨头的前内侧变平或凹陷,或肩胛冈骨折。再结合肩部外伤史即可确诊。

三、治疗

(一)非手术治疗

1.新鲜肩关节前脱位

新鲜肩关节前脱位的治疗原则应当是尽早行闭合复位,不仅可及时缓解患者痛苦,而且易于复位。一般复位前应给予适当的麻醉。复位手法分为以牵引手法为主和以杠杆手法为主两种。一般用牵引手法较为安全,利用杠杆手法较易发生软组织损伤及骨折。

(1)牵引推拿法:患者仰卧,用布带绕过胸部,一助手向健侧牵拉,另一助手用布带绕过腋下向上向外牵引,第三助手紧握患肢腕部,向外旋转,向下牵引,并内收患肢。三助手同时徐缓、持续不断地牵引,可使肱骨头自动复位。若不能复位,术者可用一手拇指或手掌根部由前上向外下,将肱骨头推入关节盂内。第三助手在牵引时,应多做旋转活动,一般均可复位。此法简单、效果好、危险性小,最为常用。通过牵引,脱出的肱骨头逐渐离开锁骨下、喙突下或关节盂下,到达关节囊的破裂口处,通过手法使肱骨头回纳复位。

(2)手牵足蹬法:术者立于患侧,双手握住患侧腕部,用一足背外侧(右侧脱位用右足,左侧脱位用左足)置于腋窝内。术者在双肘、双膝伸直,一足着地,另一足蹬住腋窝的姿势下,在肩外旋、稍外展位,缓慢有力地向下牵引患肢,然后内收、内旋,充分利用足背外侧为支点的杠杆作用,将肱骨头撬入关节盂内。当有回纳感时,复位即告成功。复位时,足背外侧尽量顶住腋窝底部,动作要徐缓,不可使用暴力,以免腋部血管、神经损伤。若复位不成功时,多为肱二头肌长肌头腱阻碍而不能复位,可将患肢向内、外旋转,使肱骨头绕过肱二头肌长肌头腱,再进行复位,可获成功。

(3)拔伸托入法:患者取坐位,第一助手立于患者健侧肩后,两手斜形环抱固定患者作反牵引,第二助手一手握肘部,一手握腕上,向外下方牵引,用力由轻而重,持续2～3分钟,术者立于患肩外侧,两手拇指压其肩峰,其余手指插入腋窝内,在助手对抗牵引下,术者将肱骨头向外上方钩托,同时第二助手逐渐将患肢向内收、内旋位牵拉,直至肱骨头有回纳感觉,复位即告完成。此法安全易行,效果好,适用于各型肩关节脱位,是临床上常用的方法之一。

(4)椅背整复法:让患者坐在靠背椅上,用棉垫置于腋部,保护腋下血管、神经免受损伤。将患肢放在椅背外侧,腋肋紧靠椅背,一助手扶住患者和椅背,起固定作用,术者握住患肢,先外展、外旋牵引,再逐渐内收,并将患肢下垂,内旋屈肘,即可复位成功。此法是应用椅背作为杠杆支点整复肩关节脱位的方法,适用于肌肉不发达、肌力较弱的肩关节脱位者。

(5)膝顶推拉法:让患者坐在凳上,以左肩脱位为例,术者立于患侧,左足立地,右足踏在座凳上,右膝屈曲小于90°,膝部顶于患侧腋窝,将患肢外展80°～90°,并以拦腰状绕过术者身后,术者以左手握其肘部,右手置于肩峰处,右膝顶,左手拉,当肱骨头达到关节盂时,右膝将肱骨头向上用力一顶,即可复位。此法适用于脱位时间短、肌力较弱的患者。此法术者一人操作即可,不需助手协助。

(6)牵引回旋法:患者取仰卧位或坐位,术者立于患侧,以右肩关节前脱位为例。术者以右手握肘部,左手握腕上部,将肘关节屈曲,以下分4步进行。①右手沿上臂方向向下徐徐牵引,并轻度外展,使三角肌、喙肱肌、胸大肌等肌肉松弛,将肱骨头拉至关节盂上缘。②在外旋牵引位下,逐渐内收其肘部,使之与前下胸壁相接,使肩胛下肌等松弛,此时肱骨头已由关节盂的前上缘向外移动,至关节囊的破口处。③使上臂高度内收,有时听到"咯噔"声遂即复位。④将上臂内旋,并将手放于对侧肩部,肱骨头可通过扩大的关节囊破口滑入关节盂内,并可闻及入臼声,复位即告成功。此法适用于肌力较弱的患者或习惯性脱位者。由于此法应力较大,肱骨外科颈受到相当大的扭转力,因此操作宜轻稳、谨慎,若用力过猛,可引起肱骨外科颈骨折,尤其是骨质疏松的老年患者更应注意。

脱位整复成功的表现是"方肩"畸形消失,肩部丰满,与对侧外观相似,腋窝下、锁骨下、喙突下等扪不到肱骨头,搭肩试验阴性,直尺试验阴性,肩关节被动活动恢复正常功能。X线片表现肱骨头与关节盂的关系正常。

若手法复位确有困难,应认真考虑阻碍复位的原因,如肱二头肌长腱套住肱骨头阻碍复位;撕破的关节囊成扣眼状阻碍肱骨头回纳;骨折块阻拦脱位整复;脱位时间较长,关节附近粘连尚未松解;患者肌肉发达,牵引力不够大,未能有效对抗痉挛的肌肉收缩力;麻醉不够充分,肌肉的紧张未松弛,或手法操作不当等因素。当遇到此等情况时,再次施行整复时应更换手法,反复内、外旋并改变方向,切不可粗暴操作,用力过猛。

2.陈旧性肩关节脱位

治疗陈旧性脱位,应以手法复位为首选方法。手法整复疗效虽佳,但必须严格选择病例,谨慎从事,若手法复位时处理不当,还可能发生肱骨外科颈骨折、臂丛神经损伤等严重并发症。故应根据患者的具体情况,认真分析,仔细研究,区别对待。老年患者,脱位时间较长,无任何临床症状者,不采取任何治疗;年龄在50岁左右,体质强壮,脱位时间超过2个月,但肩关节外展达70°~80°者,亦可听其自然,不做治疗;年龄虽轻,脱位时间2~4个月,但伴有骨折,或大量瘢痕组织形成者,不宜采用手法复位,应行手术切开复位。

(1)适应证与禁忌证:陈旧性肩关节前脱位,在3个月以内,无明显骨质疏松者,可试行手法复位;年轻体壮者,可试行手法复位;年老体弱者禁用手法整复。脱位的肩关节仍有一定活动范围,可手法整复。相反,脱位的关节固定不动者,禁用手法复位。经X线片证实,未合并骨折,或关节内外无骨化者,可试行手法复位。肩关节脱位无合并血管、神经损伤患者,可手法整复。

(2)准备:持续牵引、脱位整复前,先做尺骨鹰嘴牵引1~2周,牵引重量3~4 kg,以冀将脱出的肱骨头拉到关节盂附近便于复位。在牵引期间,每天配合中药熏洗、推拿按摩,施行手法时,可暂时去掉牵引,以拇指推揉,拇、示指提捏等手法,提起三角肌、胸大肌、肩胛下肌、背阔肌、大圆肌等,然后以摇转、扳拉等手法,加大肩关节活动范围,反复操作数次,逐步解除肩关节周围肌肉的痉挛,松解关节周围的纤维粘连,使痉挛组织延伸、肱骨头活动范围加大。若脱位时间短、关节活动范围较大,可以不做持续牵引。

(3)手法松解:粘连松解彻底,是手法整复成功的关键。患者仰卧于手术台上,在全麻或高位硬膜外麻醉下,助手固定双肩,术者一手握患肢肘部,一手握伤肢腕部,屈肘90°做肩关节的屈、伸、内收、外展、旋转等各方向被动活动。术者需耐心、细致,动作持续有力,范围逐渐增大,使粘连彻底松解,痉挛的肌肉彻底松弛、充分延伸,肱骨头到达关节盂边缘,以便于手法整复。术者在松解粘连时,切不可操之过急,否则可引起骨折,或血管、神经损伤。

(4)复位:复位一般采用卧位杠杆复位法,患者取仰卧位,第一助手用宽布带套住患者胸廓向健侧牵引;第二助手立于床头,一手扶住竖立于手术台旁的木棍,另一手固定健侧肩部;第三助手双手握患肢腕关节上方,在牵引下逐渐外展到120°左右;术者双手环抱肱骨大结节处。三个助手协调配合用力,当第三助手在牵引下徐徐内收患肢时,术者双手向外上方拉肱骨上端,同时利用木棍当杠杆的支点,迫使肱骨头复位。复位前,用棉花、绷带包绕木棍与患臂的接触部位,以免木棍损伤皮肉。在复位过程中，木棍要紧靠胸壁，顶住腋窝，各方用力要适度，动作要缓慢，协调一致，密切配合，避免造成肱骨外科颈骨折及并发血管、神经损伤。

3.复发性肩关节脱位

复发性肩关节脱位，一般可自行复位，或轻微手法即可复位，可参考新鲜脱位复位手法。

4.肩关节后脱位

肩关节后脱位治疗比较简单，一般采用前脱位的牵引推拿法。将上臂轻度前屈、外旋牵引，肱骨头即可复位。

复位满意后，一般采用胸壁绷带固定，将患侧上臂保持在内收、内旋位，肘关节屈曲 60°～90°，前臂依附胸前，用绷带将上臂固定在胸壁。前臂用颈腕带或三角巾悬吊于胸前。固定时间 2～3 周，固定时于腋下和肘部内侧放置纱布棉垫，将胸壁与上臂内侧皮肤隔开，防止因长期接触而发生皮炎、糜烂。固定宜妥善、牢固，限制肩关节外展和外旋活动。固定时间要充分，使破裂的关节囊得到修复愈合，防止以后形成习惯性脱位。

若是合并肱骨外科颈骨折，则采用肱骨外科颈骨折的治疗方法进行固定，视复位后的肱骨头处于何种位置而采用相应的办法。

若是新鲜肩关节后脱位，复位后，用肩人字石膏固定上臂于外展 40°位、后伸 40°位和适当外旋位，3 周后去除固定。

固定后即鼓励患者做手腕及手指练功活动。新鲜脱位，1 周后去绷带，保留三角巾悬吊前臂，开始练习肩关节前屈、后伸活动；2 周后去除三角巾，开始逐渐做关节向各方向的主动功能锻炼，如左右开弓、双手托天、手拉滑车、手指爬墙等运动，并配合按摩、推拿、针灸、理疗等，以防肩关节周围组织粘连和挛缩，加快肩关节功能恢复。但是，在固定期间，必须禁止上臂外旋活动，以免影响软组织修复。固定去除后，禁止做强力的被动牵拉活动，以免造成软组织损伤及并发骨化性肌炎。陈旧性脱位，固定期间应加强肩部按摩、理疗。

(二)手术治疗

复发性肩关节前脱位的手术治疗，常用的手术方法有以下几种。

1.肩胛下肌及关节囊重叠缝合术

该术即修复关节囊、增强关节前壁的方法。患者体位、手术切口及关节显露途径均与前一手术方法相同。当手术显露肩胛下肌时，检查肩胛下肌有无萎缩、损伤及瘢痕形成的情况，于肩胛下肌小结节附着点 2 cm 左右处断开，检查关节囊前壁破裂或损伤情况，并仔细进行修复或重叠缝合。此时将肱骨内收内旋位，以便重叠缝合肩胛下肌。肩胛下肌缝合重叠长度，根据肩胛下肌肌力情况或要求限制肩外展外旋情况而定，一般重叠 1.5 cm，再将喙肱肌腱及肱二头肌短头肌腱缝合固定于喙突，依次缝合伤口各层组织。术后用外展架将伤肢固定于外展 50°～60°，前屈 45°位，1～2 天拔除负压引流，10 天后拆除缝线，3～4 周拆除外展架，开始功能锻炼，并向患者讲清楚以后在工作和生活中要注意伤肢不能过度外展外旋，以防复发。此法效果不佳，故现已很少运用。

2.肩胛下肌止点外移术

该术亦是修复关节囊、增强关节前壁的方法。肩关节显露途径与前法相同，当手术显露肩胛下肌时，检查肩胛下肌的情况，并自其止点处切下，使肩胛下肌外端游离。进一步检查关节囊，将肱骨内收内旋，在肱骨大结节处切开骨膜，将肩胛下肌外端外移缝合固定于肱骨大结节处，以增强其张力，再将喙肱肌腱及肱二头肌短头肌腱缝到喙突，逐层缝合。术后处理与前法相同。

3.肱二头肌长头肌腱悬吊术

此手术是增强肱骨头稳定性的方法。患者体位、手术切口和关节显露途径同上,将肱骨内收内旋,用拉钩向两侧牵开肱二头肌短头肌腱、喙肱肌腱和三角肌,显露肱骨小结节、肱二头肌长头肌腱和肩胛下肌,将喙肱韧带于靠近大结节处切断,并充分分离,再将肱二头肌长头肌腱在肱骨大小结节下方切断,远端向下牵开,提起近侧端,并沿其走向切开关节囊,直到找出肱二头肌长头肌腱近端的附着点。将喙肱韧带缝包在长头肌腱近端的外面,加强其牢固程度,以免以后劳损或撕裂。肱二头肌长头肌腱的两端各用粗丝线双重腱内"8"字形缝合,并从腱的断面引出丝线备用,然后将肱骨略内收,用骨钻从肱骨结节间沟的大小结节下方,对准肱二头肌长头肌腱近侧端附着点钻一孔,将肱二头肌长头肌腱近端及其包绕的喙肱韧带,从钻孔拉出到肱骨结节间沟外,再将肱二头肌长头肌腱的远近两端缝合在一起,或将断端分别缝合在骨膜上,再缝合关节囊,逐层缝合切口各层组织。术后用外展架将伤肢固定于外展 50°～60°位,前屈 45°位,其他手术处理与前法相同。

4.Bankart 手术

此手术方法是修复盂唇及关节囊的方法。患者体位、手术切口和关节显露途径均与前同。当切断并向内翻肩胛下肌后,外旋肱骨即显露关节囊的前侧,检查后在小结节内 2 cm 左右处弧形切开关节囊前侧壁,显露肱骨头,检查盂唇和关节囊可发现破损。用特制的弯钩形锥,在肩胛盂前内缘等距钻三四个孔,用粗丝线将切开的关节囊的前外缘缝合固定于盂唇部,再将关节囊的前内缘重叠缝合于关节囊上。此法既紧缩了关节囊,又加强了关节囊,也使盂唇更稳定。修复肩胛下肌、喙肱肌腱及肱二头肌短头肌腱,检查冲洗创口,逐层缝合切口各层组织,术后用外展架将伤肢固定于肩外展 50°～60°位,前屈 45°位,其他术后处理与前法相同。此种手术方法修复病变部位,临床效果较佳。

(三)中药治疗

新鲜脱位,早期患处瘀肿、疼痛明显者,宜活血祛瘀、消肿止痛,内服舒筋活血汤、活血止痛汤等,外敷活血散、消肿止痛膏;中期肿痛减轻,宜服舒筋活血、强壮筋骨之剂,可内服壮筋养血汤、补肾壮筋汤等,外敷舒筋活络膏;后期体质虚弱者,可内服八珍汤、补中益气汤等,外洗方可选用苏木煎、上肢损伤洗方等,煎水熏洗患处,促进肩关节功能的恢复。陈旧性脱位,内服中药应加强通经活络之品,加用温通经络之品外洗,以促进关节功能恢复。复发性脱位者,应提早补肝肾、益脾胃,以强壮筋骨。对于各种并发症,有骨折者,按骨折三期辨证用药;有合并神经损伤者,应加强祛风通络之品,重用地龙、僵蚕、全蝎等;有合并血管损伤者,应重用活血祛瘀通络之药,或合用当归四逆汤加减。

(万兆锋)

第二节　肩锁关节脱位

肩锁关节由锁骨外端和肩峰关节面组成,关节囊紧,属微动关节。肩锁关节靠关节囊和肩锁韧带维持稳定,并由喙突与锁骨间的坚强的喙锁韧带加强。肩锁关节脱位较为多见,多发于青壮年,男多于女。

一、病因病理与分类

肩锁关节脱位多为直接暴力引起，最常见于摔倒时肩外侧着地。外力作用于肩峰，通过肩锁关节传至锁骨，可造成肩锁韧带、喙锁韧带损伤，也可造成锁骨骨折。外力较大时，尚可使三角肌及斜方肌损伤。喙突受到喙锁韧带的牵拉偶可造成骨折。喙锁韧带完全损伤后，整个上肢及肩胛骨失去肩锁及喙锁韧带的悬吊作用向下垂，而锁骨由于受到胸锁关节的约束和斜方肌的牵拉，相对只有轻度的上翘。

间接外力也可造成肩锁关节的损伤，一般为上肢伸展位摔倒，手部先着地，外力通过上肢传导到肱骨头及肩峰，使肩胛骨向上移位，并可牵拉损伤肩锁韧带。外力的作用使喙锁间隙变窄，因此喙锁韧带处于松弛状态，不会受到损伤。外力足够大时，除造成肩锁关节脱位外，也可造成肩峰骨折及肩关节上方脱位。

上肢被机器绞伤所致牵拉损伤，也可造成肩锁关节的损伤。

根据肩锁韧带和喙锁韧带损伤情况，以及锁骨移位方向和移位程度的不同，可分为如下几种类型。

(1)Ⅰ型：肩锁韧带部分损伤，肩锁韧带仍保持完整，肩锁关节稳定。

(2)Ⅱ型：肩锁韧带完全损伤，肩锁关节发生水平方向前后的不稳定，由于喙锁韧带完整，肩锁关节垂直方向仍保持稳定。锁骨外端没有相对向上移位现象。有时喙锁韧带受到部分牵拉，可出现锁骨外端轻度上移表现。

(3)Ⅲ型：肩锁韧带与喙锁韧带均遭受损伤，肩锁关节发生脱位。上肢及肩胛骨下垂，表现为锁骨外端翘起，三角肌和斜方肌在锁骨的附着处可有损伤。

(4)Ⅳ型：肩锁韧带及喙锁韧带完全断裂，锁骨外端向后移位穿入到斜方肌内，也称之为锁骨后脱位。

(5)Ⅴ型：实际是更为严重的Ⅲ型损伤，锁骨外端翘起位于颈部的皮下。

(6)Ⅵ型：肩锁关节完全脱位，锁骨外端向下方移位至肩峰下方或喙突下。该型损伤发生于上臂极度外展、外旋位，为遭受牵拉外力所致。

二、临床表现与诊断

有明显外伤史。伤后局部疼痛、压痛、肿胀。半脱位者，锁骨外侧端向上移位，肩峰与锁骨不在同一水平面上，可触及高低不平的肩锁关节。双侧对比，被动活动时，患侧锁骨外侧端活动范围增加，肩关节功能障碍。若诊断有困难时，则让患者两手分别提重物约 2.5 kg，同时摄双侧肩锁关节正位片进行对比，常可发现患侧锁骨外端与肩峰间距离较健侧增大。全脱位者，锁骨外侧端隆起，畸形明显，患侧上肢外展，上举活动困难。检查时，肩锁关节处可摸到一凹陷沟，局部按压有明显弹跳征，如按琴键。摄 X 线片，可发现锁骨外侧端与肩峰端完全分离，向上移位较明显。Ⅴ型损伤有时可出现臂丛神经受牵拉的症状。Ⅵ型损伤则可合并锁骨、肋骨骨折及臂丛神经损伤。

三、治疗

(一)Ⅰ型损伤

主要采用症状治疗并保护患肩以免再遭受外伤，可休息或用吊带保护患肢1周。疼痛症状消失以前,功能活动未完全恢复时,避免肩部剧烈运动,以免加重损伤。

（二）Ⅱ型损伤

一般采用非手术治疗方法,可使用三角巾或吊带保护,症状减轻后可早期开始肩关节功能锻炼。对于年老体弱者尤应早期开始肩关节功能锻炼。Ⅱ型损伤经治疗后仍持续疼痛,肩关节功能活动受限,可能为关节内纤维软骨盘或关节软骨碎裂残留于关节内,或由损伤的关节囊卷入关节所致,行关节造影有助于诊断。症状持续不减时,可行肩锁关节成形术,清除关节内游离碎片。如锁骨端关节面已有退行性改变,则可行锁骨外端切除术。因喙锁韧带完整,肩胛骨不会发生明显下坠。

（三）Ⅲ型损伤

对年老、体弱或非体力劳动者宜采用非手术方法治疗。虽然推荐固定方法的人很多,但实际上任何外固定都难以维持历时数周的复位,患者也难以接受长时间的固定。因此,非手术治疗实际是接受锁骨外端的移位,以早期开始肩关节功能锻炼恢复肩关节的功能活动为目标。一般可用三角巾或颈腕吊带保护患肩,同时辅以症状治疗。当疼痛症状减轻后,鼓励患者练习使用上肢,开始进行肩关节功能锻炼。伤后2~3周患肩可逐渐达到正常活动范围。

对青年患者或体力劳动者,可采用手术治疗。手术治疗的4种基本方式:①肩锁关节切开复位内固定,韧带修补或重建。②喙突锁骨间内固定,韧带修复或重建。③锁骨外端切除。④动力肌肉移位。目前对Ⅲ型新鲜损伤较为常用的手术方法为切开复位,以克氏针固定肩锁关节,同时修复肩锁韧带及喙锁韧带;或以拉力螺钉固定锁骨及喙突,同时修复肩锁及喙锁韧带。术中注意清除肩关节内破损的纤维软骨板,修复关节囊。同时对三角肌及斜方肌在锁骨上的损伤部位进行修复,以增强关节的稳定,并有利于肩部肌肉力量的恢复。术后采用颈腕吊带保护1~2周,如内固定较为牢固,可早期使用患肢进行日常活动,2周后可间断去除吊带进行功能锻炼,3个月内避免患肢用力进行提拉活动。一般于术后6~8周去除内固定。

对于Ⅳ、Ⅴ、Ⅵ型损伤,原则上均应手术治疗。尤其Ⅴ型损伤,由于损伤严重,锁骨外端移位较大,需手术复位,以拉力螺钉固定锁骨及喙突。Ⅳ及Ⅵ型损伤如能经手法复位,可行非手术方法治疗。对青年患者、体力劳动者宜行手术复位固定。

对陈旧性肩锁关节脱位的患者,如肩部疼痛、肩锁关节有退行性改变者,一般应行锁骨外端切除术治疗,切除范围至少应为2 cm。切除太少,肩外展活动时,锁骨外端可与肩峰相顶撞,仍会引起疼痛。陈旧性Ⅱ型损伤切除锁骨外端时,应保留喙突至锁骨的锥形韧带,以免锁骨外端过度向上翘起。

其他类型的陈旧性损伤,由于喙锁韧带均已断裂,锁骨外端切除后需重建喙锁韧带稳定锁骨端,否则锁骨端可刺激周围的软组织引起疼痛症状。一般可用喙肩韧带重建喙锁韧带,同时用拉力螺钉固定锁骨及喙突。也可采用动力肌肉移位方法治疗,即将喙肱肌、肱二头肌短头连同喙突移位至锁骨,并以螺钉固定,达到利用肌肉动力稳定锁骨的目的。亦可同时切除锁骨外端。

药物治疗当按损伤三期辨证施治。初期肩部肿胀疼痛,宜活血祛瘀、消肿止痛,治以舒筋活血汤内服;中期肿痛减轻,宜舒筋活血、强壮筋骨,以壮筋养血汤内服;后期症状近乎消失,宜补肝肾、舒筋活络,以补肾壮筋汤内服。损伤后期,关节功能障碍者,以损伤洗方熏洗,可配合按摩、推拿治疗。

（万兆锋）

第三节 肘关节脱位

一、肘关节脱位

肘关节脱位比较常见,在全身大关节脱位中占 1/2 左右,居第 1 位。好发于任何年龄,但以青少年和壮年多见,儿童和老年人少见。

肘关节为屈戍关节,即铰链关节,由肱骨下端滑车、尺骨上端鹰嘴窝、肱骨小头和桡骨小头组成。构成肘关节的肱骨下端内外宽厚、前后扁平,侧方有坚强的韧带保护,但关节囊前后部相对薄弱,加上尺骨冠状突较鹰嘴突小,因此对抗尺骨向后移位的能力比对抗尺骨向前移位的能力差。临床上肘后脱位要比其他类型的脱位多见。

新鲜关节脱位早期正确诊断,及时手法复位,进行适当的固定和恰当的功能锻炼,多不会遗留明显的功能障碍,且脱位复位后很少再脱位。但若早期未得到及时、正确的诊断和治疗,则可导致晚期出现严重功能障碍,此时无论采取何种治疗措施都难以恢复正常功能,而仅仅是能获得不同程度的功能改善而已。

(一)病因病理

1.肘关节后脱位

多为传达暴力或杠杆作用力而引起。患者跌倒时,肘关节完全伸直,前臂旋后位,手掌着地,传达暴力使肘关节过度后伸,以致鹰嘴尖端急骤撞击肱骨下端的鹰嘴窝,在肱尺关节处形成杠杆作用,使止于喙突上的肱前肌及肘关节囊的前方被撕裂,肱骨下端向前移位,尺骨喙突和桡骨头同时滑向后方形成肘关节后脱位。由于环状韧带和骨间膜将尺、桡骨比较牢固地束缚在一起,所以脱位时尺、桡骨多同时向背侧移位。当暴力传达到肘关节时,由于肘关节处于内翻位或外翻位的不同,尺骨鹰嘴和桡骨头除向后移位外,有时可以向桡侧或尺侧移位,形成肘关节侧方脱位。发生侧后方移位时,很容易发生肱骨内、外髁撕脱骨折。单纯的肘外侧移位较少见,偏向桡侧移位可称为肘关节外侧移位,偏向尺侧脱位称为肘关节内侧脱位。

2.肘关节前脱位

其损伤原因多系直接暴力所致。如在屈肘位跌倒,肘尖触地,暴力由后向前,可将尺骨鹰嘴推移至肱骨的前方,肱骨下端相对移向后方,形成肘关节前脱位。此种损伤常合并尺骨鹰嘴骨折,组织损伤较严重。间接暴力所致者,是因跌倒后手掌撑地,前臂相对固定支撑体重的情况下,身体沿上肢纵轴旋转,以致产生肘侧方脱位,暴力继续作用而致尺桡骨完全脱到前方,亦可致肘关节前脱位。此种外力多较剧烈,关节囊及侧副韧带遭受严重损伤或断裂,常合并有撕脱骨折。

3.肘关节侧方脱位

单纯的肘关节侧方脱位少见。侧方脱位分为内侧脱位和外侧脱位 2 种。外侧脱位是肘外翻应力所致,内侧脱位是肘内翻应力所致。肘关节侧方脱位,实质上是肘关节侧副韧带和关节囊的严重撕裂伤。此种脱位是与脱位方向相对侧的韧带及关节囊损伤严重,而脱位侧的损伤反而较轻。

4.肘关节爆裂型脱位

爆裂型脱位少见,其特点是尺桡骨呈直向分开,肱骨下端位于尺桡骨之间,此时关节囊广泛撕裂,韧带完全断裂,软组织损伤严重。根据尺桡骨近端移位方向的不同,通常分为前后爆裂型脱位和内外爆裂型脱位两种类型。前后爆裂型是前臂在极度旋前位时,尺骨在暴力作用下向后脱位并停留在鹰嘴窝中,桡骨头向前脱位进入冠状窝内;内外爆裂型多为沿前臂传达暴力致环状韧带及骨间膜破裂,尺桡骨分别移向内侧和外侧,而肱骨下端则处在二者之间。

(二)临床表现与诊断

1.肘关节后脱位

肘部疼痛、肿胀、功能活动障碍。肘关节弹性固定于约135°半屈曲位,肘窝前饱满,可触摸到肱骨下端,尺骨鹰嘴明显向后突出,肘后部空虚,呈靴样畸形。肘后三角骨性标志关系发生改变,这一点可与伸直型肱骨髁骨折相鉴别。前臂前面较健侧明显缩短,关节前后径增宽。若有侧方移位时,可呈现有肘内翻或肘外翻畸形。X线检查可确诊,并可看出有无并发骨折。

2.肘关节前脱位

肘部疼痛、肿胀、功能活动障碍。肘关节过伸,屈曲活动受限,呈弹性固定。前臂的前面较健侧长,肘前部隆起,可触到脱出的尺桡骨上端,在肘后可触及肱骨下端。肘关节正侧位X线片检查可确诊,并可了解有无并发骨折。临床检查时应注意有无重要神经、血管的损伤。

3.肘关节侧方脱位

伤后剧烈疼痛、肿胀,关节常处于半屈曲位,功能活动障碍。肘关节外侧脱位时,呈外翻畸形,关节周围肿胀压痛,尤以内侧明显,局部可见皮下淤血,关节内后方空虚;肘关节内侧脱位时呈内翻畸形,关节周围肿胀、压痛,尤以外侧明显,前臂提携角消失,关节外后方空虚。肘关节外侧脱位时,应注意有无尺神经牵拉伤;肘关节内侧脱位时,应注意有无桡神经损伤。肘关节正侧位X线片可明显诊断及判断是否合并有骨折。

4.肘关节爆裂型脱位

关节周围肿胀、压痛较其他类型肘关节脱位严重,肘关节处于微屈曲位,肘部弹性固定,前臂旋转功能受限。前后爆裂型脱位关节呈前后方向突起,可触及移位的尺骨鹰嘴和桡骨头,前臂短缩。内外爆裂型脱位肘部明显变宽,前臂短缩,旋转受限。肘关节正侧位X线片可以明确尺桡骨移位的方向。肘关节爆裂型脱位是一种严重的损伤,临床检查时应注意是否合并有局部挤压伤和全身的并发症。

(三)治疗

1.新鲜肘关节脱位

肘关节脱位一经诊断,应及时行手法整复,只要能掌握好手法复位的方法和技巧,均可获得成功。复位后固定3周左右,解除固定后主动进行功能锻炼,绝大多数疗效是满意的。

(1)肘关节后脱位:诊断明确,并对是否合并有骨折及神经、血管损伤进行检查和评价后,应及时行手法复位,伤后时间短者可不用麻醉,伤后超过6小时者应给予臂丛麻醉,以保证复位手法在肌肉松弛及无疼痛感觉下进行。单纯肘关节后脱位合并血管、神经损伤者少见,并发骨折者,应先整复脱位,然后处理骨折,大多数撕脱骨折随着关节的复位而骨折片亦随之复位。肘关节后脱位的手法复位方法很多,其基本方式都是采用牵引下屈肘复位法。

拔伸屈肘法:患者取坐位,助手立于患者背后,以双手握其上臂,术者站在患者前面,以双手握住腕部,置前臂于旋后位,与助手相对拔伸,然后术者以一手握腕部继续保持牵引,另一手的拇指抵住肱骨下端向后推按,其余四指抵住鹰嘴向前端提,并慢慢将肘关节屈曲,若闻入臼声,说明脱位已整复。

卧位拔伸屈肘法:患者平卧于诊疗床上,患肢上臂靠床边,术者一手按其肱骨下段,另一手握住患肢前臂顺势拔伸,有入臼声后,屈曲肘关节,则脱位得以整复。

膝顶拔伸法:患者取坐位,术者立于伤侧前面,一手握其前臂,另一手握住其腕部,同时一足踏在凳面上,以膝顶在患侧肘窝内,先顺畸形拔伸,然后逐渐屈肘,有入臼声,患侧手指可摸到同侧肩部,即为复位成功。

手法复位要领:目前临床上常用的方法大多是在半屈肘位牵引下屈肘复位,其方法安全可靠,但有人认为复位过程中采用"过伸方式"以便鹰嘴自滑车"解锁",在完全伸肘位或肘部过伸位复位存在一定的危险性,有可能增加对肱肌的损伤和使正中神经发生嵌夹,因此一般都采用半屈肘位牵引前臂远端的方法进行复位。

手法复位原则上应在肌肉松弛及无疼痛的感觉下进行,这有利于复位成功及避免复位时出现撕脱骨折。在复位前一定要了解骨折移位方向,手法整复的关键在于有侧方移位先矫正侧方移位,同时强调在半屈肘位牵引施行屈肘复位手法时一定要保持连贯性,且要注意复位技巧,只有做到这些,才能保证一次性复位成功。

固定方法:复位后,用上肢屈曲型杉树皮托板或石膏托固定屈肘位2~3周,并用三角巾或颈腕带悬吊伤患肢于胸前。若关节积血多者,可在无菌条件下穿刺抽吸,以预防关节粘连与骨化性肌炎。

医疗练功:肘关节损伤后,极易发生关节僵硬和骨化性肌炎,故脱位整复后,应鼓励患者早期进行功能锻炼,固定期间应做肩、腕及掌指关节的功能活动。解除固定后,应加强肘关节的屈伸活动和前臂的旋转活动。肘关节的练功活动,应以进行积极主动的练功为主,切忌对肘关节进行粗暴的被动活动,以防发生骨化性肌炎。

(2)肘关节前脱位:肘关节前脱位诊断明确后,应在良好的麻醉使肌肉松弛的状况下,及早施行手法复位。单纯性肘关节前脱位,应将肘关节牵引至极度屈曲位进行复位。患者取仰卧位,一助手牵引上臂,另一助手用一宽布带套在尺桡骨上端,作对抗牵引。术者一手握住前臂,另一手握住肱骨下端,加大牵引使鹰嘴突下移到滑车关节下方,用力向后推动前臂,同时向前推挤肱骨下端,达到肱尺关节复位。

合并尺骨鹰嘴骨折的肘关节前脱位,复位时,前臂不需要牵引,只需将尺桡骨上段向后加压,即可复位,复位后不做肘关节伸屈活动试验,以免加大骨折移位,将肘关节保持伸直位,或稍过伸位,此时尺骨鹰嘴近端多能自行复位。若复位欠佳,稍有分离时,可将尺骨鹰嘴近端向远端挤压,放上半月形压垫,用夹板或石膏托固定。尺骨鹰嘴骨折对位差者,再用其他尺骨鹰嘴骨折固定方法固定。

关节脱位手法复位的基本原则是使脱位的骨端从滑脱出的原路逆行回复至原来的位置。因尺骨鹰嘴的骨阻挡作用,肘关节前脱位极少见,单纯的肘关节前脱位常易导致尺骨鹰嘴骨折。从创伤机制上分析,肘关节前脱位应是在前臂固定、上臂沿上肢纵轴旋转外力所致,首先产生的是肘侧方移位,外力继续作用则导致尺桡骨完全移位至肘前方。特别是合并内、外上髁撕脱骨折者多属此类。因此在手法复位前应判断尺骨鹰嘴脱至肘前方的途径。如果从肘内侧脱出,复位时应使尺骨鹰嘴从内侧旋回复位;若从外侧脱出,则应从外侧旋回复位。

(3)肘关节侧方脱位:手法复位应在臂丛麻醉下进行,以免进一步加重软组织的损伤。患者取仰卧位,患肢置于轻度屈肘位,一助手固定上臂,术者一手握患肢前臂并略加牵引,另一手握患肘部,以拇指和其他手指使肱骨下端和尺桡骨上端向相对方向推挤即可使其复位。但应注意不要使侧方移位转化为后脱位,否则会加重软组织的损伤。有撕脱骨折者,多可随之复位;有对位不佳者,再用手法进行整复。术后用上肢屈曲型杉树皮托板或石膏托固定 3 周,固定期间和解除固定之后,均可按肘关节后脱位练功法进行功能锻炼。

(4)肘关节爆裂型脱位:肘关节爆裂型脱位是严重的肘关节完全脱位,由于肘部的肱尺、肱桡及上尺桡 3 个关节全部脱位,手法整复时需将肘部 3 个关节完全复位。复位应在臂丛麻醉下进行,患者取仰卧位,助手固定患肢上臂。前后爆裂型脱位,术者一手握前臂在牵引下逐渐将前臂旋转至旋后位,另一手托住患肘部,拇指推挤桡骨头迫使桡骨头复位,在继续牵引下逐渐屈曲肘关节,并同时按压肱骨下端向后,推拉尺骨鹰嘴向前,使肱尺关节复位。内外爆裂型脱位在肘关节半屈曲位牵引,先向内推挤尺骨鹰嘴使肱尺关节复位,然后再由两侧挤按使上尺桡关节复位。复位完成后应固定屈肘前臂旋后位 3 周。此型脱位软组织损伤严重,外固定不宜过紧,并注意密切观察患肢血运、神经感觉和运动功能,以防发生并发症。

2.陈旧性肘关节脱位

肘关节脱位因误诊或者未及时治疗,延误 3 周以上时,为陈旧性肘关节脱位。因关节脱位是以手法整复为主,实际临床上肘部脱位超过 10 天,整复就比较困难。且对陈旧性肘关节脱位,无论采用何种治疗方法都难以恢复正常的功能。所以对肘关节脱位强调早期诊断,及时处理。

陈旧性肘关节脱位在病程上有很大差异,其病理变化也不尽相同,脱位时间越长,病理变化越显著。主要特点是关节部位淤血机化,大量的纤维组织填塞,关节周围肌肉、筋膜、侧副韧带和关节囊挛缩,与关节软骨面粘连。关节脱位后,关节软骨失去关节液的营养,长期的弹性固定而渐退变,甚至剥脱,以及关节部位的骨质疏松。这些病理变化不仅给治疗增加了困难,而且也影响治疗的效果。

肘关节脱位一旦失治或误治,必将导致肘关节严重的功能障碍。治疗的效果直接取决于治疗的时间,治疗越早越好,否则其治疗结果仅仅是获得不同程度的功能改善而已。脱位时间在3 个月以内,不合并有骨折或血管、神经损伤及骨化性肌炎的单纯后脱位,肘关节仍有一定活动范围者,采用手法整复,常可获得满意的效果。对闭合复位不成功者,或伤后仅数月而无骨化性肌炎及明显骨萎缩者,可采取切开复位。因脱位时间过久,关节软骨继发性损害软化、剥脱,无法恢复关节功能者,有的需行肘关节成形术、人工关节置换术,或者肘关节融合术,以改善上肢的功能。

(1)手法复位。

复位前准备:先做患肢舒筋按摩及用舒筋活血、通经活络、利关节的中药煎汤熏洗局部,使关节周围挛缩粘连的组织逐渐松解。并施行尺骨鹰嘴牵引约 1 周,嘱患者自行活动肘关节,以增加复位的可能。

松解粘连:在臂丛神经阻滞麻醉下,患者取仰卧位,助手双手固定上臂,术者一手握肘部,一手握腕部,做肘关节前后屈伸、内外旋转及左右摇摆活动,反复多次。范围由小到大,各种动作均应轻柔、缓慢、稳妥、有力,切不可操之过急。然后在助手上下分别牵引下,重复以上的舒筋松解手法,直到肘关节周围的纤维粘连和瘢痕组织及肱二、三头肌得到充分松解,伸展延长,方可进行整复。

复位手法:患者取坐位或卧位,上臂和腕部分别由两名助手握持,作缓慢强力对抗牵引,术者两手拇指顶压尺骨鹰嘴突,其余手指环握肱骨下端,肘关节稍过伸,当尺骨鹰嘴和桡骨头牵引至肱骨滑车和外髁下时,缓缓屈曲肘关节,若能屈曲 90°以上即可复位。此时鹰嘴后突畸形消失,肘后三角关系正常,肘关节外观恢复。复位成功后,将肘关节在 90°～135°内反复屈伸数次,以舒筋通络,解除卡夹在关节间隙的软组织,再按摩上臂、前臂肌肉,内外旋转前臂和伸屈腕、掌、指关节,以理顺筋骨、行气活血。

固定、练功和药物治疗:复位后将肘关节置于 90°位。经摄 X 线片证实已复位,上肢用屈曲型杉树皮托板或石膏托固定 3 周。早期鼓励患者活动肩、腕以及手指各关节。解除固定后主动练习肘部伸、屈及前臂旋转活动。给予活血化瘀,舒筋活络的中药内服、外敷和熏洗。

(2)手术切开复位:适用于手法复位难以成功,或伤后数月无骨化性肌炎,关节软骨面脱落坏死不严重,肘部处于非功能位的患者。手术一般取肘关节后侧切口,肘关节后侧显露后,除了要彻底清除肱骨下端的纤维骨痂、尺骨鹰嘴内的纤维组织外,要想获得关节的复位,还必须对包绕关节的所有软组织进行松解,包括前方和后方对关节囊和韧带进行剥离。为了达到复位的目的而进行的广泛的松解剥离,将使肘关节发生明显不稳定,容易再发生向后脱位,因此术中还需用克氏针将鹰嘴与肱骨髁固定。关闭切口前应松开止血带彻底止血,并在切口内放橡皮引流条 1 根。3 周后去除克氏针再行关节功能练习。

(3)假复位:肘关节僵直在非功能位,而又无条件手术治疗者,可在麻醉下由非功能位通过手法活动将其放置在功能位,并用石膏托制动 3 周。对脱位已久者,在施行手法扳动前,应将尺神经前移,否则极易发生尺神经麻痹。

(4)关节切除或成形术:脱位时间长,关节僵直在非功能位并且有明显的症状,此时,可做关节切除或成形术。取肘后方切口,将肱骨远端由内外上髁水平切除,或保留两上髁而将其间的滑车和外髁的内侧部切除,呈鱼尾状,适当修整尺骨鹰嘴并切除桡骨头。在切除的骨端之间再衬以阔筋膜则为关节成形术。

(5)人工关节置换术:中年以上患者,在肘屈伸肌良好的情况下可行人工关节置换术,它能恢复良好的关节活动并有适度的稳定性。

(6)关节固定术:体力劳动患者,为工作方便起见,可考虑行关节固定术。为保证其有牢固的骨性融合,在切除关节软骨后,尺肱骨之间可用螺钉等予以固定。周围再植以松质骨,术后制动时间要在 8 周以上。

随着医疗技术水平的提高,陈旧性肘关节脱位已越来越少了。宣武医院既往的经验表明:切开复位及关节切除术是最常用的方法,术后功能的改善是满意的。

3.中药治疗

各种类型的脱位,在复位后,应按损伤分期和病症虚实辨证内外用药治疗,以利肿痛的消减、功能的早日恢复,减少并发症的发生。初期宜活血化瘀、消肿止痛,可内服舒筋活血汤、续断紫金丹,外敷消炎散、双柏散或消肿止痛膏。中期宜和营生新、舒筋活络,可内服壮筋养血汤、跌打养营汤,外敷舒筋活络膏,或接骨续筋膏。后期宜补养气血、强筋健骨,可服活血壮筋丸、健步虎潜丸等,外用海桐皮汤、上肢损伤洗方煎汤熏洗,或外擦跌打万花油,或贴膏药,直至功能恢复。

二、桡骨头脱位

单纯外伤性桡骨头脱位少见,主要见于青壮年人。但脱位合并骨折的并不少见,尤以 Monteggia 骨折脱位中的桡骨头脱位最为常见。

（一）病因病理

单纯桡骨头脱位是前臂强力旋转暴力作用于桡骨近端，引起环状韧带撕裂的结果。单纯桡骨头脱位可因桡骨头较短小，在环状韧带松弛、狭窄的局部解剖因素的前提下，前臂处于极度旋转位，特别是在前臂旋前位、肘过伸位时，外力致前臂做强力肘内翻活动，迫使桡骨头弹离环状韧带而脱出。环状韧带可因此被撕裂，被嵌挤于肱桡关节和上尺桡关节之间。因受肱二头肌牵拉的影响，脱位的方向大多在前外侧，少数向外侧脱出。

（二）临床表现与诊断

患者有外伤史，肘部疼痛，肘外侧肿胀，压痛明显。前臂旋转功能受限，肘微屈，前臂处于旋前位，少数处于旋后位，肘前外侧有骨突隆起，为脱位的桡骨头。肘部 X 线片有助于确诊桡骨头脱位及明确其脱位方向，并可了解有无并发骨折。临床检查时，应注意患肢主动伸腕、伸拇活动是否存在，以便了解有无并发桡神经深支和骨间背侧支损伤。

（三）治疗

1.手法复位

手法复位是治疗本病的主要方法，对大多数新鲜桡骨头脱位有效。复位应在臂丛麻醉下进行，患者取仰卧位，一助手握持上臂，另一助手握持腕部对抗牵引至前臂旋后位。术者一手由内向外推肘关节，以扩大肘关节外侧间隙，另一手拇指由前外侧按压桡骨头，并令前臂做轻度的旋前运动，迫使桡骨头回归原位。复位成功后，屈曲肘关节前臂至中立位，前臂 4 块夹板桡骨头加垫固定，三角巾悬吊胸前 3 周，解除固定后，主动进行肘关节屈伸和前臂旋转功能锻炼。

2.手术治疗

陈旧性桡骨头脱位，或伴有环状韧带严重撕裂，桡骨头复位后难以固定者，可考虑手术治疗。手术宜行切开复位，环状韧带重建术；若为成年人，可行桡骨头切除术。

（万兆锋）

第四节　锁骨骨折

锁骨为两个弯曲的弧形管状长骨，横置于胸壁前上方外侧，侧架于胸骨与肩峰之间。内侧与胸骨柄相应的切迹构成胸锁关节；外侧端与肩峰内侧借着关节囊、肩锁韧带、三角肌、斜方肌肌腱附着部和喙锁韧带形成肩锁关节，其下有颈部至腋窝的臂丛神经和锁骨下动、静脉及神经穿过。锁骨略似"S"形，由内向外逐渐变细。外侧 1/3 凸向背侧，上下扁平，横断面呈扁平状椭圆形；内侧 2/3 凸向腹侧，横断面呈三角形；中 1/3 与外 1/3 交界处，横断面类似椭圆形。由于其解剖上的弯曲形态，以及各部位横断面的不同形态，在中外 1/3 交界处就形成应力上的弱点而容易发生骨折。如果锁骨骨折移位严重或整复手法不当，手术操作失误，有可能造成其后下方的臂丛神经或锁骨下动脉损伤。

锁骨骨折是常见的上肢骨折之一，占全身骨折的 3.5%～5.1%，占肩部骨折的 53.1%，尤以儿童及青壮年多见。

一、病因病理与分类

间接与直接暴力均可引起锁骨骨折,但间接暴力致伤较多,直接暴力致伤较少见。直接暴力可以从前方或上方作用于锁骨,发生横断骨折或粉碎性骨折。粉碎性骨折的骨折片如向下移位,有压迫或刺伤锁骨下神经和血管的可能;如骨折片向上移位,有穿破皮肤形成开放性骨折的可能。幼儿骨质柔嫩而富有韧性,多发生青枝骨折,骨折后骨膜仍保持联系。在胸锁乳突肌的牵拉下,骨折端往往向上成角。患者跌倒,上肢外展,掌心、肘部触地,或从高处跌下,肩外侧着地,传导的间接暴力经肩锁关节传至锁骨,并与身体向下的重力交会于锁骨的应力点,形成剪力而造成锁骨骨折,多为横断骨折或短斜形骨折。

根据受伤机制和骨折特点,锁骨骨折分为外 1/3 骨折、中外 1/3 骨折和内 1/3 骨折。

(一)中外 1/3 骨折

中外 1/3 骨折为锁骨骨折中最多见的一种,多为间接暴力所致。直接暴力引起的骨折是锁骨中外端直接受打击或跌倒时锁骨直接撞击所致。骨折常为横断骨折或短斜形骨折,老人多为粉碎性骨折。骨折移位较大,近侧骨折端因受胸锁乳突肌的牵拉而向上后方移位,远侧骨折端因肢体重量作用,与胸大肌、胸小肌及肩胛下肌等牵拉而向前下方移位,并因这些肌肉和锁骨下肌的牵拉作用,向内侧造成重叠移位。儿童一般为青枝骨折,向前上成角。粉碎性骨折因骨折块的相对移位,常使粉碎的骨折片旋转、分离、倒立,桥架于两骨折端之间,给治疗带来困难。

(二)外 1/3 骨折

外 1/3 骨折多由肩部着地或直接暴力损伤所致。骨折常为斜形、横断形,粉碎性较少。若骨折发生于肩锁韧带和喙锁韧带之间,骨折外侧端由于受肩、前臂的重力作用而与内侧端相对分离移位;若骨折发生在喙锁韧带的内侧,骨折内侧端由于胸锁乳突肌的牵拉,可向上移位,而外侧端受肩锁韧带和喙锁韧带的约束,多无明显改变;若为粉碎性骨折,骨折的移位则无一定规律。如喙锁韧带断裂,又可导致锁骨近侧端向后上方移位,更加重两骨折端的移位。治疗时必须手术修复此韧带,才能维持骨折端的复位固定。

(三)内 1/3 骨折

内 1/3 骨折临床很少见。其骨折移位与中外 1/3 骨折相同,但外侧端由于三角肌与胸大肌的影响常有旋转发生。在正位 X 线片呈钩形弯曲,两断端不对应。如为直接暴力引起,因胸锁乳突肌及肋锁韧带的作用,骨折端很少移位。

二、临床表现与诊断

锁骨骨折一般有明显的外伤史,并且其典型体征是损伤后患者表情痛苦,头偏向伤侧,同时用健侧手托住伤侧前臂及肘部。局部压痛及肿胀均较明显,特别是骨折移位严重者,锁骨上下窝变浅或消失,甚至有皮下瘀斑,骨折端局部畸形。若有骨折移位时,断端常有隆起;若骨折重叠移位,患者肩部变窄,肩内收向下倾斜,肩功能明显丧失。检查骨折处可发现局部肌肉痉挛,完全骨折者可摸到皮下移位的骨折端,有异常活动和骨擦感,患侧上肢外展和上举活动受限。骨折重叠移位者从肩外侧至前正中线的距离两侧不等长,患侧较健侧可短 1~2 cm。合并锁骨下血管损伤患者,患肢麻木,血循环障碍,桡动脉搏动减弱或消失;合并臂丛神经损伤者,患肢麻木,感觉及反射均减弱;若合并皮下气肿者,则出现游走性疼痛。

X 线正位片可以确定骨折的部位、类型和移位的方向。但是,由于锁骨有前后的生理弯曲,

X线正位片不易发现骨折前后重叠移位,所以必要时可拍锁骨侧位片。如果发现骨折近端向前,或远端有向下向内弯曲时,则提示骨折有旋转移位的可能,不要误诊为单纯的分离移位,否则难以达到满意的复位效果。婴幼儿多为青枝骨折,局部畸形及肿胀不明显,但活动伤侧上肢及压迫锁骨时,患儿哭闹。

锁骨外1/3骨折常被局部挫伤的症状所掩盖,容易发生误诊。凡肩峰部受直接暴力撞击者,应仔细对比检查两侧肩部,了解锁骨有无畸形、压痛,并且可用一手托患侧肘部向上推进,了解有无异常活动。

另外,锁骨外1/3骨折应与肩锁关节脱位相鉴别,两者均有肩外侧肿胀、疼痛及关节活动受限。后者可用力将锁骨外端向下按使之复位,松手后又隆起,X线正位片可见锁骨外端上移,肩锁关节间隙变宽。

三、治疗

锁骨骨折绝大多数可采用非手术治疗,即使是有明显移位及粉碎性骨折,如无相应的血管、神经压迫症状或其他绝对手术指征,应慎做手术,因为手术对患者无疑是一种损伤,而且有一定比例的病例会并发骨折延迟愈合或不愈合(约3.7%)。对有明显移位的锁骨骨折采用手法复位外固定治疗,有的虽难以维持解剖位置,但均能愈合,愈合后有的局部虽遗留有轻度隆起,但一般不影响功能。有部分医师和患者为了追求骨折的解剖对位而采用手术治疗,亦有部分学者通过手法复位力争解决重叠移位,寻求有效外固定,使骨折复位对位满意率大为提高。对有明确血管、神经压迫症状和开放性骨折,应主张积极的手术治疗。

(一)小儿锁骨骨折

对新生儿及婴儿的锁骨骨折,考虑到小儿生理性可塑性,一般不需复位,也不需固定。在护理时尽量不要移动患肢及肩关节,1周之后症状多会消失。

幼儿锁骨骨折多为青枝骨折或不完全性骨折,一般不需特殊复位,只需用颈腕吊带限制患肢活动即可。这是因为幼儿锁骨骨折后,由于骨塑形能力很强,一定的畸形可在生长发育过程中自行矫正。年龄较大幼儿(3～6岁)的锁骨骨折,可使用柔软材质的"8"字绷带固定,伤后1～2周患儿多仰卧位休息,肩部垫薄软垫,使两肩后伸,以保持骨折对位良好。骨折愈合后局部隆起畸形多不明显,"8"字绷带一般需固定4周。

少年儿童锁骨骨折时,对有移位的骨折应施行手法复位,用"8"字绷带固定。伤后1～2周患儿局部疼痛等症状较重,令其多卧床休息,患儿一般多能配合,取仰卧位,背部垫薄软枕,使两肩后伸,以保持骨折有较好的对位,2周后骨折对位会相对稳定。注意调整"8"字绷带的松紧,观察有无血管、神经压迫及皮肤勒伤症状。固定至少4周,伤后2～3个月避免剧烈的活动。

(二)成人锁骨骨折

1.手法复位外固定治疗

有移位的锁骨中1/3骨折或中外1/3骨折,应首选手法复位外固定治疗;锁骨内1/3骨折大多移位不多,仅用外固定即可;锁骨外端骨折必要时可加用肩肘弹力带固定。

(1)手法复位:方法很多,有膝顶复位法、外侧牵引复位法、仰卧位复位法、穿腋复位法、拔伸牵引摇肩复位法等,其中以膝顶复位法较常用。山东省莱芜人民医院研制锁骨复位器进行复位,用"8"字绷带固定,取得了满意的效果。此法治疗500例新鲜锁骨骨折,平均临床愈合期为1个月,解剖或近解剖对位达83%,优良率14%。有学者认为此法有很强的实用性,可在临床推广应用。

膝顶复位法:患者坐凳上,挺胸抬头,双臂外展,双手叉腰,助手站于患者背后,一足踏在凳缘上,将膝部顶在患者背部后伸,以矫正骨折端重叠移位,并使骨折远端向上后方对接骨折近端。术者面对患者,以两手拇、示、中指分别捏住骨折远、近端,用捺正手法矫正侧方移位。

外侧牵引复位法:患者坐凳上,一助手立于健侧,双手绕患侧腋下抱住其身;另一助手站于患侧,双手握住患肢前臂,向后上牵引拔伸。术者面对患者,两手拇、示、中指分别捏住骨折近、远端,用捺正手法矫正侧方移位。

仰卧复位法:适合体质瘦弱患者,或为多发性骨折者。患者取仰卧位,在两肩胛之间纵向垫一枕头,助手站于患者头侧,两手按压患者两肩部前方,使患者呈挺胸、耸肩状,以矫正重叠移位和成角,术者站在患侧,用两手拇、示、中指在骨折端进行端提、捺正,使之复位。

穿腋复位法:患者坐凳上,术者站患者背后,以右侧为例,术者右手臂抱绕在患肢上臂,穿过其腋下,手掌抵住患侧肩胛骨,利用杠杆作用,使肩胛后伸,从而将骨折远端向外侧拔伸,矫正骨折重叠移位,术者左手拇、示、中指捏住骨折近端,向前下捺正,接合骨折远端。

手法复位要领:手法的关键是要把双肩拉向上、向外、向后的位置,以矫正骨折的重叠畸形。一般的情况下骨折重叠畸形矫正后,多可达到接近解剖对位。有残余侧方移位者,术者只能用拇、示、中指捏住骨折两端上下捏挤捺正,不宜用按压手法,特别是粉碎性骨折,用手法向下按压骨折碎片,不但难以将垂直的骨片平伏,而且有可能造成锁骨下动、静脉或臂丛神经损伤,故应忌用按压手法。一般情况下垂直的骨片不会影响骨折的愈合,在骨折愈合过程中,随着骨痂的生长,这些碎骨片多能逐渐被新生骨包裹。

(2)固定方法:锁骨骨折的外固定方法很多,有"8"字绷带固定法、"8"字石膏绷带固定法、双圈固定法、T形夹板固定法、锁骨带固定法等。但这些固定方法多存在稳定性差,断端易重叠移位致突起成角畸形,有的易造成皮肤搓伤等缺点。问题的关键在于难以将锁骨、肩部固定在一个相对稳定的结构状态,因而常遗留有一定的隆起畸形。临床实践中,"8"字绷带固定和双圈固定法是一种较为理想的外固定方法。

"8"字绷带固定法:患者取坐位,两腋下各置棉垫,用绷带从患侧肩后经腋下绕过肩前上方,横过背部,绕对侧腋下,经肩前上方,绕回背部至患侧腋下,包绕8~12层,包扎后,用三角巾悬吊患肢于胸前。也可将绷带改用石膏绷带固定,方法相同。

双圈固定法:患者取坐位,选择大小适当的纱布棉圈,分别套在患者的两肩上,胸前用纱布条平行于锁骨系于双圈上,然后在背后拉紧双圈,迫使两肩后伸,用布条分别将两圈的上下方系牢,最后在患侧腋窝部的圈外再加1~2个棉垫,加大肩外展,利用肩下垂之力,维持骨折对位。

T形夹板固定法:用与双肩等宽的T形夹板,夹板前全部用棉花衬垫,在两肩胛之间置一厚棉垫,再放置T形夹板于背部,上下方与两肩平齐,然后用绷带缠扎两肩胛及胸背,将夹板固定妥当。注意观察有无血管、神经压迫症状,如有压迫,及时调整。定期拍X线片复查。

锁骨复位器及使用方法:锁骨复位器由把手与丝杠、套筒与挂钩,以及底座与顶板三部分组成。使用时患者端坐于方凳上,抬头挺胸,双手叉腰,两肩尽量后伸,在患者腋下垫约5 cm厚棉花,用绷带"8"字形固定3~4圈。再以绷带围绕腋下和肩峰四周做成1个布圈,左右各一。然后将顶板放在两肩胛之间的脊柱上,将双圈挂在钩上,顺时针方向旋转把手,使套筒后移,双钩将双圈牵引向后,从而将双肩拉向外后,一般畸形可随之消失。经X线透视复位尚不满意者,术者可在骨折端施以手法捺正,复位满意后,用5 cm宽胶布做"8"字固定,再去除复位器。

外固定的要领:有移位的锁骨骨折,虽可设法使其复位,但实际许多传统的固定方法都难以维持其复位,最终锁骨总是残留有一定的隆起畸形,一般虽不影响功能,但外形不很美观。因此不少学者在外固定方法和固定器具上进行了许多改进和创新,如采用毛巾固定、布带条固定、方巾固定和弹力绷带固定等。有的在骨折断端前上方放置高低垫、合骨垫或平垫,用扇形纸夹板固定,这些固定方法均取得了一定的效果。固定的要领是要能使固定物置于肩峰和肱骨头的前方,能真正对肩峰和肱骨头产生一种向后、向上、向外的拉力,使机体保持挺胸位,对锁骨、肩部具有较好的约束力。临床上有些固定方法,固定物未能固定到肩峰和肱骨头处,而是直接压在骨折的远端,反而增加了骨折远端向下移位的倾向力,这种固定不但不能对肩部和锁骨起到有效的约束作用,而且还有可能加重畸形的发生。

(3)医疗练功:骨折复位固定后即可做手指、腕、肘关节的屈伸活动和用力握拳,中期可做肩后伸的扩胸活动。在骨折愈合前,严禁抬臂,以免产生剪力而影响骨折的愈合。后期拆除外固定后,可逐渐做肩关节的各种活动。必要时配合按摩、理疗,促进肩关节的恢复。

2.手法整复经皮骨圆针闭合穿针固定

随着影像学的进步,经皮穿针内固定技术在锁骨骨折的治疗中已有应用。对锁骨外1/3骨折,可行骨圆针从肩峰处经皮顺行穿针内固定。因锁骨为"S"形,对中1/3骨折,需从骨折断端经皮逆行穿针内固定。山东省文登整骨医院用自制锁骨钳施行端提回旋复位经皮逆行穿针内固定治疗锁骨骨折253例,优良率达98.42%。

(1)骨圆针经皮顺行穿针内固定法:患者仰卧,患肩背部垫高约30°,臂丛阻滞麻醉或局部麻醉下无菌操作。按骨折的部位确定好进针点,一般在肩峰的后缘处,将选用的2.0～2.5 mm的骨圆针插入皮下,在X线的监视下,将骨圆针锤入或钻入骨折远端,骨折复位后再将骨圆针锤入或钻入骨折近端2～3 cm,勿钻入过深,以防发生意外。一般平行钻入2根骨圆针交叉固定,针尾折弯埋入皮下,无菌包扎,颈腕带悬吊前臂于胸前。

(2)骨圆针经皮逆行穿针内固定法:患者仰卧,患肩背部垫高约30°,臂丛阻滞麻醉或局部麻醉下无菌操作。方法是用特制锁骨钳,经皮夹持锁骨远折段并回旋提起断端,选用2.0～2.5 mm的骨圆针自断端经皮由内向外插入远折段骨髓腔内,然后锤入或钻入骨圆针,使针尖从肩锁关节后方穿出,骨折复位后,再将骨圆针顺行锤入近端骨髓腔内,针尾留在肩后部,折弯后埋入皮下,无菌包扎,颈腕带悬吊于胸前。

骨圆针经皮穿针内固定的要领:必须严格选择适应证,以横断骨折和短斜形骨折较为适合。手术操作应在X线监视下进行,经皮逆行穿针内固定,在操作中应防止锁骨钳夹持过深,一般夹持锁骨前后缘上下径的1/2～2/3为宜。骨圆针刺入皮肤时,应严格控制其深度,谨防损伤锁骨下血管、神经。进针深度以超过骨折线2～4 cm并进入骨皮质为宜,过浅固定不牢,过深穿破骨皮质易损伤其他组织。

有用小型经皮钳夹抱骨式骨外固定器治疗锁骨骨折的报告,骨外固定器由抱骨钳夹、可调整的双导向装置和撑开杆所组成。经皮钳夹抱骨固定,采用钳夹骨折两端固定骨折,不需穿针固定,钳夹紧贴骨而不深入骨,操作安全,固定可靠。

3.手术治疗

绝大多数锁骨骨折采用非手术治疗可得到满意的治疗结果,但有少数患者因不愿接受骨折愈合后隆起的外形,而接受手术,故目前手术的指征有所扩大。从骨伤科的角度来说,锁骨骨折的手术指征主要是粉碎性开放性锁骨骨折,或者合并神经、血管压迫症状,或骨质缺损及骨折不愈合者,或畸形愈合影响功能者,以及一些特殊职业要求者应行手术治疗。

锁骨骨折切开复位内固定应十分慎重,注意防止骨折延迟愈合、不愈合,或仍然是畸形愈合,手术时应注意减少创伤和骨膜的剥离。内固定的方法有髓内针内固定和接骨板螺钉内固定。髓内针固定一般用骨圆针或用前一半带螺纹的骨圆针,常采用骨圆针逆行固定法,固定后针尾必须折弯,以防移位。其优点是切口小、剥离骨膜少、操作简便、骨折易愈合及取出内固定物简单,缺点是抗旋转能力差、固定时间久、针易松动。所以逆行穿针固定以用2枚克氏针固定为宜,可增加抗旋转力。接骨板螺钉内固定,需用可塑形的动力接触压力钢板。锁骨远端骨折可用锁骨钩钢板,此钢板将钩子插入肩峰下压下钢板,正好将外侧锁骨宽扁的断端敷平固定,再依次打孔旋上螺钉。此钢板特别符合锁骨外侧的解剖特点,使用起来简明可靠,解决了长期以来外侧锁骨固定效果不好的问题。在斜形骨折中,还可在骨折线上打一个螺钉,其优点是固定较牢靠,而且可抗骨片旋转,缺点是创伤大、骨膜剥离广泛、不利于骨折愈合,而且在细小的锁骨上钻有多个螺孔,影响骨的牢固度,还需再次手术取出内固定物。

许多学者指出,施行手术切开复位内固定,最好同时行自体松质骨植骨。术后不可依赖内固定而废弃外固定,患肢仍应用三角巾或吊带制动8周,3个月后X线片显示骨折已愈合者,可拔除骨圆针。接骨板螺钉内固定者需要更长时间,需经X线片显示骨折已骨性愈合后,再取出接骨板螺钉。

对锁骨远端骨折采用张力带固定也是一种选择,暴露断端后,于锁骨断端或外端2.5 cm处用克氏针横行钻一孔穿入0.8 mm钢丝备用。将锁骨复位后,经皮从肩峰外缘钻入2 mm克氏针1枚,距肩锁关节及锁骨骨折远端约4 cm为宜,将钢丝行"8"字形在锁骨上方绕过克氏针尾部收紧扭转。对肩锁、喙锁韧带断裂者,要进行修补,2周后练功。但曲志国等学者认为此种固定方法虽然固定牢固,但仍有限制肩关节活动的缺点,主张采用锁骨与喙突间"8"字钢丝固定治疗锁骨远端骨折。

随着材料科学的进步,利用形状记忆合金特性设计的各种内固定器很多,如环抱式接骨板可用于锁骨骨折内固定,此法利用记忆合金在常温下的记忆原理,在锁骨骨折整复后,将接骨板置于冰盐水中变软,环抱式接骨板固定锁骨后,再用热盐水湿敷,待恢复体温后,记忆合金恢复原状,使固定更牢固,这种方法比较适用于锁骨中段粉碎性骨折。

4.中药疗法

初期血溢于肌肉筋膜,血瘀气滞,局部疼痛肿胀,治宜活血祛瘀、消肿止痛,可内服活血止痛汤,或桃红四物汤加味。中期仍有瘀凝气滞者,治宜和营止痛,方用和营止痛汤、正骨紫金丹之类。后期筋膜粘连,气血不通,肩关节疼痛、活动障碍者,治宜宣通气血、舒筋活络,方用活血舒筋汤;气血虚弱、血不荣筋、肝肾不足者,治宜补益肝肾法,方用六味地黄丸之类。解除固定后,局部可用中药熏洗或热熨,并加强主动功能锻炼。

(万兆锋)

第五节　肩胛骨骨折

肩胛骨骨折是指肩胛盂、颈部、体部、肩胛冈、肩峰、喙突的骨折。肩胛骨位置表浅,为扁平骨,肩胛冈、肩峰内侧缘及肩胛下角部均易于触摸。肩胛体部呈三角形,形似锹板,扁薄如翅,内侧缘和上缘有菲薄的硬质骨,外侧缘较厚且坚固。肩胛颈从肩胛切迹伸至腋窝缘的上部,几乎与关节盂平行。肩胛骨位于背部第 2~7 后肋的后面,前后两面和内外缘均被肌肉覆盖包裹。肩胛骨参与肩部的活动,其本身可沿胸壁活动,有一定的活动范围,从而大大地增加了上肢的活动范围。肩胛区皮肤较厚,肩胛骨被肌肉覆盖较深,前方又有胸廓保护,其活动较其他四肢关节和脊柱活动范围小,故肩胛骨通常不易发生骨折,其骨折发生率远较长管状骨和脊柱为低。骨折多发生于肩胛体和肩胛颈,其他部位少见。肩胛骨周围肌肉丰厚,血运丰富,骨折较易愈合。

一、病因病理与分类

肩胛骨骨折由直接暴力或间接暴力所致。按骨折部位一般分为肩胛体骨折、肩胛颈骨折、肩胛盂骨折、肩峰骨折、肩胛冈骨折和喙突骨折。临床上,常见的为混合骨折,如肩胛体骨折伴肩胛盂骨折,或肩胛体骨折伴喙突或肩峰骨折。由于猛烈的外力作用,还可在肩胛骨骨折的同时,伴有单根肋骨骨折或多根肋骨骨折。

(一)肩胛体骨折

多由直接挤压、钝器撞击肩胛部,或跌倒时背部着地所致。骨折可为横断、粉碎性或斜形骨折,但多为粉碎性骨折,有多个粉碎性骨块。有的骨折只限于肩胛冈以下的体部,多在肩胛冈以下与肩胛下角附近,有的骨折线呈"T"形,或呈"V"形。由于肩胛骨被肌肉、筋膜紧紧包裹,骨折后一般无明显移位。但若肩峰、肩胛冈和肩胛体多处骨折,则常有肩胛骨的外缘骨折片被小圆肌牵拉向外、向上移位,或骨折片发生旋转。暴力严重者,有时合并第 2~3 后肋骨骨折,甚至合并胸内脏器损伤。

(二)肩胛颈骨折

多因间接暴力所致。跌倒时肩部外侧着地,或肘部、手掌着地,暴力冲击至肩部而发生肩胛颈骨折。其骨折线自关节盂下缘开始向上至喙突基底的内侧或外侧,也可延伸至喙突、肩胛冈和肩胛体。骨折远端可与骨折近端嵌插。若骨折远端与体部分离,因胸大肌的牵拉,骨折远端可向下、向前移位,并向内侧旋转移位。若合并同侧锁骨骨折,则有"漂浮肩"。

(三)肩胛盂骨折

多为肱骨头的撞击所致。跌倒时肩部着地,或上肢外展时手掌着地,暴力经肱骨头冲击肩胛盂,可造成肩胛盂骨折,骨折块发生移位。有时,此种骨折为肩胛体粉碎性骨折所累及。骨折线横过肩胛盂上 1/3 者,骨折线多往体部延续,或沿肩胛冈上方横向走行;骨折线在盂中或盂下 1/3 者,骨折线多往体部横行延续,或有另一骨折线向下纵行达肩胛骨外缘处。尚可由于肩关节前脱位时,肱骨头撞击肩胛盂前缘而发生骨折。

(四)肩峰骨折

肩峰位置表浅,容易遭受自下而上的传达暴力,以及肱骨强力过度外展而产生的杠杆力,造成肩峰骨折。当骨折发生于肩峰基底部时,其远端骨折块被三角肌和上肢重量牵拉而向外下方移位;当骨折发生于肩锁关节以外的肩峰部时,远端骨折块甚小,移位不多。

(五)肩胛冈骨折

多为直接暴力所致,常合并肩胛体粉碎性骨折,骨折移位不多。

(六)喙突骨折

多并发于肩关节前脱位或肩锁关节前脱位时,喙突受喙肱肌和肱二头肌短头牵拉而造成喙突撕脱骨折,骨折块向下移位;或由肱骨头对喙突的冲击而造成喙突骨折。肩锁关节脱位时,由于锁骨向上移位而喙锁韧带向上牵拉,造成喙突撕脱骨折,骨折块向上移位。喙突骨折在临床上较少见。

二、临床表现与诊断

骨折后,肩胛部周围疼痛、肿胀、瘀斑,患肩不能或不愿活动,患肢不能抬高,活动时疼痛加剧。患者常用健侧手托持患侧肘部,以固定、保护患部。肩胛体骨折,局部皮肤常有伤痕或皮下血肿,压痛范围较广泛,有移位骨折者可扪及骨擦音,合并肋骨骨折时有相应症状。肩胛颈骨折,一般无明显畸形,移位严重者肩部塌陷、肩峰隆起,外观颇似肩关节脱位的"方肩"畸形。肩胛盂骨折,腋部肿胀青紫,肩关节内、外旋转时疼痛加剧。肩峰骨折,局部常可扪及骨擦音和骨折块异常活动,肩关节外展活动受限。肩胛冈骨折,常与肩胛体骨折同时发生,临床症状与肩胛体骨折难以鉴别。若肩胛颈骨折合并同侧锁骨骨折,则有"漂浮肩"的表现。喙突骨折,局部可扪及骨折块和骨擦音,肩关节外展或抗阻力内收屈肘时疼痛加重。

X线片可以了解骨折类型和移位情况。轻微外力造成的肩胛体骨折,因骨折分离移位不明显,菲薄的硬质骨互相重叠,骨折线表现为条状致密白线,诊断时应注意防止漏诊。肩胛体骨折呈"T"形或"V"形时,骨折线常常看不到,但肩胛骨外缘、上缘有皮质断裂,内缘失去连续性和表现出阶梯样改变。肩胛颈骨折,正位片可见肩胛盂向内移位,肩部穿胸位照片可显示盂前之游离骨折块。

根据受伤史、临床症状、体征和X线片,可作出诊断。在诊断肩胛体骨折时,还必须仔细地检查有无合并肋骨骨折和血气胸。

三、治疗

(一)手法复位

根据不同部位的骨折,可采用以下手法复位。

1.肩胛体横断或斜形骨折

患者取侧卧位或坐位,术者立于背后,一手按住肩胛冈以固定骨折上段,另一手按住肩胛下角将骨折下段向内推按,使之复位。

2.肩胛颈骨折

患者取仰卧位或坐位,患肩外展70°~90°,术者立于患者外后侧,一助手握其腕部,另一助手用宽布带在腋下绕过胸部,两助手行拔伸牵引。然后术者一手由肩上偏后方,向下、向前按住肩部内侧,固定骨折近端,另一手置于腋窝前下方,将骨折远端向上向后推顶,矫正骨折远端向下、向前的移位,再将肩关节放在外展70°位,屈肘90°,用拳或掌叩击患肢肘部,使两骨折端产生纵向嵌插,有利于骨折复位后的稳定和骨折愈合。

3.肩胛盂骨折

患者取坐位,助手双手按住患者双肩,固定患者使其不动摇。术者握患侧上臂将肩关节外展至70°~90°,借肌肉韧带的牵拉,即可使骨折复位。整复时应注意不可强力牵引和扭转。

4.肩峰骨折

肩峰基底部骨折向前下方移位者,患肢屈肘,术者一手按住肩峰,一手推挤肘上,使肱骨头顶压骨折块而复位。

5.肩胛冈骨折

移位不多,一般无须手法复位。

6.喙突骨折

主要以整复肩锁关节脱位和肩关节脱位为主,随着关节脱位的整复,喙突骨折块也可随之复位。若仍稍有移位,用手推回原位。

（二）固定方法

无移位、轻度移位及嵌插移位的各种肩胛骨骨折,用三角巾悬吊患肢2~3周。不同部位的有移位骨折,复位后采取不同的固定方法。

1.肩胛体骨折

《救伤秘旨》云:"用纸裹杉木皮一大片,按住药上,用绢带一条,从患处胁下绑至那边肩上。"固定时,可用一块比肩胛骨稍大的杉树皮夹板置于患处,用胶布条固定于皮肤上,然后用绷带从患处胁下开始,在患处敷药,压住上面的夹板,至健侧肩上,再经胸前至患侧胁下,逐渐绕到健侧胁下,经胸背回缠5~10层。

2.肩胛颈及肩胛盂骨折

在患侧腋窝内垫以圆柱形棉花垫或布卷、竹管,使患肢抬起,用斜"8"字绷带进行固定,再用三角巾将患肢悬吊于胸前。亦可用铁丝外展架将上肢肩关节固定于外展80°~90°、前屈30°的位置上,固定3~4周。骨折移位者,复位后还可将上臂置于外旋及外展70°位行皮肤牵引,牵引重量2~3 kg,必须使患肩稍抬起离床,牵引3~4周。牵引时必须注意患肢血运情况,血运较差者可适当将患肢放低。

3.肩峰骨折

骨折远端向下移位者,用三角巾兜住患侧上肢,减少肢体下垂的重量,或采用宽胶布自肩至肘向上托起固定,颈腕带悬吊患肢;骨折远端向上移位者,用肩锁关节脱位的压迫固定法固定。必要时,让患者卧床,肩外展90°作上肢皮肤牵引,2~3周后,改用三角巾悬吊。

4.喙突骨折

复位后可仅用三角巾悬吊。骨折固定后,要定期检查固定的松紧度,因三角巾较易松动,应及时给予调整,以起到扶托作用。腋窝内垫以圆柱形棉花垫或布卷、竹管者,必须注意有无神经或血管压迫症状,必要时应重新固定,以解除压迫。

（三）医疗练功

肩胛骨骨折为临近关节骨折或关节内骨折,应强调早期练功活动。肩胛骨与胸壁之间虽无关节结构,但活动范围较广,可与肩关节协同作用而增加肩部活动,因此早期进行练功活动,可以避免肩关节功能障碍的发生。固定后即应开始进行手指、腕、肘等关节的屈伸活动和前臂旋转的功能锻炼。肩胛颈骨折严重移位者,早期禁止做患侧上肢提物和牵拉动作。约3周后,用健手扶持患肢前臂做肩关节轻度活动。对老年患者,应鼓励积极进行练功活动。若固定时间延长或过迟进行练功活动,可使肩胛骨周围软组织发生粘连,影响肩关节功能恢复,老年患者尤为明显。肩胛盂粉碎性骨折,常易造成肩关节功能障碍。肩胛骨骨折,只要经过恰当处理,早期进行练功活动,即使是严重的骨折,仍可恢复较好的功能。

（四）手术治疗

肩胛骨骨折多数情况下采用手法复位或外展牵引治疗,极少需内固定治疗,但对于以下5种情况,均可采用切开复位内固定:①关节盂骨折,盂肱关节不稳定,即关节盂骨折损害关节表面

1/4 以上时;②肩峰骨折移位明显,向下倾斜或侵入肩峰下间隙,影响肩外展功能;③喙突骨折晚期可致疼痛,合并肩锁关节脱位或臂丛神经损伤;④肩胛颈骨折移位,肩盂倾斜角度大,易致脱位或半脱位;⑤肩胛冈及其下方肩胛骨骨折,骨突顶压胸壁者。

根据骨折部位和类型,采用内侧缘切口、肩胛冈切口或"L"形切口,避免损伤肩胛上神经和动脉、肩胛背神经和颈横动脉降支。对喙突、肩峰部骨折多采取克氏针固定,对肩胛颈、冈部基底及外侧边缘骨折,可采用接骨板、克氏针或钢丝固定。采用重建钢板治疗不稳定性肩胛骨粉碎性骨折可取得较好的疗效,采用后侧弯形切口,起自肩峰,平行于肩胛冈外侧 2/3,再弧形弯至肩胛骨下角,将三角肌起点处切断,沿冈下肌与小圆肌间隙分离,横行切开关节囊,显示骨折处,直视下将骨折复位,用 AO 重建钢板固定,术后 3 周开始功能锻炼。

（五）药物治疗

早期骨折,气滞血瘀较甚,治疗宜活血祛瘀、消肿止痛,内服药可选用活血止痛汤或活血祛瘀汤加川芎、钩藤、泽兰,外敷消肿止痛膏或双柏散。中期宜和营生新、接骨续损,内服药可用生血补髓汤或正骨紫金丹,外敷接骨膏或接骨续筋药膏。后期宜补气血、养肝肾、壮筋骨,内服药可选用肢伤三方或右归丸等,外敷坚骨壮筋膏或万灵膏。解除固定后宜用舒筋活络中药熏洗或热熨患处,选用海桐皮汤或五加皮汤。

（万兆锋）

第六节　肱骨干骨折

肱骨干骨折是指肱骨外科颈以下至内外髁上 2 cm 处的骨折。肱骨古称胳膊骨,因此肱骨干骨折又名胳膊骨骨折。早在春秋时期,人们对肱骨干骨折已有认识,如《左传·定公·定公十三年》已有"三折肱知为良医"的记述。马王堆汉墓出土的帛书《阴阳十一脉灸经》有"骨已折"的记载。明代以后对本骨折的诊断、治疗和并发症有较深的认识。肱骨干为长管状坚质骨,上部较粗,轻度向前外侧凸,横切面为圆形,自中 1/3 以下逐渐变细,至下 1/3 渐呈扁平状,并稍向前倾。肱骨干中下 1/3 交界处后外侧有一桡神经沟,桡神经穿出腋窝后,绕肱骨干中 1/3 后侧,沿桡神经沟,自内后向前外侧紧贴骨干斜行而下,当肱骨中下 1/3 交界处骨折时,易合并桡神经损伤。肱骨干的滋养动脉在中 1/3 偏下内方处,从滋养孔进入骨内,向肘部下行,所以中段以下发生骨折,常因营养不良而影响骨折愈合。肱动脉、肱静脉、正中神经及尺神经均在上臂内侧,沿肱二头肌内缘下行。肱骨干骨折在临床上较为多见,约占全部骨折的 2.5%,可发生于任何年龄,但青壮年更常见。骨折好发于骨干的中 1/3 及中下 1/3 交界处,下 1/3 次之,上 1/3 最少。

一、病因病理

肱骨干中上部骨折多因直接暴力(如棍棒打击)引起,多为横断或粉碎性骨折。肱骨干周围有许多肌肉附着,由于肌肉牵拉,故在不同平面的骨折会造成不同方向的移位。上 1/3 骨折(三角肌止点以上)时近端因胸大肌、背阔肌和大圆肌的牵拉,而向前、向内移位,远端因三角肌、喙肱肌、肱二头肌和肱三头肌的牵拉,而向上、向外移位。中 1/3 骨折(三角肌止点以下)时,近端因三角肌和喙肱肌牵拉而向外、向前移位,远端因肱二头肌和肱三头肌的牵拉而向上移位。肱骨干下

1/3骨折多由间接暴力(如投弹、掰手、跌仆)所致,常呈斜形、螺旋形骨折,移位可因暴力方向、前臂和肘关节的位置而异,多为成角、内旋移位。肱骨干中下1/3骨折常合并桡神经损伤。

二、临床表现与诊断

伤后患臂疼痛,肿胀明显,活动功能障碍,患肢不能抬举,局部有明显环形压痛和纵向叩击痛。无移位的裂纹骨折和骨膜下骨折者,患臂无明显畸形。但绝大多数均为有移位骨折,患臂有短缩、成角或旋转畸形,有异常活动和骨擦音,骨折端常可触及。X线正侧位片可明确骨折的部位、类型和移位情况,并有助于鉴别是否为骨囊肿、骨纤维异常增殖症及成人非骨化性纤维瘤等所致的病理性骨折。

检查时必须注意腕及手指的功能,以便确定是否合并桡神经损伤。桡神经损伤后,可出现腕下垂畸形,掌指关节不能伸直,拇指不能伸展,手背第1、2掌骨间(虎口区)皮肤感觉障碍。

根据受伤史、临床表现和X线片检查可作出诊断。

旋转暴力所致的肱骨干骨折应注意与上臂扭伤鉴别,后者压痛局限于损伤部位,有牵拉痛,因疼痛而不愿活动患肢,但无环形压痛及纵向叩击痛,无异常活动。

三、治疗

肱骨干骨折目前临床治疗方法很多,总的分为非手术治疗和手术治疗两种,但治疗都是以准确复位、坚强固定、尽可能恢复患肢功能为目的。

(一)手法复位

患者取坐位或平卧位,骨折移位较少者不必麻醉,骨折移位较大者,可在局部麻醉或高位臂丛神经阻滞麻醉下进行复位。一助手用布带通过腋窝向上提拉,另一助手握持前臂在中立位向下,沿上臂纵轴徐徐用力拔伸牵引,一般牵引力不宜过大,否则容易引起断端分离移位。待重叠移位完全矫正后,根据骨折的不同部位的移位情况,进行复位。

(1)上1/3骨折:在维持牵引下,术者用两拇指抵住骨折远端外侧,其余四指环抱近端内侧,将近端托起向外,使断端微向外成角,继而拇指由外推远端向内,即可复位。

(2)中1/3骨折:术者以两手拇指抵住骨折近端外侧推向内,其余四指环抱远端内侧拉向外,纠正移位后,术者捏住骨折部,助手徐徐放松牵引,使断端互相接触,微微摇摆骨折远端,或从前后内外以两手掌相对挤压骨折处,可感到断端摩擦音逐渐减小,直至消失,骨折处平直,表示已基本复位。

(3)下1/3骨折:多为螺旋形或斜形骨折,仅需轻微力量牵引,矫正成角畸形,将两斜面挤紧捺正。

(二)固定方法

前后内外4块夹板,其长度视骨折部位而定。上1/3骨折要超肩关节,下1/3骨折要超肘关节,中1/3骨折则不超过上、下关节。应注意前夹板下端不能压迫肘窝,如果移位已完全纠正,可在骨折部的前后方各放一长方形大固定垫,将上、下骨折端紧密包围。若仍有轻度侧方移位时,利用固定垫两点加压;若仍有轻度成角,可利用固定垫三点加压,使其逐渐复位。若碎骨片不能满意复位时,也可用固定垫将其逐渐压回,但应注意固定垫厚度宜适中,防止皮肤压迫性坏死。在桡神经沟部位不要放固定垫,以防桡神经受压而麻痹。固定时间成人6~8周,儿童3~5周。中1/3处骨折是延迟愈合和不愈合的好发部位,固定时间应适当延长,经X线复查见有足够骨痂生长才能解除固定。固定后肘关节屈曲 90°,以木托板将前臂置于中立位,患肢悬吊在胸前。另外,由于人生理性的内旋力较大的缘故,骨折常常发生内旋移位。为了解决此问题,要将这类患者患肢固定在外展支架上,然后用小夹板固定。

应定期做 X 线透视或拍片,以及时发现在固定期间骨折端是否有分离移位。若发现断端分离,应加用弹性绷带上下缠绕肩、肘部,使断端受到纵向挤压而逐渐接近。

(三)医疗练功

固定后即可做握拳和腕关节活动,以利于气血畅通。肿胀开始消退时,患肢上臂肌肉应用力做舒缩活动,加强两骨折端在纵轴上的挤压力,防止断端分离,保持骨折部位相对稳定。手、前臂有明显肿胀时,可嘱患者每天自行轻柔抚摩手和前臂。若发现断端分离时,术者可一手按肩,一手按肘部,沿纵轴轻轻挤压,使骨断端逐渐接触,并适当延长木托板悬吊固定时间,直到分离消失、骨折愈合为止。中期除继续坚持初期练功活动外,应逐渐进行肩、肘关节活动。骨折愈合后,应加强肩、肘关节活动,配合药物熏洗,使肩、肘关节功能早日恢复。

(四)手术疗法

闭合性骨折,因骨折端间嵌入软组织,或手法复位达不到功能复位的要求,或肱骨有多段骨折者;开放性骨折,伤后时间在 8 小时以内,经过彻底清创术保证不会发生感染者;同一肢体有多处骨和关节损伤者,例如合并肩关节或肘关节脱位,或同侧前臂骨折者;肱骨骨折合并血管或桡神经损伤,需要手术探察处理者一般均采用切开复位内固定术。

1.钢板螺钉内固定术

一般用于肱骨中 1/3 骨折,如横断骨折或短斜形骨折,最好采用 6 孔钢板螺钉固定,术后要加用夹板或上肢石膏托外固定。但由于术中骨膜剥离较多,破坏了局部血运,易造成骨折延迟愈合和不愈合,所以有选择地使用有效的内固定方法非常重要。随着微创技术的发展,采用小切口螺钉内固定治疗肱骨干骨折取得了很好的疗效,同时避免了内固定材料费用高的问题。但此法主要使用于斜形、螺旋形及蝶形骨折。

2.加压钢板

使用方法及适应证同上,在骨折端对位有一定的压力,可使骨折按时愈合。此法内固定牢靠,术后可不用外固定,但拆除钢板时要防止再骨折。

3.带锁髓内针固定

适用于中段及上段骨折,或多段骨折。上臂带锁髓内针一般有 2 种:一种是横向加栓,一种是髓内分叉自锁式。两者各有利弊。带锁髓内钉具有微创、固定牢靠、抗旋转、骨折断端骨膜损伤小的优点,是目前常选择的固定方法,但横向加栓髓内针固定有损伤血管神经的可能。使用的髓内针不宜过长,因肱骨下 1/3 细而扁,上臂肌力不太强,髓内针过长易将骨折端撑开,影响骨折愈合。

也有从肱骨下端内外髁打入骨圆针,暴露骨折端后,要从肱骨内外髁上部钻一小骨孔,打入 2 根较细的弹性圆针。注意肱骨下段内外髁部骨质较硬,钻孔时较为困难,但打入的髓内针固定较牢固。现亦有采用多根骨圆针内固定治疗,或在鹰嘴窝上方凿一长孔打入髓内针,均可获得满意疗效。

4.组合式多功能单边外固定架固定

由于夹板外固定护理要求高,必须随时调整扎带的松紧度,不易保持骨折端的对位和对线,有可能造成骨折畸形愈合或不愈合,而钢板固定手术创伤较大。应用组合式多功能单边外固定架固定治疗肱骨干骨折,通过在骨折的远近段经皮放置克氏针或钢钉,再用金属连接杆和固定夹把裸露在皮肤外的针端连接起来,构成一个完整的空间力学稳定系统,以固定骨折,具有创伤小、对骨折段的血液循环干扰小、可早期进行邻近关节的功能锻炼的优点,缺点是针孔护理不当,容易感染。

5.单根矩形钉内固定配合折断钢丝外固定

因为传统的钢板螺钉内固定骨膜剥离较多,需再次入院取出钢板,且有误伤桡神经的可能。而外固定支架固定费用较高,又易产生侧方移位和成角移位及影响关节屈伸功能。所以在鹰嘴窝上方3~5 cm处钻孔打入矩形钉,上段骨折自大结节处打入矩形钉,矩形钉通过骨折端,分别在矩形钉旁和矩形钉同侧钻孔,钻孔距各骨折端2.0 cm处,上折断钉各1枚于对侧皮质,尾部折断并留于皮外,用钢丝将两根折断钉尾相连,拧紧钢丝使骨折端对位紧密。此法克服了单纯骨圆针及矩形钉的抗分离、抗旋转能力弱的缺点,疗效较好。

总之,目前对于肱骨干骨折的治疗,各种方法均有其适应证,对于大多数闭合性横形、短斜形骨折,保守治疗是有效且安全的方法。对于闭合治疗失败及开放性骨折等特殊情况,应该考虑切开复位内固定。而手术中以带锁髓内钉为首选,钢板内固定也有其特殊作用,因其创伤大,有二次手术之弊,应放在第二位。任何一种方法均不能适用于所有类型的骨折,因此,是否充分理解适应证、禁忌证、各种治疗方法可能发生的并发症,以及操作熟练与否,是能否达到满意的临床疗效的关键。

（五）中药治疗

骨折初期瘀滞肿痛,治宜活血祛瘀、消肿止痛,内服药可选用和营止痛汤或肢伤一方加钩藤,若肿痛较甚者可加祛瘀止痛药,如三七或云南白药;合并桡神经损伤者可加通经活络药,如威灵仙、地龙等,外敷可选用双柏散或消瘀止痛膏等。中期治宜和营生新、接骨续损,内服药可选用新伤续断汤或肢伤二方,外敷接骨膏或接骨续筋膏。后期治宜补肝肾、养气血、壮筋骨,内服药可选用肢伤三方、补血固骨方或健步虎潜丸。骨折延迟愈合者应重用接骨续损药,如土鳖虫、自然铜、骨碎补、杜仲等,解除固定后,外用骨科外洗一方、骨科外洗二方或海桐皮汤等煎水熏洗患肢。

（万兆锋）

第七节　肱骨髁上骨折

肱骨髁上骨折是指肱骨远端内、外髁上缘处的骨折,是小儿最常见的损伤,绝大多数病例发生在10岁以下。骨折后功能恢复一般都较好,但从目前的治疗结果来看,肘内翻发生率仍较高,前臂缺血性挛缩与关节僵硬等并发症仍时有发生。因此,对儿童肱骨髁上骨折的治疗,应该予以高度重视。

一、病因病理与分类

肱骨髁上骨折多为间接暴力所致,根据暴力来源及方向可分为伸直型和屈曲型两类。

（一）伸直型

伸直型最为多见,占90%以上。跌倒时,肘关节呈微屈或伸直位,手掌触地,由地面向上的传达暴力将肱骨髁推向后上方,由上而下的身体重力将肱骨干下部推向前方,造成肱骨髁上伸直型骨折,骨折线多由前下斜向后上方。骨折移位严重时,近侧端刺破肱骨前肌肉可造成正中神经和肱动脉的损伤。又由于跌倒时暴力作用常偏于一侧,骨折远端常发生不同程度的侧方移位,而形成尺偏型或桡偏型,以尺偏型最常见。

1.尺偏型

骨折暴力来自肱骨髁前外方,骨折时肱骨髁被推向后内方,内侧骨皮质受挤压,产生一定塌陷。前外侧骨膜破裂,内侧骨膜完整,骨折远端向尺侧移位。此型骨折复位后远端容易向尺侧再移位,即使达到解剖复位,因内侧皮质挤压缺损,仍有可能会再向内侧偏斜。尺偏型骨折后肘内翻发生率最高。

2.桡偏型

桡偏型与尺偏型相反。骨折断端桡侧骨皮质因挤压而塌陷,外侧骨膜保持连续,尺侧骨膜断裂,骨折远端向桡侧移位。此型骨折不完全复位也不会产生严重肘外翻,但解剖复位或矫正过度时,亦可形成肘内翻畸形。

(二)屈曲型

屈曲型较少见。肘关节在屈曲位跌倒,肘部的后侧触地,暴力由后下方向前上方撞击尺骨鹰嘴,形成屈曲型骨折。骨折后远端向前上方移位,骨折线常为后下斜向前上方。很少发生血管、神经损伤。

二、临床表现与诊断

伤后肘部肿胀、疼痛,呈半屈曲位,肱骨髁上处有压痛。移位严重时肿胀更明显,甚至出现张力性水疱,肱骨髁上部有异常活动和骨擦音。有移位的骨折畸形明显,伸直型骨折肘关节呈半屈位,肘部向后突出,骨折近端因向前移位使肘窝上方软组织向前突出,并可触到骨折近段骨尖。屈曲型骨折肘后呈半圆形,在肘后可扪及突出的骨折近端。有侧方移位者,肘尖偏向一侧。此外,还应注意桡动脉的搏动,腕和手指的感觉、活动、温度、颜色,以便确定是否合并神经或血管损伤。

根据病史及临床特点,可做出正确诊断。肘关节正侧位 X 线片可显示骨折类型和移位方向。临床上应注意与肘关节脱位相鉴别,有少数肱骨髁上骨折的骨折线位置较低,相当于骨骺线水平,肱骨小头和滑车骨骺一起与肱骨干分离,称为肱骨远端骨骺分离,又称为低位肱骨髁上骨折,此型易误诊为肘关节脱位。实际上儿童肘关节脱位极少见,在肘关节脱位后肘后三角关系发生改变,而肱骨髁上骨折肘后三角仍保持正常关系。虽然伸直型肱骨髁上骨折与肘关节后脱位均呈靴样肘畸形,但肘关节后脱位在摸鹰嘴上窝时呈空虚状,肱骨髁上骨折在摸鹰嘴上窝时呈饱满状。仔细阅读 X 线片可进一步明确诊断。

三、治疗

绝大多数肱骨髁上骨折均有明显的移位,治疗时必须做到及时准确地复位、切实有效地固定、合理地练功、必要地用药,以防止肘部畸形及纠正神经、血管等并发症的发生,尽快恢复患肢的功能。对少数无移位骨折可置患肢于屈肘 90°位,用颈腕带悬吊,或用杉树皮制成直角托板加肘部"8"字绷带固定 2～3 周。有移位的骨折施行手法复位,外固定为其主要的治疗方法。肿胀较甚者,在整复时可先施行手法挤压肿胀,使局部肿胀消退,再进行手法复位。骨折部有张力性水疱者,应在无菌操作下,将疱内渗出液体抽吸干净,或用针头刺破,然后再进行手法整复。间接暴力所致穿破性、开放性骨折者,应在清创后进行手法复位,再缝合伤口。局部肿胀严重,水疱较多而暂时不能进行手法复位者,宜给予杉树皮后托板临时固定,卧床休息,抬高患肢,待肿胀消退后,争取在3~7天进行手法复位。对有严重移位而手法整复后固定不稳定者,可选用经皮穿针固定术。对肿胀严重,即使肿胀消退,手法整复后仍固定不稳定者,可行牵引治疗。直接暴力所致的严重开放性骨折,在清创的同时进行内固定。临床上手法复位难以成功,需要切开复位者比较少见。陈旧性骨折已畸形愈合,但畸形严重、有手术指征时,可根据情况选用矫形手术。

对肱骨髁上骨折合并血管、神经损伤者是否需要进行手术探查,应慎重考虑。单纯桡动脉搏动消失,不能作为手术探查的适应证。遇此情况,必须进行紧急处理,首先在麻醉下整复移位的骨折,解除血管压迫。血运不能立即恢复者,应行尺骨鹰嘴牵引,同时应用活血祛瘀药物。如果手温转暖、颜色正常、手指活动灵活则可继续观察。如经上述处理无效,则应及时进行探查。肱骨髁上骨折合并神经损伤多为挫伤,骨折移位整复后神经损伤也大都可以恢复。

(一)手法整复外固定

1.手法整复

复位的时间愈早愈好,应争取在局部肿胀不甚严重时施行正确的复位,不同类型的骨折可按下列方法进行整复。

(1)伸直型:患者取仰卧位,在臂丛麻醉或氯胺酮分离麻醉下,两助手分别握住其上臂和前臂远端,患肘屈曲30°~50°,作顺势拔伸牵引,纠正重叠移位。骨折远端一般都有旋转移位,应在牵引的过程中逐渐纠正至中立位。远折端内旋移位者,前臂可纠正至轻度旋后位。在纠正重叠和旋转移位后,在两助手牵引下再纠正侧方移位,纠正侧方移位的手法常用的有两种。①分两步矫正侧方移位。术者两手握持骨折断端,用两手掌根相对扣挤,以矫正远折断端的内外侧方移位。术者蹲下,以两手拇指顶压远侧断端的后方向前推,其余四指重叠环抱骨折近端向后拉,同时令远端助手在牵引下徐徐屈曲肘关节,常可感到骨折复位的骨擦音,骨折即可复位。尺偏型骨折复位后,术者一手固定骨折部,另一手握住前臂略伸直肘关节,并将前臂向桡侧伸展,使骨折端桡侧骨皮质嵌插并稍有桡倾,以防肘内翻的发生。桡偏型骨折的远端桡偏移位则无须矫枉过正,轻度桡移位可不予整复,以免发生肘内翻畸形。②一步矫正侧方移位。在重叠和旋转移位矫正后,术者一手握患肢前臂远端与握患肢上臂的助手维持对抗牵引,另一手的手掌放在患肢肘横纹上方,虎口朝患肢远端,拇指按在内上髁处,把骨折远端推向桡侧,其余四指将骨折近端拉向尺侧(骨折远端桡偏移位则手法相反,但不可矫枉过正),同时用手掌向下压,握前臂之手在持续牵引下徐徐屈肘至120°~130°位置,这样向外侧移位和前后侧移位可以同时矫正。

手法复位的要领:手法复位作为治疗肱骨髁上骨折的主要方法虽早已形成共识,但手法复位的技术性不容忽视,不经过正规培训学习不可能正确掌握中医的复位手法和技巧,以致目前很多文献报道的肘内翻发生率居高不下。肱骨髁上骨折对复位要求高,要尽可能达到解剖复位,尤其要彻底纠正骨折远端的尺偏、尺嵌、尺倾和内旋移位,并允许在纠正这些病理改变时可出现轻微的"矫枉过正"。

手法治疗的一个重要步骤是沿肱骨纵轴进行顺势牵引,绝对不能将肘关节放在完全伸直位作长时间的牵引,因为在这个位置上,肱动脉和正中神经在骨折处易发生扭曲,甚至遭受挫伤。肘关节也不能在骨折断端未牵开之前就强力屈曲,患肢应在肘关节置于30°~50°的屈曲位上顺势牵引,通过牵引使骨折的重叠移位基本获得矫正后,逐渐将前臂置于中立位以矫正远折端的旋转移位。又因临床上绝大多数肱骨髁上骨折发生后，前臂常置于旋前引起远折端内旋，因此在牵引时还应逐步地将前臂置于旋后位以矫正远折端的旋前移位。使前臂置于旋后位牵引可以利用前臂伸肌群对外上髁张力的减少，屈肌群、旋前圆肌对内上髁的牵拉，以助于远折端旋前移位的矫正。只有旋转移位得到充分矫正后，才有利于进一步矫正骨折的内外侧和前后侧移位，否则将遗留有旋转移位而难以达到骨折的解剖对位。

关于纠正远折端的侧方移位，是先整复内外侧方移位，还是先整复前后侧方移位，或是一次同时整复，意见尚不统一。如果是分两步整复侧方移位，还是先整复内外侧方移位，后整复前后侧方移位为好，因为肱骨下端扁而宽，前后径小，内外径宽，故先用内外挤压手法先矫正内外侧移位，然后再用后拉前顶同时屈肘的手法以矫正前后侧移位，使骨折真正达到解剖复位。一步矫正侧方移位法是基于肱骨髁上骨折时的前后移位和内外侧移位常是同时发生而制定的，即骨折远端向后移位的同时向内（或外）侧方移位。因此尺偏型者所形成的是远折端向后内方移位，桡偏型者所形成的是远折端向后外方移位，故主张在整复时矫正前后和内外侧方移位应同时进行才是真正的逆创伤机制的复位，且容易达到解剖对位。

（2）屈曲型：患者取仰卧位，在臂丛阻滞麻醉或全麻（儿童常用氯胺酮麻醉）下，一助手握患肢上臂，另一助手握患肢腕部，肘关节屈曲30°～50°沿肱骨纵轴方向进行拔伸牵引，矫正骨折端的重叠移位，尺偏移位者在牵引中逐渐使前臂置于旋前位，桡偏移位者前臂置于旋后位。术者双手掌置肘内、外两侧做相对挤压，矫正断端的内外侧方移位。矫正屈曲型骨折前后移位的手法有伸直复位法和屈曲复位法两种。①伸直复位法。术者两手环抱患肢肘部，两手拇指置于骨折远端前侧向后按压，同时其余四指置于骨折近端后侧向前提拉，以矫正骨折的前后移位。②屈曲复位法。术者一手固定患肢上臂中段，另一手握患肢前臂的中上段，握前臂之手在牵引下逐步将肘关节屈曲成锐角并用力推压骨折远端向后，以矫正骨折远端的向前移位。

2.外固定

（1）夹板固定：骨折复位后，伸直型骨折固定肘关节于屈曲90°～110°位，在屈肘牵引维持固定下，将预先制好的压垫和夹板分别置于肱骨中、下段的前后内外侧，夹板长度应上达三角肌中部水平，内、外侧夹板下达（或超过）肘关节，前侧夹板下至肘横纹，后侧夹板至鹰嘴下。在鹰嘴后方加坡形垫，尺偏型在远端的尺侧和近端的桡侧分别加一拱桥垫。夹板和压垫放置妥当后，先捆好中间布带，然后依次捆好肘部及腋下布带。肘部布带应松紧适当，既要不影响肢体远端的血运，又要防止骨折发生移位，腋下布带可略松一些。在患肢背侧加屈曲形杉树皮托板，用三角巾或颈腕带将患肢前臂悬吊于胸前，尺偏型置前臂于稍旋后位，一般固定3周左右。

屈曲型骨折应固定肘关节于半屈曲位40°～60°位2周，前后垫放置与伸直型相反，以后逐渐将肘关节屈曲至90°位1～2周。

（2）石膏固定：可采用长臂石膏托，或长臂石膏夹板固定肘关节于屈曲90°～110°位，一般固定3～4周。屈曲型者固定于伸直位2～3周，然后改屈肘位固定。使用石膏固定时，务必使石膏塑形并等待坚固，防止骨折再移位。

使用外固定治疗肱骨髁上骨折，必须严格遵循夹板固定或石膏固定术后管理的有关要求，密切观察伤肢的血运情况，经常调整固定的松紧度，定期做X线检查，防止骨折再移位；指导患者进行功能锻炼，切忌进行被动运动，强力施行推拿按摩，以免产生骨化性肌炎，造成关节强直。

（二）骨骼牵引复位法

1.适应证

主要适用于骨折线显著斜形,手法整复后骨折对合不稳定;或患者伤后就诊较迟,软组织肿胀严重,已有广泛的水疱形成并已影响到患肢及手部的血运者。

2.骨牵引方法

患者仰卧,在局部或全身麻醉下屈曲肘关节,在无菌操作下,用克氏针贯穿尺骨鹰嘴下方骨质,骨皮质穿孔处用无菌纱布保护,将患肢上举屈肩屈肘,进行滑动悬吊牵引,也可进行水平牵引,婴幼儿用巾钳牵引。儿童牵引重量以 1～2 kg 为宜。持续牵引 1～2 周,经床边 X 线检查了解骨折复位是否满意,若牵引复位满意可继续牵引 1～2 周,然后进行功能锻炼。若复位不满意可再行手法整复外固定治疗。

3.骨牵引复位的要领

骨牵引复位治疗肱骨髁上骨折简单安全而无危险,并且任何年龄的患者都能忍受。骨牵引复位损伤较小,易于观察伤肢末梢血运,便于处理皮肤水疱。伤肢悬吊屈肘 80°～85°后有利于患肢静脉回流,消肿快,早期可小范围内进行练功活动,有助于骨折端自动复位。即使牵引复位不满意,也应在消肿后再行手法复位外固定治疗,这样患者痛苦小且安全。

行尺骨鹰嘴牵引术前,务必在尺骨鹰嘴下尺骨嵴上定好位,尤其是肿胀明显的情况下,注意防止尺神经及骺板的损伤;牵引重量要适宜,以患肩能离开床垫为宜,切勿使用过大的重量;经常检查牵引器具,并做必要的矫正;注意观察患肢血运,在最初的 24 小时内应经常按时检查桡动脉搏动,并将观察结果详细记录。在行骨牵引期间,应定期做床边 X 线透视或 CT 检查。某些病例,下骨折段在侧位片虽不能完全恢复其解剖位置,但远侧骨折段轻度的背侧倾斜,一般不影响正常功能的恢复。

（三）手法整复闭合穿针固定

随着影像增强器 C 形臂 X 线机的逐渐普及,闭合复位经皮穿针固定治疗肱骨髁上骨折在国内外得到推广。其适应证为肱骨髁上不稳定性骨折,经手法整复满意后,根据切开复位双克氏针交叉固定原理和肘关节解剖浅表标志的特点,经皮穿刺肱骨内、外上髁的骨突点,克氏针在骨折线两端形成交叉稳定的四点固定。

1.经皮穿刺克氏针固定法

在臂丛阻滞麻醉或全麻下,患者取仰卧位,肩关节外展 45°左右,前臂旋前半伸肘 45°左右牵引,在电视 X 线机监视下行手法复位,复位满意后,助手应一直保持极度屈肘位,并使肩关节外展 90°,以利克氏针内固定的操作。肘部皮肤消毒,术者戴无菌手套及铺无菌巾,将直径为 1.0～2.0 mm克氏针经皮刺入,并准确扎于肱骨内上髁骨皮质上,调整克氏针与肱骨干正面的交角在40°～60°,侧面略向后倾斜与肱骨干侧面长轴交角在 5°～10°。用骨锤锤击克氏针并仔细体会其阻力大小和变化,当克氏针已进入骨折近端,其阻力会不断增加,克氏针穿出近端肱骨骨皮质后阻力会突然消失,此时骨折若已初步得到稳定,可透视观察,位置满意后以同样方法打入桡侧克氏针。再次透视固定满意后,将针尾折弯剪断,埋于皮下或留于皮外,用无菌纱布包扎,肘关节屈曲 90°～110°位,用上肢屈曲型杉树皮托板或石膏后托固定,3～4 周拔除克氏针后逐步进行肘关节功能锻炼。

2.闭合穿针固定要领

（1）准确定点极为重要,术者应注意摸清楚肱骨内上髁的位置,检查是否有尺神经前移。若无尺神经前移,进针点应选择在内上髁稍偏前一点进针。若触摸不清尺神经可采用微创切口,切开 1～2 cm 暴露进针点,钝性分离皮下,小心解剖并牵开尺神经,在内上髁前下方进针,与肱骨干呈 40°～60°角,向后 5°～10°锤入直径 1.0～2.0 mm 克氏针。外侧进针点应选在肱骨外上髁近缘偏后进针,与肱骨干呈 40°角左右紧贴肱骨外嵴向内上方锤入。

(2)注意掌握进针的角度,应在克氏针打入骨皮质 0.5 cm 处时,将进针的角度调整好,当克氏针与肱骨干正面长轴呈 40°～60°倾斜角时,克氏针容易穿出肱骨干对侧骨皮质。若角度小于 30°时则克氏针沿髓腔深入、弯曲,不能穿出近端骨干对侧骨皮质;角度大于 60°时克氏针不能穿到近端骨干。经 X 线透视发现侧位 X 线片上克氏针沿肱骨干骨皮质前方或后方走行,应拔出克氏针重新打入。

(四)切开复位内固定

切开复位内固定仅适用于伴有重要血管神经损伤、开放性骨折或经非手术治疗的努力仍有明显的成角旋转畸形者。多年来,对本病的治疗始终存在着手术指征扩大化的倾向,对此英国著名创伤骨科学家沃森-琼斯(Watson-Jones)曾批评说,对肱骨髁上骨折每隔数年总要恢复一次手术切开和内固定的热潮,并再次重申唯一的手术指征是为了探查肱动脉,解除血运不足。早期切开整复,进行不必要的广泛解剖,常会引起关节囊挛缩、日后的骨化和永久性僵硬。我国多数学者也一致认为临床需要切开复位者比较少见。

切开复位内固定一般取肘后中线切口,或肘外侧切口,亦有主张取肘前外侧切口。肘后侧切口常采用倒"V"形切断肱三头肌,对软组织和关节囊的损伤大;肘外侧切口对软组织的损伤虽小,但暴露不充分,多需在肘内侧再做一切口。骨折复位后,最常用的是两枚克氏针交叉固定,近年来亦有用 3.5 mm 加压钢板或重建钢板固定的。术后需用长臂石膏托固定 4 周左右。未经治疗的 1～2 个月的陈旧性肱骨髁上骨折畸形明显,若不进一步治疗会遗留肘关节功能障碍者,可采用手术治疗,常用的手术方法为鱼嘴式手术或骨突切除术。

(五)中药治疗

外伤初期,经脉受损,血溢脉外,瘀于浅筋膜,肿胀较甚或有张力性水疱,疼痛剧烈,压痛明显。治宜活血化瘀、消肿止痛,方用活血止痛汤加减。肿胀严重,血运障碍者,加用丹参、白茅根、木通之类以消瘀利水。中期局部瘀肿未尽,压痛固定,筋骨连接未坚,功能活动受限,治宜和营生新、接骨续筋,可内服续骨活血汤。解除固定后,肿胀虽已消减,但瘀血残留肌腠、筋膜、关节,以致筋膜粘连,关节屈伸不利,可用中药海桐皮汤煎水熏洗,以防治肘关节强直。

(万兆锋)

第八节 肘关节扭挫伤

肘关节扭挫伤是常见的肘部闭合性损伤,凡使肘关节发生超过正常活动范围的运动,均可导致肘部筋的损伤。

肘关节是复合关节,由肱尺关节、肱桡关节、桡尺近侧关节组成,有共同的关节囊包绕。肘关节的关节囊前后壁薄而松弛,尤以后壁为甚。两侧壁增厚并有桡侧副韧带和尺侧副韧带加强,桡骨头有桡骨环状韧带包绕。肘关节前后的肌肉相当强大,屈伸运动有力,屈伸运动范围约为

140°,屈曲时主要受到上臂和前臂的限制,伸直时主要受关节前部的关节囊和肌肉的限制。肘关节做旋转运动时,桡尺近侧关节必须与桡尺远侧关节联动,旋前和旋后运动的范围为 140°～150°。由于肘关节活动较多,所以扭挫伤的机会亦多见。

一、病因病理

直接暴力的打击可造成肘关节挫伤。间接暴力致伤较多见,如跌仆、由高处坠下、失足滑倒,手掌着地,肘关节处于过度外展、伸直位置,迫使肘关节过度扭转,即可致肘关节扭伤。此外,在日常工作和生活中做前臂过度拧扭动作,以及做投掷运动时姿势不正确,均有可能造成肘关节扭伤。临床上以关节囊、侧副韧带和肌腱等损伤多见。受伤后可因滑膜、关节囊、韧带等组织的扭挫或撕裂,引起局部充血、水肿,严重者关节内出血、渗出,影响肘关节的功能。

二、临床表现与诊断

有明显的外伤史,肘关节处于半屈位,肘部呈弥散性肿胀疼痛,功能障碍,有时出现青紫瘀斑,多以桡后侧较明显,压痛点往往在肘关节的内后方和内侧副韧带附着部。

初起时肘部疼痛,活动无力,肿胀,常因关节内积液、鹰嘴窝脂肪垫炎,或肱桡关节后滑液囊肿胀而加重,伸肘时鹰嘴窝消失。

部分肘部扭挫伤患者,有可能是肘关节半脱位或脱位后已自动复位,只有关节明显肿胀,而无半脱位或脱位征象,易误认为是单纯扭挫伤。

若肿胀消失,疼痛较轻,但肘关节的伸屈功能不见好转,压痛点仍在肘后内侧,局部的肌肉皮肤较硬,可通过 X 线检查,确定是否合并骨化性肌炎。

严重的扭挫伤要与骨折相区别,环状韧带的断裂常使桡骨头脱位合并尺骨上段骨折,成人可通过 X 线片确定有无合并骨折,在儿童骨骺损伤时较难区别,可与健侧同时拍片对比检查,以免漏诊。

三、治疗

肘关节扭挫伤早期施行手法矫正筋骨细微的错缝,外敷和内服中药,局部有效地制动;中后期提倡进行主动的功能锻炼,配合手法理筋按摩,中药熏洗剂外洗,或搽擦药涂搽,内服温经散寒、养血舒筋、活血通络药物,以及理疗等,均可取得良好的效果。

肘关节扭挫伤的早期,首先要给予患肘固定,局部外敷消瘀退肿止痛类中药,轻伤一般用三角巾悬吊,肘关节置于 90°功能位 1～2 周即可。有侧副韧带或关节囊撕裂时,必须予以良好的固定,可用上肢屈曲型杉树皮托板或石膏托固定患肢 2～3 周,固定期间仅行手指和腕关节屈伸,以及肩部的功能锻炼,严格限制肘关节的屈伸活动。外固定过久,会影响关节功能恢复,常可造成肌肉萎缩、关节粘连,甚至出现关节强直,主要还是得靠患者积极主动地进行功能锻炼逐步恢复,不能使用粗暴的被动锻炼方法。肘关节损伤后功能的恢复不能操之过急,否则会适得其反。

（一）手法治疗

手法治疗的目的在于整复可能存在的关节微细错缝,拽出嵌入关节内的软组织,理顺撕裂的筋肉。对伤后短时间内即来就诊者,可施以整理手法,调整关节错缝和撕裂的筋肉,仅 1～2 次即可,不宜反复实施。常用的手法有如下。

（1）掂挺法:术者将患侧腕部夹于腋下,掌心朝上,肘尖朝下,术者双手掌环握肘部,轻轻地向肘外上侧摇摆,同时灵活地做肘部向上掂挺1~2次,稍有错落处,可听到调整的响声。

(2)伸挺法:术者左手托患侧肘部,右手握患侧腕,先做适当范围的肘关节屈伸活动1次,使肌肉放松,待患肘处于半伸直位时,握患侧腕部的手放松并顺势将前臂伸直,配合左手掌将患肘向上一挺伸,亦可听到响声,此时术者的手仍应扶持腕部,以防摆动。

关节微细错缝矫正后,术者以两手掌环抱肘部,轻轻按压1~2分钟,有减轻疼痛的作用。然后将肘关节内外两侧的筋肉轻轻地拿捏平整,但不宜反复操作。

固定期间由于肿胀较明显,一般不用手法按摩。2~3周后,为了防止肘关节粘连,可应用轻柔的手法进行按摩,给予点穴、揉按、分筋、肘关节屈伸活动等手法,每次15~20分钟,每天1次,以达到舒筋活血通络、消肿止痛、滑利关节的作用。施行手法治疗时,动作要轻柔,切忌粗暴、过多地反复推拿和强力屈伸关节。

(二)药物治疗

中药内服外用是治疗肘关节扭挫伤常用的一种内外兼治的方法,具有散瘀消肿、活血止痛、舒筋活络的功效。应用时宜根据扭挫伤的轻重、缓急、久暂、虚实辨证用药。

1.外用药

急性扭挫伤局部瘀肿者,可选用消瘀止痛膏、双柏散或消炎散等外敷;肿痛消退后,可用上肢损伤洗方,海桐皮汤煎水熏洗。

2.内服药

可按损伤早期和后期临床证候的不同辨证用药。

(1)瘀滞证:损伤早期,肘部疼痛,有弥漫性肿胀、瘀斑。局部压痛,肘关节功能活动受限。舌暗红或有斑点,脉弦紧。治宜散瘀消肿,方用活血止痛汤。肿痛甚者,可加服田三七粉或七厘散;肘部肿痛灼热、口干苦者,可加金银花、蒲公英、天花粉。

(2)虚寒证:多见于后期,肘部酸胀疼痛,劳累后疼痛加重,畏寒喜温。舌质淡,苔薄白,脉沉细。治宜温经散寒、养血通络,方用当归四逆汤加减。气虚者,可加黄芪、人参、白术;关节活动不利者,可加伸筋草、海风藤、威灵仙。

(三)手术治疗

肘关节侧副韧带的损伤多见于尺侧副韧带的损伤,当尺侧副韧带完全断裂时,两断端之间存在裂隙,被动活动时肘外翻畸形明显,有时可见异常的侧向运动,甚至有小片撕脱骨折,此种情况宜采用手术治疗。如不行手术,必将形成瘢痕以维持肘关节侧向稳定性,常常会减慢肘关节功能恢复速度。手术修复侧副韧带取肘关节内侧切口,常需切断前臂屈肌抵止点,将屈肌翻开显露尺侧副韧带进行修补或重建。亦有学者主张从内上髁至尺骨结节1cm之间劈开肌肉,显露尺侧副韧带进行修补。术后屈肘石膏托固定2周后,改用颈腕带悬吊1~2周。

(万兆锋)

第九节　桡骨远端骨折

桡骨远端骨折是指桡骨远侧端3cm范围以内的骨折,又称辅骨下端骨折、缠骨下端骨折、桡骨下端骨折。

桡骨向下逐渐变宽膨大,其横断面近似四方形,以松质骨为主,松质骨外面仅裹以极薄的密质骨,松质骨与密质骨交界处为应力上的弱点,故此处容易发生骨折。桡骨远端具有掌、背、桡、尺4个面。掌面光滑凹陷,有旋前方肌附着。背面凸隆,有1个明显的背侧结节,具有4条纵形骨性腱沟,前臂背侧伸肌腱由此通过。沟间的纵嵴为腕背韧带的附着部。桡侧面较粗糙,向远侧延伸为锥状的茎突,茎突基底稍上方有肱桡肌附着,茎突末端有桡侧副韧带附着,并有伸拇短肌和外展拇长肌腱通过此处的骨纤维性腱管。尺侧面有弧形凹陷的关节面,称为桡骨尺切迹,与尺骨小头的半环形关节面(约占圆周的2/3)构成下尺桡关节,为前臂远端旋转活动的枢纽。桡骨下端远侧为凹陷的桡腕关节面,与第1排腕骨相连,容纳腕舟骨和月骨,构成桡腕关节。正常人桡骨下端关节面向掌侧倾斜(即掌侧倾斜角)10°～15°,向尺侧倾斜(即尺侧倾斜角)20°～25°。因此,正常人桡骨茎突比尺骨茎突长1.0～1.5 cm。当桡骨远端发生骨折时,上述正常解剖关系常发生改变,不但桡骨下端关节面的角度改变,因骨折移位,桡骨下端背面的纵沟亦随之移位,通过此沟的肌腱亦发生扭曲错位。若复位不良,腕背侧的肌腱可发生磨损,造成腕与手指的功能障碍。桡骨下端之骨骺在1岁左右出现,18～20岁与骨干融合。桡骨远端骨折非常常见,在20岁以下的患者,则多为桡骨远端骨骺分离。

一、病因病理与分类

直接暴力和间接暴力均可造成桡骨远端骨折,但多为间接暴力所致。常见于跌倒时,躯干向下的重力与地面向上的反作用力交集于桡骨下端而发生骨折。骨折是否移位与暴力大小有关,根据所遭受暴力作用的方向、受伤时患者的体位和骨折移位的不同,一般可分为伸直型桡骨远端骨折(Colles骨折)、屈曲型桡骨远端骨折(Smith骨折)、背侧缘劈裂型骨折(Barton骨折)和掌侧缘劈裂型骨折(反Barton骨折)4种类型。

(一)伸直型桡骨远端骨折

伸直型桡骨远端骨折又称Colles骨折。该骨折最为常见,占所有骨折的6.7%～11.0%,成年与老年患者占多数。跌倒时,前臂旋前,腕关节呈背伸位,前臂纵轴与地面呈60°以内夹角,手掌小鱼际部着地,躯干向下的重力与地面向上的反作用力在桡骨下端1.5 cm处呈现剪力,造成骨折。暴力轻时,骨折嵌插而无明显移位。暴力较大时,则腕关节的正常解剖关系发生改变,骨折远端向桡侧和背侧移位,桡骨下端关节面改向背侧倾斜或成为负角,向尺侧倾斜减少或完全消失,甚至向桡侧倾斜而成为负角。骨折移位时,骨折远端皮质可插入远端松质骨内使桡骨变短。严重移位时,骨折断端可有重叠移位,腕及手部形成"餐叉样"畸形。由于桡骨远端骨折有成角移位及重叠移位,常合并有下尺桡关节脱位及尺骨茎突骨折。若合并尺骨茎突骨折,下尺桡关节的三角纤维软骨盘亦随骨折块移向背侧、桡侧。若尺骨茎突无骨折而桡骨骨折远端移位较多时,三角纤维软骨盘可同时被撕裂。跌倒时,若前臂纵轴与地面呈60°以上夹角,暴力过大,躯体向下的重力与地面向上的反作用力,使骨折远折端遭受严重挤压力,以致发生桡骨远端伸直型粉碎性骨折。骨折线往往进入关节面,甚至骨折块有纵向分离移位,影响预后;若为幼儿桡骨远端骨骺块被压缩,伤及骨骺生长软骨可影响骨骺的生长发育。若被重物打击、碰撞等直接暴力造成的骨折多为粉碎性,汽车摇把打伤可造成此类骨折,但现已少见。老年人因骨质疏松,骨折常呈粉碎性,并可波及关节面。骨折移位明显时,前臂掌侧屈肌腱及背侧伸肌腱亦发生相应的扭转和移位。此类骨折若复位不良而造成畸形愈合时,掌侧屈肌腱和背侧伸肌腱在桡骨下端骨沟内的移位和扭转也不可能矫正,可影响肌腱的滑动,对手指功能,尤其是对拇指的功能可产生严重影响。

桡骨下端关节面的倾斜度发生改变,以及下桡尺关节脱位,常常会影响腕关节的背伸、掌屈及前臂的旋转功能。

(二)屈曲型桡骨远端骨折

屈曲型桡骨远端骨折又称 Smith 骨折,较伸直型骨折少见,约占全身骨折的 0.11%。间接暴力引起的骨折,多因跌倒时前臂旋前腕关节呈掌屈位,手背先着地,身体重力沿桡骨向下冲击,地面的反作用力沿手背向上作用于桡骨下端而造成骨折。骨折线由背侧下方斜向掌侧上方。骨折平面与伸直型骨折相同,但移位方向相反,故亦称为反 Colles 骨折。骨折远端向桡侧和掌侧移位,桡骨下端关节面向掌侧倾斜,手腕部外形呈"锅铲样"畸形,亦称垂状畸形。直接暴力所致的骨折,多因在桡骨远端的背侧被外力直接打击、碰撞、轧压等,亦可造成屈曲型骨折。

(三)背侧缘劈裂型骨折

背侧缘劈裂型骨折又称 Barton 骨折,较 Smith 骨折多见。骨折多由间接暴力引起,跌倒时,在腕关节背伸、前臂旋前位,手掌先着地,外力通过腕骨冲击桡骨下端关节面的背侧缘,造成桡骨下端背侧缘劈裂骨折。骨折线为斜形,达桡骨腕关节面,远端骨折块呈楔形,包括该关节面的2/3,骨折块移向近侧及背侧,腕骨亦随之向近心端移位,实际上为变异型 Colles 骨折脱位。

(四)掌侧缘劈裂型骨折

此类骨折又称反 Barton 骨折,较少见。多由间接暴力引起,跌倒时,腕关节呈掌屈位,手背着地,外力通过腕骨冲击桡骨下端的掌侧缘,造成桡骨下端掌侧缘劈裂骨折。有时腕部过度背伸,由于腕韧带牵拉也可造成掌侧缘劈裂骨折,实际为撕脱骨折。腕骨随掌侧缘骨折块向掌侧及近侧移位而形成屈曲型骨折脱位。

二、临床表现与诊断

一般患者均有明显的外伤史。伤后腕关节上方肿胀疼痛,肿胀严重时,可有皮下瘀斑,桡骨下端压痛明显,有纵轴叩击痛,手指处于半屈曲位休息时,不敢握拳,做握拳动作时疼痛加重。患者往往用健侧手托扶患侧手,以减轻疼痛。有移位骨折者常有典型畸形。伸直型骨折远端移向背侧时,腕掌侧隆起,而其远侧向腕背侧突出,从侧面观可见典型的"餐叉样"畸形。骨折远端向桡侧移位并有缩短移位时,桡骨茎突上移至尺骨茎突同一水平,甚至高于尺骨茎突的平面,从手掌正面观,可见腕部横径增宽和手掌移向桡侧,中指轴线与桡骨轴线不在同一平面上,呈"枪刺刀"畸形。直尺试验正常时,将直尺放于腕尺侧,尺骨茎突距直尺在 1 cm 以上;桡骨下端骨折时,尺骨茎突可与直尺接触。屈曲型骨折远端向掌侧移位并有重叠时,从侧面观可见"锅铲状"畸形。劈裂型骨折严重移位时,腕掌背侧径增大,并有"枪刺刀"畸形。Barton 骨折肿胀、疼痛与前两者基本一样,诊断主要依靠 X 线片。

X 线检查:一般应常规拍摄腕关节正、侧位 X 线片。伸直型桡骨远端骨折 X 线片表现如下。①桡骨远端骨折块向背侧移位;②桡骨远端骨折块向桡侧移位;③骨折处向掌侧成角;④桡骨短缩,骨折处背侧骨质嵌入或粉碎性骨折;⑤桡骨远端骨折块旋后;⑥掌倾角及尺偏角减小或呈负角;⑦若不见尺骨茎突骨折,而桡骨远端骨折块向桡侧移位明显时,则说明有腕关节盘的撕裂。屈曲型桡骨远端骨折典型的畸形是桡骨远折端连同腕骨向掌侧、近侧移位,少见嵌入骨折,常有掌侧骨皮质粉碎。

根据受伤史、临床症状和体征,一般可做出诊断,X 线片可明确诊断和鉴别诊断,并可了解骨折类型和移位方向,是否合并尺骨茎突骨折、下尺桡关节脱位。但无移位骨折或不完全骨折时,肿胀多不明显,仅觉局部微痛,可有环形压痛和纵向叩击痛,腕和手指运动不变,握力减弱,需注意与腕部软组织扭挫伤鉴别。

三、治疗

桡骨远端骨折要尽早手法复位,等待肿胀消退后才手法复位的做法是不合适的。此类骨折属近关节骨折,亦有部分骨折属关节内骨折,要求骨折对位对线好,才不致影响关节活动功能和周围肌腱的正常滑动。绝大多数此类骨折,即使关节面粉碎,通过手法复位、有效外固定、早期功能锻炼,均可获得满意的疗效和功能。但不良的复位和非有效的固定带来的畸形、疼痛、僵硬、活动受限,以及手功能无力等并发症并非少见。不认真对待桡骨远端骨折的治疗,轻视手法复位的技术性是造成上述并发症的主要原因,只有良好的复位才是获得腕关节更好功能的关键。对无移位骨折或不完全骨折不需要整复,仅用掌、背侧夹板固定2~3周即可;对有移位骨折应根据骨折类型采用不同的整复方法。少有人主张切开复位,因桡骨远端粉碎而切开复位,其效果不理想是可想而知的。陈旧性骨折仅向掌侧成角而无桡偏或重叠移位者,时间虽已达2~3周,仍可按新鲜骨折处理。陈旧性骨折畸形愈合者,如受伤时间不太长,骨折愈合尚不牢固,亦可行闭合折骨手法治疗或切开整复,然后按新鲜骨折处理。

(一)整复方法

1.伸直型桡骨远端骨折

有人主张,除开放性骨折和背侧移位严重者,均应在受伤24小时之后整复,以免加重骨折处的血肿。但绝大多数人都主张尽早复位,以免增加患者痛苦及增加整复时的困难。复位的手法较多,现将较常用的手法介绍如下。

(1)前臂旋前一人整复法:适用于嵌插或重叠移位不严重,肌肉不发达的老年患者。患者取坐位或仰卧位,患肢前臂旋前位,手掌向下;亦可将前臂置于台上,患侧腕垫一软枕,骨折远端以下垂于台旁。术者一手握前臂下段,另一手握腕部,两手沿原来移位方向对抗拔伸牵引,至嵌插或重叠移位矫正后,握前臂的拇指置于骨折远端的背侧向下按压,握腕部之手将患腕屈曲向下牵引,以矫正其向背侧移位。然后再略向尺侧牵引,同时握前臂的拇指改置于骨折远端之桡侧用力向尺侧推按,以矫正其向桡侧的移位,骨折即可复位成功。

(2)牵抖复位法:此法适用于骨折线未进入关节,骨折端完整的青壮年患者。患者取坐位,患肢外展,肘关节屈曲90°,前臂中立位。一助手握住患肢前臂上段,术者两手紧握手掌,两拇指并列置于骨折远端背侧,两手其余手指置于腕掌侧,扣紧大、小鱼际,先顺畸形拔伸牵引2~3分钟,待重叠移位完全矫正后,将前臂远端旋前,在维持牵引力的情况下,顺桡骨纵轴方向骤然猛抖,同时迅速尺偏掌屈,骨折即可复位。

(3)提按复位法:此法适用于老年患者及骨折线进入关节,或骨折粉碎者。患者取仰卧位,肘关节屈曲90°,前臂中立位,一助手握住拇指及其余四指,另一助手握住患肢前臂上段,两助手进行对抗拔伸牵引,持续2~3分钟,使骨折断端的嵌插或重叠移位得到矫正,旋前移位亦随之得到矫正。术者立于患肢外侧,两手掌分别置于骨折的远折端和近折端,同时向中轴线挤压,以矫正骨折远端的桡侧移位。然后,术者两手示、中、环指重叠,置于骨折近端的掌侧,向上端提,两手拇指并列置于骨折远端的背侧,向掌侧按压,嘱握手部的助手同时将患腕掌屈,以矫正掌、背侧移位。待骨折移位完全矫正后,腕部畸形消失,术者一手托住手腕,另一手拇指沿屈、伸肌腱由近端向远端顺骨捋筋,理顺肌腱,使之恢复正常位置,亦可先整复掌、背侧移位,再矫正骨折桡侧移位。

2.屈曲型桡骨远端骨折

此种骨折手法复位较为容易,但维持整复的位置有时甚为困难。

(1)三人复位法:此法安全可靠,效果好。患者坐位,肘关节屈曲 90°,前臂中立位或旋后位。一助手握住手指,一助手握住前臂上段,两助手对抗拔伸牵引 2～3 分钟,矫正骨折的嵌插或重叠移位。然后,术者用两手拇指由掌侧将骨折远端向背侧推挤,同时,用示、中、无名三指将骨折近端由背侧向掌侧按压,与此同时,嘱牵引手部的助手缓缓将腕关节背伸、尺偏,骨折即可复位。

(2)一人复位法:此法适用于骨折移位不多、肌肉不发达的老年患者。患者仰卧位,患肢前臂旋前,手掌向下。术者一手握住前臂下段,另一手握住腕部,两手先沿骨折原来移位方向对抗拔伸牵引,待骨折嵌插或重叠移位矫正后,握前臂之手拇指置于骨折远端桡侧向尺侧推挤,同时将腕关节尺偏,以矫正其向桡侧移位。然后,拇指改置于骨折近端背侧,用力向掌侧按压,示、中指改置于骨折远端掌侧用力向背侧端提,同时将腕关节背伸,骨折即可复位。

3.背侧缘劈裂型骨折

采用手法整复,骨折很容易复位。患者取坐位,前臂中立位,助手握住前臂上段,术者两手紧握患腕,将患腕前后扣紧,与助手对抗拔伸牵引,并将腕部轻度掌屈。然后,两手向中轴线相对挤压,在腕背之手用拇指推按背侧缘骨折块,使之复位。

4.掌侧缘劈裂型骨折

患者取坐位,前臂中立位。一助手握住前臂上段,另一助手握住手指,两助手对抗拔伸牵引,并将患腕轻度背伸。术者两手掌基底部置于骨折处的掌、背侧相对挤压,掌侧缘骨折块即可复位。

5.陈旧性伸直型桡骨远端骨折畸形愈合

患者取仰卧位,在臂丛麻醉下,患肢外展,肘关节屈曲 90°,前臂旋后位。一助手握住前臂上段,另一助手两手分别握住患侧手的大、小鱼际及腕部,两助手顺畸形对抗拔伸牵引 5 分钟左右。术者两拇指重叠置于骨折远端的桡侧,余指抱住骨折近端的尺侧,在助手持续对抗牵引下,将患腕向桡尺两侧摇摆,并做对抗旋转。当助手将患腕摆向尺侧时,术者将骨折远端亦推向尺侧,同时将近端扳向桡侧。当患腕摆向桡侧时,术者用两虎口卡住骨折远端的桡侧向尺侧推。连续摇晃数分钟,将桡骨内、外两侧的骨痂撕断。然后,术者改用两拇指置于骨折部的背侧,余指扣住骨折近端的掌侧,当助手将患腕背伸时,术者的拇指用力将骨折近端向远端按压;当助手将患腕掌屈时,术者用余指将骨折近端向背侧推顶,使骨折端掌、背侧的骨痂撕断。耐心地反复来回摇摆和按压推顶,尽量缩短力臂,力量由小到大,逐渐加大摇摆度,使骨痂完全折断,粘连的组织得以松解。折骨成功后,再按新鲜骨折进行手法整复。对单纯向掌侧成角的陈旧性骨折,则可将患肢前臂旋后,利用提按复位法,矫正骨折成角畸形,迫使骨折端复位。

(二)固定方法

骨折整复后,若肿胀严重,则局部外敷药物,在维持牵引下,用 4 块夹板超腕关节固定;若无明显肿胀,则不用外敷药,用绷带缠绕夹板固定即可。伸直型骨折在骨折远端背侧和近端掌侧分别放 1 个平垫。在骨折远端的背桡侧尚可放置 1 个横档纸垫,一般长 6～7 cm,宽 1.5～2.0 cm,厚约0.3 cm,以能包缠前臂远端的背、桡两侧为度,以尺骨头为标志,但不要压住尺骨茎突。如放横档纸垫,则在背侧不再放平垫。纸压垫放置妥当后,再放夹板。夹板上端达前臂中、上 1/3 处,背侧夹板和桡侧夹板的下端应超过腕关节,以限制手腕的桡偏和背伸活动。掌侧夹板和尺侧夹板则不应超过腕关节,以维持骨折对位。屈曲型骨折,应在骨折远端的掌侧和近端的背侧各放置1个平垫,桡侧夹板和掌侧夹板下端应超过腕关节,以限制手腕的桡偏和掌屈活动,尺侧夹板和背侧夹板不超过腕关节,以保持骨折对位。背侧缘劈裂型骨折,在骨折远端的掌侧和背侧各放置1个平垫,背侧夹板下端应超过腕关节,以限制腕背伸活动,并将腕关节固定于轻度掌屈位。掌侧缘劈裂型骨折在骨折远端的掌侧和背侧各放置1个平垫,掌侧夹板下端应超过腕关节,以限制手腕掌屈活动,并将腕关节固定于轻度背伸位,固定垫、夹板放妥后,用3条布带捆扎。最后将前臂置中立位,屈肘90°,悬吊于胸前。伸直型骨折,成人患者保持固定4周已足够,再长时间的固定,对防止骨折的再移位不起作用,相反却会影响腕关节功能的恢复。儿童患者则固定3周已足够。

骨折固定后,要随时调整布带,保持能来回移动1 cm的松紧度,并告诉患者,若手部肿胀疼痛严重、手指麻木、肤色变紫时,应即刻到医院复查。患肢在固定期间应保持中立位,或旋后15°位,但患手容易变成旋前位,骨折远端也容易随之向前旋转移位,待骨折愈合后,必然影响前臂旋转功能。一般骨折固定的次日应来门诊复查。第1周复查2~3次,以后每周1次,以便保持骨折对位良好。

（三）外固定架

桡骨远端不稳定性骨折,石膏固定难以维持复位后的位置。如Frykman分型中的Ⅶ、Ⅷ两型,Cooney通用分类法中的Ⅱ、Ⅵa、Ⅵb型,以及Melone分类法的关节内四部分骨折等可考虑外固定支架。桡骨远端骨折后,桡骨背侧皮质粉碎,骨折端成角,重叠移位及嵌插,均使闭合复位存在一定困难,或复位后难以维持复位,尤其是桡骨长度难以维持。外固定架可以持续维持轴向牵引,克服桡骨背侧皮质粉碎骨折端重叠移位,甚至嵌插,以及桡骨短缩等不利于稳定的因素而维持复位。

外固定支架的优点在于操作简单、损伤小,长轴方向的牵引还可视病情变化而调整。目前使用的外固定支架主要有3种类型:超关节型、动态外固定架、AO的小型外固定架。

某些关节内骨折在使用外固定架的同时,加用桡骨茎突经皮穿针来固定桡骨远端的骨折块,这进一步扩大了外固定架的应用范围。

（四）经皮穿针固定

经皮穿针固定可单独使用,也可与其他外固定器联合使用。如桡骨茎突骨折,Smith骨折中的托马斯Ⅱ型,Cooney通用分类法中的Ⅱ、Ⅲ、Ⅳa型,Melone分类法中的Ⅰ、Ⅱ、Ⅲ型,Mayo分类中的Ⅰ、Ⅱ、Ⅲ型骨折,均可采用经皮穿针固定。

闭合复位经皮穿针固定的第1种方法是将克氏针从桡骨茎突或远端骨块的尺背侧弯曲处打入桡骨干近端髓腔,类似于髓内固定。克氏针在髓腔内紧贴一侧桡骨皮质而产生弯曲,弯曲的克氏针产生一定的张力,可以对桡骨骨折端的移位或成角维持复位。第2种方法是桡骨远端骨折经牵引复位后,将克氏针通过桡骨茎突穿入直到桡骨干未损伤的皮质处;也可将克氏针先从尺骨穿入,贯通尺骨直到克氏针达到桡骨茎突内侧皮质或完全通过桡骨。如果克氏针贯穿桡尺骨,则肘关节必须用石膏固定,以免因前臂旋转而造成克氏针弯曲折断。

对于严重的不稳定性骨折,不论是关节内骨折还是关节外骨折,在经皮穿针的同时可用外固定架,必要时植骨,甚至采取切开复位经皮穿针加植骨的不同组合方式。

（五）切开复位

主要用于关节内骨折。如关节面移位大或伴有关节面压缩塌陷,可考虑切开复位内固定。

手术切口和固定方法的选择取决于骨折的类型。掌侧切口是较常用的,如果原始移位和粉碎部分在背侧,可采用背侧切口,偶尔也用联合切口。骨折块较大、较完整的,可选用克氏针、螺钉或可吸收棒(钉)固定;桡骨远端粉碎性骨折或涉及桡骨远端月骨窝的压缩骨折,多采用微型钢板固定;粉碎较严重或嵌插 4～5 mm 的桡骨远端骨折,可选择局部植骨填充后用"T"形或"π"形钢板固定。

(六)关节镜下复位

近年来随着关节镜技术的不断发展,在腕关节镜监视下通过撬拨复位骨折块,采用经皮穿针、螺钉、支撑钢板或外固定支架等方法,既减少了骨关节炎的发生,又能了解腕关节内韧带和三角纤维软骨复合体结构的损伤程度,便于早期处理,以防遗留慢性腕痛或腕关节不稳。

(七)药物治疗

初期局部肿胀,治宜活血祛瘀、消肿止痛,内服可选用桃仁四物汤、复元活血汤、肢伤一方,肿胀较甚者可加三七或云南白药;外敷消肿止痛膏或双柏散。中期宜和营生新、接骨续损,内服可选用和营止痛汤、肢伤三方等;外敷接骨续筋膏。后期宜调养气血、强壮筋骨、补益肝肾,内服可选用补肾壮筋汤、八珍汤等。老年患者,在初期不宜用攻下逐瘀药,中、后期均应重用补养气血、滋补肝肾类药。各类型骨折拆除夹板固定后,均应用中药熏洗以舒筋活络、通利关节,可选用四肢损伤洗方、海桐皮汤等。

(八)练功疗法

骨折复位固定后,即鼓励患者开始积极进行指间关节、掌指关节屈伸锻炼,以及肩、肘关节的各向活动。老年患者常见肩关节僵硬的并发症,即肩-手综合征,故应注意肩关节活动,加强锻炼,预防并发症产生。粉碎性骨折,骨折线通过关节面,关节面遭到破坏,愈合后常易继发创伤性关节炎,应尽早进行腕关节的功能锻炼,使关节面得到模造,改善关节功能,预防后遗创伤性关节炎。解除固定后,做腕关节屈伸、旋转及前臂旋转活动。应该指出,一些医师往往忽视尽早进行功能锻炼的原则,造成患者上肢各关节僵硬,故应及时指导和鼓励患者进行积极的功能锻炼。

(万兆锋)

第十节　腕舟骨骨折

腕舟骨骨折是较常见的骨折,占腕骨骨折的 71.2%,多发生于青壮年。腕舟骨古称"高骨",又称"龙骨"。腕舟骨是近排腕骨中最长最大的一块,呈长弧形,其状如舟,但很不规则,其远端超过近排腕骨,而平头状骨的腰部,其腰部相当于两排腕骨间关节的平面。腕舟骨分结节、腰部和体部 3 个部分。其远端呈凹面与头状骨构成关节;其近端呈凸面与桡骨远端构成关节;其尺侧与月骨,桡侧与大、小多角骨分别构成关节,故舟骨周围有 5 个关节面,其表面大部分为关节软骨所覆盖。舟骨的血液供应有腰部和结节部的一支血管,来自背侧桡腕韧带;另一支血管来自掌侧桡腕韧带。血管细小,血液供应较差。舟骨近 1/3 因被关节软骨面覆盖而无血管进入,故血液供应更差。因此,舟骨腰部骨折时,近侧骨块容易发生缺血性坏死。

正常腕关节的活动,一部分通过桡腕关节(此处的活动量最大),另一部分通过两排腕骨间关节及第 1、2 掌骨之间。若舟骨腰部发生骨折后,舟骨远侧的骨折块便与远排腕骨一起活动,两排腕骨间关节的活动,就改为通过腕舟骨骨折线的活动。故腕舟骨骨折端所受的剪力很大,骨折两端难于固定在一起,以致骨折难于愈合。血运不良和剪力大,是造成腕舟骨骨折延迟愈合、不愈合,甚至缺血性坏死的主要原因。

一、病因病理

腕舟骨骨折多为间接暴力所致。跌倒时,腕关节强力桡偏背伸,手掌着地,地面的反作用力向上传导,腕舟骨被锐利的桡骨关节面背侧缘或茎突缘切断而发生骨折。按骨折部位可分为 3 种类型。

(一)舟骨结节骨折

舟骨结节骨折属关节外骨折,不论血管分布属于哪一类,均不影响骨折端的血液供应。6～8 周可以愈合。

(二)舟骨腰部骨折

舟骨腰部骨折属关节内骨折,最常见,占舟骨骨折的大多数(约 70%)。一般产生骨折后,暴力消耗殆尽,故骨折多无移位。若暴力过大,骨折近端向掌侧、尺侧移位,远折端向背侧、桡侧移位,亦可有旋转移位,同时舟月骨韧带渐进断裂。骨折属不稳定型,其临床标志是屈腕位不能保持骨折位置的稳定。相反,如屈腕位能保持骨折稳定,则表示韧带无损伤,骨膜完整。大部分腰部骨折的病例,给予及时适当的处理,骨折可在 10～12 周愈合。但有少数病例,因局部血液供应差、承受的剪力大,或由于误诊失治,可造成骨折延迟愈合,有时需固定 6～12 个月,骨折始能愈合。约有 30% 的病例发生骨折不愈合,或近折端骨块发生缺血性坏死。

(三)舟骨近端骨折

舟骨近端骨折属关节内骨折,处于桡腕关节窝部,大部分被软骨面覆盖,无血管进入,骨折后血源断绝,发生骨不连接或缺血性坏死的可能性甚大。骨折固定时间与腰部骨折类同。

二、临床表现与诊断

伤后腕背桡侧疼痛、肿胀,尤以阳溪穴部位(鼻烟窝处)为明显。局部有明显压痛,腕关节活动功能障碍,不愿用力握拳,腕背伸时疼痛加重,将腕关节桡偏,屈曲拇指、示指和中指,叩击其掌骨头时,可引起疼痛加剧,被动伸拇、示指可引起患处疼痛。

(一)X 线检查

确诊需摄腕关节正、侧、斜(蝶式位)3 种方位的 X 线片,必要时加拍旋前位片(手部极度旋前投照舟骨背部切线位)。无移位骨折,斜位片易看出腰部的骨折线;骨折有移位者,正位片即易看出,侧位片呈台阶状,同时其桡侧的脂肪阴影带消失。本骨折容易漏诊,因舟骨的大部分为海绵质,其周围皮质较薄,有些裂纹骨折,在早期 X 线片上可能是阴性,常被误诊为腕关节扭挫伤。因此,在第 1 次摄片未发现骨折而临床表现仍有骨折可疑时,应先按舟骨骨折处理,可于 2～3 周以后拍片复查,因为此时骨折端的骨质被吸收,骨折线较容易显露。陈旧性骨折的特点:因骨折端吸收分离,骨折间隙明显增宽,形状类似其他腕骨间隙;间隙下的骨质硬化类似其他腕骨的软骨下硬化,或更为明显;骨折周围有退行性改变;变换位置摄片时,骨折线宽度有变化。若骨折端附近呈现囊状密度减低区者,为骨折延迟愈合;若骨折端边缘光滑,较齐,密度增高发白,骨质硬化,为骨不连接;若近侧骨折块发白,硬化致密变形,为骨缺血性坏死。

(二)骨扫描

锝^{99m}Tc腕骨扫描现已被应用于临床,在舟骨骨折,特别是陈旧性骨折、骨不连和舟骨缺血性坏死时,可出现明显的核浓缩图像,但缺乏对病变的特异性诊断。

(三)腕关节造影

通过腕关节造影可直接观察舟骨骨折的骨折线有无连接,软骨有无损伤,舟骨与其他腕骨间韧带是否断裂,是否有滑膜炎及其程度与范围等。

(四)腕关节镜

在镜下可直接观察舟骨的骨折线是否有移位和缺损,关节软骨及骨间韧带有无损伤等,是一有价值的诊断方法。

(五)CT

由于CT能得到腕关节的不同横断面图像,对于舟骨骨折、移位和骨不连是一种有决定意义的诊断方法,国外已作为常规进行术前、术后的检查。CT的最大优点是可在横断面观察舟骨,观察范围广,1 mm的骨折线或骨分离均可有良好的图像显示,并可沿舟骨长轴做横断像观察是否合并DISI。20世纪80年代以来,将横断面图像经计算机处理而得到三维重建CT图像,从三维立体角度观察骨折、移位、坏死和腕骨排列紊乱情况,比普通CT更具有实用性,并且分辨率高、立体性强、应用范围广。

(六)MRI

MRI对腕骨的缺血性变化显示了非常敏感的反应,这种性质对舟骨骨折后继发骨坏死的临床诊断是非常有用的。在T_1加权像骨折线表现为低信号区,舟骨的缺血性改变亦为低信号区。而在T_2加权像远位骨折端表现为高信号时,表示为骨折的愈合期;近位骨折端的低信号表示骨的缺血性改变;点状高信号存在于等信号区域则表示缺血性改变有明显恢复。这些变化打破了X线诊断的界限,对舟骨骨折的早期诊断和骨折的转归判定有重要意义。

陈旧性腕舟骨骨折需与先天性双舟骨鉴别。先天性双舟骨在临床上少见,在X线片上两骨块间界线清楚,边缘光滑整齐,无囊状改变和致密硬化,为双舟骨畸形,不可误诊为舟骨骨折。必要时可拍健侧腕关节X线片做对照,亦可用CT扫描做鉴别诊断。

三、治疗

腕舟骨骨折的治疗方法不一,但总的方针是根据临床制定治疗方法。无移位骨折,可仅做前臂超腕关节夹板固定,或用包括拇指近节的短臂石膏固定。一般固定8～12周。有移位骨折则必须行手法复位。

(一)整复方法

患者取仰卧位,肩外展,肘屈90°,一助手握住患肢上臂,另一助手一手握住拇指,另一手握住2～4指,使前臂轻度旋前位,腕关节中立位、尺偏,两助手对抗牵引3～5分钟,术者立于患肢外侧,面向患肢远端,两拇指置于骨折远端的背、桡侧,两手2～5指重叠地托住腕关节掌、尺侧。助手先将腕关节背伸,轻度桡偏,然后将腕关节作掌屈、尺偏,同时,术者两拇指向掌、尺侧挤压,骨折即可复位。整复后,骨折多较稳定,不易再移位。

(二)固定方法

腕舟骨骨折的固定,应尽量使骨折线垂直于前臂纵轴,以增加骨折间隙的压力,避免剪力,有利于骨折愈合。骨折复位后,根据骨折线方向确定腕关节位置,一般可在阳溪穴处放置1个固定垫,然后用纸壳夹板固定腕关节于背伸30°位,稍向尺偏,拇指于对掌位固定。固定范围包括前臂下1/3、远端至掌横纹处、拇指至掌指关节,新鲜或陈旧性骨折均可采用。纸壳夹板可用硬纸壳1块(用X线胶片盒或胶布纸筒依患肢腕掌外形剪成),略小于鼻烟窝的小圆纸板垫3片,绷带2卷作为材料。固定时将大小纸板浸湿,小圆纸板下衬一薄层棉花,放于鼻烟窝上,相当于舟骨结节位置,用1条胶布固定于皮肤上,以免包扎时移位。然后将患腕背伸、尺偏平放于纸板上,纸板中线置于患腕桡侧,纸板两缘向尺侧包裹而不许纸板两侧边缘互相接触,应留有间隙,以免包扎后纸垫上的压力不集中,最后用绷带包扎固定。固定拇指近节的目的在于解除拇短展肌的不利作用。固定期间若已有松动,可在原绷带上再加上1卷绷带绑紧,维持有效固定力。包扎固定以不妨碍患肢末端血运为宜。亦可用经过塑形的4块夹板或前臂管形石膏固定,上至前臂中上段,下至掌骨颈部,将腕关节固定于背伸25°～30°、尺偏10°位,拇指对掌和前臂中立位。固定前臂的目的在于旋前及旋后活动,不使桡腕韧带影响舟骨。亦有人主张采用掌屈尺偏夹板固定,认为用腕关节功能位来固定腕舟骨骨折,骨折端必将承受较大的剪力,不利于骨折愈合;而置于腕掌屈30°、尺偏10°位时,骨折面与桡骨下关节面可完全平行,肌肉收缩张力对两断端可产生纵向压缩力,有利于骨折愈合。陈旧性腕舟骨骨折,因伤后患者就诊较晚,或未经过正规治疗,骨折线已有吸收,或骨折块有轻度囊性变,或有轻度硬化,仍可采用纸壳夹板固定治疗,时间较长,甚至需长达1年。

（三）药物治疗

早期治宜活血化瘀、消肿止痛,可内服活血止痛汤或复元活血汤。中期宜接骨续损,可内服肢伤两方或和营止痛汤。后期宜养气血、补肝肾、壮筋骨,内服八珍汤或六味地黄丸,外用苏木煎或五加皮汤煎水熏洗。

（四）练功疗法

早期可做肩、肘关节的活动,屈伸范围不限,亦可做手指的屈伸活动,但禁忌做腕关节的桡偏动作;中期以主动屈伸手指的握拳活动为主;后期解除固定后,可做握拳及腕部的主动屈伸,以及前臂的旋转活动。骨折延迟愈合者,暂不宜做过多的腕部活动。

（五）其他疗法

陈旧性腕舟骨骨折长时间不愈合且有明显症状者,以及缺血性坏死者,其治疗问题,可根据患者的年龄、工作性质、临床症状及舟骨的病理变化等,选用以下几种治疗方法。

1.自体植骨术

年轻患者的舟骨近端骨折,骨折线清楚,骨折端有轻度硬化,但尚未并发创伤性关节炎者,可考虑做钻孔自体植骨术,以促进骨折愈合。手术可采用鼻烟窝横切口,但注意避免损伤桡神经浅支。术后用石膏外固定,直至骨折愈合。

2.桡骨茎突切除术

这是最简单的关节成形术,适用于腕舟骨腰部骨折,近端骨折块发生缺血性坏死,已并发创伤性关节炎者。当腕关节向桡侧偏斜时,因桡骨茎突阻挡而发生剧烈疼痛,可行单纯桡骨茎突切除术。手术采用鼻烟窝纵切口,避免损伤桡神经浅支。桡骨茎突切除范围要超过舟骨骨折线2 cm左右,即距桡骨茎突2 cm左右,以改善腕关节的侧方活动度,解除疼痛。

3.桡骨茎突切除及植骨术

适用于以上两种情况并存的病例。

4.近端骨块切除术

舟骨近端骨折块缺血性坏死,腕关节疼痛,但尚未发生创伤性关节炎者,可行近端骨块切除术,预防创伤性关节炎的发生。手术采用鼻烟窝横切口,术中必须仔细认清该骨块周围的解剖关系,有时容易搞错,误将月骨认为是舟骨而加以切除。

5.腕关节融合术

舟骨骨折长期不愈合,腕关节疼痛,活动大部分受限,且有严重的创伤性关节炎者,则可考虑行腕关节融合术。若无特殊情况,下尺桡关节,尺腕关节,拇指的腕掌关节及第4、5掌骨的腕掌关节不应融合。

(万兆锋)

第十一节　掌、指骨骨折

掌骨骨折是常见的手部骨折之一,亦称驻骨骨折、壅骨骨折。指骨骨折是手部最常见的骨折,其发病率之高,占四肢骨折之首位,亦称竹节骨骨折。掌骨为短小的管状骨,共5块。第1掌骨短而粗,第2、3掌骨长而细,第4、5掌骨既短且细。指骨共14块,除拇指为两节指骨外,其他四指均为三节。掌骨近端与远排腕骨形成掌腕关节,远端与第1节指骨形成掌指关节。其中以拇指的掌腕关节和掌指关节最为重要,是手部的关键关节。抓握活动是手的最重要的功能活动,拇指对掌是完成精细抓握和强力抓握不可少的动作,若丧失拇指就意味着丧失手功能的40%。故第1掌骨的活动性较大,骨折多发生于基底部,还可合并掌腕关节脱位,临床上较常见。第2、3掌骨较长,握拳击物时,重力点多落在第2、3掌骨上,故易发生骨折。第4、5掌骨易遭受打击而发生掌骨颈骨折。掌骨骨折多见于成人,儿童较少见,男多于女。指骨骨折可发生于近节、中节或末节,可单发或多发,多见于成人。掌、指骨骨折,因手部周围的肌肉、肌腱较多,肌肉的收缩牵拉可导致骨折的移位。在治疗过程中,若处理不当,可发生骨折畸形愈合,或造成关节囊挛缩,或骨折端与邻近肌腱发生粘连,关节僵硬,不能握拳,严重影响手指功能。故对掌、指骨骨折的处理,应保持手的功能位,即腕关节背伸30°,掌指关节屈曲45°,近侧指间关节屈曲45°,远侧指间关节屈曲25°～30°,有利于维持骨折对位和骨折愈合,以及手部功能的康复。

一、病因病理

直接暴力和间接暴力均可造成掌、指骨骨折。常见的掌、指骨骨折有下列几种。

（一）掌骨骨折

1.第1掌骨基底部骨折

该病为指第1掌骨基底部1 cm处骨折,由间接暴力引起,多因拇指受到纵向外力冲击,如跌倒时拇指触地,或外力击于第1掌骨头部所致。多为横形或粉碎性骨折。骨折远端受拇长屈肌、大鱼际肌及拇指内收肌的牵拉,向掌侧及尺侧移位,骨折近端受外展拇长肌的牵拉,向背侧及桡侧移位,形成骨折端向背桡侧成角畸形,尺侧骨折端可互相嵌入。

2.第1掌骨基底部骨折脱位

该病又名Bennett骨折,为第1掌腕关节骨折脱位。由间接暴力引起,如跌倒时拇指触地,或外力击于掌骨头,向上传导造成第 1 掌骨基底部骨折脱位。骨折线由掌骨基底部掌、尺侧斜向背侧和桡侧而进入掌腕关节,掌骨基底尺侧形成一个三角形骨块,为关节内骨折。

此骨块因有掌侧韧带相连而保持原位。第 1 掌腕关节是鞍状关节,掌骨基底尺侧骨折后,失去骨性阻挡,加之拇长展肌及鱼际肌附着于外侧骨块,肌肉收缩牵拉导致第 1 掌腕关节脱位或半脱位,骨折远端滑向桡侧、背侧及近侧,不稳定,严重影响拇指对掌和外展活动。

3.掌骨颈骨折

该病以第 4、5 掌骨为好发部位,第 2、3 掌骨次之。间接暴力和直接暴力均可引起,如以拳击物时,第 4、5 掌骨头首当其冲,故易发生骨折。因常发生于打架或拳击运动中,用拳击对手所致,故又名"拳击者骨折",多为横断骨折。骨折远段因受骨间肌、蚓状肌及屈指肌的牵拉,向掌侧屈曲,骨折处呈向背侧成角畸形。因手指背伸肌腱牵拉引起掌指关节过伸,近节指骨向背侧移位,手指越伸直,畸形越明显。

4.掌骨干骨折

该病可为单根骨折或多根骨折。由打击或挤压的直接暴力所致者,多为横断或粉碎性骨折;由传导或扭转暴力所致者,多为螺旋形或斜形骨折。由于骨间肌、蚓状肌的牵拉,一般骨折多向背侧成角移位。单根掌骨骨折移位较少,而多根骨折则移位较多,且对骨间肌的损伤也比较严重。

(二)指骨骨折

直接暴力和间接暴力均可造成指骨骨折,但多由直接暴力所致,且多为开放性骨折。闭合性骨折以横断骨折较多见,斜形骨折次之;开放性骨折以粉碎性骨折较多见,往往波及关节面。

1.近节指骨骨折

多由间接暴力所致,以骨干骨折较多见。骨折断端受骨间肌、蚓状肌及伸指肌腱的牵拉而向掌侧成角畸形。

2.中节指骨骨折

由直接暴力打击可引起横断骨折,受间接暴力者可引起斜形或螺旋形骨折。骨折部位不同可发生不同的畸形。若骨折发生在指浅屈肌腱止点的近侧,远侧骨折端受指浅屈肌的牵拉,形成向背侧成角畸形。若骨折发生在指浅屈肌腱止点的远侧,受指浅屈肌的牵拉,近侧骨折端向掌侧移位,并有向掌侧成角畸形。

3.末节指骨骨折

多因直接暴力所致,如打击、重物砸伤及挤压伤等。轻者仅有骨裂纹,重者可形成粉碎性骨折,合并软组织破裂者较为多见。骨折移位者少见,若手指在伸直位,间接暴力作用于指端,迫使手指末节突然屈曲,由于受伸肌腱的牵拉,末节指骨基底部背侧可发生撕脱骨折。如在接球时,指端被球撞击。骨折后末节指骨屈曲,呈典型的锤状指畸形。

二、临床表现与诊断

骨折后局部疼痛、肿胀,手指功能障碍,有明显压痛及纵轴叩击痛。掌骨和指骨均可在皮下触摸清楚,骨折的畸形、移位一摸便知,诊断不难。

掌骨骨折若有重叠移位,则该掌骨短缩,握拳时尤为明显。第 1 掌骨基底部骨折或骨折脱位,则拇指内收、外展、对掌等活动均受限,握拳无力,并伴有疼痛。掌骨颈和掌骨干骨折,可扪及骨擦音,掌指关节屈伸功能障碍。

指骨骨折若有明显移位时,近节、中节指骨骨折可有成角畸形。末节指骨基底部撕脱骨折可有锤状指畸形,末节指间关节不能主动伸直。有移位骨折可扪及骨擦音,有异常活动。

X线检查应拍摄手部的正位和斜位片,因为侧位片第2～5掌骨互相重叠,容易漏诊。第1掌骨骨折或骨折脱位,应拍摄以拇指为准的正、侧位片,因为一般手正位片的拇指和第1掌骨是倾斜的。指骨骨折应单独拍摄手指正、侧位或正位和斜位片。

三、治疗

掌、指骨骨折要求有正确的复位、合理而有效的固定。在治疗过程中应掌握以下原则:①骨折必须正确整复对位,不能有成角、旋转、重叠移位和畸形愈合,否则将造成手指功能障碍。②既要充分固定,又要适当活动,动静结合,有利于关节功能的恢复。③固定骨折时,以采用夹板固定为佳,将其附近的关节置于屈曲位,有利于维持骨折对位及关节活动,并防止关节囊牵缩。④对未受伤手指绝对不能固定,保证各手指、掌指及指间关节经常活动。⑤开放性骨折,首先要争取伤口一期愈合,同时也要注意骨折的正确整复。⑥对手指的固定位置,不论夹板固定或牵引固定,都应注意将手指半屈曲位指端指向舟骨结节。

(一)整复方法

1.掌骨骨折整复法

可在臂丛麻醉下进行手法整复。

(1)第1掌骨基底部骨折:患者取坐位,术者一手握住腕部,拇指置于第1掌骨基底部骨折成角处,另一手握住患侧拇指,先顺畸形对抗牵引,再向桡侧牵引,然后将第1掌骨头向桡侧与背侧扳拉,同时以拇指用力向掌侧和尺侧推至骨折处,以矫正骨折向桡侧与背侧的成角畸形,骨折即可复位。

(2)第1掌骨基底部骨折脱位:手法整复容易但不稳定,难以维持对位。可采用与第1掌骨基底部骨折相同的整复方法。亦可用二人复位法,患者取坐位,助手一手握住患侧拇指呈外展和轻度对掌位,另一手握住其余四指。术者一手握住腕上,与助手对抗牵引,然后术者另一手拇指置于骨折部的背侧、桡侧,向尺侧、掌侧推按,同时用示指将第1掌骨头向背侧、桡侧扳拉,第1掌骨外展,骨折即可复位。

(3)掌骨颈骨折:患者取坐位,术者一手握住手掌,用手指捏持骨折近段,另一手握住患指,将掌指关节屈曲90°,使掌指关节侧副韧带紧张,移位的掌骨头受近节指骨基底的压迫而被推向背侧,同时用拇指将掌骨干向掌侧按压,畸形即可矫正,骨折脱位亦可随之复位。整复时,若错误地将掌指关节置于背伸或伸直位牵引,就会以侧副韧带在掌骨头上的止点处为轴心,使掌骨头向掌侧旋转,反而加重掌骨头屈曲畸形,更难于整复。

(4)掌骨干骨折:患者取坐位,助手握住前臂下段,术者一手牵引患指,另一手拇指向背侧、掌侧按压,矫正背侧成角畸形,然后拇指与示指在骨折两旁的掌侧与背侧夹挤分骨,矫正侧方移位,骨折即可复位。

2.指骨骨折整复法

在指神经阻滞或臂丛麻醉下整复。

(1)近节指骨骨折:术者一手拇指与示指捏住骨折近段,另一手的中指扣住患者手指中节的掌侧,用环指压迫其背侧,在牵引下屈曲其指间关节,以矫正骨折的重叠移位。然后术者牵引骨折远段之手的拇指和示指,分别置于骨折处的尺侧、桡侧进行挤捏,以矫正侧方移位。最后术者用握骨折近段之拇指由掌侧向背侧推扳,以矫正掌侧成角畸形。指骨颈骨折整复时,应加大畸形,用反折手法,先将骨折远端呈90°向背侧牵引,然后迅速屈曲手指,同时将骨折近端的掌侧顶向背侧,使之复位。

(2)中节指骨骨折:整复时,术者一手拇指和示指捏住骨折近段固定患指,另一手拇指、示指捏患指末节,先对抗牵引,然后在骨折处的尺侧、桡侧进行挤捏,以矫正侧方移位。最后拇指与示指改为捏住骨折处的掌背侧进行提按,以矫正掌背侧移位。

(3)末节指骨骨折:在牵引下,术者用拇指和示指先后在骨折处的掌背侧和尺桡侧进行挤捏,骨折即可复位。若为开放性骨折,有小的碎骨片或指端骨折,在清创缝合时,应将碎片切除,以免日后指端疼痛。若为甲根翘起者,需将指甲拔除,骨折才易复位,甲床用凡士林纱布外敷,指甲可重新长出。末节指骨基底背侧撕脱骨折整复时,将近节指间关节屈曲,远侧指间关节过伸,撕脱的骨折块即可向骨折远端靠近而复位。

(二)固定方法

1.掌骨骨折固定法

第1掌骨基底部骨折与骨折脱位之固定方法相同。在骨折远端的背、桡侧放1个平垫,控制骨折成角或关节脱位;在掌骨头的掌侧放1个平垫,以防止掌骨因屈肌收缩时向掌侧屈曲,用胶布将平垫均匀固定在皮肤上;将备用的30°弧形外展夹板置于前臂桡侧及第1掌骨的桡背侧,弧形夹板成角部正好对准腕关节,用较宽胶布将弧形夹板近端固定在前臂及腕部,然后再用主条胶布将置于掌骨头的平垫固定在弧形夹板的远端,保持第1掌骨在外展30°位轻度背伸,拇指屈曲在对掌位。掌指关节及指间关节保持一定的活动度。若骨折脱位整复后不稳定,容易引起短缩移位时,可在拇指的两侧用1条2 cm×10 cm的胶布做皮肤牵引。还可采用前臂管形石膏做外固定,并在石膏上包一粗铁丝,做拇指皮肤牵引,也可做拇指末节骨牵引。

掌骨颈骨折整复后,将直角竹片夹板或铝板置于手背,把掌指关节和近侧指间关节固定于屈曲90°位。这样可以预防骨折畸形愈合后,掌骨头突向手掌,握物时疼痛。若为掌骨头粉碎性骨折无法整复,也不易维持骨折对位,可用竹片或石膏托做短期固定,以减轻疼痛,待稍消肿后早期开始活动,在活动中重新塑形关节面,力争保留较多的关节活动度。

掌骨干骨折复位后,先将骨折部背侧骨间隙各放1个分骨垫,用胶布固定。若骨折端向掌侧成角,则在掌侧放1个平垫,用胶布固定。然后在掌、背侧各放1块厚2~3 mm的硬纸壳夹板,用胶布固定,并用绷带包扎。若为斜形、粉碎性、短缩较多的不稳定骨折,可在末节指骨穿针,并用丁字铝板做功能位固定加牵引。一般牵引3周后,骨折处有纤维性连接,除去牵引,继续用夹板固定至骨折愈合。

2.指骨骨折固定法

近节指骨骨折,无移位者,用塑形竹片夹板或铝板固定于功能位3周左右。有移位的骨折或指骨颈骨折,复位后,在掌侧、背侧、尺侧、桡侧各放一竹片夹板,其长度相当于指骨,不超过指间关节,然后用胶布固定。对于有向掌侧成角的骨折,可置绷带卷或裹有3层纱布的小玻璃瓶(或小木棒),手指屈在其上,手指尖指向舟骨结节,以胶布固定,外加绷带包扎。

中节指骨骨折复位后,其固定方法同近节指骨骨折。末节指骨骨折复位后,其固定方法亦同近节指骨骨折。末节指骨基底部背侧撕脱骨折复位后,可用塑形竹片夹板或铝板固定患者近侧指间关节于屈曲位、远侧指间关节于过伸位6周左右,指骨骨折亦可用戒指夹板固定。

3.常见内固定方法

(1)克氏针：骨干骨折克氏针内固定的要求为骨折线距关节面至少 1 cm；克氏针与骨干角度 30°～45°为佳；指骨用克氏针 φ0.89～1.14 mm，掌骨用克氏针 φ1.37 mm；选用两端尖的克氏针；克氏针不通过关节和伸、屈肌腱。

(2)AO 微型钢板：钢板内固定指征为多发骨折明显移位或软组织损伤；有移位的骨干横断、短斜形或短螺旋形骨折；粉碎性骨折伴有短缩和/或旋转畸形；粉碎的关节内和关节周围骨折；骨折伴有缺损。有直型、"L"形、"T"形等钢板。钢板内固定的优点为解剖复位、坚强内固定及有利于早期功能练习。缺点为广泛暴露，指骨需取钢板，而掌骨约 50% 需取钢板。

(3)钢丝：钢丝内固定的适应证为近、中节指骨，掌骨干横断骨折。短斜形骨折加 1 枚克氏针，撕脱骨折用抽出钢丝。钢丝内固定的优点为取材方便，骨折端接触紧密，加用 1 枚克氏针的稳定性优于交叉克氏针。缺点为单纯钢丝内固定不能控制掌背侧成角，侧面远近端钻孔如不平行，将造成骨折端旋转移位，需二次手术取出钢丝。

(4)髓内支架：适用于掌骨中部横断、短斜形骨折，优点为稳定性好，缺点为骨折愈合后不能取出。

(5)张力带：适用于不能用手法达到解剖复位的要求；不能用单纯外固定来维持位置；有移位的开放性骨折；关节内撕脱骨折，移位大于 1 mm；局限性粉碎性骨折 1～2 块；多处掌指骨骨折。优点为取材方便、骨膜剥离少、愈合率高和对肌腱滑动影响小。缺点为需二次手术取出钢丝。

(三)药物治疗

早期宜活血祛瘀、消肿止痛，内服桃红四物汤，外敷跌打万花油。若为开放性骨折，内服药中加清热解毒剂，如金银花、连翘等。中期宜和营生新、接骨续损，内服续骨活血汤；后期宜培补肝肾、强壮筋骨，内服虎潜丸。解除固定后，外用海桐皮汤熏洗。

(四)练功疗法

有移位的掌、指骨骨折，固定后应避免患指的活动，可做肩、肘关节活动。在第 3～4 周，第 1 掌骨各类骨折不能做掌腕关节内收活动，掌骨颈骨折不能做伸指活动，第 3～5 掌骨干骨折不能用力伸指和握拳。一般 4～6 周骨折达临床愈合后，可解除外固定，逐步加强手指和腕关节的主动活动，禁止做被动暴力扳拉，以矫正受限的关节功能。

(五)手术治疗

第 1 掌骨基底部骨折或骨折脱位，若复位后仍不稳定者，可采用克氏针内固定，复位后，在 X 线透视下，无菌操作，经皮闭合穿入细克氏针。若内侧骨折块较小，可将第 1 掌骨固定在大多角骨上。陈旧性骨折脱位，则宜切开复位，克氏针内固定，拇指固定在握拳位。若骨折脱位关节面粉碎者，如症状明显、影响功能，则可考虑做掌腕关节融合术。

损伤时掌骨头屈曲越严重，掌骨颈掌侧皮质骨粉碎越多，复位后越不容易维持骨折对位，应考虑用经皮穿入细克氏针做内固定。可用短克氏针斜行穿过骨折线，或利用邻近掌骨作为支架，在骨折线远近端各横穿 1 枚克氏针固定。

掌骨干骨折若处理不当，容易发生短缩、背侧成角或旋转畸形。短缩在 2～3 mm 时功能影响不大，可以接受；短缩严重者，可使屈、伸指肌腱及骨间肌张力失调，影响伸指功能。若有背侧成角，轻者影响外观，重者也可影响骨间肌的张力。旋转畸形带来的功能影响更明显，握拳时手指将发生交叉。以上畸形严重者，均应考虑行切开复位内固定术。掌骨干多根骨折，若错位明显而复位困难，或难于维持骨折对位者，或开放性骨折，或皮肤损伤严重者，均可采用切开复位克氏针内固定,克氏针远端应尽量在掌指关节背侧穿出,以减少对关节面的损伤。

治疗近节及中节指骨骨折,一是争取解剖复位,因为屈伸肌腱紧贴指骨,若骨折错位或成角愈合,容易发生肌腱粘连,或张力失调;二是注意防止旋转愈合,否则屈指时,患指将与邻指交叉,故指骨骨折手法复位不成功者,或骨折不稳定者,或骨折错位、成角、旋转愈合者,均应行切开复位克氏针内固定术。根据不同类型骨折采用不同穿针方式。若为横断骨折,用细克氏针交叉固定;若为斜形骨折,可与骨折线垂直穿针固定。克氏针由指骨头背侧穿出,不能穿过关节面,以免影响关节活动。末节指骨基底部背侧撕脱骨折,若手法复位不成功,或为陈旧性骨折,则可考虑切开复位。若骨折块较大,可用丝线缝回原位;若骨折块较小,则可将其切除,伸指肌腱止点用丝线固定。

(万兆锋)

第十二节 骨盆骨折

骨盆骨折是现代创伤骨科中较为严重,同时也是较为重要的骨折。随着社会的发展,现代的高能量损伤越来越多,骨盆骨折的发生概率也逐年提高,其中交通伤、重物的砸伤和高处的坠落伤是主要的原因。往往骨盆骨折合并较为严重的内脏并发症和出血,危及患者的生命。

骨盆由髋骨、骶骨和尾骨组成。其中,髋骨由髂骨、坐骨和耻骨组成。在出生时,这3块骨之间为软骨性的连接,到16岁左右形成骨性的连接,而骨盆的髂嵴、髂前上棘、坐骨棘和坐骨结节等都有二次骨化中心,在15~30岁与骨盆结合成一个整体。髋骨的后面有一个耳状面与骶骨的耳状面相关节,两侧耻骨的上下支相互结合组成耻骨联合。可以说,骨盆是左右髋骨和骶尾骨借骶髂关节面、耻骨联合和骶尾联合,以及骶棘韧带、骶结节韧带连接的盆状的骨性结构。骨盆借界限可分为大骨盆和小骨盆,而这个界限是骶骨岬两侧的髂骨弓状线、耻骨梳和耻骨结节组成。骨盆的连接和稳定主要靠骶髂关节和耻骨联合,其中,骶髂关节面凹凸不平,但是嵌合紧密,周围有骶前后韧带和骨间韧带加强,这些韧带构成类似吊桥的钢缆,将骶骨固定悬吊于两髂骨之间。骶骨上宽下窄,呈倒三角嵌合于两髂骨之间,犹如拱形的石桥,在负重时更加牢固。在骨盆的前方,两侧的耻骨借纤维状的耻骨联合软骨盘相连接,由耻骨上韧带、耻骨前后韧带和耻骨弓状韧带加强。骶髂关节和耻骨联合将骨盆连接成环状,站立时躯体的重力经过骶骨、骶髂关节和髋臼的后部形成骶股弓,坐立时重力经过骶骨和骶髂关节至髂骨的后部坐骨的上支和坐骨结节,形成骶坐弓。两侧的耻骨和耻骨联合构成了约束弓,将骨盆的承重弓连接起来,形成一个闭合的三角系统,有利于应力的传导。盆腔内有膀胱、直肠、输尿管、前列腺,女性有阴道和子宫。髂内动脉是盆腔和盆壁的主要供应动脉,盆腔的血管丰富,动脉和静脉都有很丰富的交通支。骨盆的内部间隙宽大疏松,并与腹膜后间隙相通。盆腔主要的神经是骶神经丛和盆部的自主神经,其副交感神经支配膀胱、尿道、直肠的平滑肌和阴茎的勃起。骨盆骨折合并自主神经的损伤可引起尿潴留和勃起功能障碍。

一、病因病理与分类

我国早在古代就有许多关于骨盆骨折的记载。在发生事故后,强大的暴力造成软组织损伤,而致骨断筋伤,血脉断裂,血溢脉外,恶血阻滞气机,经脉运行受阻,不通则痛。如果太多的血溢脉外,因气随血脱而致心阳暴脱,最终导致亡阴亡阳,阴阳离决而死亡。根据暴力作用的方向和部位不同,造成的骨盆骨折也各有特点,临床上根据损伤的机制分为 4 种类型。

(一)侧方压缩型

外力从侧方挤压骨盆,使骨盆向内侧旋转,首先造成同侧或双侧的耻骨支骨折,或耻骨联合的重叠绞锁。半骨盆继续内旋使骶骨的前面压缩骨折,骶髂后韧带断裂,骶髂关节后部张开,骶髂关节内旋并半脱位,而骶髂前韧带完整,故骨盆有内旋位的不稳定,而无垂直方向的不稳定。因为骶髂后韧带非常坚强,往往在其附着的骶骨后部发生骨折,称为半月形骨折。由于骨盆的内旋,骨盆内的神经和血管没有受到大的牵拉,故出血较少。

(二)前后压缩型

骨盆受前后方向暴力的压缩,首先造成耻骨联合的分离,暴力继续作用使髂骨以骶髂关节为轴向外旋转分离,似翻书本样,故又称"开书样"骨折。一般耻骨联合分离小于 2.5 cm,骶髂韧带完整,若大于 2.5 cm,骶髂前韧带和骶棘韧带断裂而骶髂后韧带正常,故骶髂关节的前部向外旋转分离而无垂直纵向的移位。当骨盆强力的外旋使骶髂后韧带也发生断裂时,导致完全的半骨盆分离,此时骨盆极不稳定,可以在外力和肌肉收缩力的作用下发生垂直纵向移位。在骨盆外旋的同时,盆内血管和神经受到牵拉而出血,同时腰骶的神经丛也可能发生损伤。

(三)垂直剪切型

该型骨折往往由高处坠落或交通事故产生的剪切暴力所产生。特点是前方是耻骨的上下支骨折,或是耻骨联合的分离,而后方是骶骨、骶髂关节和髂骨后部的纵向骨折或是脱位,往往有后上方的短缩移位。软组织的损伤严重,往往有骶棘韧带和骶结节韧带的损伤,常常合并盆腔脏器损伤和骨盆内的大出血。

(四)混合型

该型骨折至少由两个方向的暴力起作用。如侧方挤压合并前后挤压伤,或伴有纵向的剪切暴力,造成骨盆的多发性损伤及多方向移位。

早在 20 世纪 40 年代,Watson-Jones 就将骨盆环的损伤分为撕脱骨折、骨折脱位和骶骨骨折 3 个类型。此后出现了许多根据解剖分类的方法,但是目前最为大家接受的是 Tile 的分类方法,其主要着眼于骨盆环的稳定,更利于骨盆骨折机制的分析,有利于理清思路。Tile 的改良分类法将骨盆骨折分为 3 类。

(1)A 型:稳定型骨折,移位较轻,一般不波及骨盆环,分为 3 个亚型。A1 型是指骨盆骨折未波及骨盆环,其包括髂前上棘、髂前下棘和坐骨结节的撕脱骨折。A2 型是指骨盆发生骨折而未波及骨盆环,或是骨盆环发生骨折但是无移位。耻、坐骨支可以为单侧或者是双侧的骨折(骑跨骨折),骨盆环是稳定的。A3 型是指骶尾骨的横断骨折,不波及骨盆环。可以为通过骶骨的横断的无移位的骨折,也可以为横断的有移位的骨折,或尾骨骨折。

(2)B 型:旋转不稳而垂直方向稳定的骨折。这种类型骨折的基本特点是骨盆后方的主要稳定张力带保存完整。B1 型为开书型损伤,由外旋暴力造成耻骨联合的损伤,使骨盆向翻书一样张开,半侧的骨盆在外旋位不稳。当髂后上棘抵住骶骨的时候才停止外旋,后方的韧带保存完整,损伤可在两侧或单侧,如果耻骨联合分开的距离小于 2.5 cm,说明骶棘韧带和骶髂前韧带完整,仅仅是耻骨联合周围的韧带发生断裂。如果大于 2.5 cm,说明这两条韧带断裂。B2 型是指侧方挤压的内旋损伤。B2-1 型暴力作用于半侧的骨盆,主要通过大粗隆传导,压碎骶髂复合体,并且引起同侧前方结构的损伤。前方的耻骨上下支骨折,发生重叠,后方可以发生骶骨前方的压缩骨折,此种类型在垂直方向上是稳定的。B2-2型是侧方挤压骨折,对侧型(桶柄样)。暴力造成骶髂复合体损伤和对侧骨盆的移位,前方的损伤可以是对侧的一个耻骨支断裂,或者是双侧的4个支断裂,或对侧的2个支断裂,也可以是耻骨联合的分离。B3型是指双侧的B1或B2型。

(3)C型:旋转和垂直方向不稳定的骨折,此种损伤可以再分为单侧的损伤(C1)和双侧的损伤(C2、C3)。半侧骨盆的向后移位大于1cm,或者是骶棘韧带从它的止点撕脱造成L_5横突骨折是垂直方向不稳的依据。在单侧的损伤时,后方的损伤可以是髂骨纵向骨折、骶髂关节脱位、累及骶后孔的骶骨纵向骨折。

二、临床表现与诊断

(一)全身表现

由于致伤暴力强大,骨折疼痛剧烈,出血较多,故患者出现面色苍白,头晕恶心,心悸心慌,血压下降,表情冷漠等休克表现,如果合并颅脑和腹腔脏器损伤,则往往有昏迷,呼吸困难,发绀,腹部膨胀,腹膜刺激征等临床表现。

(二)局部表现

骨盆部位的软组织挫伤、裂伤,或是开放性损伤,下腹部腹股沟区、大腿近端、会阴和阴囊部位肿胀及皮下血肿,均提示有骨盆骨折的可能。触压髂嵴、耻骨联合、耻骨支和骶髂关节部位有压痛或骨擦音。下肢因为疼痛而活动受限,被动活动下肢的时候疼痛加剧。无下肢损伤的出现下肢不等长,或者是下肢旋转畸形时,则高度提示有骨盆的损伤。

(三)特殊的检查

1.骨盆分离和挤压试验

两手分别置于髂前上棘处,向后外推压髂骨翼,或是向前内挤压髂骨翼,出现疼痛则为阳性,说明骨盆骨折,骨盆环被破坏。

2.骶髂关节分离试验

一侧的下肢屈髋屈膝、外展外旋,将踝关节的外侧置于对侧大腿的下端前面,呈现"4"字状,向下按压屈曲的膝关节,疼痛加重说明骶髂关节损伤。

3.脐棘距

脐棘距是指肚脐和两侧髂前上棘之间的距离,如果一侧的脐棘距缩短,说明该侧骶髂关节错位上移。

4.直肠指诊

该检查应当作为骨盆骨折的常规检查,如果指套出现血迹,直肠前面饱满,可以触及骨擦音或突出的骨折端,说明骨盆骨折损伤到了直肠。

5.导尿试验

对于有耻骨支和耻骨联合部位损伤的患者,应该常规做导尿检查。如果导尿管无法插入,而肛门指诊发现前列腺移位,则为尿道完全断裂。

6.阴道检查

该检查可以发现阴道撕裂的部位和程度,对于有泌尿生殖道和下消化道损伤的骨盆骨折,应视为开放性的骨盆骨折,而不能混同于一般的闭合性骨盆骨折。

（四）影像学检查

X线检查是诊断骨盆骨折的主要方法。对于高能量损伤、多发性损伤的患者，应常规投照骨盆正、侧位片，90％的骨盆骨折可以从前后位片子上发现。对于怀疑的隐匿性骨折可以加拍其他位置上的片子，以便于明确诊断。在阅片时要注意髂骨有无旋转，双侧骶髂关节的间隙是否对称，观察骶孔的变化，闭孔的形状是否是双侧对称，耻骨联合处的分离等。侧方挤压性骨折表现为骨盆压缩变形，骨盆向健侧旋转，骨折端重叠，伤侧的髂骨内旋，髂骨翼的影像变窄，闭孔变大，耻骨联合或耻骨支骨折重叠移位。前后压缩型则表现为骨盆张开，伤侧的髋骨外展外旋，髂骨翼影像变宽，闭孔变小，耻骨联合或耻骨支断裂分离，髂骨和骶骨的影像重合，坐骨结节异常隆起，股骨外旋小粗隆影像变大，严重者半侧的骨盆向上移位。垂直剪切型表现为伤侧的骨盆向上移位，耻骨联合和骶髂关节纵向分离，或髂骨、骶骨的纵形骨折，无髂骨翼的扭转变形。CT扫描对于判断骶髂关节脱位的类型和程度、骶骨骨折和骨盆的旋转移位有独到的优势，应用螺旋CT的三维重建技术可以直接观察到骨折部位和其周围组织的联系，还可以模拟复位和内固定安放的位置和方向，有极高的应用价值。数字减影技术对于骨盆骨折并发大的血管损伤特别适用，既可以发现出血的部位，又可以栓塞止血。

三、治疗

中医治疗骨盆骨折有其独特的优势，当出现休克时可内服独参汤加附子、炮姜，同时冲服三七粉或云南白药。局部肿胀、疼痛严重，应活血化瘀、消肿止痛，用复元活血汤；如伤后气滞腹胀，大便不通，应活血化瘀、理气止痛，可以用顺气活血汤。

（一）早期救治

及时合理的救治是减轻患者痛苦，控制出血，预防继发的血管、神经损伤和休克的首要环节，应尽量一次性完成对患者的处理，避免过多的搬运和检查，防止对骨折、血管和神经的干扰损伤，禁止在患者有血流动力学不稳定的时候，为了影像学检查而搬动患者，以免诱发或加重休克。

1.紧急复位骨盆外固定

由于骨折处和骨盆内的静脉损伤是出血的主要部位，在急诊时紧急复位并固定不稳定的骨盆，可以减少骨折端的错动，明显减轻疼痛。减少骨盆的容积有助于压迫止血，是控制出血最有效的也是最迅速的方法。应根据骨折的不同类型而采取不同的复位方法。开书型损伤应将髂骨翼由外向内挤压，侧方挤压型则应将髂骨翼由内向外推挤，垂直剪力伤可以通过下肢的牵引向远端推挤髂骨而得到部分的纠正。复位后通过打入髂骨翼钉，利用外固定架加以固定，这种外固定架既可以向内挤压又可以向外撑开，控制旋转移位，虽然不能固定骨盆的后环，但可以维持复苏时的稳定，开书型的损伤也可用骨盆兜固定。另外，在复苏时应用抗休克裤，其包括3个可以充气的气囊，分别盘绕腹部骨盆和两个下肢，按照先下肢后腹部的充气顺序将气体充至5.3 kPa（40 mmHg）时，气囊可以对相应的部位施加压力，这样既可以减少骨盆出血，抗休克，又可增加心、脑等重要脏器的血供。

2.手法复位和固定

根据不同类型骨折采取不同的复位手法。由于患者疼痛较重，不容易翻身，故应该在仰卧位时进行复位。对于不影响骨盆环稳定的耻骨支、坐骨支和髂骨翼的骨折，一般不需要整复，仅仅需要卧床2～3周就可以下地活动了。骶尾部的骨折可以不用固定，仰卧位用气垫保护4～5周即可。

(1)前后压缩型损伤:该类损伤没有垂直方向的不稳,故不需要牵引,自外上向内下推挤髂骨翼,使外旋的骨盆内聚复位。复位后用骨盆兜悬吊固定。骨盆兜用帆布制成,长度以能盘绕骨盆和臀部,宽度上到髂骨翼,下到股骨大粗隆。悬吊的重量以臀部离开床面2～3 cm为宜,由于骨盆兜利用身体重量产生持续的内聚力量,故维持复位的效果较好。也可以采用多头带将骨盆由后向前,由外向内兜起,两端的布条在骨盆的前面打结。固定的松紧以骨折端相互接触,骶髂关节前面的间隙消失为好,过松则复位不良,过紧则会导致骨盆的狭窄,悬吊固定的时间为4～5周。

(2)侧方压缩型损伤:复位的手法与前后压缩型相反,术者双手由内向外按压髂骨翼,以纠正骨盆的内翻移位,同时使用外固定器将骨盆向外撑开,维持复位,固定的时间为4～5周。该类损伤禁用骨盆兜或悬吊牵引,其内聚力量可使骨盆骨折重新移位。

(3)垂直剪力损伤:单纯的垂直剪力损伤可以采用股骨髁上或胫骨结节骨牵引,同时用手由背侧向前下推髂后上棘,以纠正骶髂关节向上的脱位。如果合并骶髂关节的内旋或是外旋移位,可以同时向外或向内推挤髂骨翼加以复位,并应用外固定架以获得较为可靠的持续固定。虽然外固定架对于骨盆后环的骨折固定不太理想,不能完全控制垂直不稳,但稳定骨盆前环,与下肢骨牵引结合应用可以获得有效固定,是治疗复合型骨盆损伤的有效方法。在应用骨牵引时应该注意以下几点。牵引的重量应为体重的1/5～1/7,并且6周内不能减轻重量;牵引的时间应该较长,为8～12周,减重过早或是牵引的重量不够是引起复位不良的主要原因;可以抬高床尾15～20 cm,利用身体重量进行反牵引,以防身体随牵引重量下移后,脚抵床帮使牵引失效;在牵引的第1～3天应拍X线片观察复位情况,并以此为依据调整牵引重量和方向。

(二)手术治疗

手术切开复位内固定可以迅速稳定骨盆,主要适用于骶髂关节分离超过1 cm和耻骨联合分离超过2.5 cm的垂直不稳定的骨折。主要根据骶髂关节脱位和其周围骨折情况选择手术入路和固定方法。前侧的髂腹股沟入路可在腹膜外顺利显露髂骨和骶髂关节,需用2块重建钢板呈一定角度进行固定,而不能使这2块钢板平行排列。前路手术的优点是显露清晰、创伤小,而增加了对盆腔的干扰,使已凝固阻塞的血管再次出血,就是其主要缺点,因此前路手术应在伤后一周左右出血凝固后进行为宜。后路用拉力螺钉或骶骨棒固定骨盆后环,固定直接而可靠,但有造成骶后区皮肤坏死的风险,使其应用受到限制。耻骨联合分离采用下腹部耻骨联合上弧形切口,用加压钢板或重建钢板固定。

(三)外固定器固定

外固定器由针、针夹和连接杆构成。在髂前上棘后方的3～5 cm和6～10 cm处的髂嵴局麻后,经皮在髂骨内外板之间用直径4～5 mm的螺纹钉钻入4～5 cm,用针夹把持住针尾,再用连接杆将两端的针夹连成一体。在牵引和手法复位后,拧紧外固定器的固定旋钮,保持固定作用。外固定器的固定简单,对于旋转移位有可靠的纠正能力,最适合于急诊应用,能稳定骨折,减少骨盆的容量和控制出血,是急诊处理骨盆骨折最可靠的方法之一。由于缺乏纠正垂直移位的能力,对于垂直剪切的损伤,需要配合牵引治疗。应用时应当注意几点:①进针的部位要准确,进针的角度要根据髂骨内外板的方向,保持克氏针与身体的矢状面呈15°～20°角,向内向下指向髋臼,深度要合适,以防针尖穿出或固定不牢,在X线下的定位或C形臂监视下较为安全,在透视下或是X线片证实位置好后才可以拧紧连接杆。②在固定期间要定期拍片,以防连接杆松动,并且要及时用酒精消毒皮肤,防止针道的感染。

（万兆锋）

第十三节 股骨干骨折

股骨干是指股骨小转子下 2～5 cm 到股骨髁上 2～4 cm 的部分。股骨干骨折约占全身骨折的 6%。男多于女,约为 2.8:1,患者以 10 岁以下儿童最多,约占股骨干骨折患者的 50%。随着近年来交通事故的增多,股骨干骨折的发病比例呈上升趋势,男多于女。骨折往往复杂,且合并伤较多,给治疗增加了很大的难度。

一、病因病理与分类

股骨干骨折多见于儿童和青壮年。以股骨干中部骨折较多发。直接暴力和间接暴力均可造成骨折。碰撞、挤压、打击等直接暴力所致者,多为横形、粉碎性骨折。而扭转、摔倒、杠杆作用等间接暴力所致者,多为斜形、螺旋形骨折。除青枝骨折外,股骨干骨折均为不稳定性骨折。

（一）骨折的典型移位

骨折发生后受暴力作用、肌肉收缩和下肢重力作用,不同部位可发生不同方向的移位趋势。

1.上 1/3 骨折

近端受髂腰肌和臀中、小肌及外旋肌的牵拉,而产生屈曲、外展及外旋倾向,远端则因内收肌群的作用而产生向后、上、内移位。

2.中 1/3 骨折

除重叠外,移位规律不典型,多数骨折近折端呈外展、屈曲倾向,远折端因内收肌的作用,下方向内上方移位,使两骨折端向前外成角。

3.下 1/3 骨折

由于膝后方关节囊及腓肠肌的牵拉,远端被拉向后方,其锐利的骨折端可刺伤腘动、静脉,而骨折近端内收向前移位。

（二）根据骨折线的形状

1.横形骨折

骨折线为横行,大多由直接暴力造成。

2.斜形骨折

骨折线为斜行,大多由间接暴力造成。

3.螺旋形骨折

骨折线为螺旋形,多由强大的旋转暴力造成。

4.粉碎性骨折

骨折片在 3 块以上,多由直接暴力造成。

5.青枝骨折

因骨膜厚、骨质韧性较大,断端一侧皮质未完全断裂。多见于小儿。

造成股骨干骨折常需较强大的暴力,骨折后断端移位明显,软组织损伤严重。临床上应注意,成人股骨干骨折内出血 500～1 000 mL,出血较多,加上创伤后剧烈疼痛刺激,特别是多发性骨折、多段骨折,更易早期出现休克;有挤压伤者,应注意是否有挤压综合征的发生。下 1/3 骨折时,注意检查是否有腘动、静脉损伤,应密切观察病情,以免贻误治疗。

二、临床表现与诊断

股骨干骨折多有明确的外伤史,如车祸、高处坠落、重物直接打击等。伤后局部疼痛、肿胀明显,可出现短缩、成角畸形,患肢功能活动完全丧失,可触及骨擦感和异常活动,但儿童青枝骨折除外。下 1/3 骨折时,应注意足背动脉及胫后动脉搏动情况,如出现动脉搏动减弱或消失,末梢循环障碍,后方血肿形成,应疑为腘动、静脉损伤,应急诊手术探查。严重挤压伤、粉碎性骨折或多发性骨折患者,应注意挤压综合征和脂肪栓塞的发生。轻微外力造成的骨折,应考虑到病理性骨折。

X 线片检查可以明确骨折部位及移位情况。上 1/3 骨折时,X 线检查应包括髋关节;下 1/3 骨折时,X 线检查应包括膝关节;怀疑髋关节脱位患者,应加拍髋关节正位及侧位 X 线片,以明确诊断。

三、治疗

(一)急救处理

股骨干骨折的治疗,应开始于急救处理阶段。一般患者完全丧失站立或行走能力,由于下肢长而重,杠杆作用大,不适当的搬运可引起更多的软组织损伤。因此,合理地就地固定患肢,是非常重要的。患者如无休克、颅脑损伤或胸、腹部损伤时,应先给予止痛剂,禁止在现场做不必要的检查。最简单的方法是将患肢与健肢用布条或绷带绑在一起,如有合适的木板,可在患肢的内外侧各放一块,内抵会阴部,外超骨盆平面,布条或绷带绑住固定,固定时下肢应略加牵引,这样可以部分复位并减轻疼痛。

(二)非手术治疗

1.新鲜儿童股骨干骨折的治疗

儿童股骨干骨折由于愈合快,自行塑形能力强,有些移位、成角均可自行矫正。采用牵引和外固定治疗,不易引起关节僵硬,故多采用保守治疗。儿童股骨干骨折的另一重要特点是,常因骨折的刺激引起肢体过度生长,其可能的原因是由于在骨折后临近骨骺的侧支血液供给增多之故。至伤后 2 年,骨折线愈合,骨痂重新吸收,血管刺激停止,生长即恢复正常。

根据以上儿童股骨干骨折的特点,骨折在维持对线的情况下,短缩不超过 2 cm,无旋转畸形,均被认为达到功能复位要求。尽量不采用手术治疗。

(1)青枝骨折和无移位的稳定性骨折,无须整复,以小夹板固定即可。对移位较多或轻度成角畸形者,可采用手法复位,矫正畸形,并行小夹板固定。对无移位或移位较少的新生儿产伤骨折,将患肢用小夹板或圆形纸板固定 2～3 周。

(2)3 岁以下儿童可采用布赖恩特牵引,亦称过头牵引,这是一种传统的治疗方法,利用皮肤牵引达到治疗效果。选用合适长度的胶布粘贴,自骨折水平面或以上 1 cm 处开始,下到足底 1 cm 左右的扩张板上,用绳索连接后,再通过两滑轮,加上牵引所需重量。下肢突起部位如腓骨头、内外踝部应加垫,以避免局部压迫,引起溃破、疼痛和神经麻痹,最后用绷带松紧适度的缠绕下肢,以防胶布滑脱。牵引重量为双下肢同时牵引时,患儿臀部悬空,距离床面 1～2 cm 为度。患儿大腿可行夹板固定。为防止骨折向外成角,可使患儿面向健侧躺卧。牵引期间应定期拍 X 线片,观察骨折对位情况,密切观察患肢血运及活动。牵引 3～4 周后,根据 X 线片显示骨愈合情况，去掉牵引。儿童股骨横断骨折，常不能完全牵开而呈重叠愈合。开始虽然患肢短缩，但因骨折愈合期，血运活跃患骨生长加快，约1年余双下肢可等长。

(3)3～14岁儿童移位骨折，可在水平牵引下施以手法复位、小夹板固定；骨牵引可行胫骨结节或股骨髁上牵引；皮牵引用胶布贴于患肢内、外两侧，再用螺旋绷带包住，患肢放于垫枕上，牵引重量为2～3 kg，如骨折断端重叠未能牵开，可行2层螺旋绷带中间夹1层胶布的缠包方法，再加大牵引重量。在皮肤或骨牵引完成后，患儿仰卧，一助手固定骨盆，另一助手使伤侧髋半屈曲位拔伸牵引，术者双手用端、挤、提、按手法进行整复，然后行小夹板固定。注意调整牵引针方向、重量及肢体位置以防成角畸形；小夹板固定也应注意松紧适度，并应随时进行调整。4～6周行X线片复查，观察骨折愈合情况。如愈合良好，可去牵引，行功能锻炼。

2.成人股骨干骨折的治疗

无移位的稳定骨折，无须整复，只要固定即可。有移位的骨折，可根据受伤部位不同而行股骨髁上或胫骨结节骨牵引，并手法复位夹板固定。对股骨上及中1/3骨折，可选用胫骨结节牵引；下1/3骨折，可选用胫骨结节或股骨髁上牵引。股骨中段骨折时，患肢伸直位牵引；股骨下段骨折时，患膝屈曲90°牵引。牵引过程中，应注意膝关节活动及控制远端旋转；经常测量下肢长度及骨折的轴线；复位中，要求无重叠，无成角，侧方移位不大于1/2直径，无旋转错位。手法复位前先行穿针，后整复骨折。股骨上段骨折，需一助手固定骨盆，另一助手一手握踝，一肘垮腘窝，膝关节屈曲90°，髋关节半屈曲位向上提拉，并使股骨远端外旋；术者根据不同部位骨折的移位情况，采用推、按、扳、提手法，纠正骨折的旋转、成角及侧方移位，然后固定。

治疗期间，第2天即开始练习股四头肌收缩及踝关节活动，第2周开始练习抬臀，第3周两手提吊环，健足踩在床上，收腹，抬臀，使身体、大、小腿成一直线，加大髋膝活动范围。从第4周开始可扶床架练站立。X线片检查示骨折临床愈合后，可去牵引后逐渐扶拐行走，直至X线片检查骨折愈合为止。

(三)切开复位内固定

成人股骨干骨折后，由于肌肉的牵拉，往往移位严重，保守治疗难以达到满意的效果，因此须采用手术切开复位内固定，以恢复正常的解剖关系。切开复位内固定的适应证为：用手法或牵引不能达到整复要求的骨折；严重开放性骨折，受伤时间短，尚未出现感染迹象者；合并神经血管损伤的骨折；多发性骨折。常用的内固定有钢板螺钉内固定和髓内针固定。自20世纪60年代以来，瑞士AO学组的外科医师对所有的股骨干骨折采用髓内固定或钢板螺钉内固定。AO加压钢板内固定的基本原则：①无创技术，保存骨折端血运，内固定放于骨膜外，慎重保留软组织；②解剖复位；③张力侧钢板固定。AO学者利用特制的内固定器材，使骨折断端间产生加压作用，使骨折获得一期愈合，早期功能活动，恢复肢体正常功能。但加压钢板内固定易发生一定的并发症，常见的有钢板疲劳断裂、钢板下骨质萎缩、感染。髓内针内固定早在20世纪40年代就由Küntscher介绍闭合髓内钉技术。第二次世界大战以后，由于开放式髓内钉固定的出现和广泛应用，对于无并发症的青年髓腔最狭窄非粉碎骨折，髓内钉成为股骨干骨折的最终治疗。随着手术技术的完善，特别是影像器的应用，髓内钉固定技术得到更好的临床应用。

1.切开复位加压钢板螺钉内固定

AO方法自20世纪60年代起逐渐普及，可分为加压器钢板和自身加压钢板两种。主要适应于股骨干上、中、下1/3横形骨折、短斜形骨折。手术在侧位进行，大腿后外侧切口，在外侧肌间隔前显露股骨干外侧面，推开骨膜后，钢板上在股骨干外侧。

股骨干骨折内固定选择后外侧切口的优点是,由前肌群与后肌群之间隙进入,不损伤肌肉,内固定物置于股骨外侧,可避免膝上方前面股四头肌与股骨之间的滑动机构发生粘连。术后患者卧位2~3周,逐渐扶拐下地,练习下肢关节活动,待骨折愈合后,方能完全离拐行走。

2.切开复位梅花形髓内针内固定

主要适应证:①股骨干上、中1/3横形及短斜形,蝶形骨折或陈旧粉碎骨折;②股骨多段骨折;③股骨中上、上1/3陈旧骨折、延迟愈合或不愈合;④股骨上中1/3骨折,并发大腿神经、血管损伤,需修复者;⑤多发骨折(包括股骨骨折)或多发伤,如胸或腹部广泛烧伤需经常变换体位,不能应用牵引者。长斜形及螺旋形骨折应视为相对禁忌证。

髓内针的选择:测量健肢股骨大转子尖至髌骨上缘,为其长度。在标准X线片中,测髓腔最狭窄部位的横径,减去10%,即为所用髓针的粗细(直径),或在术前把选好的髓内针用胶布贴在大腿外侧,进行X线摄片(股骨全长)。髓针的长度粗细与髓腔进行对照,髓内针的长度应自股骨髁间窝上1 cm,至股骨大转子上2 cm,其粗细能通过髓腔最狭窄部位为准。手术方法可采用逆行髓内穿针法和顺行髓内穿针法。如为陈旧骨折,把植骨材料如碎骨条放在骨折端的周围。近年来梅花形髓内针由于在固定中的强度欠佳,抗旋转力较差,临床上已较少使用。

3.闭合髓内针内固定

适应证:①股骨上及中1/3的横形、短斜形骨折,有蝶形骨片或轻度粉碎性骨折;②多发骨折。

术前先行骨牵引,重量为体重的1/6,以维持股骨的力线及长度,根据患者全身情况,约在伤后3~10天内手术。髓内针长度及粗细的选择同逆行髓内针者。患者体位分为侧卧位及平卧位两种。侧卧位:患者健侧卧于骨折牵引台上,健肢伸直位,固定在足架上,患肢髋屈曲80°~90°,内收20°~30°中立位。对双下肢进行牵引,直到骨折端分离,在X线电视引导下,施手法进行复位。平卧位:患者平卧于骨折手术台上,两腿分开,插入会阴棒,阻挡会阴。躯干略向健侧倾斜,患肢内收20°~30°中立位,固定于足架上。这样可使大转子充分暴露,尽量向患侧突出。健肢外展、下垂或屈曲位,以不影响使用C形臂X线机透视患肢侧位为准。对患肢施以牵引,直到骨折断端分离,在透视下使骨折复位或至少在同一平面上得到复位。

术后一般不需外固定,48~72小时除去引流。术后7~10天,可逐步扶拐下地活动。

此法创伤较小、膝关节功能恢复较快、不必输血,是值得选用的。但是,需要C形臂X线电视设备。骨折2周以上影响复位者,不宜选用此法。

4.带锁髓内针内固定

适用于股骨干上、中、下段横形、斜形或粉碎性骨折。现临床上应用较多。其优点在于通过远近端栓钉有效控制旋转,克服了髓内针旋转控制不好的情况,扩大了应用范围。全程应在C形臂X线透视下进行。闭合带锁髓内针手术操作时应利用骨折复位床,将骨折复位;开放带锁髓内针在髓内针内固定的基础上,进行近端和远端栓钉固定。术中应扩大髓腔,根据骨折情况,可行动力固定或静力固定。

(四)药物治疗

股骨干骨折多见于儿童和青壮年,骨折早期,创伤严重,失血较多,应把保全生命放在第一位。同时要细心观察局部和全身情况,运用中药治疗,按骨折三期用药原则处理,辨证用药,正确处理扶正与祛邪的关系,以维持机体的动态平衡。下面介绍股骨干骨折临床上常见的几种证型的辨证用药。

（1）气血虚弱证：股骨干骨折早期，创伤严重，失血较多，气随血耗，气虚则血无所统。患者面色苍白，四肢发凉，心烦口渴，冷汗自出，神疲眩晕，脉细数无力，为失血后气血虚衰，亡阴亡阳之危症。治宜补气摄血，使"散者收之"，"损者益之"，方用独参汤，有益气统血固脱作用。危症急救时，应结合输血、补液疗法。

（2）瘀阻经脉证：骨折早期，患肢局部肿胀，疼痛、压痛明显，骨折断端易再移位，筋脉反复受损，瘀血滞留于经脉，使经脉受阻。治宜活血祛瘀，行气消肿止痛，方用桃红四物汤加云苓、泽泻、枳实、厚朴、大黄、丹参、乳香、没药、枳壳、牛膝等，使留滞之瘀血和气血结滞疏通。中成药可选用复方丹参片、三七片、三七胶囊等。

（3）脾胃虚弱证：脾主四肢肌肉，脾胃为后天之本，气血生化之源。骨折后，患者卧床时间长，纳食差，脾胃虚弱，气血亏损。治宜健脾益胃，方用健脾养胃汤，以促进脾胃消化功能，有利于气血生成。

（4）肝肾不足证：适用于肝肾亏损，筋骨萎弱者，或骨折后期，筋骨虽续，但肝肾已虚，或骨折愈合迟缓，骨质疏松，筋骨萎软，肢体功能未恢复者。治宜补益肝肾法，常用方剂有壮筋养血汤、生血补髓汤、六味地黄丸、金匮肾气丸、健步虎潜丸等。

（万兆锋）

第十四节　股骨髁骨折

股骨髁骨折又称股骨髁间骨折，为关节内骨折，多见于青年男性。股骨髁部是股骨下端膨大处，分为内髁及外髁，其间为髁间窝。股骨髁与胫骨平台形成关节，其前方与髌骨形成髌股关节。后方为腘窝，有腘动脉、腘静脉、胫神经、腓总神经等重要组织。周围有前后交叉韧带、内外侧副韧带及大腿和小腿重要肌肉的附着点。其解剖结构复杂、并发症多、复位要求高，治疗效果常常不理想。

一、病因病理与分类

股骨髁骨折可由直接暴力或间接暴力引起。由于股骨髁解剖上的薄弱点在髁间窝，直接暴力可经髌骨将应力转变为造成单髁和双髁骨折的楔形力。间接暴力在伸膝位可造成单髁和双髁劈裂骨折，屈膝位易造成单一的后髁骨折。

按骨折的髁及骨折线的走行方向，可分为两大类：①股骨单髁骨折，又可分为 3 型，分别是矢状位骨折、冠状位骨折和混合性骨折；②股骨髁间骨折，又可分为 4 型，分别是轻度移位、股骨髁向内移位、股骨髁向外移位及合并股骨髁上和股骨干骨折移位。

二、临床表现与诊断

伤后膝关节畸形、肿胀明显，功能活动受限，有骨擦音、异常活动。注意检查肢体远端的血运、运动及感觉情况，以除外合并神经、血管损伤。摄膝关节 X 线片，以明确骨折类型及移位情况。

三、治疗

治疗的目的是恢复股骨髁部的解剖对位、关节面的平整和下肢正常的力线。尽快清除膝关节内血肿,防止关节粘连,尽早进行膝关节功能锻炼,使关节面在愈合过程中磨合,防止出现创伤性关节炎。

(一)非手术治疗

1.超膝关节夹板固定

股骨髁骨折移位不明显、关节面基本平整者,可用超膝关节夹板固定。对膝部血肿应尽早处理,可用注射器抽出并加压包扎。

2.超膝关节夹板固定加胫骨结节牵引

对骨折块完整、有移位者,用手法整复后可达到解剖复位,关节面基本平整,亦可用超膝关节夹板固定加胫骨结节牵引。在牵引下,术者以双手掌挤压股骨内外髁,使分离的内外髁骨折块复位。以超膝关节夹板固定,小腿置于牵引架上,膝关节屈曲 45°,使腓肠肌松弛。行股四头肌功能锻炼,6 周后解除牵引,继续用超膝关节夹板固定。

3.药物治疗

早期宜活血祛瘀、消肿止痛,可用桃红四物汤加泽泻、车前子、延胡索、萆薢、牛膝;中期肿胀已消,瘀血未尽,宜调和营血、祛瘀生新,用和营止痛汤;后期宜补肾壮筋,用补肾壮筋汤治疗。解除超膝关节夹板固定后,可用下肢洗药熏洗。

4.功能锻炼

早期行股四头肌舒缩锻炼和足踝的活动,解除超膝关节夹板固定后,可逐步练习膝关节屈曲活动。练习扶拐不负重行走。骨折愈合坚固后,再练习弃拐行走。

(二)手术治疗

对骨折移位明显,手法复位不理想者,合并神经、血管损伤,韧带损伤,开放性骨折的年轻患者可行切开复位内固定术。

切开复位内固定术:复位后,股骨单髁骨折可用松质骨钉,骨质疏松者可用"T"形钢板。股骨髁间骨折可用动力髁钢板或"T"形支持钢板固定。必要时应植骨。由于髓内钉在理论上比钢板更接近生物学固定,目前顺行或逆行交锁髓内钉固定,尤其是关节镜监视下逆行交锁髓内钉固定更具有一定优势。

(万兆锋)

第十五节 踝关节扭伤

踝关节周围主要的韧带有内侧副韧带、外侧副韧带和下胫腓韧带。内侧副韧带又称三角韧带,起于内踝,自上而下呈扇形附于足舟状骨、距骨前内侧、下跟舟韧带和跟骨的载距突,是一条坚强的韧带,不易损伤;外侧副韧带起自外踝,止于距骨前外侧的为距腓前韧带,止于跟骨外侧的为跟腓韧带,止于距骨后外侧的为距腓后韧带;下胫腓韧带又称胫腓联合韧带,为胫骨与腓骨下端之间的骨间韧带,是保持踝关节稳定的重要韧带。

踝关节扭伤甚为常见,可发生于任何年龄,但以青壮年为多,临床上一般分为内翻扭伤和外翻扭伤两大类,以前者为多见。

一、病因病理

多因行走或跑步时突然踏在不平的地面上,或上下楼梯、走坡路时不慎失足,骑车、踢球等运动中不慎跌倒,足的过度内外翻而产生踝部扭伤。

跖屈内翻损伤时,容易损伤外侧的距腓前韧带,单纯内翻损伤时,则容易损伤外侧的跟腓韧带,外翻姿势损伤时,由于三角韧带比较坚强,较少发生损伤,但可引起下胫腓韧带撕裂。若为直接的外力打击,除韧带损伤外,多合并骨折和脱位。

二、临床表现与诊断

有明显的踝关节扭伤史。伤后踝部立即疼痛,活动功能障碍,损伤轻者仅局部肿胀,损伤重时整个踝关节均可肿胀,并有明显的皮下淤血,皮肤呈青紫色,跛行步态,伤足不敢用力着地,活动时疼痛加剧。

内翻损伤时,外踝前下方压痛明显,若将足部做内翻动作时,则外踝前下方疼痛;外翻扭伤时,内踝前下方压痛明显,强力做踝外翻动作时,则内踝前下方剧痛。严重损伤者,在韧带断裂处,可摸到有凹陷,甚至摸到移位的关节面。

X线片:拍摄踝关节正、侧位片,可以帮助排除内外踝的撕脱骨折,若损伤较重者,应摄强力内翻、外翻位的照片,可见到距骨倾斜的角度增大,甚至可见到移位现象。

有明确的踝部扭伤史,伤后踝关节即时肿胀、疼痛,功能障碍,局部压痛明显,跛行步态或不能着地步行。X线片无骨折征。可以做出诊断。

三、治疗

(一)手法治疗

损伤严重,局部瘀肿较甚者,不宜用重手法。对单纯的踝部伤筋或部分撕裂者,初期使用理筋手法。患者平卧,术者一手托住足跟,一手握住足尖部,缓缓做踝关节的背屈、跖屈、内翻和外翻动作,然后用两掌心对握内外踝,轻轻用力按压,理顺筋络,有消肿止痛的作用。

恢复期或陈旧性踝关节扭伤者,手法宜重,特别是血肿机化,产生粘连,踝关节功能受损的患者,则可施以牵引摇摆,摇晃屈伸踝关节,对粘连韧带用弹拨揉捻手法,以解除粘连,恢复其功能。

(二)固定方法

理筋手法之后,可将踝关节固定于损伤韧带的松弛位置。若为韧带断裂者,可用石膏管型固定,内侧断裂固定于内翻位,外侧断裂固定于外翻位。6周后解除固定下地活动。若为韧带的撕裂伤可用胶布固定,外加绷带包扎。外翻损伤固定于内翻位,内翻损伤固定于外翻位,一般可固定2～3周。

(三)练功疗法

外固定之后,应尽早练习跖趾关节屈伸活动,进而可做踝关节背屈、跖屈活动。肿胀消退后,可指导做踝关节的内翻、外翻的功能活动,以防止韧带粘连,增强韧带的力量。

（四）药物治疗

1.内服药

（1）血瘀气滞证：损伤早期，踝关节疼痛，活动时加剧，局部明显肿胀及皮下瘀斑，关节活动受限。舌红边瘀点，脉弦。治宜活血祛瘀，消肿止痛，方用七厘散或桃红四物汤加味。

（2）筋脉失养证：损伤后期，关节持续隐痛，轻度肿胀，或可触及硬结，步行乏力。舌淡，苔薄，脉弦细。治宜养血壮筋，方用补肾壮筋汤或壮筋养血汤加减。

2.外服药

初期肿胀明显者，可外敷消肿化瘀散、七厘散、双柏散之类药物。中后期肿胀较微，可外贴狗皮膏、伤湿止痛膏。并可配合舒筋活血的下肢损洗方外洗。

（五）其他疗法

踝部损伤的中后期，关节仍疼痛，压痛较局限者，可选用醋酸泼尼松 12.5 mg 加 1‰普鲁卡因 2 mL 做痛点局部封闭，可每周注射 1 次，1～3 次为 1 个疗程。陈旧性损伤外侧韧带断裂，致踝关节不稳或继发半脱位者，可坚持腓骨肌锻炼，垫高鞋底的外侧缘。功能明显障碍者，可行外侧韧带再造术，选用腓骨短肌腱代替断裂的外侧韧带。陈旧性损伤内侧韧带断裂者，可切开进行韧带修补术，术后均采用石膏管型外固定 6 周。

（万兆锋）

第十章

骨科疾病患者的护理

第一节 锁骨骨折

一、基础知识

(一)解剖生理

锁骨又名"锁子骨""缺盆骨",位于胸廓前上部两侧,全骨浅居皮下,侧架于胸骨与肩峰之间,是联系肩胛带与躯干的唯一支架。其骨干较细,内侧 2/3 呈三棱棒形,凸向前,有胸锁乳突肌和胸大肌附着,中外 1/3 交界处是骨折的好发部位。锁骨的功能是支持肩胛骨,使上肢骨与胸廓之间保持一定的距离,从而保证上肢的灵活运动。骨折后,近折端受胸锁乳突肌的牵拉而向上向后移位,远折端因上肢本身重量牵拉而向下移位,又因胸大肌、斜方肌、背阔肌的牵拉而向前向内移位,造成断端重叠(图 10-1)。锁骨骨折可发生于各种年龄,但多见于儿童及青壮年,约有 2/3 为儿童患者,又以幼儿多见。

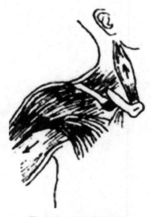

图 10-1 锁骨骨折

(二)病因

直接暴力和间接暴力均可造成锁骨骨折,但多为间接暴力所致。

（三）分类

1.横断骨折

跌倒时肩部外侧或手掌先着地，向上传导的外力经肩锁关节传至锁骨而发生骨折，以斜形或横断骨折为多。除有重叠移位，内侧段因胸锁乳突肌的牵拉向后上方移位，外侧段则由于上肢的重力和胸大肌、斜方肌、三角肌的牵拉而向前下方移位。

2.青枝骨折

幼儿骨质柔嫩而富有韧性，多发生青枝骨折。

3.粉碎性骨折

直接暴力所致者，多因棒打、撞击等外力直接作用于锁骨而造成横断或粉碎性骨折。粉碎骨折若严重移位，骨折片向下、向内移位时刺破胸膜或肺尖，可造成气胸、血胸。

（四）临床表现

骨折后局部疼痛，肿胀明显，锁骨上、下窝变浅或消失，骨折处异常隆起，出现功能障碍，患肩下垂并向前、内倾斜。患者常以健手托着患侧肘部，以减轻上肢重力牵拉而引起的疼痛。幼儿如不愿活动上肢，穿衣伸袖时哭闹，提示有锁骨骨折。X线检查可了解骨折和移位情况。

二、治疗原则

（1）幼儿青枝骨折用三角巾悬吊即可，有移位骨折用"8"字绷带固定1～2周。

（2）少年或成年人有移位骨折，手法复位"8"字石膏固定。手法复位可在局麻下进行。患者坐在木凳上，双手叉腰，肩部外旋后伸挺胸，医师站于背后，一脚踏在凳上，顶在患者肩胛间区，双手握住两肩向后、向外、向上牵拉纠正移位。复位后用纱布棉垫保护腋窝，用绷带缠绕两肩在背后交叉呈"8"字形，然后用石膏绷带同样固定，使两肩固定在高度后伸、外旋和轻度外展位置。固定后即可练习握拳、伸屈肘关节及双手叉腰后伸，卧木板床休息，肩胛区可稍垫高，保持肩部后伸。约4周后拆除。锁骨骨折复位并不难，但不易保持位置，愈合后上肢功能无影响，所以临床不强求解剖复位。

（3）锁骨骨折合并神经、血管压迫症状，畸形愈合影响功能，不愈合或少数要求解剖复位者，可切开复位内固定。

三、护理

（一）护理要点

（1）手法复位固定患者，要经常检查固定情况，既要保持有效固定，又不能压迫腋窝。若发现患肢有麻木、发凉、运动障碍时，说明固定过紧，压迫血管神经，应及时调整固定。

（2）对粉碎性骨折，不必强行按压碎片使之复位，以防其刺伤肺尖及臂丛神经。对此种类型患者要严密观察呼吸及患肢运动情况，以便及时发现有无气胸、血胸及神经症状。

（3）术后患者要严密观察伤口渗血及末梢血循、感觉、运动情况，发现问题及时记录并处理。

（4）保持正常固定姿势。复位后，站立时保持挺胸提肩，卧位时应去枕仰卧于硬板床上。两肩胛间垫一窄枕，以使两肩后伸、外展，维持良好的复位位置。局部未加固定的患者，不可随便更换卧位。

（二）护理问题

有肩关节强直的可能。

（三）护理措施

（1）向患者解释功能锻炼的目的是促进气血运行，防止患肢肿胀，避免肩关节僵直，以取得患者配合。

（2）正确适时指导患者进行功能锻炼。

（四）出院指导

（1）锁骨骨折复位固定后，极少发生骨折不愈合，即使复位稍差，骨折畸形愈合，也不影响上肢功能，应先向患者及家属说明情况。

（2）复位固定后即出院的患者，应告诉其保持正确姿势，早期禁止做肩前屈动作，防止骨折移位；解除外固定出院的患者，应告诉其全面练习肩关节活动的要求。首先分别练习肩关节每个方向的动作，重点练习薄弱方面如肩前屈，活动范围由小到大，次数由少到多，然后进行各方面动作的综合练习，如肩关节环转运动，两臂做"箭步云手"等。不可过于急躁，活动幅度不可过大，力量不可过猛，以免造成软组织损伤。

（3）按时用药，在患者出院时将药的名称、剂量、时间、用法、注意事项，向患者介绍清楚。

（4）饮食调养，骨折早期宜进清淡可口、易消化的半流食或软食；骨折中后期，饮食宜富有营养，选择可增加钙质、胶质和滋补肝肾食品。

（5）注意休息，保持心情愉快，勿急躁。

（周钦玲）

第二节　肱骨髁上骨折

肱骨髁上骨折指在肱骨干与肱骨髁交界处发生的骨折。多发生于 10 岁以下儿童，易损伤神经和血管，导致前臂缺血性肌挛缩，引起爪形手畸形。

一、病因与发病机制

（一）伸直型骨折

肘关节处于过伸位跌倒时，手掌着地，暴力经前臂向上，加上身体前倾，向下产生剪式应力，尺骨鹰嘴向前的杠杆力，使肱骨干与肱骨髁交界处发生骨折。骨折远端向后上移位，近折端向前下移位，尺神经、桡神经可因肱骨髁上骨折的侧方移位受伤。

（二）屈曲型骨折

此型较少见，由间接暴力引起。跌倒时，肘关节屈曲，肘后方着地，暴力向上传导至肱骨下端，导致髁上屈曲型骨折。较少合并血管和神经损伤。

二、临床表现

肘部明显疼痛、肿胀，出现皮下瘀斑和功能障碍，伸直型骨折肘部向后突出，近折端向前移，并处于半屈位。局部明显压痛，有骨擦音及假关节活动，与肘关节脱位相比肘后三角关系正常。如果合并有正中神经、尺神经、桡神经、肱动脉损伤，则出现前臂和手相应的神经支配区的感觉减弱或消失及相应的功能障碍。如复位不当可致肘内翻畸形。

三、实验室及其他检查

肘部正、侧位 X 线摄片可以明确骨折部位、类型、移位方向,为选择治疗方法提供依据。

四、诊断要点

根据 X 线片和受伤病史可以明确诊断。

五、治疗要点

(一)手法复位外固定

若受伤时间短,血循环良好,局部肿胀不明显者,可行手法复位后外固定。给予局部麻醉或臂丛神经阻滞麻醉。在持续牵引下,行手法复位,使患肢肘关节屈曲 60°～90°给予后侧石膏托固定 4～5 周,X 线摄片证实骨折愈合良好,即可拆除石膏。

(二)持续牵引

对于手法复位不成功,受伤时间较长,肢体肿胀明显者,可行尺骨鹰嘴牵引,牵引重量 1～2 kg,牵引时间控制在 4～6 周。

(三)手术复位

对于骨折移位严重,手法复位失败,有神经、血管损伤者,采取手术复位。复位方法有经皮穿针内固定、切开复位内固定。

六、护理要点

(一)保持有效的固定

观察固定的屈曲角度,离床活动时要用三角巾悬吊患肢于胸前。发现固定体位改变时,要及时给予纠正。

(二)严密观察

重点观察患肢的血液循环、感觉、活动情况,以利于及时发现外伤后肱动脉、正中神经、尺桡神经的损伤。

(三)康复锻炼

复位固定后当日可做握拳、屈伸手指练习,1 周后可做肩部主动活动,并逐渐加大运动幅度。3 周后去除外固定,可做腕、肘、肩部的屈伸练习。伸直型骨折注意恢复屈曲活动,屈曲型骨折注意恢复增加伸展活动。

(周钦玲)

第三节　脊　柱　骨　折

脊柱骨折和脱位发生在活动度大的胸、腰椎交界处及 C_5、C_6 部位。多因间接暴力引起,如由高处坠落,头、肩或臀和足着地造成脊柱猛烈屈曲;或弯腰工作时,重物打击头、肩、背部使脊柱急剧前屈。直接暴力损伤为枪弹伤或车祸直接撞伤。

一、分类

根据受伤时暴力的方向可分为：①屈曲型损伤。②过伸型损伤。③屈曲旋转型损伤。④垂直压缩型损伤。

根据损伤的程度又可分为：①单纯椎体压缩骨折。②椎体压缩骨折合并附件骨折。③椎骨骨折脱位。单纯压缩骨折，椎体压缩不超过原高度的 1/3 和 $L_{4\sim5}$ 以上的单纯附件骨折，不易再移位，为稳定性骨折。椎体压缩超过 1/3 的单纯压缩骨折或粉碎压缩骨折（图 10-2）、骨折脱位、第 1 颈椎前脱位或半脱位、$L_{4\sim5}$ 的椎板或关节突骨折，复位后易再移位，为不稳定性骨折。

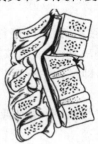

图 10-2　脊柱骨折椎体压缩

二、临床表现

颈椎损伤者伤后头颈部疼痛，不敢活动，常用双手扶着颈部；合并脊髓损伤者，可出现四肢瘫痪、呼吸困难、尿潴留等；胸、腰段骨折，脊柱出现后突畸形，局部疼痛，不能站立，翻身困难，检查局部压痛明显，伴腹膜后血肿刺激腹腔神经节，可出现腹痛、腹胀，甚至肠麻痹等症状；合并脊髓损伤者，可出现双下肢感觉、运动功能障碍。

三、诊断

根据外伤史、临床表现及 X 线表现可以确定诊断。X 线检查不仅可明确诊断，还可以确定骨折类型、移位情况。CT、MRI 检查，可进一步明确骨折移位、脊髓受损情况。

四、急救

现场急救的正确搬动方法对伤员非常重要。对疑有脊柱骨折者，必须三人同时搬运，保持脊柱伸直位，平托或轴向滚动伤员，用硬板担架运送（图 10-3）。严禁一人搂抱或两人分别抬上肢和下肢的错误搬运。对颈椎损伤者，应有专人托扶固定头部，并略加牵引，始终使头部伸直与躯干保持一致，缓慢移动，严禁强行搬头。

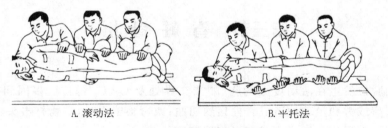

A. 滚动法　　　　　　　　　　B. 平托法

图 10-3　脊柱骨折正确搬运

五、治疗

合并其他重要组织器官损伤者,应首先抢救危及生命的损伤,待病情平稳后再处理骨折。

（一）颈椎骨折压缩或移位较轻者

可用枕颌带卧位牵引,重量 3～5 kg。复位后,用头颈胸石膏固定 3 个月。有明显压缩和脱位者,可用持续颅骨牵引,重量从 3～5 kg 开始,可逐渐增加到 6～10 kg。应及时摄片,观察复位情况。骨折复位后,用头颈胸石膏固定 3 个月。

（二）胸腰段单纯椎体压缩骨折不到 1/3 者

可卧硬板床,骨折部加垫,使脊柱后伸,指导患者及早做腰背肌功能锻炼。患者仰卧位由五点支撑弓腰开始,逐渐进行三点支撑弓腰、两点支撑弓腰。然后转换为腹卧位,抬头挺胸,两小腿后伸抬高,腹部着床,如"燕飞"姿势。

（三）骨折脱位伴脊髓损伤者

手术治疗,实行椎管减压术,脊柱骨折 DCP 钢板、椎弓根钢板螺钉内固定术。

六、护理

（一）术前护理

(1)疼痛:疼痛剧烈者可使用止痛药。

(2)密切观察其心理变化,耐心讲解手术的目的、必要性及简单过程,使患者主动积极配合治疗。

(3)每 2 小时翻身一次,预防压疮,采用轴线翻身法。

（二）术后护理

(1)严密观察生命体征并了解术中情况、出血量,检查各管道是否通畅。

(2)密切观察伤口敷料有无渗血、引流液性质及量,并记录下来,引流管妥善固定,避免扭曲和受压。

(3)术后认真检查患者肢体感觉及运动情况。

（周钦玲）

第四节　脊　髓　损　伤

脊髓损伤(SCI)患者的康复时间长、复杂、牵涉面广、任务艰巨,包括系统、动态的康复评定,各种并发症的预防、处理、功能训练及心理调适,日常生活活动(ADL)训练,自助具、轮椅、矫形器的使用训练,残留肌力、耐力、协调能力的训练及心肺耐力的训练,转移和步行训练,四肢瘫者手功能的重建和康复等。经过康复训练生活可以自理者,可进行进一步的生活自理和残留部分的功能强化训练、就业能力评定、适当的就业前训练,训练成功者可重新受雇,训练失败者可至庇护性工厂就业;经过康复训练生活不能自理者,需训练家人进行护理并可回家生活,如家人不能胜任护理任务,只能到公共护理机构中寻求专业护理。

一、康复原则及护理措施

SCI 患者的康复护理从伤后即应开始,卧床期应注意保持正确体位,经常翻身以防压疮;进行呼吸训练以保持肺部通气良好;肢体被动及主动运动;正确使用功能拉力器;利用床上拉手锻炼上肢及上身肌肉;躺在床上锻炼腰背肌,如提胸、背伸、五点支撑、三点支撑、四点支撑法等,循序渐进。康复初期或轮椅阶段应在康复人员的辅助和指导下进行翻身训练,坐起训练,坐位训练,床边或轮椅坐位平衡训练,床到轮椅或轮椅到床的转移训练,轮椅到坐便器或坐便器到轮椅的转移训练,通过掌握体位变换、坐起和躺下、坐位支撑、坐位移动、坐位平衡等动作来完成床上翻身,各种转移和穿脱衣等大多数日常生活动作的基础。康复中后期或步行阶段应开始倾斜床站立训练、平行杠内站立训练、拐杖行走训练、上下阶梯训练、安全跌倒和重新爬起训练、重新站立训练、日常生活动作训练,如穿脱衣动作、穿脱套头衫、穿脱前开襟衣服、穿脱裤子、进餐动作、个人卫生等。

(一)维持脊柱稳定性

脊柱骨折造成的脊髓损伤,搬运过程中应注意尽最大可能保持脊柱稳定,防止二次损伤或继发性损害加重。搬运动作要轻、稳、准,协调一致,脊椎不可扭曲或转动,要平抬平放。颈椎外伤者,至少需要 3 个人搬动。方法是 3 名救护者同时位于伤员同一侧,一人用手分别托扶伤员的头肩部和腰部,另外 2 个人托起伤员臀部和双下肢,如果伤员神志清醒而上肢没受伤时,可让伤员用手臂勾住近处救护者的项部,2 个人同时用力,将伤员平托起来后轻放于担架上。

对怀疑有颈椎损伤的伤员更应特别注意,如果搬运不当会引起高位脊髓损伤,伤员立即发生高位截瘫,甚至短时间内死亡。因此,宜多人参加,用"平托法"搬运,并安排专人托扶伤员头部以保持中立位,并沿身体纵轴向上略加牵引,或由伤员自己用双手托住头部,缓慢转移。严禁盲目搬动或活动伤员头颈部。

对胸腰椎损伤者,无论是仰卧还是俯卧位,尽可能不变动原来的体位。先将伤员四肢伸直、并拢,把担架放置伤员身旁。由 3~4 名救护者协同用"滚动法"或"平托法"将伤员移上担架。滚动法的具体操作方法:3 个人分别扶持伤员躯干、下肢,像卷地毯或滚圆木一样使伤员成一整体滚动。无论采用哪一种搬运方法,都必须要求救护者动作协调一致,绝不能使伤员躯干扭转、屈曲。绝对禁止一人托肩,一人抬腿的搬运方法或一人背、拖的方法。

(二)体位

躯干和肢体的正确体位,有助于预防关节挛缩和压疮。各主要关节的正确摆放位置:肩关节于外展位可减少后期挛缩和疼痛;腕关节通常用夹板固定于功能位,即腕背伸、拇指外展背伸;手指应处于微屈位,利于后期发展抓握功能;髋关节处于伸直外展位;膝关节处于伸直位;踝关节处于背屈 90°功能位,防足下垂。此外,定期采取俯卧位,可使髋关节伸展,防止髋关节屈曲挛缩。应用夹板或穿高腰运动鞋,使踝关节处于背屈 90°位,防止踝关节屈曲挛缩。

(三)ROM 训练

关节活动范围(range of motion,ROM)是 SCI 患者康复护理中的重要环节。

1.肌力训练

上下肢均瘫痪、肌力小于 3 级的患者做被动活动、等张练习,如肩关节做内收、耸肩、外展、外旋运动;肘关节做屈伸、前臂旋前、前臂旋后运动;腕关节做掌屈尺桡偏、背伸尺偏运动,掌指做屈伸等运动;髋关节做屈伸、内收、外展、内外旋运动;膝关节做屈伸运动;踝关节做跖屈、背伸、内外翻跖屈运动;趾关节做屈伸运动。每天1～2次,每个动作重复次数由少到多。肌力大于3级时鼓励患者做主动活动、等速和渐进抗阻练习。从单关节到多关节、从单方向到多方向、从近端到远端大关节运动。

2.某些特定关节的ROM训练

脊髓损伤后,改变一些特定关节的活动范围可有益于患者功能的发挥。在这类训练过程中,常用的方法有选择性地牵拉肌肉或选择性使肌肉紧张两种。

选择性牵拉特定肌群有利于SCI患者完成功能性作业。如牵拉腘绳肌使患者仰卧位直腿抬高能达到120°,有利于进行转移性活动和穿裤、袜、鞋及应用膝-踝-足支具。若长期坐位未进行牵拉腘绳肌的ROM活动,会导致腰过屈,再进一步可导致坐位不稳,如骶坐位和姿势对线差。牵拉胸前肌使肩关节充分后伸,有利于进行床上运动、转移和轮椅上的作业。牵拉髋肌和跖屈肌对行走摆动和站立稳定非常重要。

选择性使某些肌肉紧张,可提高功能,增强瘫痪的代偿功能。如C_6四肢瘫患者指屈肌的缩短对其尤为重要,当腕主动背屈时,指屈肌的缩短可使手达到指掌抓握的目的。四肢瘫和高位截瘫患者,下背部脊柱伸肌紧张,有利于稳定躯干和坐位姿势,达到坐位不用上肢支撑的目的。

3.手功能训练

保持适当的ROM对提高手功能非常重要,特别是腕关节、指掌关节、近端指间关节和虎口的保持。在康复护理中常用夹板来保持这些关节的活动度。

四肢瘫患者应注意多花些时间来训练手功能。可通过指屈肌的缩短促使出现功能性屈肌紧张性抓握。指导有伸腕功能的患者利用这种抓握功能进行抓握,在完成抓握动作后再利用重力协助屈曲的腕松开,达到松手的目的。对于不能主动伸腕的患者,可教会患者运用支具完成作业。

(四)肌肉代偿模式

SCI患者可运用工作肌群完成平时不能做的活动,代偿丧失功能的肌群。如C_5水平的患者可用肩外展和外旋并通过重力来使肘伸展。而肩的外展和内旋可产生前臂旋前,外旋导致旋后。同理可在重力帮助下进行腕的屈伸,以给予关节活动的最大力量。

经过两个关节的瘫痪肌可通过使一个关节紧张而产生第二个关节的运动。如C_6水平的患者腕伸展,可使指屈肌被动紧张,产生手掌抓握功能。

此外还可通过形成闭合运动链,或使肌群起止关系颠倒来完成某些运动功能。如C_6四肢瘫的患者可用前三角肌和胸大肌促进肘伸展;截瘫的患者依靠骨盆上背阔肌的活动帮助推动重心转移;四肢瘫患者可运用胸大肌产生主动的呼气等。

(五)运动和转移

1.用倾斜床站立训练

脊髓损伤患者应尽早用斜床(tilting bed)进行站立训练,早期用斜床站立有如下优点:①调节血管紧张性,预防直立性低血压;②牵拉易于缩短的软组织,如髋屈肌、膝屈肌和跟腱,保持髋、膝、踝关节有正常活动度;③使身体负重,防止骨质疏松及骨折的发生;④刺激内脏功能,如肠蠕动和膀胱排空,防止尿路感染;⑤改善通气,预防肺部感染。使用过程中每天逐渐增加倾斜的角度,以不出现头晕等低血压不适症状为度。下肢可用弹力绷带,腹部可用腹带,以增加回心血量。一般来说,从平卧位到直立位需1周的适应时间。适应时间与损伤平面有关。损伤平面高,适应时间长,反之则短。

2.轮椅的运用

训练上肢的力量和耐力是使用轮椅的前提,技术上包括前后轮操纵、左右转。进退操纵,前轮跷起行走;旋转操纵,上楼梯训练及下楼梯训练。注意每坐 30 分钟,就应抬起臀部,以免坐骨结节受压发生压疮。

3.功能性转移

训练功能性转移活动,如床上运动、轮椅推进和转移等应与一般的训练项目一同进行。可根据身体的功能状况,在独立、监护、帮助或依赖情况下进行一些选择性的活动。

训练应遵循的基本原则:①技巧性活动应由简到繁;②将整个作业分解成若干个简单的部分,然后将这些部分重组为整体;③运用身体未瘫痪肌肉的代偿运动来代替或帮助瘫痪或无力肌的运动,如胸腹肌无力的患者,摆动上肢从一侧到另一侧,能帮助从仰卧到侧卧的翻身;④训练中可将身体重量作为阻力进行训练;⑤应在功能性体位下训练肌群。

功能性移动包括的活动如下。①床上移动:滚动、仰卧及坐起,腿放到及离开床,从床一侧移向另一侧,从床头到床尾等的移动;②各种坐位下,用或不用滑板进行床与轮椅之间的转移;③进一步的转移:地板、轮椅和汽车转移,不用轮椅的移动及把轮椅放入汽车内;④一般性轮椅移动技巧:户内外驱动、不同地形、上锁、前轮抬起、自动扶梯使用、用轮椅上、下台阶等。

4.行走的训练

行走的训练包括单纯站立、功能性行走、治疗性行走 3 种类型。完整的行走项目应包括如下技术:穿/脱支具、转移、行走的水平、从地板上起来、上下楼梯和斜坡、侧方行走和在不平的地面上行走。对于不完全损伤的患者,行走训练应成为神经肌肉功能治疗项目的一部分;对于完全损伤的患者,何时开始训练行走尚存在争议。一种方法认为初期开始训练行走;另一种认为完成了在轮椅水平康复几个月后,根据社区生活的需要再考虑行走问题。

功能性步行:有功能的步行应符合下述标准。①安全,即独立行走时稳定,不用他人帮助而且无须忧虑跌倒;②姿势基本正常;③不用步行框架等笨重的助行器;④站立时双手能游离做其他活动;⑤较不费力;⑥注意力不会过度集中在步行上,因而不影响将注意力集中在其他活动上;⑦心血管功能能够负担,表现为步行效率不低于 30%;⑧有一定的速度和耐力,即能连续走 5 分钟,并走过 550 m 左右。

功能性步行又有社区性和家庭性之分,社区性功能性步行的具体表现为有能力在家庭周围地区采购、散步,上公园,到附近医疗机构就诊等。对于 SCI 患者来说,符合下列标准即可认为达到社区功能性步行:①终日穿戴矫形器并能耐受;②能一次连续走 900 m 左右;③能上、下楼梯;④能独立进行 ADL 活动。除②外均能达到者,可列为家庭性功能性步行,即速度和耐力达不到条件,但在家中是可以胜任的。

治疗性步行:凡上述社区性功能性步行的标准①至④均不具备,但可用膝-踝-足矫形器(KAFO)及拐做短暂步行者,称为治疗性步行,$T_{3\sim12}$ 损伤患者的步行即属此类。治疗性步行虽无实用性,但有明显的治疗价值。①给患者以能站能走的感觉,形成巨大的心理支持;②减小对坐骨结节等处的压迫,减少压疮发生的机会;③机体负重可防止骨质疏松的发生;④下肢活动改善血液淋巴循环;⑤减缓肌萎缩;⑥促进尿便排出;⑦减少对他人的依赖。因此,即便无功能也应积极练习。

可根据患者的具体情况,如环境、动力等确定上述行走训练的具体目标。在使用支具时应特别注意患者的需要或环境中存在的障碍,帮助患者运用支具和助行器解决问题。

（六）日常生活功能训练

1.四肢瘫

具有不同程度躯干和上肢障碍的四肢瘫患者,训练日常生活活动尤为重要。先训练在床上完成自理活动,如吃饭、梳洗、上肢穿衣,然后再过渡到轮椅水平。如果可能,鼓励在床上完成下肢穿、脱衣服,在他人帮助下完成洗澡,或在洗澡椅上独立完成洗澡。为提高患者日常生活活动能力,可适当地运用一些辅助用具以补偿功能性缺陷和运动限制。

2.截瘫

大多数的截瘫患者可独立完成修饰和个人卫生活动,首先在床上,然后在轮椅上。这些活动包括梳头、剃须、化妆、口腔卫生和剪指甲等。洗澡从在床上有人帮助下进行开始,逐渐过渡到在洗澡椅上独立完成。随着平衡功能的改善,患者在穿衣方面将更加独立。下肢衣服的穿、脱可能需要一些适当器具的帮助,最常用的有取物器械、穿衣棍、穿鞋用具及提腿带等。

（七）排尿功能障碍及康复护理

1.常见排尿障碍

脊髓损伤后排尿障碍可立即表现出来,是脊髓损伤后早期处理的重要内容。主要的排尿障碍:①脊髓休克期,此时患者的膀胱类型为无张力膀胱,膀胱完全丧失神经支配,逼尿肌麻痹,内括约肌收缩,外括约肌松弛,膀胱无张力、无收缩功能,只能储尿,不能排尿。患者有明显尿潴留,膀胱高度充盈,容量扩充至 $600\sim1\,200$ mL,存在大量残余尿。②休克期后,若脊髓反射中枢圆锥部或马尾遭到破坏,膀胱无感觉神经和运动神经支配,成为自主器官,无膀胱收缩,临床表现为膀胱膨胀,容量在 $600\sim1\,000$ mL,咳嗽、屏气、哭笑时出现无意识性渗溢性排尿,或间歇性渗溢部分尿液,排尿不全,经常存在大量残余尿,极易发生尿路的反复感染。

若为骶髓以上的脊髓损伤,骶髓排尿中枢完好,大脑和骶髓排尿中枢联系被阻断,脊髓反射中枢完全失去脊上反射中枢的控制,不能接受意识控制和调节,成为反射性膀胱。患者出现尿潴留,膀胱容量减小至 $50\sim300$ mL,膀胱胀满后只能通过低级排尿中枢的反射引起排尿,如下肢受到某种刺激时可反射性地引起排尿,从而产生间歇不随意的反射性排尿。这种排尿仓促、不受意识控制、尿频、量少、多不完全,可有残余尿。

2.护理措施

（1）留置导尿:留置导尿能避免膀胱过度膨胀,改善膀胱壁血液循环,促进膀胱功能的恢复。但留置导尿管破坏了膀胱尿道的无菌状态,置管 24 小时,菌尿发生率为 50%;置管 96 小时后,菌尿发生率为 $98\%\sim100\%$。因此,使用时应慎重。适用留置导尿的情况为重症和虚弱不能排空膀胱的患者;尿潴留或尿失禁(女性患者);应用间歇性导尿术有困难;上尿路受损或膀胱输尿管反流患者。

留置导尿管后,细菌可沿导尿管周围及内腔进入膀胱形成菌尿,引起感染。为预防感染发生,必须严格遵守无菌技术;选择软硬合适、粗细适中、刺激性小、外径较细、易固定的硅胶气囊导尿管;用闭式尿引流袋,引流袋置于膀胱水平以下,以避免尿液反流进膀胱,保持引流通畅;插管动作要轻柔,多用滑润剂避免刺激或损伤黏膜;尿袋每周更换 2 次,尿道口消毒 2 次/天,分泌物多时酌情增加次数,男患者可用无菌纱布包住龟头;嘱患者每天饮水 3 000 mL 以上,以加强尿路生理性冲洗作用;每周留中段尿监测尿路有无感染,如有感染可选用特异性冲洗液行膀胱冲洗;需要较长时间留置导尿时,可应用维生素 C、乌洛托品、萘啶酸等酸化尿液,抑制细菌生长;尿管留置时间应尽可能地短,膀胱功能开始恢复即可拔除。判断标准:肛门有收缩,即牵拉有气囊的导尿管时,伸入肛门的手指能感到肛门收缩,或挤压龟头或阴蒂时,肛门有收缩感;刺激肛门皮肤与黏膜交界处,肛门有收缩反应或并发 60 mL 无菌生理盐水由导尿管注入膀胱内,然后夹住的导尿管突然放开,盐水 1 分钟内排出。

留置导尿的并发症:尿路感染;膀胱结石;慢性膀胱挛缩;阴茎、阴囊部并发症包括尿道脓肿、尿瘘、尿道狭窄、附睾及睾丸炎;血尿及膀胱痉挛;高位截瘫患者,因尿管堵塞、膀胱胀满,可诱发自主神经功能亢进。

(2)间歇性导尿术(intermittent catheterization,IC)及间歇性清洁导尿。

(3)膀胱排尿训练:本章介绍脊柱脊髓损伤患者常用的膀胱训练方法。

马尾圆锥以上损伤的尿潴留,通过训练膀胱达到平衡。

平衡膀胱指标:自动排尿不多于每 2 小时 1 次;排尿后残留尿少于 100 mL。

训练方法:①IC,一昼夜间每 4 小时用 12～14 号导尿管导尿 1 次;限制入液量,早、午、晚餐各 400 mL,10 am,4 pm,8 pm 各 200 mL,从 8 pm 至次日 6 am 不饮水,如两次导尿间能自动排出 100 mL 的尿,且残留尿仅 300 mL 或更少时,可改为每 6 小时导尿一次;如两次导尿间能自动排出 200 mL 的尿,且残留尿少于 200 mL,可改为每 8 小时导尿一次。达到平衡后,终止导尿。②耻骨上区轻叩法,用于骶髓以上损伤或病变引起逼尿肌反射亢进的患者。通过逼尿肌对牵拉反射的反应,经骶髓排尿中枢引起逼尿肌收缩。患者用手指轻叩耻骨上区,引起逼尿肌收缩而不伴尿道括约肌收缩,即可产生排尿。

圆锥及以下损伤的尿潴留,通过治疗达到平衡膀胱。①刺激法:挤压阴茎区;牵拉阴毛;在耻骨联合上进行有节奏的拍打,拍 7～8 次,停 3 秒,反复进行 2～3 分钟;刺激直肠;进行电针刺激,第一组取三阴交、膀胱俞、委阳、下焦俞,第二组取水道,两组交替使用,通以较高频率的调制脉冲电流。②挤压法(Crede naneuver):适用于逼尿肌无力患者。先用指尖部对着膀胱进行深部按摩,可以增加膀胱张力。再把手指握成拳状,坐直,身体前倾,深吸气,闭住会厌,缩腹,用手四指压在脐下 3 cm 耻骨上方处,加大压力,引起排尿。改变加压方向,直至尿流停止。③瓦尔萨尔瓦动作(Valsalva maneuver):通过增加腹部力量来提高膀胱压力并使膀胱颈开放而引起排尿的方法。患者身体前倾,快速呼吸 3～4 次延长屏气时间,增加腹压,做一次深吸气,然后屏住呼吸,向下用力做排便动作。这样反复间断数次,直到没有尿液流出为止。④膀胱平衡标准:用本法可排出适当的尿;残留尿少于 150 mL;泌尿路无病理变化,即达平衡。

二、不同损伤平面的临床特征及康复护理措施

按照成人脊髓末端止于第一腰椎下端的解剖特点,脊髓损伤时椎节平面应该是颈椎+1,上胸椎+2,下胸椎+3,腰髓位于 T_{10} 与 T_{12} 上半椎体,脊髓圆锥位于 T_{12} 与 L_1 椎体之间处。

椎骨有外伤存在,与脊髓受累节段多相一致,其定位依赖于详细的神经系统检查、X 线、CT 或 MRI 等检查,结合病史和临床表现,一般并不困难。但需注意的是,如果损伤波及脊髓的大动脉,则脊髓受累的实际节段明显高于受伤平面。因此,临床判定脊髓受累平面时,切忌仅凭 X 线平片来决定,以防片面。不同平面、部位脊髓损伤的临床特征及康复措施如下。

(一)上颈髓损伤

上颈段主要指第 1、2 颈椎节段,为便于表达,现将颈髓分为 $C_{1～4}$ 及 $C_{5～8}$ 上下两段。$C_{1～4}$ 段受损时,病情多较危笃,且病死率高,约半数死于现场或搬运途中。

1.临床与康复特点

患者面肌、咽喉肌的自主功能完好,而四肢肌、呼吸肌、躯干肌完全瘫痪。主要临床表现如下。

(1)呼吸障碍:多较明显,尤以损伤在最高位时,常死于现场。根据膈神经损伤的程度不同而表现为呃逆、呕吐、呼吸困难或呼吸肌完全麻痹等。患者自主呼吸功能多丧失,需用人工辅助呼吸维持生命。如需乘轮椅活动,需要有用舌或颏控制的带有呼吸机的电动轮椅。

(2)运动障碍:指头、颈及提高肩胛等运动受限,视脊髓受损程度不同而出现轻重不一的四肢瘫痪。肌张力多明显增高。

(3)感觉障碍:受损平面可出现根性痛,多表现在枕部、颈后部或肩部。在受损平面以下出现部分或完全性感觉异常,甚至消失。

(4)反射:深反射亢进;浅反射,如腹壁反射、提睾反射或肛门反射多受波及,并可有病理反射出现,如霍夫曼征、巴宾斯基征及掌颏反射等均有临床意义。

2.康复护理措施

(1)$C_{1\sim3}$节段损伤:训练坐在轮椅上的耐力;学习用舌、颏控制带呼吸机的电动轮椅;学习控制可倾斜靠背的电动轮椅给臀部定期减压;患者可通过环境控制装置(environment control unit,ECU)使生活达到部分自理。

(2)C_4节段损伤:患者能够自主呼吸和耸肩,并能完全控制头的活动。但由于肋间肌和腹肌功能不足,患者的呼吸储备仍然低下。因此,可训练患者使用口棍或头棍按下电源,在面板上做选择,使用气管式的气控开关控制ECU,更有效和自如地使用上述电动轮椅,做力所能及的各种活动。

(二)下颈髓损伤

下颈髓损伤指$C_{5\sim8}$节段颈髓受累。在临床上较为多见,且病情较严重。

1.临床特点

(1)呼吸障碍:因胸部肋间肌受累而膈神经正常,故呼吸障碍较轻,由于肋间肌麻痹,呼吸储备低下。

(2)运动障碍:肩部以下的躯干和下肢完全瘫痪,受累局部呈下神经元性瘫痪,而其下方则为上神经元性瘫痪,患者能完成肩关节外展、屈曲和伸展活动,以及肘关节的部分屈曲活动,但这些运动是无力的,前臂及手部肌肉多呈萎缩状,患者不能推转轮椅,因此基本上不能自理生活,需他人大量的帮助。

(3)感觉障碍:根性痛多见于上臂以下部位,其远端视脊髓受累程度不同而表现为感觉异常或完全消失。

(4)反射:肱二头肌、肱三头肌及桡反射多受波及而出现异常。

2.康复护理措施

(1)C_5节段损伤:①训练使用轮椅和坐在轮椅上的耐力,学习利用上肢的移动功能操纵杆式开关的电动轮椅,体力较差者需要使用气控轮椅,因C_5患者膈肌功能较好,气流可主动控制,通过吸管呼吸控制轮椅。此外,还要学会使用系于椅靠背柱子上的套索前倾臀部减压。②ADL训练。在他人帮助下,用屈肘功能,使上肢勾住帮助者的颈部,臀离坐位进行转移。双上肢伸进固定于轮椅靠背柱子上的环套,躯干前倾使臀部尽量离椅使坐骨区减压,学会应用前臂平衡支具和腕手支具。③训练患者在斜床上站立,逐渐增加斜床的角度,直到能站立为止。④训练残留肌的肌力,主要为三角肌、肱二头肌等的训练。通过滑轮、重锤进行减重的抗阻或渐进性抗阻训练,功能性电刺激,肌电生物反馈疗法等治疗。

(2)C_6节段损伤:伸肘,屈腕,屈指及指内收、外展功能障碍。躯干和下肢完全麻痹,肋间肌受累,呼吸储备下降,仰卧位时清洁呼吸道需他人辅助。患者可以伸腕、屈肘,能独立驱动手轮圈改装的轮椅。

训练方法:①用手驱动手轮圈改装过的轮椅;②学会应用腕驱动抓捏支具补偿手的功能,这种支具是通过主动伸腕的机械驱动,形成拇指与中、示指抓捏的动作;③同 C_5 节段损伤一样,训练患者的斜床站力,训练残留肌的肌力,肌力和耐力训练可用肌电生物反馈或一般中频电刺激,增强残存肌的肌力,也可用抗阻训练进行主动肌力训练;④训练患者坐位下臀部减压,防止坐骨结节区出现压疮;⑤利用滑板进行床-轮椅训练,因伸肘无力不能做撑起动作,需要利用头上的横木或框架进行训练,或他人帮助训练;⑥对 C_6 节段损伤的患者一定要注意避免牵拉前臂屈肌,使手处于屈曲挛缩状态,主动伸腕产生指掌抓握的功能。

(3)C_7节段损伤:①患者能够握物,但握力极其微弱,以及手不能捏;②下肢完全麻痹,可依靠轮椅行动;③呼吸储备仍低。

训练方法:①由于伸肘肌有力,可做撑起动作,因此可借助支撑物进行锻炼;②利用滑板做床-轮椅转移活动;③利用背阔肌训练器、人工训练器、重锤滑车等装置,训练三角肌、胸大肌、肱三头肌、背阔肌的肌力;④训练斜床站立。

(三)胸髓损伤

根据损伤节段不同而表现受累范围不同的运动及感觉障碍。

1.C_8~T_2节段损伤

(1)临床特点。C_8:上臂和前臂姿势正常,典型爪形手;T_1:轻度爪形手;T_2:上肢功能正常但躯干控制无力,下肢完全瘫痪,呼吸储备不良,依靠轮椅行动,在轮椅上能独立,生活能自理。

(2)训练方法。①减压训练:坐位下可独立完成减压,由于能做撑起动作,坐位下使身体左右倾斜用力支撑,使坐骨结节区交替减压。②肌力和耐力训练:肌力训练应以主动练习为主。借助于弹簧、哑铃、滑轮加重锤,以及其他可利用的训练器具,如等动训练器等,重点训练背阔肌、胸大肌、三角肌和肱三头肌,特别是背阔肌对身体的稳定及撑起时下压和固定肩胛有着重要的作用。③转移活动:患者经训练可以独立完成转移,包括床到轮椅的转移、轮椅到汽车的转移、驱动标准轮椅上下马路及轮椅后轮平衡等技巧较高的轮椅操作技能等,使用滑板更易完成转移动作。做轮椅与床转移时,将轮椅与床平行,前轮尽量靠近床,去掉床侧轮椅扶手,把滑板架于轮椅与床上,靠撑起动作,将臀部放在滑板上,再撑起向床移动,把双腿搬到床上,再从相反顺序依次做以上动作,由床向轮椅转移。但由轮椅到地板或由地板到轮椅转移,则需他人帮助。④倾斜床站立:将患者膝、骨盆、胸部用宽布带固定于简易或电动倾斜床上,而后逐渐直立,由于患者上肢可以伸、屈肘,可在站立的同时做一些诸如投篮球之类的活动,在提高患者兴趣的同时,起到训练上肢的作用。

2.$T_{3~12}$节段损伤

(1)临床特点:上肢正常,躯干部分麻痹,损伤平面越向下肋间肌功能越好,下肢仍完全麻痹,但可训练患者站立和治疗性行走,只是必需使用腋杖、KAFO。

(2)训练方法:①训练利用上肢力量搬动下肢,予以下肢按摩及被动运动下肢各关节;②需要用双腋杖(拐)、腰背支架的辅助用具,然后在治疗师的辅助下,在双杠内进行站立平衡训练;③站立平衡稳定后,在治疗师辅助下练习迈步;④扶拐杖在屋内自己来回移动,并能将未放好的物品来回移动、整理、摆放好。

（四）胸腰段或膨大部分损伤

主要表现为腰髓膨大部或稍上方处的脊髓受累。

1.临床特点

（1）运动障碍：髋部以下多呈弛缓性瘫痪，视脊髓损伤程度而表现为完全性或不全性瘫痪，轻者肌力减弱影响步态，重者双下肢呈软瘫状。

（2）感觉障碍：指髋部以下温觉、痛觉等浅感觉障碍，脊髓完全性损伤者，则双下肢感觉丧失。

（3）排尿障碍：因该节段位于排尿中枢以上，因此表现为中枢性排尿障碍，即呈间歇性尿失禁。膀胱在尿潴留情况下出现不随意反射性排尿，此与周围性排尿障碍有所差异。

2.康复护理措施

（1）$L_{1\sim2}$节段损伤：生活能自理，能进行家庭性功能性步行。患者双上肢正常，呼吸肌完全正常，身体耐力好，躯干稳定，下肢大部分肌肉麻痹，可以完成T_{12}脊髓损伤平面以上的全部活动，使用器具主要为腋杖、肘杖或手杖，用 KAFO 或踝-足矫形器（AFO）训练功能性步行。

训练方法：①下肢各关节进行全范围被动运动，卧位做足蹬木板的支重运动。②在平行杠内由治疗师辅助训练矫形器具的使用，站位平衡。③扶床沿或扶拐杖（双腋杖）进行迈步和走路功能练习，即摆至步、摆过步或四点步训练。并逐渐增加难度，例如，在不平路面、上下斜坡行走，跨越马路镶边石、进出门槛等，护理人员要给一定保护，并随时进行指导，及时纠正不正确步态。步行练习时要反复进行，宜循序渐进。④训练摔倒后重新站立及上下台阶。⑤户外活动为减少体力消耗，仍需使用轮椅。

（2）L_3及其以下节段损伤：下肢仍有部分麻痹，利用手杖可做社区性功能性步行，基本同$L_{1\sim2}$节段损伤的训练方法。

（五）圆锥部脊髓损伤

该处位于脊髓的末端，呈锥状，故得此名。由于T_{12}至L_1处易引起骨折，故此处脊髓损伤临床上十分多见。损伤时的主要表现：①运动多无影响；②感觉障碍，表现为马鞍区麻木、过敏及感觉迟钝或消失；③排尿障碍，因系排尿中枢所在地，如脊髓完全损伤，则因尿液无法在膀胱内滞留而出现小便失禁。如系不完全性损伤，括约肌尚保留部分作用，当膀胱充盈时出现尿液滴出现象，但在空虚时则无尿液滴出。其康复护理措施基本同$L_{1\sim2}$节段损伤的训练方法。

（六）马尾受损

见于上腰椎骨折，临床上亦多见。其主要表现：①运动障碍，指下肢周围性软瘫征，其程度视神经受累状况差异较大，从肌力减弱到该支配肌肉的完全瘫痪；②感觉障碍，其范围及程度亦与运动障碍一致，除感觉异常外，常伴有难以忍受的根性痛；③排尿障碍，亦属周围性排尿障碍。其康复护理措施基本同$L_{1\sim2}$段损伤的训练方法。

三、脊髓损伤的疗效评定

目前尚无统一的标准，依据患者治疗前后的 ADL 能力评分的改变来评定仍不失为一种有效的办法。

（一）SCI 患者 ADL 能力的等级

1.截瘫患者的 ADL 能力等级

截瘫患者由于上肢仍有功能，ADL 活动多能完成，但他们下肢功能受损，因此步行能力是不健全的。对于他们的 ADL 评定,可采用修订的 Barthel 指数(MBI),但步行方面的分数不应考虑。因此,其评分的等级可采用下述标准。①优:得分大于或等于 70 分;②中:25~69 分;③差:得分小于 25 分。

2.四肢瘫患者 ADL 能力的等级

四肢瘫患者由于四肢均难以活动,不宜用 MBI 等量表评定,需用后述的四肢瘫功能指数(QIF)评定其能力等级。①优:得分大于 50 分;②中:25~50 分;③差:得分小于 25 分。

(二)根据 ADL 能力变化做出的疗效评定

1.显著有效

疗后 ADL 评分比疗前增加一整级者,即疗前级别为差或中,但疗后升为中或优者。

2.有效

疗后 ADL 评分较疗前虽有增加,但达不到升一整级的水平。

3.无效

疗后 ADL 评分与疗前无差别。

4.恶化

疗后 ADL 评分较疗前减少者。

(周钦玲)

第五节　骨　盆　骨　折

一、基础知识

在多发性损伤中,骨盆骨折多见。除颅脑损伤外,骨盆骨折也是常见的致死原因,其病死率可高达 20%。主要致死原因是由血管损伤引起的难以控制的大出血,以及并发的脂肪栓塞;或由于腹内脏器、泌尿生殖道损伤和腹膜血肿继发感染所产生的严重败血症和毒血症。骨盆骨折合并神经损伤,日后也可能影响患者的肢体、膀胱、直肠功能和性功能。故骨折脱位的早期复位固定,辅以正确的护理,不仅有助于控制出血,减少并发症,也有利于功能康复。

(一)解剖生理

1.骨盆

骨盆是由骶骨、尾骨和两侧髋骨(髂骨、耻骨和坐骨)连接而成的坚强骨环,形如漏斗。两髂骨与骶骨构成骶髂关节,髋臼与股骨头构成髋关节,两侧耻骨借纤维软骨构成耻骨联合,三者均有坚强的韧带附着。骨盆是躯干与下肢连接的桥梁,有承上启下、保护盆腔脏器和传递重力的功能。骨盆分为前后两部,后方有两个负重的主弓:一是在站立位时由两侧髋臼斜行向上通过髂骨增厚部到达骶髂关节与对侧相交而成,称骶股弓(图 10-4),此弓站立时支持体重;二是由两侧坐骨结节向上经髋骨后部至骶髂关节与对侧相交而成,称骶坐弓(图 10-5),在直立位或坐位时承受体重。此二弓较坚固,不易骨折。前方上下各有 1 个起约束稳定作用的副弓,称连接弓,由双侧耻骨相连合,上束弓经耻骨体及耻骨上支,防止骶股弓分离;下束弓经耻骨下支及坐骨下支,支持骶坐弓,防止骨盆向两侧分开。副弓远不如主弓坚强有力,受外伤时副弓必会先分离或骨折。

当负重主弓骨折时,副弓大多同时骨折(耻骨联合分离时可无骨折)。

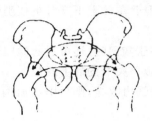

图 10-4　骶股弓

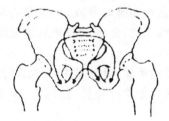

图 10-5　骶坐弓

2.骨盆外围

骨盆外围是上身与下肢诸肌的起止处,如后方有臀部肌肉附着(臀大、中、小肌);坐骨结节处有二头肌、半腱肌、半膜肌附着;缝匠肌起于髂前上棘,股直肌抵止于髂前下棘;在耻骨支、坐骨支及坐骨结节处有内收肌群附着;骨盆的上方,在前侧有腹直肌、腹内斜肌、腹横肌分别抵止于耻骨联合、耻骨结节和髂嵴上;在后侧有腰方肌抵止于髂嵴。这些肌肉的急骤收缩均可引起附着点的撕脱骨折,同时也是骨盆骨折发生移位的因素之一。

3.盆腔内

盆腔内的主要血管与骨盆的关系密切,耻骨上支前后方各有髂外动、静脉,以及闭孔动、静脉经过,耻骨下支和坐骨支内缘有阴部内动、静脉经过,当耻骨、坐骨骨折或耻骨联合分离时,上述血管由于贴近骨面易受损伤。髋臼窝处有闭孔动、静脉经过,髋臼骨折或中心型脱位时可伤及此血管。骨盆后段的骶髂关节周围有髂内动、静脉及其主要分支,如臀上动、静脉经坐骨切迹到髂骨后面,骶外侧动脉走在骶骨前面,髂腹动、静脉越过骶髂关节到髂骨前面,髂内动、静脉壁支紧靠盆壁行走,此段血管排列稠密,骨折时常引起损伤,若伴骶髂关节脱位则髂腰动、静脉的分支最易撕裂。骨盆对盆腔内的内脏器官和组织(如膀胱、直肠、输尿管、性器、血管和神经)有保护作用,严重的骨盆骨折除影响负重功能外,常引起血管、神经的损伤,尤其是大量出血会造成休克;盆腔脏器破裂可造成腹膜炎而危及生命。

(二)病因

骨盆骨折多由强大的外力所致,也可通过骨盆环传达暴力而发生他处骨折,如车轮辗轧碰撞、房屋倒塌、矿井塌方、机械挤压等外伤造成骨折。由于暴力的性质、大小和方向的不同,常可引起各种形式的骨折或骨折脱位。

(1)前后方向的暴力主要作用于骶骨和耻骨,在外力作用下,骨盆前倾,既增加了负重弓的宽度,又使骶髂关节接触面更加紧密,加之其后部有非常坚强的韧带,故常造成耻骨下支双侧骨折、耻骨联合分离,并发骶髂关节脱位、骶骨骨折和髂骨骨折等,引起膀胱和尿道损伤。

(2)侧方暴力挤压骨盆,可造成耻骨单侧上下支骨折或坐骨上下支骨折、耻骨联合分离、骶髂关节分离、骶骨纵形骨折、髂骨翼骨折。

(3)间接传导暴力经股骨头作用于髋臼时,还可引起髋臼骨折,甚至发生髋关节中心型脱位,与骶髂关节平行的剪式应力则可导致该关节的后上脱位。

(4)牵拉伤,如急剧地跑跳,肌肉强力收缩,则会引起肌肉附着点撕脱骨折,常发生在髂前上棘和坐骨结节处。

(5)直接暴力,如由高处坠落、滑倒,臀部着地,可引起尾骨骨折或脱位及骶骨横断骨折。

(三)分类

骨盆骨折的严重性,取决于骨盆环的破坏程度,以及是否伴有盆腔内脏、血管、神经的损伤。因此,在临床上可将骨盆骨折分为两大类,即稳定型和不稳定型。

1.稳定型骨折

稳定型骨折指骨折线走向不影响负重,骨盆整个环形结构未遭破坏,其中包括不累及骨盆环的骨折,如髂骨翼骨折,一侧耻骨支或坐骨支骨折,髂前上、下棘或坐骨结节处撕脱骨折,骶骨裂纹骨折或尾骨骨折脱位(图 10-6)。

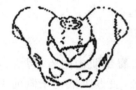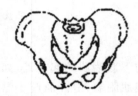

图 10-6　稳定性骨折

2.不稳定型骨折与脱位

不稳定型骨折与脱位是指骨盆环的连接性遭到破坏,至少有前后两处骨折或骶髂关节松弛、脱位,骨折错位,骨盆变形,如耻骨或坐骨上、下支骨折伴耻骨联合分离,耻骨或坐骨上、下支骨折伴骶髂关节错位,耻骨联合分离并伴骶髂关节错位等(图 10-7)。上述骨折共同的特点是具有不稳定性。骨折同时发生在耻骨及髂骨部,将骨盆纵向分裂为两半,半侧骨盆连同下肢向后上移位,造成畸形和肢体短缩,导致晚期活动和负重功能严重障碍,而且常伴有其他骨折或内脏损伤,尤以尿道、膀胱损伤多见。也可发生盆腔大血管或肠道损伤,产生严重后果。治疗时需要针对不同情况进行处理。

(四)临床表现

有明显的外伤史,伤后局部疼痛、肿胀、瘀斑。骨盆骨折多由强大暴力造成,可合并有膀胱、尿道、直肠及血管神经损伤而造成大出血。因此,常有不同程度的休克表现。单处骨折骨盆环保持完整者,除局部有压痛外,多无明显症状。其他较重的骨折,如骨盆环的完整性被破坏,患者多不能翻身、坐起或站立,下肢移动时疼痛加重,局部肿胀、皮下瘀斑及压痛明显。在骶髂关节脱位时,患侧髂后上棘较健侧明显凸起,并较健侧为高,与棘突侧间距离也较健侧缩短,从脐到内踝的长度也是患侧缩短。交叉量诊对比测量两侧肩峰至对侧髂前上棘之间的距离,可发现变短的一侧骶髂关节错位或耻骨联合分离,或骨折向上移位。骨盆挤压试验和分离试验时,在骨折处出现疼痛。尾骨骨折或脱位可有异常活动和纵向挤压痛,肛门指诊能摸到向前移位的尾骨。X线检查可显示骨折类型和移位情况,可摄左、右45°斜位片及标准前后位片,必要时做CT检查。

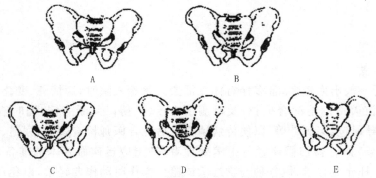

图 10-7 骨盆不稳定型骨折与脱位

A.一侧耻骨上下支骨折合并耻骨联合分离;B.一侧耻骨上下支骨折合并同
侧骶髂关节脱位;C.髂骨翼骨折合并耻骨联合分离;D.单侧骶髂关节脱位
合并耻骨联合分离;E.双侧耻骨上下支骨折合并骶髂关节脱位

二、治疗原则

(一)稳定性骨盆骨折的治疗

1.单纯前环耻骨支、坐骨支骨折

不论单侧或双侧,除个别骨折块游离突出于会阴部皮下,需手法推挤到原位,以免影响坐、骑之外,一般不需整复。卧硬板床休息,对症治疗,3～4周即可下床活动。

2.撕脱性骨折

需改变体位,松弛牵拉骨折块的肌肉,有利于骨折块的稳定和愈合。如髂前上、下棘撕脱骨折,可在屈膝屈髋位休息,3～4周即可下床活动。坐骨结节骨折,可在伸髋屈膝位休息,4～6周下床锻炼。

3.尾骨骨折移位

可通过肛门内整复,如遗留疼痛或影响排便者,可进行切除术。

(二)不稳定性骨折的治疗

对不稳定性骨折的治疗,关键在于整复骶髂关节脱位和骨盆骨折的变位,最大限度地恢复骨盆环的原状。治疗方法应根据骨折脱位的不同类型,采取相应手法,配合单向或双向牵引,或用外固定架、石膏短裤、沙袋对挤等综合措施来保证复位后的稳定和愈合。

(1)单纯耻骨联合分离,分离轻者用侧方对挤法使之复位,两侧髂骨翼外侧放置沙袋保持固定。分离宽者,用上法复位后再用布兜悬吊以维持对位,或用多头带固定即可。

(2)骶髂关节脱位合并骶骨骨折或髂骨翼骨折,半侧骨盆向上移位而无髂翼内、外翻者,可在牵拉下手法复位,并配合同侧髁上牵引或皮牵引,重量10～15 kg。维持牵引重量不宜过早减轻,以免错位。8周后拆除牵引,下床锻炼。

(3)骶髂关节脱位并伴髂骨翼骨折外翻变位者,手法复位后给单向下肢牵引即可。

(4)髂骨翼骨折外翻变位伴耻骨联合分离,骶髂关节往后上脱位者,可用骨盆夹固定;耻骨上下支或坐骨上下支骨折伴同侧骶髂关节错位,或耻骨联合分离伴一侧骶髂关节错位者,复位后多不稳定,除用多头带固定外,患肢需用皮牵引或骨牵引,床尾抬高;如错位严重,进行骨牵引者,健侧需用一长石膏裤做反牵引,一般牵引时间为6～8周。

(5)髋臼骨折伴股骨头中心型脱位,采用牵伸扳拉复位法和牵引复位法。牵引固定6～8周方可解除。

三、护理

(一)护理要点

(1)骨盆骨折一般出血较多,且多伴有休克征象。急诊入院时,病情急,变化快。接诊人员首先应迅速、敏捷、沉着冷静地配合抢救,及时测量血压、脉搏以判断病情,同时输氧、建立静脉通道,并备好手套、导尿包、穿刺针等,以便待病情稳定后配合医师检查腹部、尿道、会阴及肛门。若有膀胱、尿道、直肠、血管损伤需要紧急手术处理者,护士应迅速做好术前准备,如备皮、留置尿管、配血、抗休克、补充血容量、做各种药物过敏试验。操作时动作要轻柔,以免加重损伤,同时要给患者以心理安慰,解除其紧张恐惧情绪。对病情较轻者,除密切观察生命体征的变化外,还要注意腹部、排尿、排便等情况,警惕隐匿性内脏损伤发生。

(2)牵引治疗期间,要观察患者的体位、牵引重量和肢体外展角度,保证牵引效果,要将患者躯干、骨盆、患肢的体位联系起来观察。要求躯干要放直,骨盆要摆正,脊柱与骨盆要垂直。同时要注意倾听患者的主诉,如牵引针眼疼痛、牵引肢体麻木、足部背伸无力等,警惕因循环障碍而导致的缺血性痉挛,或因腓总神经受压而致的足下垂发生。

(3)预防并发症:长期卧床患者要加强基础护理,预防褥疮及呼吸、泌尿系统并发症发生。尤其是年老体弱者,长期卧床,呼吸变浅,分泌物不易排出,容易引起坠积性肺炎及排尿不全、尿渣沉淀。因此要鼓励患者加强深呼吸,促进血液循环。病情允许者,可利用牵引架向上牵拉抬起上身,有助于排净膀胱中的尿液。

(二)护理问题

(1)有腹胀、排便困难或便秘的可能。

(2)有发生卧床并发症的可能。

(3)活动受限,自理能力下降。

(4)有骨折再移位的可能。

(5)患者体质下降。

(6)不了解功能锻炼方法。

(三)护理措施

(1)腹膜后血肿的刺激,造成肠麻痹或自主神经功能紊乱,可导致腹胀、排便困难或便秘,加之患者长期卧床,肠蠕动减弱,也可引起便秘。具体措施:①鼓励患者多食富含粗纤维的蔬菜、水果,必要时服用麻仁润肠丸、果导片等缓泻剂。②在排除内出血情况下,可进行腹部热敷,并做环形按摩,以促进肠蠕动。按摩时动作要轻柔,不可用力过猛过重。③通过暂禁食,肛管排气,必要时进行胃肠减压以减轻肠胀气,逐步恢复胃肠功能。

(2)骨盆骨折后需要牵引、固定,故卧床时间长,易发生褥疮、肺部及泌尿系统感染等并发症,应予以积极预防。

(3)由于骨折的疼痛或因牵引固定,患者活动功能明显受到限制,给生活起居带来诸多不便。具体措施:①对于轻症患者或有急躁情绪者,应讲明卧床制动的重要性和必要性,以及过早活动的危害,取得患者的配合。②主动关心患者,帮助患者解决饮食、生活起居所需,鼓励患者要安心养病。

（4）预防骨折再移位的发生。具体措施：①每天晨、晚间护理时，检查患者的卧位与牵引装置，及时调整患者因重力牵引而滑动的体位、外展角度，保证脊柱放直，骨盆摆正，肢体符合牵引力线。②指导并教会患者床上排便的方法，避免因抬臀坐便盆而致骨折错位。③告知患者保持正确卧位的重要性，以及扭动、倾斜上身的危害，以取得配合。

（5）因出血量多、卧床时间长、气虚食少、营养不足而致患者体质下降。具体措施：①做好饮食指导，给高热量、高营养饮食，早期宜食清淡的牛奶、豆腐、大枣米汤、水果和蔬菜，后期给予鸡汤、排骨汤、牛羊肉、核桃、桂圆等。②每天做 2 次口腔护理，以增进食欲。③病情稳定后，可指导患者进行床上练功活动，如扩胸、举臂等上肢活动，以促进血液运行，增强心肺功能；每天清晨醒后做叩齿、鼓漱、咽津，以刺激胃肠蠕动。

（6）指导功能锻炼。①无移位骨折。单纯耻骨支或髂骨无移位骨折又无合并伤，仅需卧床休息者，取仰卧与侧卧交替（健侧在下）。早期可在床上做股四头肌舒缩和提肛训练，以及患侧踝关节跖屈背伸活动。伤后 1～2 周可指导患者练习半坐位，做屈膝屈髋活动。3 周后可根据患者情况练习下床站立、行走，并逐渐加大活动量。4 周后经拍片证明临床愈合者可练习正常行走及下蹲。②对耻骨上、下支骨折合并骶髂关节脱位，髂骨翼骨折或骶髂关节脱位合并耻骨联合分离者，仰卧硬板床。早期可根据情况活动上肢，忌盘腿、侧卧，以防骨盆变形。2 周后可进行股四头肌等长收缩及踝关节的跖屈背伸活动，每天推拿髌骨 2 次，以防关节强直。4 周后可做膝、髋关节的被动伸屈活动，动作要缓慢，幅度由小到大，逐渐过渡到主动活动。6～8 周去除固定后，可先试行扶拐不负重活动，经 X 线摄片显示骨折愈合后，可逐渐练习扶拐行走。

（四）出院指导

（1）轻症无移位骨折回家疗养者，要告知患者卧床休息的重要性，禁止早期下床活动，防止发生移位。

（2）对耻骨联合分离而要求回家休养的患者，要教会其家属正确使用骨盆兜，或掌握沙袋对挤的方法及皮肤护理和会阴部清洁的方法，防止压疮和感染，禁止侧卧。

（3）临床愈合后出院的患者，要继续坚持功能锻炼。

（4）加强营养，以补虚弱之躯，促进早日康复。

（周钦玲）

第六节　股骨干骨折

股骨干骨折是指由小转子下至股骨髁上部位骨干的骨折。

一、病因与发病机制

由强大的直接暴力或间接暴力所致，多见于 30 岁以下的男性。直接暴力可引起横形或粉碎性骨折，间接暴力多为坠落伤，可引起斜形骨折或螺旋形骨折。

二、临床表现

股骨干骨折后出血多，当高能量损伤时，软组织破坏、出血和液体外渗，肢体明显肿胀，常导致低血容量性休克。患侧肢体短缩、成角、旋转和功能障碍,可有骨擦感。如果损伤腘窝血管和神经,可出现远端肢体的血液循环、感觉、运动功能障碍。常见的并发症有低血容量性休克、脂肪栓塞综合征、深静脉血栓、创伤性关节炎等。

三、实验室及其他检查

X线正侧位摄片应包括其近端的髋关节和远端的膝关节。骨折早期进行血气监测,可监测脂肪栓塞的发生。

四、诊断要点

根据受伤史及受伤后患肢缩短、外旋畸形,X线正侧位片可明确骨折的部位和类型。

五、治疗要点

(一)儿童股骨干骨折的治疗

3岁以下儿童股骨干骨折常用 Bryant 架行双下肢垂直悬吊牵引。牵引重量以臀部稍悬空为宜。牵引时间为3～4周。由于儿童骨骼愈合塑形能力强,骨折断端即使重叠1～2 cm,轻度向前、外成角也是可以自行纠正的。但不能有旋转畸形。

(二)成人股骨干骨折的治疗

一般采用骨牵引,持续股骨髁上或胫骨结节骨牵引,直到骨折临床愈合,一般需6～8周。牵引过程中要复查X线,了解复位情况。非手术治疗失败或合并有神经、血管损伤,或伴有多发性损伤不宜卧床过久的老年人可采用切开复位内固定,钢板、螺钉、带锁髓内针固定。

六、护理要点

(一)牵引的护理

小儿垂直悬吊牵引时,经常观察患儿足部温度、颜色及足背动脉的搏动情况,以防血液循环障碍及皮肤破损。为有效产生反牵引力,注意牵引时臀部要离开床面,两腿牵引重量要相等。成人牵引时要抬高床尾,保持牵引力方向与股骨干纵轴成直线。定期测量下肢长度和力线以保持有效牵引。骨牵引针处每天消毒,严禁去除血痂。注意检查足背伸肌功能。腓骨头处加垫软垫,以防腓总神经受损伤。防止发生压疮。

(二)功能锻炼

1.小儿骨折

炎性期,卧床进行股四头肌的静力收缩。骨痂形成期,患儿从不负重行走过渡到负重行走。骨痂成熟期,由部分负重行走过渡到完全负重行走。

2.成人骨折

除疼痛减轻后进行股四头肌等长收缩外,还要练习踝关节、足关节等小关节的活动。去除外固定后,可进行行走训练,适应下床行走后,逐渐进行负重行走。

（周钦玲）

第七节 髌 骨 骨 折

　　髌骨古称连骸骨,俗称膝盖骨、镜面骨。《素问·骨空经》云:"膝解为骸关,侠膝之骨为连骸。"髌骨为人体最大的籽骨,位于膝关节之前。髌骨骨折占全部骨折损伤的 10%,多见成年人。

　　髌骨略呈三角形,尖端向下,被包埋在股四头肌腱部,其后方是软骨面,与股骨两髁之间软骨面相关节,即髌股关节。髌骨后方之软骨面有条纵嵴,与股骨髁滑车的凹陷相适应,并将髌骨后软骨面分为内外两部分,内侧者较厚,外侧者扁宽。髌骨下端通过髌韧带连于胫骨结节。

　　髌骨是膝关节的一个组成部分,切除髌骨后,在伸膝活动中可使股四头肌肌力减少 30% 左右。因此,髌骨有保护膝关节、增强股四头肌肌力、伸直膝关节最后 10°～15° 的作用,除不能复位的粉碎性骨折外,应尽量保留髌骨。髌骨后面是完整的关节面,其内外侧分别与股骨内外髁前面形成髌股关节,在治疗中应尽量使关节面恢复平整,减少髌骨关节炎的发生。横断骨折有移位者,均有股四头肌腱扩张部断裂,致使股四头肌失去正常伸膝功能,故治疗髌骨骨折时,应修复肌腱扩张部的连续性。

一、病因

　　骨折病因为直接暴力和肌肉强力收缩所致。直接暴力多因外力直接打击在髌骨上,如撞伤、踢伤等,骨折多为粉碎性,其髌前腱膜及髌骨两侧腱膜和关节囊多保持完好,骨折移位较小,亦可为横断骨折、边缘骨折或纵形劈裂骨折。肌肉强力收缩者,多由于股四头肌猛力收缩所形成的牵拉性损伤,如突然滑倒时,膝关节半屈曲位,股四头肌骤然收缩,牵拉髌骨向上,髌韧带则固定髌骨下部,而股骨髁部向前顶压髌骨形成支点,三种力量同时作用造成髌骨骨折。肌肉强力收缩多造成髌骨横断骨折,上下骨块有不同程度的分离移位,髌前筋膜及两侧扩张部撕裂严重。

二、诊断要点

　　有明显外伤史,伤后膝前方疼痛、肿胀,膝关节活动障碍。检查时在髌骨处有明显压痛,粉碎骨折可触及骨擦感,横断骨折有移位时可触及一凹沟。膝关节正侧位 X 线片可明确诊断。

　　X 线检查时需注意:侧位片虽然对判明横断骨折以及骨折块分离最为有用,但不能了解有无纵形骨折以及粉碎骨折的情况。而斜位片可以避免髌骨与股骨髁重叠,既可显示其全貌,更有利于诊断纵形骨折、粉碎骨折及边缘骨折。斜位摄片时,若为髌骨外侧损伤可采用外旋 45° 位。如怀疑内侧有损伤时,则可取内旋 45°。如临床高度怀疑有髌骨骨折而斜位及侧位 X 线片均未显示时,可再拍髌骨切位 X 线片(图 10-8)。

三、治疗方法

　　髌骨骨折属关节内骨折,在治疗时必须达到解剖复位标准并修复周围软组织损伤,才能恢复伸膝装置的完整,防止创伤性关节炎的发生。

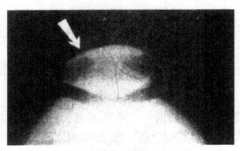

图 10-8　髌骨切线位 X 线片

（一）整复固定方法

1.手法整复外固定

（1）整复方法：复位时先将膝关节内积血抽吸干净，注入 1‰普鲁卡因 5～10 mL，起局部麻醉作用，而后患膝伸直，术者立于患侧，用两手拇食指分别捏住上下方骨块，向中心对挤即可合拢复位。

（2）固定方法。①石膏固定法：用长腿石膏固定患膝于伸直位。若以管型石膏固定，则应在石膏塑形前摸出髌骨轮廓，并适当向髌骨中央挤压使骨折块断面充分接触，这样固定作用可靠，可在早期进行股四头肌收缩锻炼，预防肌肉萎缩和粘连。外固定时间不宜过长，一般不要超过6 周。髌骨纵形骨折一般移位较小，用长腿石膏夹固定 4 周即可。②抱膝圈固定法：可根据髌骨大小，用胶皮电线、纱布、棉花做成套圈，置于髌骨处，并将四条布带绕于托板后方收紧打结，托板的两端用绷带固定于大小腿上。固定 2 周后，开始进行股四头肌收缩锻炼，3 周后下床练习步行，4～6 周后去除外固定，做膝关节不负重活动。此方法简单易行，操作方便，但固定效果不够稳定，有再移位的可能，注意固定期间应定时检查纠正。同时注意布带有否压迫腓总神经，以免造成腓总神经损伤。③闭合穿针加压内固定：适用于髌骨横形骨折者。方法是：皮肤常规消毒、铺巾后，在无菌操作下，用骨钻在上下骨折块分别穿入一根克氏针，注意进针方向须与髌骨骨折线平行，两根针亦应平行，穿针后整复。骨折对位后，将两针端靠拢拉紧，使两骨折块接触，稳定后再拧紧固定器螺钉，如无固定器亦可代之以不锈钢丝。然后用乙醇纱布保护针孔，防止感染，术后用长木板或石膏托将膝关节固定于伸直位（图 10-9）。④抓髌器固定法：方法是患者取仰卧位，股神经麻醉，在无菌操作下抽净关节内积血，用双手拇、食指挤压髌骨使其对位。待复位准确后，先用抓髌器较窄的一侧钩刺入皮肤，钩住髌骨下极前缘和部分髌腱。如为粉碎性骨折，则钩住其主要的骨块和最大的骨块，然后再用抓髌器较宽的一侧，钩住近端髌骨上极前缘即张力带处。如为上极粉碎性骨折，则先钩住上极粉碎性骨块，再钩住远端骨块。注意抓髌器的双钩必须抓牢髌骨上下极的前侧缘，最后将加压螺旋稍加拧紧使髌骨相互紧密接触。固定后要反复伸屈膝关节以磨造关节面，达到最佳复位。骨折复位后应注意抓髌器螺旋盖压力的调整，因为其为加压固定的关键部位，松则不能有效地维持对位，紧则不能产生骨折自身磨造的效应（图 10-10）。⑤髌骨抱聚器固定法：电视 X 线透视下无菌操作，先抽尽膝关节腔内积血，利用胫骨结节髌骨外缘的关系，在胫骨结节偏内上部位，将抱聚器的下钩刺穿皮肤，进入髌骨下极非关节面的下方，并向上提拉，确定是否抓持牢固。并用拇指后推折块，让助手两手拇指在膝关节两旁推挤皮肤及皮下组织向后以矫正翻转移位。然后将上针板刺入皮肤，扎在近折块的前侧缘上，术者一手稳住上下针板，令助手拧动上下手柄，直至针板与内环靠近；术者另一手的拇指按压即将接触的折端，并扣压内外侧缘，以防侧方错位，并加压固定。再利用髌骨沿股间窝下滑及膝关节伸屈角度不同和髌股关节接触面的变化,伸屈膝关节,纠正残留成角和侧方移位。应用髌骨抱聚器治疗髌骨骨折具有骨折复位稳定、加速愈合、关节功能恢复理想的优点(图10-11)。

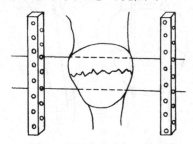

图 10-9　闭合穿针加压内固定

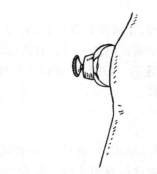

图 10-10　抓髌器固定法

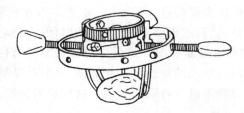

图 10-11　髌骨抱聚器固定法

2.切开复位内固定

适用于髌骨上下骨折块分离在 1.5 cm 以上、不易手法复位或其他固定方法失败者。方法是在硬膜外麻醉或股神经加坐骨神经阻滞麻醉下,取膝前横弧形切口,切开皮肤皮下组织后,即进入髌前及腱膜前区,此时可见到髌骨的折面及撕裂的支持带,同时有紫红色血液由裂隙涌出,吸净积血,止血,进行内固定。目前以双 10 号丝线、不锈钢丝、张力带钢丝固定为常用(图10-12)。

(二)药物治疗

髌骨骨折多瘀肿严重,初期可用利水逐瘀法以祛瘀消肿,具体药方参照股骨髁间骨折。若采用穿针或外固定器治疗者,可用解毒饮加泽泻、车前子;肿胀消减后,可服接骨丹。后期关节疼痛活动受限者,可服养血止痛丸。外用药初期肿胀严重者,可外敷消肿散。无移位骨折,可外贴接骨止痛膏。去固定后,关节僵硬疼痛者,可按摩展筋丹或展筋酊,并可用活血通经舒筋利节的苏木煎外洗。

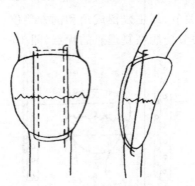

图 10-12　张力带钢丝内固定

（三）功能康复

复位固定肿胀消退后，即可下床活动，让膝关节有小量的伸屈活动，使髌骨关节面得以在股骨滑车的磨造中愈合，有利于关节面的平复。第 2～3 周，有托板固定者应解除，有限度地增大膝关节的活动范围。6 周后骨折愈合去固定后，可用指推活髌法解除髌骨粘连，以后逐步加强膝关节屈伸活动锻炼，使膝关节功能早日恢复。

四、术后康复和护理

骨折固定稳定，可实施早期被动关节活动练习，用 CPM 或铰链型关节固定支具。24～48 小时拔除关节腔内引管，疼痛消失后指导患者进行股四头肌等长收缩练习及踝、髋关节主动活动，直腿抬高练习可于术后 1～2 天开始。股四头肌等长运动练习和早期关节活动练习可防止粘连并维持股四头肌的紧张度。X 线证实骨折愈合后 4～6 周，就应开始抗阻力运动。体育运动或充分的活动应该待持续康复完成后进行，这需要 3～6 个月的时间。在髌骨部分切除术后，功能的恢复主要依赖腱-骨交界面的愈合和修复情况。术后应对膝关节进行保护并制动 3～4 周，对于伸肌结构大范围的修复或者软组织缺陷的补救的病例来说，至少需要制动 4～6 周。在这期间患者可在铰链型膝关节固定支具保护下进行有限的活动。这些患者需要几个月的功能锻炼、系统康复，才能获得最大的活动度和力量。

（周钦玲）

第八节　踝关节骨折

一、基础知识

（一）解剖生理

踝关节由胫腓骨下段和距骨组成，胫骨下端后缘稍向下突出，呈唇状者为后踝，外踝比内踝宽而长，其尖端在内踝尖端下 0.5～1.0 cm，且位置比内踝偏后约 1 cm，内、外、后三踝构成踝穴，将距骨包裹于踝穴内。胫腓二骨下端形成胫腓联合，被坚强而有弹性的骨间韧带、胫腓下前后联合韧带及横韧带联合在一起。当踝背伸时，因较宽的距骨体前部进入踝穴，胫腓二骨可稍分开；

跖屈时二骨又相互接近。踝关节的周围有肌腱包围,但缺乏肌肉和其他软组织遮盖。关节的活动范围因人而异,一般背伸可达 70°,跖屈可达 140°,有 70°的活动范围。

(二)病因

踝关节骨折是最常见的关节内骨折,因外力作用的方向、大小和肢体受伤时所处位置的不同,可造成各种不同类型的骨折,或合并各种不同程度的韧带损伤和不同方向的关节脱位。在检查踝关节骨折时,必须了解受伤原因,详细检查临床体征,对照 X 线片,确定骨折类型,决定治疗、护理措施。

(三)分型

踝部骨折可分为外旋,外翻,内翻,纵向挤压,侧方挤压,踝关节强力跖屈、背伸和踝上骨折七型,前三型又按其损伤程度各分为三度。

(四)临床表现

(1)局部疼痛、肿胀,甚至有水疱。广泛性瘀斑,踝关节内翻或外翻畸形,如外翻的内踝撕脱骨折,肿胀疼痛及压痛都局限于内踝骨折部。足外翻时内踝部疼痛加剧,内翻内踝骨折则不然,外侧韧带一般都有严重撕裂,断裂部疼痛加剧。

(2)局部压痛明显,可检查出骨擦音。

(3)活动踝关节时,受伤部位疼痛加剧。

(4)功能受限。

(5)X 线检查可明确骨折类型和移位程度,必要时进行内翻或外翻摄片,以鉴别有无合并韧带损伤及距骨移位。

二、治疗原则

踝关节骨折属关节内骨折,应力求复位准确,固定可靠。在不影响骨折复位稳定的情况下,尽早指导踝关节功能活动,使骨折得以在距骨的磨造活动中愈合。复位可在坐骨神经阻滞麻醉下进行,其治疗原则是反伤因情况下的复位固定。

(一)踝关节闭合性骨折

(1)闭合性的外旋,外翻,内翻和侧方挤压的第一、二度骨折,均可采用手法整复,外贴消定膏止痛,用踝关节塑形夹板,固定踝关节于中立位,4~5 周即可拆除。

(2)单纯的下胫腓分离,手法挤压复位后,于无菌和局部麻醉下,进行内、外踝上部经皮钳夹固定。其方法为保持对位,选好进针点,钳的两尖端同时刺入或先刺进一侧,再刺另一侧,亦可以直达骨皮质,加压使下胫腓分离复位固定,旋紧旋钮,去除把柄。将钳尖刺进皮部,用无菌敷料包扎,4~5 周即可拆除。

(3)内翻双踝、三踝骨折,手法整复后,踝关节两侧衬以棉垫或海绵垫,用踝关节塑形夹板固定踝关节于外翻位。

(4)外旋型双踝、三踝骨折复位后,若后踝骨折块较大,超过踝关节面 1/4 且复位后不稳定者,可在无菌、局部麻醉和 X 线监视下,用直径为 2 mm 的克氏针固定或交叉固定。上述内翻、外翻、外旋三型骨折,复位后若内踝前侧张口而背伸位难以维持者,也可采用 U 型石膏托固定。

(5)纵向挤压骨折关节面紊乱者,经手法整复后,应用超踝夹板固定,控制侧方移位,结合跟骨牵引,防止远近段重叠。

(6)新鲜 Lauge-Hansen 旋后外旋型、旋前外旋型、旋后内收型、旋前外展型不稳定型踝关节骨折,可采用在股神经、坐骨神经阻滞麻醉、C 型臂电视机透视下进行。无菌条件下,按孟氏整复方法进行复位后,用仿手法式踝关节骨折复位固定器固定。6 周左右骨折愈合后去除固定器,下地负重活动。

(7)侧方挤压的内外踝骨折虽移位不多,但多呈粉碎性,局部外固定后,应尽早活动。

(8)胫骨下关节面前缘大块骨折,复位后不稳定者,可于无菌、局部麻醉和 X 线监视下,进行 1 或 2 根克氏针交叉固定,用后石膏托固定踝关节于中立位,骨折愈合后拔针,扶拐活动。

(二)踝关节开放性骨折

彻底清创、直观复位后,外踝可用长螺钉或克氏针交叉固定,然后在无张力下缝合伤口,无菌包扎,前后以石膏托固定踝关节于中立位,小腿抬高置于枕上以利消肿。第 2 周拍 X 线片,5～6 周骨折愈合后,可去除固定,扶拐活动,直到骨折愈合坚牢,方可去除克氏针及螺钉。

三、护理

(一)护理要点

(1)观察患者神志、体温、脉搏、呼吸、血压、尿量、贫血征象,以及情绪、睡眠、饮食营养状况及大小便等变化。手法整复牵拉时应严密观察患者面色及生命体征的变化,以防诱发心脑血管系统疾病。

(2)观察固定针是否脱出,针锁、钳夹固定栓有无松动。如发现克氏针被衣被挂松脱出,针锁、钳夹松动者,应及时调整,必要时拍片检查,以防骨折移位。

(3)观察夹板、石膏固定的骨突部皮肤,如内外踝部是否受压,发现红肿、有水泡破溃者,应及时调换衬垫,薄者应加厚,脱落者应重新垫好;观察皮牵引时皮肤有无过敏、起水疱,发现过敏者,立即改换其他方法;有水疱者穿刺抽液,破溃者及时换药,并保持清洁干燥,避免感染;观察各种针、钳经皮处有无渗血、渗液等,如有压伤、渗血、渗液者应及时换药处理。

(4)观察牵引、外固定装置是否合适有效,如夹板的松紧度应以绑扎以后带子上下推移活动 1 cm 为度,因为过松起不到固定作用,过紧会影响血液运行,造成肢体肿胀和缺血挛缩,甚至坏死。应确保石膏无挤压、无断裂或过松,保持牵引重量适宜,轴线对应,滑轮灵活,重锤悬空等,发现异常,及时调整。

(5)观察肢端血液循环是否障碍,血管、神经有无损伤。由于肢体过度肿胀、外固定过紧等因素可致末梢血液循环障碍。因此,应经常触摸足背及胫后动脉搏动,如发现搏动减弱或摸不清晰,末梢皮肤温度降低,感觉运动异常,应及时报告医师进行处理。

(6)观察踝关节固定后的摆放位置及肿胀程度,若踝关节骨折肿胀较甚,应抬高患侧小腿至略高于心脏的位置,以利于肿胀消退。如果严重肿胀,皮肤张紧发亮,出现张力性水疱,应注意观察患肢远端皮肤温度、颜色、足背动脉搏动等情况。

(7)手术后,患者除观察生命体征外,应注意观察伤口有无渗血、渗液,引流管是否通畅及有无感染征象等。

(二)护理问题

(1)对功能锻炼方法缺乏了解。

(2)有踝关节僵硬的可能。

(三)护理措施

(1)讲明功能锻炼的重要性,取得主动合作。

（2）有计划地指导功能锻炼，贯彻筋骨并重原则，预防后期并发症：①一般骨折整复固定者麻醉消退后，应对肿胀的足背进行按摩，并鼓励患者主动活动足趾，自主操练踝背伸蹬腿，膝关节伸屈、抬举等活动。双踝骨折从第 2 周起，可以加大踝关节自主活动范围，并辅以被动活动。被动活动时，只能做背伸及跖屈活动，不能旋转及翻转。2 周后患者可扶拐下地轻负重步行。三踝骨折进行上述活动步骤可稍晚 1 周，使残余的轻微错位随距骨的活动磨造而恢复，可通过收缩肌肉尽早消除肿胀，从而减少并发症。②踝关节骨折复位固定器固定者，在麻醉消失后，即指导患者做踝关节跖背屈功能锻炼。大块后踝骨折未固定者，跖屈幅度不可过大，以防距骨压迫使后踝骨折错位。术后 1 周无疼痛反应，针孔干燥，双踝骨折和后踝骨折不足关节 1/4 的三踝骨折患者，可下地负重活动，以促使患者快速康复。③骨折愈合去固定后，可做摇足旋转、斜坡练步、站立屈膝背伸和下蹲背伸等踝关节的自主操练，再逐步练习行走。

（3）骨折愈合后期，在外用展筋酊按摩，中药熏洗踝部的基础上，配合捏摆松筋、牵扯抖动等方法以理筋通络，并可采用推足背伸、按压跖屈、牵拉旋转、牵扯伸屈等手法活动，以加快关节功能恢复，预防踝关节僵硬。

（周钦玲）

第九节　肩关节周围炎

肩关节周围炎表现为肩痛及运动功能障碍的综合征，包括肩关节、滑囊、肌腱及肩周肌的慢性炎症，又称"冻结肩"，由于好发于 50 岁左右的人群，又俗称"五十肩"。

一、病因与发病机制

中老年人软组织发生退行性改变，对各种外力的承受能力减弱是发病的基本因素。肩部急性损伤治疗不当、长期过度活动、姿势不良等所致的慢性损伤是主要诱发因素。另外，由于上肢外伤、手术等，肩部固定时间过长，肩关节周围组织继发萎缩、粘连，也可诱发该病。

病理变化包括滑囊渗出性炎症、粘连和钙质沉积。根据其发病部位及病理变化分为肩周围滑液囊病变、盂肱关节腔病变、肌腱和腱鞘的退行性病变及肩周围其他病变。肩关节周围炎可累及肩峰下滑囊、喙突表面滑囊。

二、临床表现

冻结肩是中老年常见的肩关节疼痛症，也是具有自愈倾向的自限性疾病。经数月乃至数年时间炎症逐渐消退，症状得到缓解。疾病过程分为急性期、慢性期和功能恢复期三个阶段。

（一）急性期

急性期又称冻结进行期。疼痛剧烈，起病急，肌肉痉挛，关节活动受限。夜间疼痛加重影响睡眠。肩部有广泛压痛，急性期可持续 2～3 周。

（二）慢性期

慢性期又称冻结期。此期疼痛相对减轻，压痛范围仍广泛，发生关节挛缩性功能障碍，关节僵硬，举臂托物等动作均感困难。肩关节周围肌肉萎缩，软组织呈"冻结"状态。慢性期可持续数月至 1 年。

（三）功能恢复期

关节腔和滑囊的炎症逐渐吸收,关节容积和功能状态逐渐得到恢复,但肌肉萎缩尚需长期功能锻炼才能恢复。

三、实验室及其他检查

（一）X 线检查

一般无改变,偶可见局部骨质疏松。

（二）关节镜检查

可见滑膜充血,绒毛肥厚、增殖,关节腔狭窄。

四、诊断要点

根据辅助检查结果和临床症状体征进行诊断。

五、治疗要点

（一）非手术治疗

（1）急性期疼痛剧烈,治疗原则是止痛并缓解肌痉挛。用三角巾悬吊制动,选择镇静止痛药物,也可做肩胛上神经封闭治疗。

（2）慢性期可在止痛的前提下做适当功能锻炼,防止关节挛缩加重。

（3）功能恢复期,要坚持有效的关节功能锻炼,如爬墙训练,弯腰垂臂做前后、左右钟摆式运动,滑车带臂上举运动等(图 10-13)。

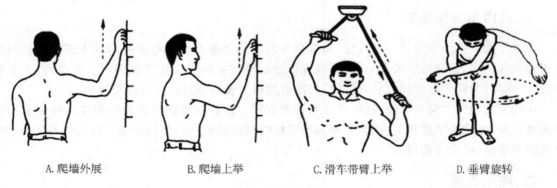

A. 爬墙外展　　　　B. 爬墙上举　　　　C. 滑车带臂上举　　　　D. 垂臂旋转

图 10-13　功能锻炼

（二）手术治疗

适宜冻结期患者,重度关节挛缩严重影响关节功能,经非手术治疗无效,可手术剥离粘连,松解关节囊。

六、护理要点

（一）日常生活能力的训练

肩周炎疼痛缓解后,要指导患者进行日常生活能力的训练。

（二）功能锻炼

肩关节功能锻炼要贯穿治疗全过程，早期以被动活动为主，保持肩关节活动度。恢复期以主动锻炼肩关节为主，制订合理训练计划，坚持锻炼，争取最大限度恢复肩关节功能。

（宋麦玲）

第十节　颈　椎　病

颈椎病指因颈椎间盘本身退变及其继发性改变刺激或压迫相邻脊髓、神经、血管和食管等组织，引起相应的症状或体征。依次以 $C_{5\sim6}$、$C_{4\sim5}$、$C_{6\sim7}$ 为好发部位，以中老年人、男性多见。

一、病因与发病机制

（一）颈椎间盘退行性变

颈椎间盘退行性变是颈椎病发生和发展中最基本的原因。

颈椎是脊椎骨中体积最小、活动度最大的椎体，很容易引起退行性变。退变导致椎间盘生物力学性能改变，继而纤维环的胶原纤维变性、出现裂隙。在外力作用下髓核可从此裂隙向后方突出。由于纤维环血运缺乏和生物力学改变，断裂的纤维难以愈合，使髓核产生营养障碍。同时，椎间盘高度下降，颈椎出现不稳，形成凸向椎体前方或凸向椎管内的骨赘，逐渐累及软骨下骨产生创伤性关节炎，引起颈痛和颈椎运动受限。在椎间盘、椎骨退变的基础上，连接颈椎的前/后纵韧带、黄韧带及项韧带发生松弛使颈椎失去稳定性，逐渐增生、肥厚，特别是在后纵韧带及黄韧带增生的情况下，椎管和椎间孔容积变小。颈椎间盘退变进展到一定程度，就会影响脊髓、神经和椎动脉等，产生相应的症状。

（二）颈椎骨慢性劳损

长期的屈颈工作姿势和不良的睡眠姿势导致颈椎骨慢性劳损。而慢性劳损是颈椎关节退行性变的主要影响因素。

（三）发育性颈椎椎管狭窄

颈椎先天性椎管狭窄者更易发生退变，出现临床症状和体征。

（四）其他因素

颈椎外伤、运动型损伤、交通意外等都可引起颈椎病。

二、分型

根据受压部位和临床表现分为以下几种。

（一）神经根型颈椎病

此型占颈椎病的 $50\%\sim60\%$，是最常见的类型。本型主要由颈椎间盘向后外侧突出，钩椎关节或椎间关节增生、肥大，刺激或压迫神经根所致。

（二）脊髓型颈椎病

此型占颈椎病的 $10\%\sim15\%$。颈椎退变致中央后突之髓核、椎体后缘骨赘、增生肥厚的黄韧带及钙化的后纵韧带等压迫脊髓，为颈椎病诸型中症状最严重的类型。

（三）椎动脉型颈椎病

颈椎退变机械性与颈椎节段性不稳定，致使椎动脉受到刺激或压迫。

（四）交感神经型颈椎病

本型发病机制尚不明确，可能和颈椎各种结构病变刺激或压迫颈椎旁的交感神经节后纤维有关。

三、临床表现

（一）神经根型颈椎病

表现：①神经干性痛或神经丛性痛，神经末梢受到刺激时，出现颈痛和颈部僵硬。病变累及神经根时，则有明显的颈痛和上肢痛。患者表现为颈肩痛、前臂桡侧痛、手的桡侧 3 指痛。②感觉障碍、感觉减弱和感觉过敏等。上肢有沉重感，可有皮肤麻木或过敏等感觉。③神经支配区的肌力减退、肌萎缩，以大小鱼际和骨间肌为明显。压头试验阳性，表现为颈痛并向患侧手臂放射等诱发根性疼痛。

（二）脊髓型颈椎病

表现：①颈痛不明显，主要表现为手足无力、麻木，双手持物不稳，握力减退，手不能做精细活动。走路不稳，有足踩棉花感。胸腹部有紧束感。后期可出现大小便功能障碍。②体征为上下肢感觉、运动和括约肌功能障碍，肌力减弱，四肢腱反射活跃，而腹壁反射、提睾反射、肛门反射减弱甚至消失。Hoffmann 征、Babinski 征、髌阵挛、踝阵挛等阳性。

（三）椎动脉型颈椎病

表现为一过性脑缺血或脊髓缺血症状，如头痛、眩晕、听力减退、视力障碍、语言不清、猝倒等。头部活动时可诱发或加重，体位改变或血供恢复后症状可缓解。椎动脉周围的交感神经纤维受压后，也可出现自主神经症状。

（四）交感神经型颈椎病

交感神经型颈椎病多与长期低头、伏案工作有关，体征较少，症状较多，表现为颈痛，头痛头晕，面部或躯干麻木发凉，痛觉迟钝，无汗或多汗，眼睛干涩或流泪，瞳孔扩大或缩小，听力减退，视力障碍或失眠，记忆力减退，也可以表现为血压不稳定、心悸、心律失常、胃肠功能减退等症状。

四、实验室及其他检查

临床诊断必须依据临床表现结合影像学检查，而不能单独依靠影像学诊断作为诊断颈椎病的依据。

（一）X 线检查

可示颈椎曲度改变，生理前凸减小、消失或反常，椎间隙狭窄，椎体后缘骨赘形成，椎间孔狭窄。在动力位过伸、过屈位摄片可示颈椎节段性不稳定。表现为在颈椎过伸和过屈位时椎间位移距离大于 3 mm。颈椎管测量狭窄，矢状径小于 13 mm。

（二）CT 检查

可示颈椎间盘突出，颈椎管矢状径变小，黄韧带肥厚，硬膜间隙脂肪消失，脊髓受压。

（三）MRI 检查

T_2 像硬膜囊间隙消失，椎间盘呈低信号，脊髓受压或脊髓内出现高信号区。T_1 像示椎间盘向椎管内突入等。

五、治疗要点

(一)非手术治疗

椎动脉型、神经根型和交感神经型颈椎病一般能经非手术治疗而治愈。

(1)颈椎牵引:临床常用的是枕颌带牵引,取坐位或卧位,头微屈,牵引重量 3～5 kg,每天 2～3 次,每次 20～30 分钟。也可行持续牵引,每天 6～8 小时,2 周为 1 个疗程。脊髓型一般不采用此方法。

(2)理疗按摩:可以改善局部血循环,减轻肌痉挛,次数不宜过多,手法不宜过重,脊髓型颈椎病不宜采用推拿按摩。

(3)改善不良工作体位和保持良好的睡眠姿势。

(4)可以对症服用复方丹参片和硫酸软骨素等。

(二)手术治疗

经保守治疗半年后效果不明显,影响到正常生活和工作,神经根性疼痛剧烈,保守治疗无效,上肢一些肌肉无力萎缩,经保守治疗后仍有发展趋势者,应采取手术治疗。

对于脊髓型颈椎病,应在确诊后及时手术治疗。根据颈椎病变情况可选择颈椎前路手术、前外侧手术和后路手术。手术包括切除压迫脊髓、神经的组织,行颈椎融合术,以增加颈椎的稳定性。

六、护理评估

(一)术前评估

1.一般情况

(1)一般资料:性别、年龄、职业等。

(2)既往史:有无颈肩部急、慢性损伤史和肩部长期固定史,以往的治疗方法和效果。

(3)家族史:家中有无类似病史。

2.身体状况

(1)局部:疼痛的部位和性质,诱发及加重的因素,缓解疼痛的措施及效果,有无四肢的感觉、活动、肌力及躯干的紧束感。

(2)全身:意识状态和生命体征、生活能力、有无大小便失禁。

(3)辅助检查:患者的各项检查有无阳性发现。

3.心理-社会状况

观察患者的情绪,了解其对疾病的认知程度及对手术的了解程度。评估患者的家庭支持系统对患者的支持帮助能力等。

(二)术后评估

1.手术情况

麻醉方式、手术名称、术中情况、引流管的数量和位置等。

2.身体状况

动态评估生命体征,伤口情况及引流液颜色、性状、量。评估患者有无排尿困难和尿潴留,有无并发症发生的征象等。

七、常见护理诊断/问题

(1)低效性呼吸形态:与颈髓水肿、术后颈部水肿有关。

(2)有受伤害的危险:与肢体无力及眩晕有关。

(3)潜在并发症:术后出血、脊髓神经损伤。

(4)躯体功能活动障碍:与颈肩痛及活动受限有关。

八、护理目标

(1)患者呼吸正常、有效。

(2)患者安全,无眩晕和意外发生。

(3)术后出血、脊髓神经损伤等并发症得到有效预防或及时发现和处理。

(4)患者肢体感觉和活动能力逐渐恢复正常。

九、护理要点

(一)病情观察

重点观察患者有无眩晕、头痛、耳鸣、视力模糊、猝倒、颈肩痛、肢体萎缩等症状,以及患者的工作姿势、休息姿势。

(二)非手术治疗的护理

1.病情观察

观察患者颈部及上肢是否有麻木、压痛,活动是否受限。牵引过程中保持牵引的有效性,观察有无头晕、心悸、恶心等症状,如发现上述症状及时调整牵引。

2.心理护理

颈椎病病程缓慢,治疗过程漫长,并且没有特效药物。应鼓励患者说出内心感受,积极解答其提出的问题,增加信心,消除焦虑、悲观的心理。

(三)手术护理

1.术前护理

(1)心理护理:向患者介绍手术全过程,指导患者调节情绪、缓解焦虑以配合医师手术。

(2)拟行颈椎后路手术的患者,术中需要俯卧时间较长,因此要在术前进行体位训练,以适应术中卧位。拟行颈椎前路手术的患者,为适应术中牵拉气管,可做正确、系统的气管推移训练。

(3)训练床上大小便。

(4)进行深呼吸及有效咳嗽训练,防止术后肺不张、坠积性肺炎的发生。

2.术后护理

(1)密切观察生命体征的变化,尤其是呼吸功能。及时发现因颈椎前路手术牵拉气管后产生的黏膜水肿、呼吸困难。

(2)术后搬动患者时保持颈部平直,切忌扭转,术后患者平卧,维持脊柱平直,颈肩两侧用沙袋固定。颈部垫软枕,保持颈部稍前屈的生理弯曲。

(3)观察伤口敷料渗血情况,引流液的颜色、性质、量,准确记录。发现切口肿胀、发音改变、呼吸困难,要迅速配合医师拆开缝线,取出血肿。如症状不缓解可行气管切开。

（四）健康指导

对于非手术治疗患者,嘱保持正确的工作姿势,经常变换体位。卧床休息时选择高低合适的枕头,以保持脊椎的生理弯曲。根据患者情况行肢体的主动和被动活动。增强肌肉的力量,防止肌肉萎缩和关节僵硬。对手术患者在术后第 1 天可指导进行上下肢的小关节主、被动功能锻炼。术后2～3 天可进行上肢的抓握训练及下肢的屈伸训练。术后3～5 天可带颈托下床活动。颈围固定要延续到术后 3～4 个月,然后逐步解除固定。注意寒冷季节保暖。

十、护理评价

通过治疗,患者是否:①维持正常、有效的呼吸。②未发生意外伤害,能陈述预防受伤的方法。③未发生并发症,若发生,得到及时处理和护理。④患者肢体感觉和活动能力逐渐恢复正常。

（周钦玲）

第十一节　腰椎间盘突出症

腰椎间盘突出症指由于腰椎间盘变性、纤维环破裂、髓核突出致使相邻的组织神经受到压迫或刺激而引起的一种临床综合征。发病年龄多在 20～50 岁,男性多见。

一、病因与发病机制

随着年龄增长,纤维环和髓核水分减少、弹性降低,椎间盘变薄,易于脱出,因此腰椎间盘退行病变是腰椎间盘突出症的基本病因。腰椎间盘大约从 18 岁就开始发生退变,在脊柱的负重与运动中承受强大力量,致使腰椎间盘发生力学、生物化学的一些改变。腰椎间盘突出诱发因素有以下几点。

（一）损伤

损伤是腰椎间盘突出的重要原因,儿童期与青少年期的损伤与椎间盘突出的发病密切相关。如投掷铁饼或标枪时,脊柱轻度负荷时躯干快速旋转,纤维环可水平破裂,椎间盘突出。

（二）遗传因素

腰椎间盘突出症家族发病也有报道,印第安人、因纽特人和非洲黑种人发病率较低。

（三）妊娠

妊娠期间整个韧带系统处于松弛状态,腰骶部又要承受大于平时的重力,加上后纵韧带松弛,增加了椎间盘膨出的机会。

（四）职业

职业与腰椎间盘突出症也有密切关系,如驾驶员长期处于坐位和颠簸状态,重体力劳动者和举重运动员因过度负荷可造成椎间盘病变。

二、病理生理

椎间盘由髓核、纤维环和软骨终板构成。在日常生活工作中,椎间盘承受了人体大部分重量,劳损程度严重;椎间盘血液供应不丰富,营养物质不易渗透。另外,随着年龄增长,椎间盘中蛋白多糖、硫酸软骨素、Ⅱ型胶原含量明显下降,极易发生退行性变。

腰椎间盘突出分为4种病理类型。

(一)椎间盘膨出型

纤维环部分破裂,呈环状凸起,表面完整无断裂,均匀地向椎管内膨出,可压迫神经根。

(二)椎间盘突出型

椎间盘纤维环断裂,髓核突向纤维环薄弱处或突入椎管,到达后纵韧带前方,引起临床症状。

(三)椎间盘脱出型

纤维环完全破裂,髓核突出到后纵韧带下抵达硬膜外间隙,突出的髓核可位于神经根内侧、外侧或椎管前方。

(四)游离型

纤维环完全破裂,椎间盘髓核碎块穿过后纵韧带,游离于椎管内或位于相邻椎间隙平面,有马尾神经或神经根受压的表现。

三、临床表现

(一)症状

(1)腰腿痛:椎间盘突出的主要症状,咳嗽、喷嚏、排便等导致腹压增高时疼痛加重。腰椎间盘突出症95%发生在$L_{4\sim5}$或L_5S_1,多有腰痛和坐骨神经痛。疼痛常为放射性神经根性痛,$L_{4\sim5}$突出时,疼痛沿大腿后外侧经腘窝、小腿外侧到足背及拇趾,L_5S_1突出时,疼痛沿大腿后侧,经腘窝到小腿后侧、足背外侧。患者常取弯腰、屈髋、屈膝位,不能长距离步行。

(2)麻木:当椎间盘突出刺激了本体感觉和触觉纤维,可仅出现下肢麻木而不疼痛,麻木区为受累神经支配区。

(3)马尾神经受压症状:多见于中央型腰椎间盘突出症。纤维环和髓核组织突出,压迫马尾神经,出现左右交替的坐骨神经痛和会阴区的麻木感,大小便和性功能障碍。

(4)间歇性跛行:由于受压,神经根充血、水肿、炎性反应,患者长距离行走时,出现腰背痛、患侧下肢痛或麻木感加重。取蹲位或坐位休息后症状可缓解,再行走症状又出现,称为间歇性跛行。由于老年人腰椎间盘突出多伴腰椎管狭窄,易引起间歇性跛行。

(5)肌瘫痪:神经根受压时间长、压力大时神经麻痹,肌瘫痪。表现为足下垂或足跖屈无力。

(二)体征

(1)脊柱变形和腰椎运动受限:腰椎前凸减小、消失或反常,常出现腰椎侧凸,腰椎各方向的活动度都会受到影响而减低。以前屈受限最明显。因腰椎前屈时,促使更多的髓核物质从破裂的纤维环向后方突出,加重了对神经根的压迫。

(2)压痛:在病变间隙的棘突旁有不同程度的压痛,疼痛可向同侧臀部和下肢放射,放射性的压痛点对腰椎间盘突出症有诊断和定位价值。压痛点在$L_{4\sim5}$椎间盘较明显。

(3)感觉、肌力与腱反射改变:感觉障碍按受累神经根所支配的区域分布,可表现为主观和客观的麻木。受累神经根所支配的肌肉,有不同程度的肌萎缩与肌力减退。膝反射、跟腱反射减弱或消失。

(三)特殊体征

(1)直腿抬高试验和直腿抬高加强试验:检查时,患者仰卧,患肢轻度内收、内旋位,膝关节伸直,抬高患肢,出现坐骨神经痛时为直腿抬高试验阳性。将患肢直腿抬高直到出现坐骨神经痛,然后将抬高的肢体稍降低,使其放射痛消失,然后再突然被动屈曲踝关节,出现坐骨神经放射痛为直腿抬高加强试验阳性。

(2)健肢抬高试验:患者仰卧,直腿抬高健侧肢体时,患侧出现坐骨神经痛者为阳性。

(3)股神经牵拉试验:患者俯卧,患肢膝关节完全伸直。检查者上提患肢使髋关节处于过伸位,出现大腿前方疼痛者为阳性。

四、实验室及其他检查

(一)X 线检查

腰椎间盘突出症患者,部分患者腰椎平片可示正常,部分患者腰椎正位片可示腰椎侧弯,侧位片可示腰椎生理前凸变小或消失,甚至反常,病变椎间隙宽度失去规律性。X 线检查对腰椎间盘突出症的诊断和鉴别诊断有重要参考价值。

(二)CT 检查

CT 诊断椎间盘突出,除观察椎间盘对神经的影响外,还能判断出椎间盘是否突出,以及突出的程度和范围。

(三)MRI 检查

通过不同层面的矢状像及椎间盘的轴位像,可以观察腰椎间盘突出的部位、类型、变性程度、神经根受压情况。MRI 检查对诊断椎间盘突出有重要意义。

五、诊断要点

影像学检查是诊断腰椎间盘突出症不可缺少的手段。可与临床表现相结合做出正确诊断。

六、治疗要点

(一)非手术治疗

适宜初次发作,经休息后症状明显缓解,影像学检查病变不严重者。

(1)卧床休息:卧硬板床休息可以减少椎间盘承受的压力,减轻临床症状,是基本的治疗方法。一般卧床 3～4 周就能缓解症状。

(2)牵引:可使腰椎间隙增大,后纵韧带紧张,纤维环外层纤维张力减低,利于突出的髓核部分还纳。一般采用骨盆牵引,牵引重量 7～15 kg,抬高床脚做反牵引,每天 2 次,每次 1～2 小时,持续10～15 天。

(3)理疗按摩:适宜发病早期的患者,局部按摩和热疗可增加血液循环,缓解肌痉挛,但中央型椎间盘突出者不宜进行推拿按摩。

(4)药物治疗:可减轻神经根无菌性炎性水肿,以消除腰腿痛。镇痛药物常用非甾体抗炎药,如阿司匹林、布洛芬等;硬膜外注射类固醇和麻醉药物,可起到消炎止痛作用,常用的硬膜外注射药物有醋酸泼尼松龙 75 mg、2％利多卡因 4～6 mL,每周注射 1 次,共3～4 周;髓核化学溶解法,将胶原蛋白酶注入椎间盘内,以溶解髓核和纤维环,使其内压降低或突出髓核缩小。

(二)手术治疗

有 10％～20％的腰椎间盘突出症患者需手术治疗,其适应证有腰椎间盘突出症病史大于半年,症状或马尾神经损伤严重,经过保守治疗无效;腰椎间盘突出症并有腰椎椎管狭窄。治疗方法有后路经椎板间髓核切除术、经腹膜后椎间盘前路切除术、经皮髓核切除术、脊柱植骨融合术等。

七、护理评估

(一)术前评估

1.一般情况

(1)一般资料:性别、年龄、职业、营养状况、生活自理能力,压疮、跌倒/坠床的危险性评分。

(2)既往史:有无先天性的椎间盘疾病,既往有无腰外伤、慢性损伤史,是否做过腰部手术。

(3)外伤史:评估患者有无急性腰扭伤或损伤史。询问受伤时患者的体位、受伤后的症状和腰痛的特点及程度,以及有无采取制动和治疗措施。

2.身体状况

(1)症状:疼痛的部位和性质、诱发及加重的因素、缓解疼痛的措施及效果、本次疼痛发作后的治疗情况。

(2)体征:评估下肢的感觉、运动和反射情况,患者行走的姿势、步态,有无大小便失禁现象。

(3)辅助检查:患者的各项检查有无阳性发现。

3.心理-社会状况

观察患者的情绪,了解其对疾病的认知程度及对手术的了解程度。评估患者的家庭支持系统对患者的支持帮助能力等。

(二)术后评估

1.手术情况

麻醉方式、手术名称、术中情况、引流管的数量和位置等。

2.身体状况

动态评估生命体征,伤口情况及引流液颜色、性状、量。评估患者有无排尿困难和尿潴留,下肢感觉运动功能,有无并发症发生的征象等。

八、常见护理诊断/问题

(1)慢性疼痛:与椎间盘突出压迫神经、肌肉痉挛及术后切开疼痛有关。

(2)躯体活动障碍:与疼痛、牵引或手术有关。

(3)潜在并发症:脑脊液漏、神经根粘连等。

九、护理目标

(1)患者疼痛减轻或消失。

(2)患者能够使用适当的辅助器具增加活动范围。

(3)患者未发生并发症,或发生并发症能够及时发现和处理。

十、护理要点

(一)非手术护理

(1)心理护理:腰腿疼痛会影响患者正常生理功能,给患者带来极大的痛苦。所以要倾听患者的倾诉,正确疏导,消除其疑虑。

(2)卧床休息:急性期绝对要卧硬板床休息 3～4 周,症状缓解后可戴围腰下床活动。

（3）保持正确睡眠姿势：枕头高度适宜，仰卧位时腰部、膝部垫软枕使其保持一定曲度，放松肌肉。

（4）保持有效的骨盆牵引：牵引重量依患者个体差异在 7～15 kg 调整，以不疼痛为标准。牵引期间注意观察患者体位、牵引是否有效，注意预防压疮的发生。

（二）手术护理

1.术前护理

向患者及家属解释手术方式及术后可能出现的问题，训练患者正确翻身，练习床上大小便，以适应术后的卧床生活。

2.术后护理

（1）术后移动患者时要用 3 人搬运法，保持患者身体轴线平直。术后 24 小时内要保持平卧。

（2）密切观察生命体征，保持呼吸道通畅。注意下肢颜色、温度、感觉及运动情况。

（3）保持引流管通畅，观察并记录引流液的颜色、性质、量的变化。观察切口敷料渗液情况。

（4）每 2 小时为患者进行轴式翻身一次，在骨隆凸处加垫保护，并适当按摩受压部位。

（5）术后给予清淡、易消化、富含营养、适当粗纤维的饮食，如新鲜蔬菜、水果、米粥，预防便秘。

3.并发症的护理

椎间隙感染是术后严重并发症，表现为发热、腰部疼痛、肌肉痉挛。遵医嘱正确应用抗生素。术后开始腰部和臀部肌肉的锻炼和直腿抬高训练，以防肌肉萎缩和神经根粘连。

（三）健康指导

指导患者正确进行功能锻炼，防止肌肉萎缩、肌力下降。术后早期，可做深呼吸和上肢的运动，以防并发肺部感染和上肢失用综合征。下肢可做静力舒缩、屈伸移动、直腿抬高练习，以防发生神经根粘连。根据患者情况进行腰背肌的锻炼。术后 7 天开始可为"飞燕式"，1～2 周为"五点式""三点法"，每天 3～4 次，每次动作重复 20～30 次，循序渐进，持之以恒。指导患者出院后注意腰部保暖，减少腰部扭转承受挤压，拾物品时，要保持腰部的平直，下蹲弯曲膝部，取高处物品时不要踮脚伸腰，以保护腰椎。加强自我调理，保持心情愉快，调理饮食，增强机体抵抗力。出院后继续卧硬板床，3 个月内多卧床休息。防止身体肥胖，减少腰椎负担。

十一、护理评价

通过治疗，患者是否：①疼痛减轻，舒适增加。②肢体感觉、运动等功能恢复。③未发生并发症，或发生并发症被及时发现。

（周钦玲）

第十二节　腰椎管狭窄症

腰椎管狭窄症是指先天或后天原因造成的椎管、神经根管和神经孔狭窄，使马尾神经或神经根受压而引起的一系列临床表现。临床上以退行性椎管狭窄症多见。

一、病因与发病机制

因腰椎退变发生椎间盘膨出,黄韧带肥厚,椎体后外侧骨赘形成,关节突关节增生,使椎管容积缩小,马尾受压缺血。神经根受压或被增生组织摩擦充血水肿,炎性介质释放,发生炎性反应产生疼痛,引起马尾神经或神经根症状。

按病因分类如下。①先天性椎管狭窄,由先天软骨发育不良所致。②后天性椎管狭窄,由退行性改变或医源性所致。

按腰椎管狭窄发生的部位分为中央型椎管狭窄、神经根管狭窄、侧隐窝狭窄。

二、临床表现

退行性椎管狭窄多见,发病患者人群以中老年和重体力劳动者居多。

(一)腰腿痛

患者有下腰痛、一侧或两侧下肢痛或麻木感,站立、行走后疼痛加重。平卧、坐、蹲位疼痛自行缓解。

(二)间歇性跛行

间歇性跛行是腰椎管狭窄症诊断的重要依据,其特点是活动行走数百米甚至数十米后,下肢出现疼痛、麻木、酸胀、乏力,休息、下蹲可缓解,继续行走症状重复出现。

(三)体征

检查时表现为体征不如症状严重,仅有腰椎前凸减小,背伸受限。下肢肌或臀肌可萎缩,一般无感觉障碍,跟腱反射减弱或消失,直腿抬高试验阴性。

三、实验室及其他检查

(一)X 线检查

X 线检查示腰椎退行性改变,如椎间隙狭窄、腰椎生理前凸减小或反常,X 线平片上也可测腰椎管管径。

(二)CT 检查

腰椎 CT 可示腰椎间盘膨出,关节突关节增生,关节突内聚,黄韧带肥厚,椎管管径变小,马尾神经和神经根受压变形情况。可显示侧隐窝狭窄。

(三)MRI 检查

腰椎 MRI 可示多个椎间盘突出,多个椎间盘信号减低,可明确骨性椎管与硬膜囊、脊髓的关系,但不能显示侧隐窝狭窄。

四、诊断要点

依据临床症状和体征,再根据情况选择 X 线平片、CT 及 MRI 影像学检查,即可确诊。

五、治疗要点

腰椎管狭窄轻症可行非手术治疗,患者卧床休息尽量减少活动,参见腰椎间盘突出症行腰椎管硬膜外封闭。经非手术治疗无效,症状严重,影像学检查示椎管狭窄严重,则行手术治疗,包括椎管减压和脊柱植骨融合术,以减小椎管狭窄对神经根和马尾神经的压迫,保持脊柱的稳定性。

六、护理要点

参见腰椎间盘突出症的护理。

（宋麦玲）

第十三节　骨　肿　瘤

骨肿瘤指发生于骨内或起源于各种骨组织成分的肿瘤，无论是原发性、继发性还是转移性肿瘤，统称为骨肿瘤。其分为原发性和继发性两种。原发性骨肿瘤源自骨及其附近组织，发病率为2/10 万～3/10 万人，占全部肿瘤的 2％左右，其本身又可分为良性和恶性，其中以良性肿瘤居多。继发性骨肿瘤是由身体其他组织或器官的肿瘤转移而来，发病率为原发性骨肿瘤的 35～40 倍，属于恶性肿瘤。男性比女性稍多。

骨肿瘤的发病与年龄和解剖部位有关，如骨肉瘤多发生于儿童和青少年（10～30 岁），骨巨细胞瘤多见于 20～40 岁的成年人。骨肿瘤好发于长骨生长活跃的干骺端，如股骨下端、胫骨上端和肱骨上端。

一、病因与发病机制

（一）遗传因素

研究表明，骨肉瘤的形成与病灶粘连激酶、抑癌基因（如视网膜母细胞瘤及肿瘤蛋白 $TP53$ 基因）有关，如骨肉瘤患者中 15％～35％伴有视网膜母细胞癌基因改变，28％～65％的患者伴有 $TP53$ 基因突变。

（二）骨骼生长迅速

骨肿瘤在儿童及青少年中发病率高，尤其是骨骼生长较快的干骺端，支持骨肿瘤发病与骨骼生长迅速的关系。

（三）延迟生长或超刺激代谢

骨肿瘤的形成与延迟生长或超刺激代谢存在一定的相关性，如 Paget 病与骨巨细胞瘤、骨肉瘤的形成；甲状旁腺功能亢进症与棕色瘤等。

（四）骨结构异常压应力

骨肿瘤发病以股骨下端、胫骨上端的膝关节为主，而膝关节是人体骨关节在直立体位时承受压力最大的部位，此部位的高发病率说明异常压应力是骨肿瘤发病的一个重要影响因素。

（五）环境因素

辐射、感染与骨肿瘤的形成有关。如放疗后骨肿瘤多发生于放疗部位的骨骼，多见于放疗强度大的患者。感染因素，如肉瘤病毒与肿瘤形成已在其他生物试验中获得证实，但在人类身上尚待进一步验证。

二、分类及外科分期

(一)骨肿瘤分类

根据肿瘤组织学分化将其分为原发于骨的良、恶性肿瘤及各种瘤样病变,不包括转移瘤。常见骨肿瘤:软骨肿瘤(良性如骨软骨瘤、软骨瘤;恶性如软骨肉瘤)、成骨性肿瘤(良性如骨样骨瘤、成骨细胞瘤;恶性如骨肉瘤)、成纤维性肿瘤(恶性如纤维肉瘤)和组织来源不明肿瘤(良性如骨巨细胞瘤;恶性如尤文肉瘤)。

1.良性骨肿瘤

(1)骨软骨瘤:骨软骨瘤是一种多发于长骨干骺端的骨性突起,又称骨软骨性外生骨疣。其发病率约占良性骨肿瘤的40%,多见于未成年男性。单发或多发,以单发多见,多发性患者常有家族史,常合并骨骼发育异常。单发骨软骨瘤的恶变率小于1%,而多发遗传性骨软骨瘤,其单个瘤体恶变率达5%~10%。该肿瘤多见于四肢长骨的干骺端,当骨骺线闭合后,骨软骨瘤的生长也停止。

患者长期自觉无症状,多因发现骨性肿块而就诊,肿块多见于股骨下端、胫骨上端及肱骨上端。当肿块增长到一定程度时,即压迫肌腱、血管、神经等,可产生疼痛。X线检查特点:长骨干骺端有骨性突起,由骨皮质和骨松质构成,分为有蒂和无蒂两种(图10-14)。

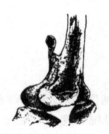
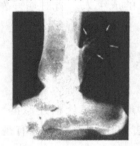

A. 股骨下端骨软骨瘤　　　　　B. 踝部骨软骨瘤

图 10-14　骨软骨瘤

(2)软骨瘤:软骨瘤是以透明软骨病变为主的良性肿瘤。任何年龄、男女均可发病,可累及任何骨骼,如肋骨、胸骨、脊柱等,但好发于手或足部管状骨。其中位于骨干中心(如髓腔)的肿瘤,称为内生软骨瘤,较多见,其占原发良性骨肿瘤的15%,仅次于骨软骨瘤和骨巨细胞瘤。如果肿瘤偏心向外突出,称为骨膜软骨瘤,少见。

软骨瘤生长较慢,患者常因无痛性肿块或病理性骨折就诊。X线检查特征:内生软骨瘤可见髓腔内出现椭圆形透亮点,溶骨区内有点状或条纹状钙化斑(图10-15)。

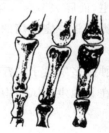
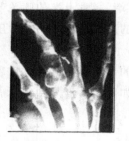

图 10-15　指骨的内生性软骨瘤

（3）骨巨细胞瘤：骨巨细胞瘤是一种侵袭性强,起源不明的介于良、恶性之间的溶骨性肿瘤,世界卫生组织（WHO）将其定位为侵袭性潜在恶性肿瘤。好发年龄为20～40岁,女性多于男性,好发部位为股骨下端、胫骨上端等。

患者以进行性加重性疼痛为主要症状,增大的肿瘤使局部触诊呈乒乓球样感觉,可使关节活动受限,可发生肺部转移。X线检查特征:骨端偏心溶骨性破坏而无骨膜反应,骨皮质膨胀变薄,可见"肥皂泡"样（图10-16）。

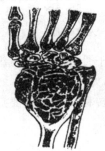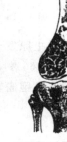

A.桡骨远端骨巨细胞瘤　　B.股骨下端骨巨细胞瘤

图 10-16　骨巨细胞瘤

2.恶性骨肿瘤

（1）骨肉瘤:骨肉瘤是最常见的原发性恶性骨肿瘤。其好发年龄为10～30岁,其中男女患病比例为(1.5～2)∶1。好发部位依次为股骨远端、胫骨近端和肱骨近侧干骺端。

骨肉瘤恶性程度高,病损较大,表现为瘤细胞直接形成骨样组织或未成熟骨。骨密质或髓腔中有成骨性、溶骨性或混合性骨质破坏,骨膜反应明显。当新生骨与长骨纵轴呈直角时,可见Codman三角或呈"日光射线"状（图10-17）。患者主要表现为疼痛,逐渐加剧,尤以夜间为甚。肿瘤表面皮温升高,静脉怒张,可导致病理性骨折。肺转移是患者死亡的主要原因。

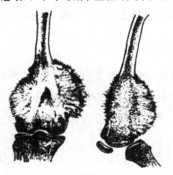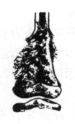

A.日光放射现象　　　　　B.可见骨破坏和
　　　　　　　　　　　　　骨膜增生

图 10-17　股骨下端骨肉瘤

（2）尤文肉瘤:尤文肉瘤是一种高度恶性且来源不明的骨肿瘤,仅次于骨肉瘤的青少年好发原发性恶性骨肿瘤,男性多于女性。好发部位为股骨、胫骨、腓骨、髂骨等。患者除常见疼痛、肿胀外,部分患者可出现全身症状,如间断低热、白细胞升高、核左移、贫血等。由于较广泛的溶骨性浸润性骨破坏,骨皮质呈现虫蛀样,新生骨沿骨膜长轴生长,呈现"板层状"或"葱皮状"骨膜反应（图10-18）。晚期通过血行播散或直接侵犯骨骼其他部位,90%患者在一年内肺转移而致死。

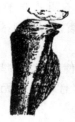 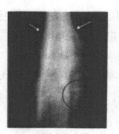

A. 腓骨尤文肉瘤   B. 股骨尤文肉瘤

图 10-18　尤文肉瘤

（3）转移性骨肿瘤：转移性骨肿瘤是指原发于骨外器官或组织的恶性肿瘤，通过血行或淋巴转移至骨骼，形成子瘤。好发年龄为 40～60 岁，好发于躯干骨。成人转移肿瘤的来源多为乳腺癌、肺癌、肾癌、直肠癌等；儿童多由神经细胞瘤转移。患者主要症状为疼痛、病理性骨折和脊髓压迫，尤以疼痛常见。

（二）骨肿瘤外科分期

目前骨肿瘤外科分期多采用恩内金（Ennecking）的 G-T-M 分期体系，包括：①肿瘤病理分级 G（grade），分为 3 级，即 G_0 为良性，G_1 为低度恶性，G_2 为高度恶性。②肿瘤解剖定位 T，T_0 囊内、T_1 间室内及 T_2 间室外。③远处转移 M，M_0 无远处转移及 M_1 有远处转移。

三、临床表现

骨肿瘤的临床表现与肿瘤类型、疾病进程等有关。

（一）疼痛

疼痛是恶性肿瘤的早期症状，随着病程进展可表现为持续性剧痛，局部压痛明显，常影响患者休息、睡眠和工作。夜间痛是骨肿瘤疼痛的一个重要特征。疼痛多由肿瘤破坏骨组织或肿瘤对周围组织刺激引起。良性肿瘤多无疼痛，但骨样骨瘤则可表现为持续性剧烈疼痛；良性肿瘤疼痛加剧，应考虑病理性骨折及恶变的可能。

（二）肿胀及压迫症状

良性肿瘤生长缓慢，多以肿块为首发症状，质硬而无压痛。恶性肿瘤生长迅速，局部皮温增高和静脉怒张。当肿块巨大时，可压迫长骨干骺端、关节周围组织而引起相应症状，如位于盆腔的肿瘤可引起便秘和排尿困难。同时，疼痛、肿胀及压迫，可致患者相关关节功能障碍。

（三）病理性骨折

病理性骨折是骨肿瘤、骨转移瘤的常见并发症，其与单纯外伤骨折症状体征相似。临床上如果患者因轻微外伤导致骨折，要考虑骨肿瘤致病理性骨折的可能。

（四）复发及转移

晚期恶性肿瘤多发生远处转移，以血行转移常见，偶见淋巴转移。患者可出现贫血、消瘦、食欲缺乏、体重下降、发热等。良性肿瘤复发后有恶变的可能，恶性肿瘤治疗后可复发。

四、实验室及其他检查

（一）影像学检查

X 线检查显示肿瘤的位置、大小、形态及骨与软组织的病变。良性肿瘤生长缓慢，以形成界限清楚、密度均匀的膨胀性骨病损为特点。恶性肿瘤则病灶多不规则、密度不均、边界不清,骨破坏区可呈虫蚀样或筛孔样,可见骨膜反应阴影,如骨肉瘤呈现 Codman 三角或"日光射线"现象,尤文肉瘤表现为"葱皮"现象。CT 检查有助于识别肿瘤对周围软组织的浸润程度及与邻近器官组织的关系。MRI 对判断骨肿瘤与血管、脊髓的关系有一定的帮助。

(二)实验室检查

除常规血象检查外,恶性肿瘤患者可有血钙增高,提示骨质迅速破坏并持续进行。血清碱性磷酸酶升高是骨肉瘤患者肿瘤活动度的重要标记,提示机体新骨形成活跃。肿瘤相关因子检查,如Bence-Jones蛋白为多发性骨髓瘤的实验室依据。肿瘤抑制基因(如 Rb 基因、$p53$ 基因)等与肿瘤的形成相关。

(三)组织病理学检查

该检查是确诊骨肿瘤的可靠手段。

(四)其他检查

免疫组化技术、流式细胞学、电子显微镜技术等在提高骨肿瘤诊断及治疗中很有前景。

五、诊断要点

骨肿瘤诊断主要根据临床表现,如疼痛、肿胀、病理性骨折等,结合影像学、实验室及病理学检查,以及患者存在的病因进行诊断。

六、治疗要点

根据骨肿瘤的外科分期,选择不同的治疗方法。尽量达到既切除肿瘤,又可保全肢体。对于良性肿瘤以手术切除为主,恶性肿瘤则采用手术、放疗、化疗等综合治疗手段。

(一)手术治疗

1.良性骨肿瘤

手术方式主要包括刮除植骨术和单纯性骨肿瘤切除术。若瘤体较小,可采用保守治疗并观察;若肿瘤生长较快或较大时,应手术切除以缓解压迫症状及由其引起的功能障碍。对于刮除术患者,可填充自体骨、生物活性骨修复材料,重建受损骨质。单纯性骨肿瘤切除术后应防止复发。

2.恶性骨肿瘤

(1)保肢术:大量病例对照实验表明,保肢术和截肢术的 3 年、5 年生存率和复发率相同,这奠定了保肢在恶性骨肿瘤患者治疗中的重要地位。通过采用合理的手术方式,在正常组织中完整切除肿瘤,包括瘤体、包膜、反应区及周围部分正常组织。对因段骨切除而导致的骨缺损,可通过肢体功能重建术,如肿瘤骨灭活重建术、人工假体置换术等完成保肢。

(2)截肢术:对晚期骨质破坏严重且治疗无效,已失去保肢条件的患者,则考虑截肢。

(二)化学治疗

目前骨肉瘤的 5 年生存率可达 70%～80%。化疗可单独使用,亦可结合手术或放疗,多采用联合化疗的方法。常用的骨肿瘤化疗的药物包括烷化剂(环磷酰胺、苯丙氨酸氮芥)、抗代谢药物(氨甲蝶呤、氟尿嘧啶)、抗生素(阿霉素、博来霉素)、植物生物碱(长春新碱、依托泊苷)、激素类(雌激素、雄激素)及其他类(顺铂、卡铂)。

(三)放射疗法

放射疗法适用于对其敏感的肿瘤,如尤文肉瘤;也适用于术前治疗,使瘤体缩小,为保肢及肢体重建术创造条件。恶性肿瘤广泛切除后,局部可以辅助放疗。需要注意放疗在治疗肿瘤的同时,也可对骨及其周围软组织带来损害。

（四）其他免疫治疗

如肿瘤疫苗治疗、细胞因子治疗等,对骨肿瘤治疗仍有一定前景。

七、护理要点

（一）疼痛护理

对于骨肿瘤患病的"人群"特性,护理人员可以采用症状管理模式对患者的疼痛进行管理,即了解患者疼痛的感受,并以"7W"的方式采取恰当的护理措施,最后对疼痛干预效果进行评价。

1.疼痛评估

常用自我描述疼痛评估工具,如营养风险筛查（NRS）、视觉模拟评分法（VAS）、Wong-Baker面部表情疼痛量表等。

（1）药物性疼痛管理。

根据WHO推荐的癌症3阶段疼痛疗法来缓解患者的疼痛。护理人员应对疼痛症状的控制进行连续监测。

（2）非药物性疼痛管理。

教会患者及家属配合非药物疼痛管理措施来缓解疼痛,如听音乐、指导性意念疗法、放松技巧（呼吸练习、肌肉放松等）、按摩和针灸等疗法。

2.化疗、放疗患者的护理

（1）化疗患者的护理:护理人员应做好健康宣教工作,增加患者的用药依从性。密切观察药物的毒性作用,严密监测患者的相关身体状况,如体重、营养饮食特点、实验室检查等。尤其需注意化疗患者常见不良反应的观察及护理如下。①胃肠道反应。主张联合用药,增强止吐效果。指导患者在餐后服用化疗药。②骨髓抑制及严重感染。若白细胞降至 $3 \times 10^9 / L$,血小板降至 $80 \times 10^9 / L$,应停止用药。密切观察有无感染征象,严格执行无菌操作规程。③心、肝及肾损害。定期监测心电图及肝肾功能。④皮肤及黏膜损害。化疗药物对血管、皮肤等刺激性较大,静脉给药最好行中心静脉导管,如外周中心静脉导管（PICC）。避免化疗药物外渗,一旦外渗,立即停药,局部 50% 硫酸镁湿敷。

（2）放疗患者的护理:①护理人员应向患者及其家属解释放疗作用的原理、作用、目的及可能出现的不良反应;提供心理支持,缓解其对放疗的不确定感。②护理人员应按时观察患者的皮肤、黏膜情况;指导患者注意皮肤清洁干燥,保护照射部位皮肤。③护理人员应告知患者定期复诊的重要性,指导患者对轻微症状进行处理,必要时联系医护人员。

3.围手术期护理

（1）术前护理。①心理准备:护理人员应向患者提供疾病治疗、护理相关知识;同时,医护人员应鼓励患者表达其感受,给予与疾病相关的咨询和支持,为手术做好准备。②全面评估:完善患者的健康史采集、全身健康评估、相关实验室及影像学等检查。护理人员要告诉患者全面健康评估的重要性,以增加配合。③健康指导:教会患者如何使用拐、助行器、轮椅等辅助术后康复训练。

（2）术后护理。①了解患者麻醉、手术情况,监测生命体征,观察全身情况。②抬高患肢,减轻患肢肿胀,注意观察肢体末梢血液循环,有无包扎固定过紧及神经损伤等。③疼痛护理:对于应用自控镇痛泵者,观察有无恶心、呕吐、呼吸功能异常等;对于中重度疼痛者,遵医嘱联合使用其他镇痛药,如吗啡、双氯芬酸钠等。④改善营养状况:鼓励患者摄入蛋白、能量及维生素丰富的食物,尽量经口进食;同时可据医嘱提供肠内或肠外营养,增强身体抵抗力。⑤制订功能锻炼计划:麻醉清醒后,患者即可做患处肌肉的等长收缩,活动正常关节,促进血液循环,增强肌力,防止失用性肌萎缩。持续性被动运动可借助 CPM 机于术后数天进行,根据医嘱执行,循序渐进,逐渐增大角度。术后 2~3 周开始患处远侧和近侧关节的活动。患者下床活动时,护理人员应辅助患者使用拐、助行器等。

(3)截肢患者护理。①体位:术后患肢抬高,预防肿胀。②残端观察:观察截肢残端渗血、渗液情况,伤口引流液的性质、量等。③疼痛:大多数患者在截肢术后一段时间内主观感觉已切除的肢体仍然存在,并有不同程度、不同性质疼痛的幻觉现象,称为幻肢痛。对于此类患者护士应该指导患者面对现实,可采用各种非药物镇痛来减轻疼痛。④早期功能锻炼:一般术后 1 周开始协助患者进行坐起活动,2 周拆线后指导患者开始下床活动。残端可用弹性绷带包扎,按摩、拍打及踩蹬,增加其负重能力,为使用假肢做准备。

4.恶性骨肿瘤临终前护理

(1)护理人员主要是预防各种并发症的发生,如呼吸道(常见为坠积性肺炎)、泌尿道感染、压疮。

(2)有效地缓解患者的疼痛。

(3)护理人员应采取措施缓解家属悲哀、压抑的情绪。和家属一起做好患者晚期的护理,如翻身、清洁,尽力帮助患者达成最后的心愿,使其安详、舒适地离开人世。

(宋麦玲)

参 考 文 献

[1] 刘建宇,李明.骨科疾病诊疗与康复[M].北京:科学出版社,2021.

[2] 张建.新编骨科疾病手术学[M].开封:河南大学出版社,2021.

[3] 邹天南.临床骨科诊疗进展[M].天津:天津科学技术出版社,2020.

[4] 王文革.现代骨科诊疗学[M].济南:山东大学出版社,2021.

[5] 刘洪亮,朱以海,贾先超.现代骨科诊疗学[M].长春:吉林科学技术出版社,2020.

[6] 孟涛.临床骨科诊疗学[M].天津:天津科学技术出版社,2020.

[7] Fred F. Ferri. Ferri 临床诊疗指南:骨科疾病诊疗速查手册[M].张骅,徐国纲,译.北京:北京大学医学出版社,2021.

[8] 王振兴,韩宝贵,金建超,等.骨科临床常见疾病诊断与手术[M].哈尔滨:黑龙江科学技术出版社,2021.

[9] 张宝峰,孙晓娜,胡敬暖.骨科常见疾病治疗与康复手册[M].北京:中国纺织出版社,2021.

[10] 孙磊.实用创伤骨科诊疗进展[M].长春:吉林科学技术出版社,2020.

[11] 闫文千.实用临床骨科诊疗学[M].天津:天津科学技术出版社,2020.

[12] Mark J. Berkowitz,Michael P. Clare,Paul T. Fortin,等.足踝外科翻修手术:策略与技术[M].张建中,张明珠,张增方,译.北京:北京大学医学出版社,2021.

[13] 张应鹏.现代骨科诊疗与运动康复[M].长春:吉林科学技术出版社,2020.

[14] 侯斌.骨科基础诊疗精要[M].长春:吉林科学技术出版社,2020.

[15] 张鹏军.骨科疾病诊疗实践[M].北京:科学技术文献出版社,2020.

[16] 容可,李小六.骨科常见疾病康复评定与治疗手册[M].郑州:河南科学技术出版社,2021.

[17] 李明,何大为.腰椎间盘突出症[M].北京:中国医药科技出版社,2009.

[18] 葛磊.临床骨科疾病诊疗[M].北京:科学技术文献出版社,2020.

[19] 户红卿.骨科疾病临床诊疗学[M].昆明:云南科技出版社,2020.

[20] 王勇.临床骨科疾病诊疗研究[M].长春:吉林科学技术出版社,2020.

[21] Alberto Gobbi,Joao Espregueira-Mendes,John G. Lane,等.骨科的生物治疗[M].付维力,李箭,周宗科,等译.北京:北京大学医学出版社,2021.

[22] 田华,李危石.北医三院骨科晨读荟萃[M].北京:北京大学医学出版社,2021.

[23] 管人平.骨科常见病诊疗手册[M].天津:天津科学技术出版社,2020.

[24] 朱定川.实用临床骨科疾病诊疗学[M].沈阳:沈阳出版社,2020.

[25] 王磊升,张洪鑫,李瑞,等.骨科疾病临床诊疗技术与康复[M].长春:吉林科学技术出版社,2020.

[26] 贺西京,朱悦.运动系统与疾病[M].北京:人民卫生出版社,2021.

[27] 程斌.现代创伤骨科临床诊疗学[M].北京:金盾出版社,2020.

[28] 王建航.实用创伤骨科基础与临床诊疗[M].天津:天津科技翻译出版有限公司,2021.

[29] 何耀华,王蕾.实用肩关节镜手术技巧[M].北京:科学出版社,2021.

[30] 王作伟,菅凤增.神经脊柱外科手册[M].北京:科学出版社,2021.

[31] 陈世杰.脊柱外科与骨科疾病诊疗指南[M].昆明:云南科技出版社,2020.

[32] 徐永胜.半月板损伤诊疗与康复[M].赤峰:内蒙古科学技术出版社,2020.

[33] 仝允辉.临床骨科疾病诊断与实践应用[M].南昌:江西科学技术出版社,2020.

[34] 杨庆渤.现代骨科基础与临床[M].北京:科学技术文献出版社,2020.

[35] 张钦明.临床骨科诊治实践[M].沈阳:沈阳出版社,2020.

[36] 廖瑛.骨科围术期快速康复之运动治疗技术[M].天津:天津科学技术出版社,2020.

[37] 王海军.临床骨科诊治基础与技巧[M].天津:天津科学技术出版社,2020.

[38] 谢显彪,涂剑,林调,等.骨科疾病诊治精要与微创技术[M].北京:科学技术文献出版社,2020.

[39] 程省.实用临床骨科诊断与治疗学[M].长春:吉林科学技术出版社,2020.

[40] 刘荣灿,常峰.单侧双通道内镜技术在腰椎退行性疾病治疗中的应用进展[J].山东医药,2022,62(03):107-112.

[41] 刘泽民,吕欣.髓内钉在四肢长管状骨骨折治疗中的应用:扩髓与不扩髓[J].中国组织工程研究,2022,26(03):461-467.

[42] 林增平,钟继平,章宏杰.经皮微创接骨板固定术外侧切口在老年肱骨近端骨折中的应用[J].骨科临床与研究杂志,2022,7(01):41-43,47.

[43] 唐兆鹏,李玉吉,吴锦秋,等.关节镜下Endo-Button钛板结合高强线SMC结治疗后交叉韧带撕脱骨折[J].实用骨科杂志,2022,28(01):83-85,95.

[44] 华伟伟,刘数敬,王波.一期前、后交叉韧带及后外侧复合体重建联合内侧副韧带修复治疗KD-Ⅳ型膝关节脱位的近期疗效[J].中国修复重建外科杂志,2022,36(01):10-17.

[45] 苟永胜,丁柯元,许圣茜,等.双枚克氏针与双固定螺钉治疗末节指骨基底部撕脱性骨折的比较[J].中国组织工程研究,2022,26(18):2849-2853.